· 大国医系列之传世名方



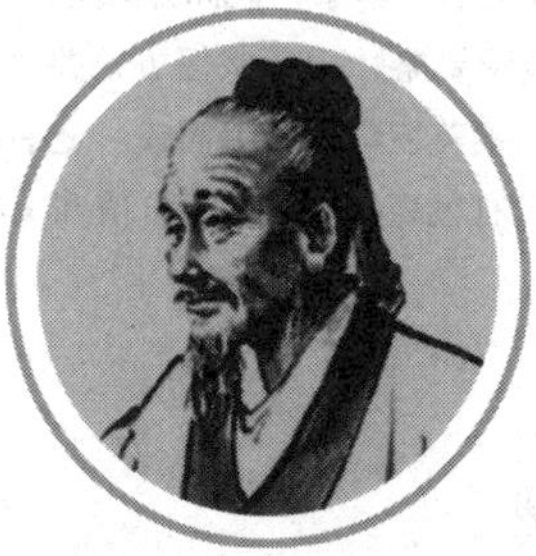

# 张仲景传世名方

## （金匮要略卷）

总主编◎钟相根　畅洪昇
主　编◎钟相根　郑子安

中国医药科技出版社

## 内容提要

张仲景（150～219年），东汉末年著名医学家，被称为医圣，其所著《伤寒杂病论》被称为“方书之祖”。本书全面收录了张仲景《金匮要略》中所载医方，并对古今医家应用张仲景《金匮要略》方剂的医案及临床报道进行筛选整理，撷英取华，汇编而成。全书内容丰富，资料翔实，为中医界提供了一份极其珍贵的临床文献资料，具有很高的临床应用价值和文献参考价值，能够帮助读者开阔视野，增长学识。

**图书在版编目（CIP）数据**

张仲景传世名方．金匮要略卷/钟相根主编．—北京：中国医药科技出版社，2013.2

（大国医系列．传世名方）

ISBN 978-7-5067-5865-9

Ⅰ．①张…　Ⅱ．①钟…　Ⅲ．①《金匮要略方论》　Ⅳ．①R222.3

中国版本图书馆CIP数据核字（2013）第001162号

**美术编辑**　陈君杞

**版式设计**　郭小平

出版　中国医药科技出版社

地址　北京市海淀区文慧园北路甲22号

邮编　100082

电话　发行：010-62227427　邮购：010-62236938

网址　www.cmstp.com

规格　710×1020mm 1/16

印张　26 1/4

字数　446千字

版次　2013年2月第1版

印次　2024年4月第5次印刷

印刷　大厂回族自治县彩虹印刷有限公司

经销　全国各地新华书店

书号　ISBN 978-7-5067-5865-9

**定价　49.00元**

# 丛书编委会

# 编委会

# 前言

中医名著浩如烟海，积淀了数以千年的精华，养育了难以计数的英才，昭示着绚丽无比的辉煌。历史证明，中医的成才之路，非经典名著滋养下的躬身实践，别无蹊径。名医撰医著，医著载医方，源远流长，浩如烟海。历代名医凭借非凡的智慧及丰富的临床实践，创制了诸多不朽的传世名方。

本套丛书以在方剂学方面确有创见的历代名医为主线，选择代表性名医，将其所撰医著中的医方进行了全面系统的搜集整理。每个分册分为上、中、下三篇，上篇简单介绍医家学术思想及遣药组方特色；中篇详细介绍了该医家方剂在临床各科的应用；另外，该医家还有许多名方不为世人所熟知，未见临床报道，则收入下篇被忽略的名方。每首方剂从来源、组成、用法、功用、主治、方解、方论、临床应用、临证提要等方面来论述。全书收罗广博、条分缕析，详略适中，既言于古，更验于今，既利掌握，又裨读者更好地熟悉、掌握历代名方的组方原理及临床运用规律，以适应当前临床实际的需要。

愿《大国医系列之传世名方》成为中医药院校在校学生和中医、中西医结合医生的良师益友；愿本套丛书成为医疗、教学、科研机构及各图书馆的永久珍藏。

**编　者**

**2012 年 12 月**

# 目录

## 上篇　屡试屡效方


痉湿暍病脉证治第二 ……………… 3
栝楼桂枝汤 ……………………… 3
麻黄加术汤 ……………………… 5
麻黄杏仁薏苡甘草汤 ………… 8
防己黄芪汤 …………………… 12
百合狐惑阴阳毒病脉证治第三 …………………………………… 18
百合知母汤 …………………… 18
滑石代赭汤 …………………… 20
百合鸡子汤 …………………… 21
百合地黄汤 …………………… 22
栝楼牡蛎散 …………………… 28
百合滑石散 …………………… 29
苦参汤 ………………………… 30
赤豆当归散 …………………… 32
升麻鳖甲汤 …………………… 34
疟病脉证并治第四 ……………… 37
鳖甲煎丸 ……………………… 37
白虎桂枝汤 …………………… 41
中风历节病脉证并治第五 ……… 43
侯氏黑散 ……………………… 43
风引汤 ………………………… 46
防己地黄汤 …………………… 48
头风摩散 ……………………… 53
桂枝芍药知母汤 ……………… 55
乌头汤 ………………………… 60
矾石汤 ………………………… 66
肾气丸 ………………………… 67
血痹虚劳病脉证并治第六 ……… 73
黄芪桂枝五物汤 ……………… 73
桂枝加龙骨牡蛎汤 …………… 79
天雄散 ………………………… 82
黄芪建中汤 …………………… 84
薯蓣丸 ………………………… 88
酸枣仁汤 ……………………… 91
大黄䗪虫丸 …………………… 94
肺痿肺痈咳嗽上气病脉证治第七 …………………………………… 97
射干麻黄汤 …………………… 97
皂荚丸 ………………………… 98
厚朴麻黄汤 ………………… 100
泽漆汤 ……………………… 102
麦门冬汤 …………………… 104
葶苈大枣泻肺汤 …………… 107
越婢加半夏汤 ……………… 109
小青龙加石膏汤 …………… 111
奔豚气病脉证治第八 ………… 113
奔豚汤 ……………………… 113
胸痹心痛短气病脉证治第九 …………………………………… 116
瓜蒌薤白白酒汤 …………… 116
瓜蒌薤白半夏汤 …………… 118

枳实薤白桂枝汤 …… 122
茯苓杏仁甘草汤 …… 126
橘枳姜汤 …… 129
薏苡附子散 …… 131
桂枝生姜枳实汤 …… 132
乌头赤石脂丸 …… 133

**腹满寒疝宿食病脉证治第十 …… 137**

厚朴七物汤 …… 137
附子粳米汤 …… 138
厚朴三物汤 …… 140
大建中汤 …… 143
大黄附子汤 …… 147
赤丸 …… 151
乌头煎 …… 152
当归生姜羊肉汤 …… 154
乌头桂枝汤 …… 157

**五脏风寒积聚病脉证并治第十一 …… 160**

旋覆花汤 …… 160
甘姜苓术汤 …… 163

**痰饮咳嗽病脉证并治第十二 …… 167**

甘遂半夏汤 …… 167
木防己汤 …… 171
木防己去石膏加茯苓芒硝汤 …… 176
泽泻汤 …… 177
厚朴大黄汤 …… 180
小半夏汤 …… 181
防己椒目葶苈大黄丸 …… 183
小半夏加茯苓汤 …… 188
桂苓五味甘草汤 …… 190
苓甘五味姜辛汤 …… 191
桂苓五味甘草去桂加姜辛夏汤 …… 192
苓甘五味加姜辛半夏杏仁汤 …… 193
苓甘五味加姜辛半杏大黄汤 …… 194

**消渴小便不利淋病脉证治第十三 …… 196**

栝楼瞿麦丸 …… 196
蒲灰散 …… 200
茯苓戎盐汤 …… 203

**水气病脉证并治第十四 …… 204**

越婢汤 …… 204
防己茯苓汤 …… 206
越婢加术汤 …… 209
甘草麻黄汤 …… 212
黄芪芍药桂枝苦酒汤 …… 213
桂枝加黄芪汤 …… 214
桂枝去芍药加麻黄细辛附子汤 …… 218
枳术汤 …… 221

**黄疸病脉证治第十五 …… 227**

硝石矾石散 …… 227
栀子大黄汤 …… 228
茵陈五苓散 …… 230
大黄硝石汤 …… 233

**惊悸吐衄下血胸满瘀血病脉证治第十六 …… 235**

半夏麻黄丸 …… 235
柏叶汤 …… 236
黄土汤 …… 238
泻心汤 …… 244

**呕吐哕下利病脉证治第十七 …… 250**

猪苓散 …… 250
大半夏汤 …… 251
大黄甘草汤 …… 254
茯苓泽泻汤 …… 258

文蛤汤 …………………… 260
半夏干姜散 ………………… 262
生姜半夏汤 ………………… 263
橘皮汤 …………………… 264
橘皮竹茹汤 ………………… 265
诃黎勒散 ………………… 268
疮痈肠痈浸淫病脉证并治第十八 …………………… 271
薏苡附子败酱散 …………… 271
大黄牡丹汤 ………………… 277
王不留行散 ………………… 282
排脓散 …………………… 284
排脓汤 …………………… 285
趺蹶手指臂肿转筋阴狐疝蛔虫病脉证治十九 …………… 287
鸡屎白散 ………………… 287
蜘蛛散 …………………… 288
甘草粉蜜汤 ………………… 289
妇人妊娠病脉证并治第二十 …………………… 292
桂枝茯苓丸 ………………… 292
芎归胶艾汤 ………………… 307
当归芍药散 ………………… 312
干姜人参半夏丸 …………… 333
当归贝母苦参丸 …………… 335
葵子茯苓散 ………………… 342
当归散 …………………… 343
白术散 …………………… 346
妇人妊娠病脉证并治第二十一 …………………… 348
枳实芍药散 ………………… 348
下瘀血汤 ………………… 349
竹叶汤 …………………… 356
竹皮大丸 ………………… 359
白头翁加甘草阿胶汤 ……… 362
妇人妊娠病脉证并治第二十二 …………………… 364
半夏厚朴汤 ………………… 364
甘麦大枣汤 ………………… 375
温经汤 …………………… 381
大黄甘遂汤 ………………… 396
矾石丸 …………………… 398
红蓝花酒 ………………… 399
狼牙汤 …………………… 401

## 下篇　被忽略的名方

一物瓜蒂汤 ………………… 404
百合洗方 ………………… 404
雄黄熏方 ………………… 405
蜀漆散 …………………… 405
九痛丸 …………………… 406
滑石白鱼散 ………………… 406
猪膏发煎 ………………… 407
紫参汤 …………………… 407
土瓜根散 ………………… 408
蛇床子散 ………………… 408

# 上篇

# 屡试屡效方

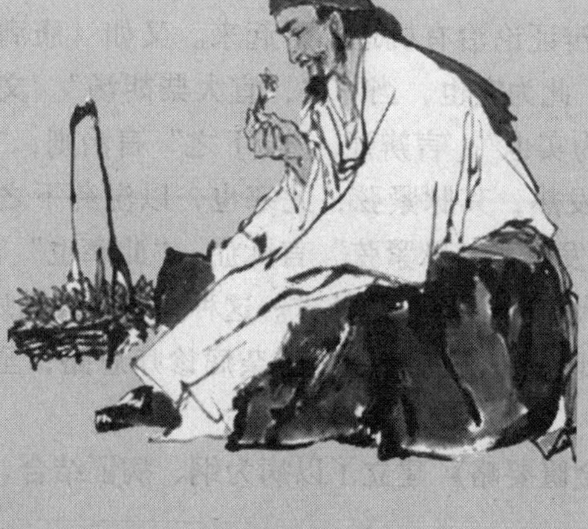

《金匮要略》是我国现存最早的一部诊治杂病的专著，其论述诊治杂病的主要精神，是以整体观念为指导思想，以脏腑经络辨证为基本论点，认为疾病证候的产生，都是整体功能失调，脏腑经络病理变化的反应。原著以病分篇的编写体例，确立了病名诊断在杂病中的纲领地位。同时，各篇篇名均冠以“病脉证治”，则进一步表明病与证相结合，脉与证合参，辨证和施治紧密结合的重要意义。例如在病因方面，以脏腑经络分内外，提出“千般疢难，不越三条”的病因分类方法；在发病与病理传变方面，从整体观念出发，根据正与邪、人体内部各脏腑间的相互关系，提出“若五脏元真通畅，人既安和”以及“见肝之病，知肝传脾”等有关发病和病理传变的理论；在诊断上，通过四诊举例，结合八纲，把疾病的各种临床表现，具体地落实到脏腑经络的病变上，示范性地运用了病与证相结合的辨证方法。例如《中风历节病篇》，以在络、在经、入腑、入脏对中风病进行辨证；《水气病篇》根据水肿形成的内脏根源及其证候，而有心水、肝水、脾水、肺水、肾水之分；在疾病的命名上，肺痈、肠痈与疮痈，虽然均名为痈，但由于在脏、在腑、在肌肤脉络等部位的不同，而有其不同的病理变化和临床特征。这些都启示后世学者对于杂病应该注重脏腑经络的病机变化，并据此指导临床辨证。再从各篇条文论述方式来看，大多先论述疾病的病因、病机或基本症状，然后分列证候、症状、治法、方药。譬如湿病，首先指明风湿病基本症状是“一身尽疼痛”，正确的汗法是“微微似欲出汗者，风湿俱去也”。接着分别论述湿病表实证用麻黄加术汤，风湿表虚证用防己黄芪汤，风湿化热证用麻黄杏仁薏苡甘草汤，阳虚风湿在表证用桂枝附子汤，风湿并重表里阳虚证用甘草附子汤，从而使辨病与辨证论治有机地结合起来。又如《腹满寒疝宿食病篇》中“按之心下满痛者，此为实也，当下之，宜大柴胡汤”。文中“按之心下满痛者”言主症，“此为实也”，言辨证，“当下之”言治则，“宜大柴胡汤”言处方。“胁下偏痛，发热，其脉紧弦，此寒也，以温药下之，宜大黄附子汤”。文中“胁下偏痛，发热，其脉紧弦”言脉症，“此寒也”言病因，“以温药下之”言治则，“宜大黄附子汤”言处方。这种在辨明腹满病的基础之上，又反映了将脉因证治与理法方药融为一体的杂病诊疗思路，至今仍有效地指导着医家的临床实践。

综上所述，《金匮要略》建立了以病为纲、病证结合、辨证论治的杂病诊疗体系。

# 痉湿暍病脉证治第二

## 栝楼桂枝汤

**【组成】**栝楼根二两　桂枝三两　芍药三两　甘草二两　生姜三两　大枣十二枚

**【用法】**上六味，以水九升，煮取三升，分温三服，取微汗，汗不出，食顷，啜热粥发之。

**【主治】**太阳病，其证备，身体强，几几然，脉反沉迟，此为痉，栝楼桂枝汤主之。(第二　11)

**【功用】**祛风和营，生津柔筋。

**【方解】**本方为解肌养营的代表方剂，方以桂枝汤为基础，意在调和营卫，解肌发表取微汗；若汗不出，不是表实无汗，而是营虚不能作汗，故啜粥滋养胃气，助营解表以促汗出。加栝楼根者，清热生津，柔润筋脉，缓痉之急，不仅脉转柔缓，身体亦不强而活动自如，此乃风去营和，津生筋润。

**【方论】**太阳病，其证备，则颈项强痛、发热、自汗、恶风之证也。身体强，几几，背强急而不能舒展，邪陷太阳经也。自非将成痉证，则有汗之中风，脉宜浮缓，而不宜沉迟。夫痉脉伏弦，沉即为伏，迟为营气不足，此正与太阳篇无血尺中迟者同例。血不养筋，而见沉伏之痉脉，故以培养津液为主，而君栝楼根，仍以太阳中风之桂枝汤，以宣脾阳而达营分，使卫与营合，汗出热清，筋得所养，而柔痉可以不作矣。[曹颖甫．金匮发微．北京：学苑出版社，2008：20]

**【临床应用】**

**1. 糖尿病并发症**　患者，女，54岁。患糖尿病10年，血糖长期维持10.2mmol/L，形体日渐消瘦，疲乏无力，腿足麻木，腰有累缩感，肢关节酸痛，舌质淡黯少苔，脉弦细。辨证：营虚津亏，气血不濡。治法：补血活血，降糖柔筋。方药：栝楼桂枝汤加减。

组成：栝楼根30g，桂枝12g，芍药12g，甘草10g，麦冬30g，当归18g，黄芪30g，葛根20g，黄连4g，丹参15g，鸡血藤30g，威灵仙15g。1剂/日，水煎分早晚2次温服。复诊：服药10剂，血糖下降至9mmol/L，麻木感略好转，关节酸痛减轻，自觉体力有增，继服10剂，糖尿病并发症基本缓解，后以消渴丸长期巩固。[《中国社区医师》编辑部．栝楼桂枝汤临床新用．中国社区医师，2010，(36)：17]

**2. 柔痉** 陈某某，男，56岁。患病为肌肉萎缩，反映在后背与项下之肌肉，明显塌陷不充。尤为怪者，汗出口渴，肩背作痛，两臂与手只能紧贴两胁，不能张开，亦不能抬举，如果强行手臂内外活动，则筋骨疼痛难忍。切其脉弦细，视其舌质红，舌苔薄。刘老辨为脉细、舌红、口渴为阴伤津少之象；肩背作痛，肌肉萎缩，筋脉拘急不能伸开，则为太阳经脉感受风邪，日久不解，风阳化热伤及阴血所致。《金匮》云："太阳病，其证备，身体强，几几然，脉反沉迟，此为痉，栝楼桂枝汤主之。"桂枝15g，白芍15g，生姜10g，炙甘草10g，大枣12枚，栝楼根30g。连服十余剂，诸症皆愈，肩背肌肉充盈，病家惊讶以为神。[陈明，刘燕华，李方．刘渡舟验案精选，北京：学苑出版社，2007：139]

**3. 产后发痉** 秦某某，女，20岁，1948年秋，因产后七八日，头晕眼花，不能坐起。临证时忽见手指抽掣，相继呵欠，张大其口，越张越大，竟致口角裂破流血，急令人以手按合，亦竟不止。复见面色淡白，目瞪流涎，冷汗时出，神识昏迷，脉弦缓无力。辨证为新产亡血伤阴，汗多伤阳，复受外感，风入经腧而发痉，势有阴竭阳脱之象。治法祛风固脱，镇痉。方药：急煎高丽参15g与服，半小时后稍有好转，续用栝楼桂枝汤加味。高丽参9g，炙黄芪30g，桂枝6g，杭白芍9g，附子4.5g，栝楼根12g，炙甘草9g，生姜9g，大枣5个，2剂，水煎服。二诊：服1剂后，汗出减少，2剂服完，抽搐亦缓解，惟感眩晕疲乏，乃表固阳回，阴血仍亏，拟以养血镇痉，气血双补之剂，方药：栝楼桂枝汤合四物汤加减：炙黄芪30g，当归9g，桂枝4.5g，杭白芍9g，栝楼根9g，生地15g，川芎4.5g，钩藤9g，炙甘草6g，高丽参9g。连服2剂后，眩晕减轻，精神日趋恢复。

**按** 此案秦氏乃新产妇人，亡血伤津，汗多伤阳，复感外邪，风淫于外，以致发痉，当此之时，急煎大剂独参汤补阳气生津液，续用栝楼桂枝汤舒筋脉祛风邪，并加参、芪、附子益气回阳，固表止汗。待汗少痉缓，再以栝楼桂枝汤合四物汤加减，体现了"产后当大补气血"、"治风先治血、血行风自灭"的治疗原则。[甘肃省中医院整理．席良丞治验录．兰州：甘肃人民出版社，1978]

**4. 摇头兼有精神紧张** 邹某，患颈项强急不舒，不自觉头摇，心情愈紧张，头摇愈甚，难以自控，颇以为苦，畏惧交际，时半年有余。平日常服镇静剂和维生素类药物，虽未见效，幸未发展。诊时颈项运动强硬不灵，伴眩晕耳鸣、眠差、口干多饮、时有汗出，脉沉弦，舌淡苔薄白微黄，经生化血液检查排除糖尿病等病变，即与镇肝熄风汤治疗，连服7剂，未见明显效果，仍有汗出口渴等。笔者思虑再三，认为平肝熄风未效，而营卫不和亦能如此见证，遂改用桂枝汤调其营卫，又因其口干而渴，即入栝楼根助之，连服6剂，病情大减，仍以原方加石斛服之，1个月后诸症消失，追访1年未见再发。

**按** 分析该方，桂枝辛甘通阳达四肢，芍药酸以缓筋脉之拘急，两者辛酸相济，调和营卫；栝楼根配甘草，和中滋养津液；姜枣鼓舞脾胃升发之气而振津液之源；芍药配甘草酸甘化阴，故该方用于津液不足、筋脉失养之颤动诸症能切中病机而有效。倘若局限于"太阳证备"用栝楼桂枝汤，就不可能面对精神紧张等所引起的头摇、手抖、晃肩、腿颤等采用栝楼桂枝汤来治疗。但还不能说这类病证使用栝楼桂枝汤就特效，关键在于掌握病机，灵活运用。[吴沛田．栝楼桂枝汤临证一得．中国中医药报，2004-09-09]

**【临证提要】**栝楼桂枝汤为柔痉主方，主要针对津液、阴血不足而致筋脉失养。这种情况往往见于糖尿病的合并症、产后病以及颈椎病等。治疗糖尿病时，往往配以补气养阴之品，同时针对糖尿病后期气血瘀滞的特点酌情配伍活血化瘀药；治疗产后发痉时，因产后多虚、多寒、多瘀，故应配伍扶正之品；此外对于各种营卫不和并且伴有颈椎不适的症状，且用他药治疗不效时则可考虑此方。

## 麻黄加术汤

**【组成】**麻黄三两，去节　桂枝二两，去皮　甘草二两，炙　杏仁七十个，去皮尖　白术四两

**【用法】**上五味，以水九升，先煮麻黄，减二升，去上沫，纳诸药，煮取二升半，去滓，温服八合，覆取微似汗。

**【功用】**发汗解表，除温散寒。

**【主治】**湿家身烦疼，可与麻黄加术汤发其汗为宜，慎不可以火攻之。(第二　20)

**【方解】**麻黄加术汤是发汗之法无疑，更需要强调的是它的目的并非像麻黄汤那样治疗风寒束表，其针对的是寒湿在表。麻黄汤为风寒表实而设，麻黄加术汤用之湿病，则为表实湿病，因此除身体烦疼之外，当有无汗的症状；麻黄加术汤中麻黄与白术相伍，麻黄得术，则虽发汗而不致过汗；术得麻黄，并能行表里之湿，不仅适合于寒湿的病情，而且亦是湿病解表微微出汗的具体方法。

**【方论】** 太阳寒水，发于外者为汗，壅阻皮毛之内即成湿。故太阳伤寒，皮毛不开，无汗恶寒发热体痛者，宜麻黄汤以汗之；湿家发热身疼者，宜麻黄加术汤以汗之，加术者，所以去中焦之湿也。该水湿凝冱肌肉，血络停阻，乃病疼痛。痈疽之生，患处必先疼痛者，血络瘀结为之也。故欲已疼痛者，必先通其不通之血络，阴疽之用阳和汤，亦即此意。若急于求救，而灼艾以灸之，断葱以熨之，或炽炭以熏之，毛孔之内，汗液被灼成菌，汗乃郁不得出，而血络之瘀阻如故也。况火劫发汗，汗泄而伤血分，更有发黄、吐血、衄血之变乎？[曹颖甫．金匮发微．北京：学苑出版社，2008：23－24]

**【临床应用】**

**1. 慢性肾功能衰竭氮质血症** 根据内生肌酐清除率（Ccr）血肌酐（Scr）、BUN（血尿素氮）已确诊为CRF，具有面色萎黄、尿少、皮肤干燥、微黄、舌质淡、脉滑者20例。以麻黄加术汤为基本方。麻黄、桂枝、白术各15g，杏仁10g，甘草5g，偏气虚型加黄芪30g，偏血虚型加当归20g，治疗前后查BUN对照观察。结果20例BUN均有下降和症状改善，BUN升高由重度降至中度4例，由中度降至轻度8例，轻度恢复正常1例，共13例，总有效率65%。[谢薇西．麻黄加术汤治疗慢性肾功能衰竭氮质血症20例临床观察．浙江中西医结合杂志，1994，4（3）：36]

**2. 肺炎** 王姓，男，60岁，船员。6天前，患者在航行途中开始怕冷发热，全身骨节酸痛，疲软无力，左侧胸痛，不能左侧卧。近日略有咳嗽，干咳无痰，胸痛反见减轻，能左右侧卧。无头痛、咽痛。口渴喜热饮，饮量不多，不欲进食，小溲短少，色深。便秘已7天，但腹无胀痛。曾服某种药片，药后虽然得汗，但病未减轻。检查：体温39.7℃，无汗，咳声响亮，口角有疱疹，唇干，舌质暗，苔厚白腻，脉数带弦（102次/分）。左肺中部轻度浊音，左上肺有支气管呼吸音，第3～4肋间近胸骨缘有少量湿啰音，白细胞总数$35\times10^9$/L，中性粒细胞0.96。胸部X线摄片：显示左中肺第3前肋部位片状阴影，边缘不规则，密度深匀。印象：左舌叶肺炎。痰培养：甲型链球菌生长。大便镜检：蛔虫卵（+）。诊断：左舌叶肺炎、蛔虫症（西医）。湿病—太阳寒湿（中医）。入院后，当即给予麻黄加术汤加味（麻黄3g、桂枝4.5g、炒苍术9g、炒枳实9g、陈皮4.5g、姜半夏9g、茯苓9g、杏仁12g、瓜蒌仁9g、生姜9g）1剂；同时予补液。药后汗出，至午夜热退至37.2℃，睡眠佳。次日晨，热已退尽，神爽，脉数转缓，胸痛减，咳嗽少，舌苔依然，啰音未消失。仍予原方1剂。至下午2时，体温又复上升，高达40.2℃，骨楚，乏力，胸痛，咳嗽。下午5时服药，药后约1小时，发生呕吐，吐出物主要为药汁。热不退，皮肤灼热，脉滑数，苔转微黄。乃予麻黄加术与小柴胡合方（原方加柴胡3g、黄芩12g）1剂。药后得汗。至午夜，热退至

39.1℃。第3天早晨，热退至37.6℃，大便自解，质软，呼吸平静，神情软弱，咳嗽消失，胸痛不明显，略有恶心，苔黄腻，脉滑略数。予小柴胡汤加味（柴胡9g、太子参9g、姜半夏9g、黄芩4.5g、广霍香9g、茯苓9g、六曲9g、蔻仁3g、生姜9g）1剂。至第4天，身热退至正常。此后，用二陈汤加杏仁、蔻仁、薏苡仁等药，调理1星期后出院。出院时复查：肺炎已消散吸收，症状、体征均消失。

**按** ①根据患者职业、发病时的环境及恶寒、发热、无汗、骨节酸痛、渴喜少量热饮、口淡、纳呆、苔腻等证候，太阳寒湿的诊断是能够成立的。所以用《金匮》麻黄加术汤治疗。麻黄与术配伍的意义，如喻嘉言曾说："麻黄得术，虽发汗而不致过汗；术得麻黄，能并行表里之湿。"本证不但表有寒湿，从苔腻、口淡、纳呆等症来看，内湿亦不少。虽已加入二陈同用，但仍以苍术、白术并用更为合适。②服麻黄加术汤后，患者迅速汗出热退，但半天后发热又起。这种热型，从西医学来看，是大叶性肺炎体温下降时常见的一种征象，并不表示病有恶化。故仍用麻黄加术汤发汗。一方面结合当时呕吐、不恶寒、苔转黄、脉滑数等症，根据《伤寒论》"颇欲吐，若躁烦，脉数急者，为传也"之义，表明病有传经趋势，所以加用柴胡、黄芩。我们考虑到，此时症情，既不宜用柴胡桂枝汤，更不宜用白虎汤，所以用麻柴合方。患者大便已9日未通，如何通其大便是应该考虑的，但病非阳明热结，虽有传经趋势，仍不宜用承气。再根据"先表后里"的原则和"伤寒呕多，虽有阳明证，不可攻之"的理论，此时即使确有阳明热结，也未必一定能用承气。而我们加柴胡、黄芩，即有通大便的意义在内。治疗的结果，不但身热退而且大便通。③在本例的治疗过程中，我们并不因为其为肺炎，又不因为其白细胞大量增高而舍弃太阳寒湿的辨证，误用凉药。仍按《伤寒》、《金匮》的理法方药施治，终于获得比较满意的疗效。［柯雪帆．用麻黄加术汤治疗肺炎1例的分析．上海中医药杂志，1966，(4)：140］

**3. 寒湿痹** 杨某某，女，44岁，农民。于1993年8月16日初诊。患者全身关节冷痛4年，加重月余。4年前因经期受寒淋雨致发热恶寒，肢体关节疼痛，无关节红肿，当时自以为是感冒，服用抗感冒药诸症减轻，亦未在意。此后经常发作肢体关节疼痛，以双肩双膝为甚，关节冷痛重浊、夜间需双膝跪热炕才得舒。曾在当地医院服中西药或有减轻，但效不巩固。近月余加重。夜间难以入眠。自服抗风湿药效不佳。刻诊症见双膝关节及双肩关节冷痛，肢体重着，舌暗淡苔薄白脉沉缓。时值秋后。已穿冬装，查双肺（－），心率54次/分，律齐，心脏各瓣膜听诊区未闻及病理性杂音，四肢关节无畸形，双肩及双膝关节触之冷若冰霜。查血常规正常，血沉12mm/h。中医诊断为寒湿痹。治以散寒利湿之麻黄加术汤加减：麻黄9g，桂枝12g，杏仁9g，甘草6g，苍术30g，制川乌10g，牛膝10g，蜈蚣2条，片姜黄15g，水煎服，日1剂。服药4剂，二诊见：精神倍增，双膝及双肩关节冷痛减轻，服药3剂期间，夜间已能入眠，仍感关节怕冷，舌脉同前，上方制川乌改为6g，蜈蚣改为1条，继服4剂，诸症消失，四年之痼疾十余剂中药得以根除，随诊1年未复发。［李春英，张庆伟．麻黄加术汤治疗寒湿痹96例疗效观察．黑龙江中医药，2000，(5)：12－13］

**4. 荨麻疹** 尹月芳，女，38岁，北宅村人，1977年4月22日就诊。患者自述：3年前春天参加劳动出汗后用冷水洗擦身上而得荨麻疹。一年四季均发，春天尤重。痒疹先从背起渐延至全身，两腿最重，痒甚，搔抓后加重并流出黄水，多日不愈，夜间不能入睡，痛苦非常。曾用脱敏药及中药治疗无效。有人介绍来诊。发病已1个月，周身有大片疹块，下肢与胸腹部最多，舌苔薄白，脉浮缓，此系风湿之邪郁于肌表不得透发而致。用微汗除风湿之法调治，拟用麻黄加术汤2剂。4月4日复诊：病人服药2剂后身出汗，周身痒疹消退大半、痒减，夜已能安睡，脉转缓。嘱以原方继服3剂。用后病人告之，痒疹全部消退痊愈。今春查访病人，2年以来未再复发。［刘柏．麻黄加术汤治疗荨麻疹．山东中医学院学报，1980，(3)：66］

**【临证提要】**麻黄加术汤治疗寒湿之邪郁于表里而导致的各种疾病。根据原书“湿家身烦疼”的描述，本方可主要应用于痹证以寒湿痹，且体内素有湿邪者为佳。又因为本方麻黄与白术的巧妙配伍，发汗而不至于过汗，并行表里之湿，很适合于湿邪缠绵难愈的致病特点，因此对于慢性顽固性的荨麻疹、慢性的肾功能衰竭凡具有如上病机者，往往可获效。此外，对于夹湿的外感病，识证准确及时选用麻黄加术汤微微发汗亦可收良效。

## 麻黄杏仁薏苡甘草汤

**【组成】**麻黄去节，半两，汤泡　甘草一两，炙　薏苡仁半两　杏仁十个，去皮尖，炒

**【用法】**上剉麻豆大，每服四钱匕，水盏半，煮八分，去滓温服。有微汗，避风。

**【功用】**宣肺解表，通络化湿。

**【主治】**病者，一身尽疼，发热，日晡所剧者，名风湿。此病伤于汗出当风，或久伤取冷所致也。可与麻黄杏仁薏苡甘草汤。（第二　21）

**【方解】**麻杏苡甘汤是宣肺利湿的方剂，亦是提壶揭盖法的最好阐释。方中麻黄、甘草微发其汗，杏仁、薏苡仁利气祛湿。本方实为麻黄汤以薏苡仁

易桂枝，使得全方药性由辛温变为辛凉，故可用于湿热或痰热内蕴之证。

**【方论】**一身尽疼，为寒湿凝滞肌理，血络阻滞作痛，若阴疸然。发热者，寒湿外闭，血分之热度，以阻遏而增剧也。日晡所为地中蒸气上腾之时，属太阴湿土，故阳明病欲解时，从申至戌上。所以解于申至戌上者，为热盛之证，当遇阳衰阴盛而差也。明乎此，可知申至戌上为太阴主气，湿与湿相感，故风湿之证，当日晡所剧。究病之所由成，则或由汗出当风或久伤取冷。《内经》云：形寒饮则伤肺。肺主皮毛，务令湿邪和表热，由皮毛一泄而尽，其病当愈。师所以用麻黄汤去桂枝加薏苡者，是以薏苡能去湿故也。［曹颖甫．金匮发微．北京：学苑出版社，2008：24］

**【临床应用】**

**1. 血尿** 唐某，男，61岁。反复血尿已有4年多，曾在湛江某医院检查治疗已久，出院诊断为：多囊肾、尿石症、肾癌待排。经治疗，血尿消失。近半年血尿复发、迁延不愈，诸治乏效。于1987年4月18日来诊：肉眼血尿成块，色暗红，腰痛，周身作痛，舌红边暗紫，苔白薄，右寸脉浮，左关弦脉，而两尺脉较沉。余细审此证，瘀热郁阻于下焦，水血交阻较明显，而诸治乏效者，恐需开上以通下，活血解郁与清热达下兼顾，方易取效。治法守恒，方药虽古，立意宜新。拟麻杏苡甘汤加味：麻黄8g，杏仁10g，薏苡仁30g，炙甘草8g，茅根60g，益母草15g，血余炭10g。4月21日复诊：诉服药1剂，小便时甚迫，尿出黑色血尿。次日服第2剂，尿色转红，较前通畅。第3剂尿转黄白通畅，腰痛瘥，周身痛减。按前方续服6剂后，尿色白而通畅、尿常规检查正常。再按前方去血余炭加生地、淮山药等善后。

**按** 此案疗效之快，出乎医者意料之外。而反思所用之药，仅以麻杏薏甘汤开上利下，以茅根凉血止血，益母草、血余炭去疾止血所合成。其中麻黄的作用，《日华子本草》说，能“通九窍、调血脉”，很有启发。仲景独用麻黄一味能治春日黄疸，可见麻黄不但能开肺痹，且能解肝郁以利水。本患者舌边暗紫，脉关弦寸浮，用麻黄以除肝肺之郁痹，配合其他活血利水止血药而能取效，不可谓不切中了病证。虽是偶得，可资后鉴。［王伯章．麻黄杏仁薏苡甘草汤活用举隅．上海中医药杂志，1990，(3)：22］

**2. 肩凝（痹证）** 熊某，女，58岁。右肩臂疼痛年余，不能举高梳头，近日痛更甚。夜不能寐，肢麻，循手太阴肺经麻木感，面色微黄，舌质淡红苔薄白，脉浮弦。前医曾用当归四逆汤及舒筋饮等方治疗无效。辨证属风湿痹阻经络，方用麻黄杏仁薏苡仁甘草汤加味治疗：麻黄10g（先煎），薏苡仁30g，杏仁10g，炙甘草5g，桃仁10g。上方服2剂后痛减。共服10剂，痛全止，能随意抬举，活动仅轻度受限乃停药。

**按** 此方是仲景用治风湿身疼、日晡发热之风湿热痹方。而肩凝之证，多属肩周炎（慢性闭塞性滑囊炎），临床所见是风湿滞留于手太阴、手阳阴、手太阳经者多。方中麻黄善解上部肌表之邪闭，薏苡仁利经脉之湿留，杏仁宣肺助麻黄。药性平和，风湿可去，郁热自除。按笔者有限的临床体会来说，此方比当归四逆汤或舒筋饮有更多的适应者。此后余曾用此方治疗不少肩凝之证，每有显效。又曾治某一肩凝月余的患者，用此方9剂，不但肩凝治愈，且患者平日原有的手癣亦随之获瘥云云。[王伯章．麻黄杏仁薏苡甘草汤活用举隅．上海中医药杂志，1990，(3)：22－23]

**3. 咳嗽** 患者，男，45岁，以咳嗽吐白黏痰月余为主诉，于2002－04－10来诊。患者体态丰腴，胸闷不舒，鼻塞涕浊，口淡不渴，身困头懵，咽痒即咳，微恶风寒，大小便正常，舌质淡红，苔白厚，脉细。治以麻黄9g，杏仁10g，生薏苡仁30g，前胡10g，白前10g，苍耳子10g，辛夷6g，荆芥10g，甘草6g。3付，水煎服。上方服6付，疾病告愈。[刘杰祥，孙玉信．麻黄杏仁薏苡甘草汤应用体会．中医研究，2005，11（18）：46－47]

**4. 哮喘** 患者，男52岁，有哮喘病史15年，近日感受风湿，以喘促胸闷为主诉于2003－09－12初诊。伴喉中痰鸣，痰黏难咯，鼻塞流涕，口黏不渴，大便溏，每日2～3次，小便清长，舌质淡暗，苔白厚，脉细略数。治以麻黄6g，射干10g，杏仁15g，生薏苡仁30g，冬瓜仁30g，苍术15g，辛夷6g，桃仁10g，前胡10g，白前10g，甘草6g。3付，水煎服，药后喘促渐平，照上方加茯苓30g，海浮石15g，共服15付，哮喘告愈。[刘杰祥，孙玉信．麻黄杏仁薏苡甘草汤应用体会．中医研究，2005，11（18）：46－47]

**5. 发热（亚急性败血症）** 1997年4月24日曾治愈“亚急性败血病”1例，患者来自山东临沂，男，68岁。发热、四肢沉重21天，在当地用抗生素过敏，住146军医院，经骨髓穿刺诊断为“亚急性败血病”，对症治疗及用银翘散加减汤剂治疗无效，而特来京诊治。症见：头晕、四肢沉重，微恶寒，每日午后2～3点发热38℃左右，晚上则升到39℃以上，苔白腻，脉滑细数。

证为太阳阳明合病，湿热郁表，为麻杏苡甘加术汤方证。

麻黄10g，杏仁6g，生薏苡仁18g，炙甘草6g，苍术15g。

结果：上午来诊，下午1点在宾馆服头煎药，小便增多，日晡未见身热，尚有微恶寒，晚服2煎，症全消。本打算住院治疗，观察2天，感身体如常，遂回原籍。追访至今（2005年8月）健康良好。[冯世纶，等．经方传真（修订版）．北京：中国中医药出版社，2008：104－105]

**6. 黄褐斑** 林某，女，30岁。近2年来两颊从眼圈下出现黄褐色蝴蝶斑，边界明显，月经常推迟数天，量较多，色鲜红，舌红苔薄白，脉弦细，余无所苦。余初谓此大龄青年未婚，经水不调，两颧黄褐斑边界明显，当属肝郁化火之证，拟丹栀逍遥散加减：白芍、柴胡、白术、茯苓、当归、白芷、僵蚕、丹皮、栀子各10g，甘草6g，益母草15g，连服20多剂，黄褐斑稍有减退。后因出差，归来后，症复如前。遂改用下方：柴胡10g，黄芩10g，法半夏10g，生姜4g，甘草6g，麻黄8g，杏仁10g，薏苡仁10g，僵蚕10g，白芷5g，益母草10g，此方服9剂后小效。再服2月余，隔天1剂，黄褐斑已大为消退，边界不清晰。其容颜所余轻微的黄褐斑，已不明显，患者甚为满意而停服中药，自行涂些护肤剂善后。

**按** 此案用小柴胡汤者，疏郁清热也。用麻杏苡甘汤者，以其能走皮毛，疏通孔窍而利湿郁，以黄褐之色属湿郁之故，加白芷、益母草、僵蚕者，以助通窍活血、清浊养颜之意。经方合用作美容治疗，余所初试耳。［王伯章．麻黄杏仁薏苡甘草汤活用举隅．上海中医药杂志，1990，(3)：23］

**7. 扁平疣** 患者，男，20岁，患扁平疣1年。症见面颈部及手背部散在粟米至高粱米大小的扁平隆起性丘疹，有的密集分布呈肤色，疣表面光滑，触之较硬，无瘙痒，大小便正常，舌质淡红，苔白厚，脉细。用麻黄10g，杏仁15g，生薏苡仁60g，苍术10g，马齿苋30g，生香附10g，甘草6g。服30余付扁平疣消失。［刘杰祥，孙玉信．麻黄杏仁薏苡甘草汤应用体会．中医研究，2005，11（18）：46－47］

**8. 湿疹** 王某，女，35岁。2010年7月15日初诊。主诉：双下肢及胸背部、面部反复起皮疹3年，加重7天来诊。患者自诉于3年前双下肢起水疱、渗液，皮色不红，期间经西医及中医治疗均未能根除，时轻时重，迁延难愈，7天前因食火锅后明显加重，二便正常。查见：双下肢及左胸部近腋窝处、背部、面部散在分布大小不等肥厚浸润性斑块，色素沉着，表面轻度糜烂渗出，部分皮损结痂脱屑，可见抓痕血痂。舌质淡红，苔白微腻，脉弦滑。西医诊断：慢性湿疹；中医诊断：浸淫疮。因风、湿、热邪郁结肌腠，津凝血瘀所致。治以开腠达卫，利湿散瘀，祛风止痒。方用麻黄杏仁薏苡甘草汤合凉血散瘀汤加减，药用：生麻黄10g，杏仁10g，薏苡仁30g，生甘草5g，牡丹皮10g，赤芍15g，生地20g，紫草15g，刺蒺藜30g，制首乌30g，乌蛇肉（研粉冲服）30g，苍术10g，白鲜皮30g，当归20g，焦楂曲各10g。4剂，水煎服，每天3次，嘱忌食辛辣、油腻之品，药后于7月24日来复诊，诉症状减轻，随证加减，共服12剂，诸症消失。

化裁心得：以麻黄杏仁薏苡甘草汤合凉血散瘀汤为基本方。热重于湿者加连翘30g，赤小豆30g；湿重于热者加苍术10g。其中皮损明显者加土茯苓20g，白鲜皮30g，白芷10g，松节15g；热重伴口渴者加芦根30g，青蒿、黄芩各15g；月经不调，皮损色暗红者合桃红四物汤；湿重，舌苔滑腻者加车前子30g，泽泻15g；食积、便秘、舌苔厚腻者加莱菔子10g。［周晶等．叶品良教授治疗湿疹的特色经验．辽宁中医药大学学报，2011，13（8）：173－174］

**9. 急性肾小球肾炎** 陈某某，男，10岁，学生。1984年3月20日诊。10天前晨起发现面部、眼胞浮肿，时觉畏寒，小便减少，经某县医院检查：白细胞分类及计数正常；小便：红细胞（+）。透明管型（++），白细胞少许，尿蛋白（++）。诊为“急性肾小球肾炎”。刻诊面部及四肢浮肿，小便少、微黄，饮食减少，时咳嗽、吐泡沫痰，口和不渴，苔薄白而润，脉微弦。血压：128/84mmHg，诊为“风水”。治法：祛风宣肺、除湿消肿。处方：麻黄9g、杏仁9g、薏苡仁20g、茯苓12g、益母草10g、陈皮10g、甘草5g。嘱低盐饮食。服上方2剂后，遍身微汗出，尿量大增，浮肿明显消退，仅双下肢踝关节以下轻度浮肿，觉身软倦怠，乃以健脾利水法治之。处方：党参10g、薏苡仁20g、茯苓10g、防己10g、益母草12g、陈皮6g、炙草10g。连服5剂。半月后复查，诸症悉愈，小便化验正常，血压92/58mmHg。［曹华勋．麻黄杏仁薏苡甘草汤治风水．四川中医，1986：1032－33］

**10. 嗜睡症** 肖某，女，16岁，学生，1991年6月18日初诊。患者近半月来身困嗜睡，一坐下就睡意朦胧，而且很快呼呼入睡，纵然被唤醒，几分钟后又安然入睡，以致无法听课，伴肢倦懒动，纳呆便不实。刚诉完病情又伏桌而睡。体态丰腴，体重60kg，皮肤垢腻，舌质淡胖，边有齿印，苔薄白腻，脉濡缓。上述脉症，系中焦素虚，痰湿内生，复感时令之湿，内外合邪，湿邪弥漫，充斥腠理，上蒙清窍，卫气受阻，清阳被遏所致。治拟发汗解表，芳香化湿。方用麻杏苡甘汤加味：麻黄8g，杏仁10g，薏苡仁15g，佩兰8g，青蒿8g，甘草4g。2剂，水煎服。6月22日复诊：药后顿感轻松，身微微而汗，腻苔稍退。清阳得升，卫气得行。原方去佩兰、青蒿，加苍术8g、半夏10g，3剂。三诊已能坚持听课，下午仍感倦怠欲睡，大便仍不实。外邪既解，当调其内，以冀久安。拟六君加薏苡仁，白术易苍术，5剂。随访已能正常听课。［刘慧昌．麻黄杏仁薏苡甘草汤治疗嗜睡症1例．江西中医药，1996，27（5）：15］

**【临证提要】** 麻杏苡甘汤为“汗出当风”或“久伤取冷”所致的“一身尽疼”，“发热”，“日晡所剧”而设。由麻黄甘草汤加杏仁、薏苡仁而成。麻黄配杏仁、薏苡仁，开上源之郁闭，利一身表里之湿邪。因此，所治为湿邪为患的多种疾病，如肾病、皮肤病、呼吸系统病等。

## 防己黄芪汤

**【组成】** 防己一两　甘草半两，炒　白术七钱半　黄芪一两一分，去芦

**【用法】** 上剉麻豆大，每抄五钱匕，生姜四片，大枣一枚，水盏半，煎八分，去滓，温服。喘者，加麻黄半两；胃中不和者，加芍药三分；气上冲者，

加桂枝三分；下有陈寒者，加细辛三分。服后当如虫行皮中，自腰下如冰，后坐被上，又以一被绕腰以下，温令微汗，瘥。

**【功用】**益气除湿。

**【主治】**风湿，脉浮身重，汗出恶风者，防己黄芪汤主之。（第二　22）

风水，脉浮身重，汗出恶风者，防己黄芪汤主之。腹痛加芍药。（第十四　22）

**【方解】**本方为调和营卫，固护肌表，健脾利湿之品，正如汪昂所云“此足太阳太阴药也”。防己大辛苦寒，通行十二经脉，开窍泻湿，为治风肿、水肿之主药；黄芪实体表虚衰；白术健脾燥湿，与黄芪同用能止汗且加强健脾祛湿的作用，为臣；甘草甘平，可缓解防己之峻烈，且能补土制水，为佐；姜、枣辛甘发散，调和营卫，是使药。

**【方论】**脉浮为风，身重为湿，汗出恶风，为表气虚，而汗出不畅，此亦卫不与营和之证。防己泄热，黄芪助表气而托汗畅行，白术炙甘草补中气以胜湿，此亦桂枝助脾阳俾汗出肌腠之意也。［曹颖甫．金匮发微．北京：学苑出版社，2008：24－25］

**【临床应用】**

**1. 肾病综合征**　杨某，男，18岁，华侨，1978年4月5日初诊。主诉全身水肿2年多。患者2年前伴大量蛋白尿在国外确诊为肾病综合征，间断服用激素治疗效果不理想，目前收住我院治疗，当日口服泼尼松40mg/d，检查尿蛋白（＋＋＋）～（＋＋＋＋），24小时尿蛋白定量＞3g。现双下肢明显水肿，按之凹陷不起，尿量不少。形体虽丰但弱不禁风，极易感冒。疲乏无力，腰酸膝软，舌淡胖，舌尖红有齿痕，脉沉细。辨证为脾肾两虚，水湿内停。治拟培补脾肾，利水消肿法，方取防己黄芪汤合六味地黄汤加减。生黄芪30g，防己10g，白术10g，炙甘草5g，茯苓25g，泽泻10g，生熟地黄各10g，怀山药10g，五味子10g，丹皮10g，石莲子15g，车前草30g，墨旱莲15g，白花蛇舌草30g。每日1剂，水煎服。前方加减服用30余剂，患者自觉体力增加，感冒减少，水肿减轻，化验24小时尿蛋白定量2.3～3.2g。守方加菟丝子15g，继服45剂，患者水肿大减，体力基本恢复，经常去院内花园锻炼，查尿蛋白（＋＋），口服泼尼松减为30mg/d。前后服药90余剂，经治3个月，患者水肿消退，化验24小时尿蛋白微量。口服泼尼松减至20mg/d，乃将原方稍予加减，配成丸药，缓图收功。［王道瑞，祝肇刚，薛矩夫．《金匮要略》心传—祝谌予课徒实践录．北京：人民卫生出版社，2008：27－28］

**2. 水肿**　王某某，女，41岁，1993年1月29日初诊。常年久立，双下肢水肿，尤以左腿为重，按之凹陷不起，两腿酸沉无力，小便频数量少。查尿常规（－）。伴有自汗、短气、疲乏、带下量多。患者面色㿠白虚浮，神色萎靡。舌胖大，苔白润，脉浮无力。诊为气虚挟湿，水湿客于肌腠。当益气固表，利水消肿，治用防已黄芪汤加茯苓：黄芪30g，防已15g，白术20g，茯苓30g，炙甘草10g，生姜3片，大枣4枚。服药14剂，下肢水肿明显消退，气力有增。拟上方加党参10g，又进7剂，水肿全消，亦不乏力。舌脉如常，病愈。

**按** 本案下肢水肿伴见汗出、短气、身重、脉浮等症，显为“风水表虚”之候。均由脾肺气虚，卫气不固，湿邪内渍所致。《金匮要略·水气病脉证并治》曰：“风水，脉浮身重，汗出恶风者，防已黄芪汤主之。”本方功专益气固表，补益脾肺，渗利水湿。刘老常用于治疗气虚夹湿，表虚不固水肿，甚为效验。脾虚湿盛者，加茯苓；水湿犯肺作喘，加麻黄；水气上冲者，加桂枝。[陈明，刘燕华，李方．刘渡舟验案精选．北京：学苑出版社，2007：110－111]

**3. 单纯手足发黄** 患者，女，52岁，本市解放区人。因“发现手足黄染2周”求诊。患者于2周前洗手时偶然发现双手发黄，呈橘子黄，尤以手背为甚，腕关节以上无异常，晚间观察到双脚亦黄染，仅限以踝关节以下。患者手足无疼胀及痠麻等感觉异常，皮肤黏膜无瘀点及血斑，体格检查未见消化系统体征，饮食、二便调，舌质淡，苔薄白，脉缓和。本院行肝功能及尿常规检查结果在正常范围内，肝胆B超未见异常。经询问病史，排除高血压病、糖尿病及结核、肝炎等病史，但曾偶有腹胀及饮食不佳等不适。考虑患者平素饮食不节，久伤脾胃，脾胃损伤则聚湿生痰，痰湿瘀积，日久化热熏蒸发黄；手足乃四末，乃脾胃所属，湿热诸经瘀于四末，故手足发黄。舌质淡，苔薄白脉缓和乃气虚痰湿内瘀之象，故诊为黄染，治宜益气健脾，利水退黄。予患者口服防已黄芪汤加减，药物组成：黄芪15g，白术15g，防已10g，茵陈10g，鸡内金10g，甘草10g，每日1剂。用法：水泡中药半小时，武火先煎，待水开后15分钟取汁，后再加水，武火再煎，待水开后放文火煎40分钟取汁，头汁取气，二汁取味，两汁相合，分次口服。患者5剂而愈。[李红宇．防已黄芪汤加减治疗单纯手足发黄36例．广西中医药，2010，33（3）：42]

**4. 久泻** 刘某某，男，24岁。1991年7月就诊。患者1年来大便时溏时泻，迁延反复，完谷不化，饮食减少，稍进油腻则大便次数增多，面色萎黄，神疲倦怠。舌质淡、苔白，脉细。此乃脾气虚弱，清阳之气不能升发，运化失常所致。予防已黄芪汤加味：防已10g，炙甘草、生姜各5g，大枣5枚，党参、黄芪、白术、茯苓、薏苡仁、怀山药各15g。5剂。药后大便渐成形，纳食增加，精神好转，继服上方15剂而愈，迄未复发。[陆家武．防已黄芪汤临床应用一得．浙江中医杂志，1994，（4）：177.]

**5. 尿浊** 刘某，男，45岁。1992年6月24日就诊。患者尿浊时发时止，发则尿色混浊，如淘米水，小腹下坠，尿意不畅，面色不华，神疲乏力，劳倦或进食油腻后更易发作。舌质淡，脉细弱。此乃脾虚气弱，精微下注，治拟健脾益气，升清固涩。防己黄芪汤加味：防己、白术、升麻、柴胡各10g，黄芪、党参各15g，甘草、生姜各5g，大枣7枚。5剂。药后复诊，患者诉小便渐清，气色转佳，续服原方10剂后尿清，小便畅，精神已佳。经随访未复发。[陆家武．防己黄芪汤临床应用一得．浙江中医杂志，1994，(4)：177]

**6. 结节性血管炎** 许某某，男，64岁。1994年11月16日初诊。患者半月前发现双下肢皮下结节数枚，大小不一，不红，轻微触痛，无发热等全身症状，平素体健。所在单位医务室认作"淋巴结炎"治疗，予注射青霉素14日，未见明显效果。数日前又见上肢、腹部、颈部、额部出现结节，伴有晨起眼睑浮肿、下午足肿。经做血、尿常规、心电图、B超（肝脾）等检查，均未发现异常。诊见面部、眼睑、双足轻度浮肿，左前额可见1枚结节，颈部可见4枚结节，上肢、下肢、腹部可见多枚结节，其状如藤结瓜、缠绕肢体，触之质地偏硬，表面无红斑、破溃。舌质黯胖、苔薄滑润，脉软弱。西医诊断：结节性血管炎；中医诊断：瓜藤缠（气虚寒凝，瘀血阻络）。治宜益气温阳，祛瘀消肿。防己黄芪汤加减：汉防己30g，生黄芪60g，生白术15g，炒白芍、川牛膝各12g，桂枝、川芎、附子、当归各10g，炙麻黄、陈皮各5g，炙甘草6g。3剂。药后症状明显减轻，浮肿消退。续以前方增损服药42剂，结节完全消失。后因劳累，症状出现反复，仍予原方治疗而痊。随访年余，未见复发。[江从舟．防己黄芪汤加减治疗结节性血管炎12例．浙江中医杂志，1997，(5)：213]

**7. 自汗** 刘某某，女，53岁，五台县豆村镇人，1987年12月20日初诊。病史：全身虚肿半年余，颜面时肿时浮，兼见浑身麻木，经而汗出为油。病初在某医院服中药治疗，买药时将麻黄根误抓为麻黄而致全身麻木，出汗不止，经中药治疗30余付而效不显，因儿子在矿上工作，故迁来我所诊治。主症：面色苍白，全身虚浮，按之没指，痹挟背行，继而汗出如油，接着全身麻木，经矿医院检查尿常规无明显异常，舌质淡、胖大有齿痕，苔白腻滑，脉沉细，证属脾虚卫弱，风寒湿邪郁表，治则健脾益气，固表利湿。方拟防己黄芪汤加味：防己10g，黄芪60g，白术30g，炙甘草10g，炒薏苡仁30g，白茯苓30g，木瓜15g，防风10g，生姜大枣引，3付水煎服。二诊：服上方3付，较前减轻，仍感麻木、汗出、畏风、苔腻、脉濡细，故在前方加麻黄根30g、浮小麦30g、附子15g，先煎续服3付，水煎服。三诊：药进3付，效若桴鼓，恶风、汗出明显好转，惟感四肢麻木，肿消，小便量增多，舌质红，苔仍腻，脉弦缓。再拟方益气固表，健脾渗湿，药用防己10g，黄芪30g，白术30g，炙甘草10g，生薏苡仁30g，木瓜15g，甘灵仙20g，地龙10g，白芥子10g，附子10g，麻黄根30g，6付，水煎服。四诊：药进6付，患者汗出明显减轻，已不畏风，但四肢仍麻木，脉舌较前好转。效不更方，以前方稍为进退前后共服药20多付后病遂告愈。随访多年，病未复发。［杨茂福，张阳生．防已黄芪汤应用举隅．中医药研究，1995，（3）：38］

**8. 痹证** 张某某，男，26岁，繁峙县茶铺村人。初诊于1989年10月10日。病史：患风湿性关节炎已5年余，每逢变天、阴雨天则疼痛加重，常服泼尼松、消炎痛、布洛芬等抗风湿药以缓减，最近1周因感冒而致全身疼痛，四肢关节屈伸不利，经服上述药品不效而来所求诊。主症全身疼痛重着、烦躁、自汗、畏风，关节无变形，听诊心肺（－）。舌质淡，苔白稍腻，脉涩。当属痹证，属风湿痹阻、卫表不固。治则益气固表利湿，方拟防已黄芪汤加味：黄芪30g，白术15g，防已10g，桂枝10g，白芍10g，羌独活各10g，丹参30g，没药10g，姜枣引。3付。二诊：药服1周，痛减汗止，舌淡苔已不腻，脉浮。前方去羌独活、没药，加豨莶草30g，海桐皮15g，3付，并告之曰，此乃风寒湿痹，难以彻底根治，中病即止，不必多服，唯一之法乃自生调养为是。［杨茂福，张阳生．防已黄芪汤应用举隅．中医药研究，1995，（3）：38－39］

**9. 膝关节积液** 患者，男，65岁，右膝关节肿胀疼痛，功能障碍6年，曾到处求医，经过众医生的抽液、关节内注射、针灸、推拿按摩、中西药等治疗，有短暂的好转，但时作时止，苦不堪言，慕名来求治。一诊：患者右膝关节肿胀疼痛，屈伸不利，行动不便，纳呆便溏。查体：膝关节周围肿胀，广泛性压痛，浮髌试验（＋），苔白润，质淡红，脉浮滑而软。化验室相关检查均正常，X线摄片示：胫股关节间隙变窄，且左右宽窄不一，但髌股关节间隙增宽，髁间棘变尖，股骨内外侧髁骨质增生。证属脾胃虚弱，感受寒湿，治宜散寒祛湿、健脾利水，防已黄芪汤主之：黄芪60g，白术30g，防已15g，大枣6枚，生姜3片，麻黄10g，萆薢15g，泽泻10g，桑寄生10g，续断10g，甘草3g，每日1剂，1日煎服2次，后药渣再煎汤熏洗患膝。二诊：疼痛肿胀及其他症状去之五六，效不更方，守前方再进10剂。三诊：症状俱除，关节活动自如，予四君子汤以善其后。随访1年未见复发。［郭建中，等．防已黄芪汤治疗膝关节积液的56例的临床体会．中国现代医生，2007，45（9）：75］

**10. 习惯性流产** 患者，33岁，结婚13年流产5次，各种检查均未查到流产原因，治疗不效，断为不治之症而劝其行绝育术。1980年11月8日初诊，主诉月经周期正常，基础体温呈二相性。1970年秋流产后因子宫后倾和肠粘连而行剥离手术，结果痛经消失，经水持续3日，量少，食欲旺盛，二便正常。身高162cm，体重54kg，脉弱。腹诊：全腹肌肤色白，水分多，汗多，属寒证。该患者是水湿重的体质，推测其子宫内膜也可能水分多，因此即使受精卵在子宫内膜着床，也往往由于不能扎根发育而中途流产，为此投防已黄芪汤利水，因寒加附子。服用3周后，体重下降1.5kg，感到全身轻松。继续服药51天，体重又有减少，月经周期也稍有缩短，改投当归芍药散1个月，主诉小便不如服防己黄芪汤时通畅，因此，每日交替服用防己黄芪汤和当归芍药散（后改当归散），一直服至妊娠8个半月，未发生流产，继予四君子汤，1982年1月21日剖腹产出一4000g健康男婴。［原载《汉方临床》，1984，卜平译，孙华校．防己黄芪汤治疗习惯性流产．河南中医，1987，(1)：39］

**【临证提要】**防己黄芪汤能益气利水、固表止汗、调和营卫。针对的病机为体表虚衰，水湿内停，所治疾病既有脏腑病，又有肢体经络病。脏腑病中，以各种肾病为主，同时习惯性流产、久泻、心衰等病亦会出现水湿内停的病机。肢体经络病中，体表虚衰，且具有水湿停聚特点的关节、筋骨、肌肉的病证亦可使用。

# 百合狐惑阴阳毒病脉证治第三

## 百合知母汤

**【组成】** 百合七枚，擘　知母三两，切

**【用法】** 上先以水洗百合，渍一宿，当白沫出，去其水，更以泉水二升，煎取一升，去滓；别以泉水二升煎知母，取一升，去滓，后合和煎，去一升五合，分温再服。

**【功用】** 补虚清热，养阴润燥。

**【主治】** 百合病发汗后者，百合知母汤主之。（第三　2）

**【方解】** 百合知母汤是养阴清热的方剂，以百合润肺清心，益气安神；以知母养阴清热，除烦润燥；以泉水煎药清其内热。三者共起补虚、清热、养阴、润燥作用。

**【方论】** 太阳寒水，由三焦下达膀胱为尿，由肾阳蒸化膀胱，外出皮毛为汗，故尿与汗为一源。寒水下陷，轻则为蓄水，重则为蓄血。汗之由肺出皮毛者，属水分；由脾出肌腠者，属血分，故血与汗同体。营为血之精，行于脉中；卫为水之精，行于脉外。人一身之水，藉血热而化气，故肌腠孙络温而后皮毛固；一身之血，得水液而平燥，故三焦水道通而后血海濡。今以方治为标准，可知病之轻重。汗伤肺阴者，治以百合知母汤，但滋肺阴已足；下后水液下出大肠，由腑病累及脏阴，湿热逗留之病，则治以百合滑石代赭汤；吐后液亏阳气上冒，累及主脉之心脏，而怔忡不宁，或至不能卧寐，则治以百合鸡子黄汤，此其易知也。惟不经吐下发汗，而见百脉俱病，自来注家，未有知其病由者。陈修园知其病在太阳，不能从伤寒太阳篇悟到太阳之变证；黄坤载识为瘀浊在里，不能定瘀浊之名，识病而不能彻底，非所以教初学也。予以为此证直可决为太阳标热内陷蒸成败血之证，故方治用百合七枚以清肺，用生地黄汁一升以清血热。血热得生地黄汁之清润，则太阳标热除，败血以浸润而当下，观其分温再服，大便如漆可为明证矣。［曹颖甫．金匮发微．北京：学苑出版社，2008：31－32］

**【临床应用】**

**1. 百合病**　王某，女，13岁，学生。1960年4月15日在看解剖尸体时

受惊吓，随后因要大便跌倒在厕所内。经扶起抬到医院治疗，据代诉查无病，到家后颈项不能竖起，头向左右转动，不能说话，问其痛苦，亦不知答，曾用镇静剂2日无效，转来中医诊治。患者脉浮数，舌赤无苔，无其他病状，当即从“百合病”治，用百合7枚，知母4.5g。服药1包后，颈项已能竖起十分之七，问她痛苦，亦稍知道一些，左右转动也减少，但仍不能说话，再服1剂，颈项已能竖起，不向左右转动，自称口干燥大渴，改用瓜蒌牡蛎散（瓜蒌、牡蛎各9g），服1剂痊愈。［吴方纶．百合病治验．江西中医药，1960，(12)：14］

**2. 失眠** 洪氏用百合知母汤合甘麦大枣汤治疗失眠60例。方药：百合20g，知母10g，炙甘草10g，淮小麦30g，大枣6枚。治愈（症状消失，每日睡眠时间大于6小时）30例，显效（症状明显改善，每日睡眠时间4～5小时）9例，无效（症状无改善，每日睡眠仍少于2小时）6例，总有效率为90%。［洪燕．百合知母汤合甘麦大枣汤治失眠60例疗效观察．江西中医药，2000，31(1)：9］

**3. 乳腺病**

（1）乳癖 严某，女，53岁，2005年4月4日就诊。双乳胀痛3周，时有刺痛，心烦，急躁，浑身不适，夜寐欠安，腰酸，曾口服乳癖消、逍遥丸等中成药，效果不佳。体检发现双乳无明显肿块，触痛明显。苔少，舌尖红，脉细数。证属肝郁化火，阴虚内热。治拟养阴舒肝。药用：百合30g，知母12g，甘草6g，淮小麦30g，红枣20g，郁金12g，香附9g，元胡12g，莪术30g，三棱12g，巴戟肉15g，肉苁蓉12g，八月札30g，川楝子9g，杜仲15g。并鼓励患者在生活、工作中放松自己，保持怡悦心情。服14剂后，双乳胀痛明显改善，情绪较前稳定，夜寐转安。以后随证加减，服药3个月后，诸症渐消。［高秀飞．刘胜运用百合知母汤治疗乳腺病的经验．辽宁中医杂志，2006，33(9)：1068］

（2）乳腺癌术后 郑某，女，39岁，2005年8月29日就诊。左乳癌术后2年2个月，近来情绪波动较大，心烦躁热，坐立不安，夜寐难以入睡，睡后易醒，醒后彻夜不眠，不能自已，神疲乏力，小便频数。苔薄，边尖红，脉弦细。诊断：乳癌术后。证属气阴两虚，冲任失调，心神不养。治拟养阴安神，益气补肾。药用：百合30g，知母12g，生黄芪30g，党参、茯苓各12g，白术9g，枸杞子、南沙参、淫羊藿各15g，肉苁蓉、巴戟肉各12g，莪术、石见穿各30g，蜂房、石菖蒲各12g、磁石（先煎）、丹参各30g，杜仲15g，覆盆子、益智仁各12g，怀牛膝30g，制黄精12g，龙葵30g。同时对患者进行耐心解释和开导，帮助病人解除顾虑，树立信心，劳逸结合，稳定情绪。服14剂后，夜寐明显好转，心烦躁热有所改善，小便次数减少。再服该方2个月，夜寐转安，情志舒畅，小便正常。［高秀飞．刘胜运用百合知母汤治疗乳腺病的经验．辽宁中医杂志，2006，33（9）：1068］

**4. 长期低热** 张某，女，49岁，工人，1991年2月27日入院。午后发热3年，体温多在37.5℃～38℃之间，夜半后汗出热退。心电图示冠状动脉供血不足，B型超声检查结论为胆囊炎。用扩冠脉药，多种抗生素、灭滴灵、转移因子、血浆等治疗3个月，病情无明显变化。形体消瘦，精神抑郁，甚时恍惚，叹息为快，急躁易怒，心烦失眠，口苦咽干，胸闷胁痛，舌质红，苔薄白，脉象弦细数。辨证为肝胆郁热灼阴扰神。用小柴胡汤合百合知母汤（柴胡、百合各30g，黄芩、知母各15g，半夏、人参各10g，生姜3片，大枣6枚）加炒酸枣仁30g，远志15g。水煎，嘱其上午10时许1次服下。服药8剂后失眠除，发热减轻。去炒酸枣仁、远志，又服4剂后，体温降至37.3℃以下。减柴胡用量为20g，又服6剂，体温正常，诸症消失，复查心电图，B超肝胆脾均无异常。遂停药出院，随访3年未发。［王有章，史桂珍．小柴胡汤、百合知母汤加减治疗长期低热20例．河南中医，1997，17（6）：333］

**【临证提要】**百合知母汤用于治疗情志异常引起的疾病，主要病机为心阴不足，虚热内扰，症状与原书所属“百合病”症状接近时可以直接用原方。心阴不足的失眠可合用甘麦大枣汤。长期心情抑郁不畅而导致肝失疏泄可加用疏肝药，若气郁化火则加用疏肝清热药，若痰核内生则加化痰散结之品。对于不明原因的长期发热若辨为少阳枢机不利，肝胆郁热，在郁热伤阴时也可考虑合用此方。

## 滑石代赭汤

**【组成】**百合七枚，擘　滑石三两，碎，绵裹　代赭石如弹丸大，一枚，碎，绵裹

**【用法】**上先以水洗百合，渍一宿，当白沫出，去其水，更以泉水二升，煎取一升，去滓；别以泉水二升煎滑石、代赭，取一升，去滓；后合和重煎，取一升五合，分温服。

**【功用】**养阴清热，和胃降逆。

**【主治】**百合病下之后者，滑石代赭汤主之。（第三　3）

**【方解】**百合清润心肺，滑石、泉水利小便，兼以清热，代赭石降逆和胃。使心肺得以清养，胃气得以和降，则小便清，大便调，呕逆除。

**【方论】**百合病不可下而下之，必伤其里，乃复以滑石，代赭者，盖欲因下药之势，而抑之使下，导之使出，亦在下者引而竭之之义也。（清·尤怡《金

匮要略心典》)

**【临床应用】**

**百合病** 李某，女。来诊时步履艰难，必以他人背负，自述胸闷、胸痛、心悸、气短、头晕，乃按胸痹治之。投以瓜蒌薤白半夏汤之类，久治不效。细审之，该患者每于发病时除上述症状外，尚喜悲、欲哭、嗳气、善太息、便于前方中合以百合、地黄、旋覆花、代赭石之类治之，药后其症渐消。[中医研究院西苑医院．赵锡武医疗经验．北京：人民卫生出版社，1980：74]

**【临证提要】** 本方用于百合病误下后导致的虚热加重、胃虚失和上逆的病证，症见小便短赤而涩，气逆呕吐或呃逆等。

宋建平据该方组成，认为“滑石代赭汤证是热病下之后，有形实邪已去，无形热邪未尽，阴伤余热上扰而发的百合病。方中用滑石、代赭石配伍养阴之百合以清余热，而非用其治热盛津伤之小便短赤而涩及下后伤中之胃气上逆、呕吐呃逆等百合病误下后的变证”。这也为我们在临床中运用该方提供了新的思路。

## 百合鸡子汤

**【组成】** 百合七枚，擘　鸡子黄一枚

**【用法】** 上先以水洗百合，渍一宿，当白沫出，去其水，更以泉水二升，煎取一升，去滓，内鸡子黄，搅匀，煎五合，温服。

**【功用】** 滋养肺胃，生津降逆。

**【主治】** 百合病吐之后者，百合鸡子汤主之。(第三　4)

**【方解】** 百合病本属阴不足之证，是不能使用吐法的。若误用吐法，虚作实治，吐后就会损伤脾胃之阴，扰乱肺胃和降之气，引起虚烦不安、胃中不和等证。法当滋养肺胃之阴以安脏气，以百合养阴清热；鸡子黄养阴润燥以滋胃阴，共奏养阴除烦之功，则阴复胃和，虚烦之证自愈。

**【方论】** 百合病，得于吐下后者，是吐伤肺胃之津，燥动而火炎也。百合鸡子黄汤，百合清肺热而生津，鸡子黄补脾精而润燥也。(黄元御《金匮悬解》)

**【临床应用】**

**肝昏迷** 王某，男，44 岁。因肝炎后肝硬化合并克鲍二氏征，第二次出现腹水已 9 个月，于 1970 年 9 月 4 日入院。入院后经综合治疗，腹水消退，腹围减到 71cm，1971 年 1 月 15 日因冷餐引起急性胃炎，予禁食、输液治疗。1 月 21 日患者性格改变，一反平日谨慎寡言而为多言，渐渐哭啼不宁，不能辨认手指数目，精神错乱。考虑肝昏迷 I 度。因心电图尚有 U 波出现，血钾

3.26mmol/L，补钾后，心电图恢复正常，血钾升到4.3mmol/L。同时用麸氨酸钠，每日23～46g，达12天之久，并用清营开窍，清热镇静之方。患者症状无改变，清晨好转，午后狂乱，用安定剂常不效，需耳尖放血，方能平静入睡，而精神错乱如故。考虑其舌红脉虚，神魂颠倒，乃从百合病论治。从2月1日起加用百合鸡子黄汤，每日1剂，每剂百合30g，鸡子黄1枚，煎服。2月2日患者意识有明显进步，因多次输入钠盐，腹水出现，加用氨苯蝶啶每日200mg，并继用百合鸡子黄汤2剂后改服百合地黄汤（百合30g，地黄15g），患者病情保持稳定。1971年3月21日出院时，精神良好，如常人行动，腹水征（－），肝功能试验基本正常。1972年6月与患者联系，情况保持良好。［山西省中医药研究所肝病科．中西医结合治疗肝硬变肝昏迷40例经验小结．新医药学杂志，1974，(2)：13］

**【临证提要】**本方原为百合病误吐损伤肺胃之津，而出现肺胃阴虚火旺之症而设。也可用于热性病或久病之后阴津不足而见舌红苔少乏津，脉象虚数或细数者。

## 百合地黄汤

**【组成】**百合七枚，擘　生地黄汁一升

**【用法】**上以水洗百合，渍一宿，当白沫出，去其水，更以泉水二升，煎取一升，去滓纳地黄汁，煎取一升五合，分温再服。中病，勿更服，大便当如漆。

**【功用】**润养心肺，凉血清热。

**【主治】**百合病不经吐、下、发汗，病形如初者，百合地黄汤主之。（第三　5）

**【方解】**百合病的病机，是心肺阴虚内热，百合功能润肺清心，益气安神；生地黄益心营，清血热；泉水下热气，利小便，用以煎百合，共成润养心肺、凉血清热之剂，阴复热退，百脉调和，病自可愈。服药后大便呈黑色，为地黄本色，停药后即可消失，不必惊慌。

**【方论】**此则百合病正治之法也。盖肺主行身之阳，肾主行身之阴，百合色白入肺，而清气中之热，地黄色黑入肾，而除血中之热。气血既治，百脉俱清，虽有邪气，必亦自下，服后大便如漆，则热除之验也。（尤怡《金匮要略心典》）

**【临床应用】**

**1. 梦游**　闫某，男，汉族，67岁，干部已退。2001年因子女婚姻问题忧

虑过度，食欲减退，常默默不语，脾气暴躁、心情焦躁，2004年6月11日家人发现病人半夜起床在房内来回走动或找东西，良久回床卧睡。第2天家人问他，却无夜间行动意识。数日后的半夜，又起来走动或寻找东西，时久回床卧睡。每月数次，曾到市内医院治疗微效。2005年8月来门诊就诊，面部表情焦躁不安，舌质偏红、舌苔燥黄。不思饮食或食而无味，夜寐不宁，自感身热或怕冷，睡不解乏。平时心悸、口苦、小便赤，脉两寸细数。根据以上病证与《金匮要略》百合病“不能食、常默默，欲卧不能卧……口苦，小便赤……如有神灵者，身形如和，其脉微数”论述颇为相似。诊为阴血不足，心肺火旺，用百合地黄汤加味（百合、生地各20g，知母、白芍、茯神，沙参、麦冬、炙甘草各10g，川黄连8g，远志6g，生石决明、珍珠母各30g）治之。药后感心悸口苦，小便赤，略有好转。上方效不更法，减大麦冬、沙参，加阿胶、鸡子黄再服，1年后无发。[何艳．百合地黄汤加减治疗梦游症．新疆中医药，2008，26（5）：81]

**2. 不寐** 王某，女，38岁。1998-03-18初诊。失眠2年，经常入睡困难，每晚睡3~4小时，杂梦纷纭，易醒，重时彻夜不眠。曾服安定等药物，其用量不断增大，但效果越来越差，后因惧西药的副作用而停服，改服中药亦效果不明显。近1周每晚只睡1~2小时，有时彻夜不寐而来求诊。诊见：心烦口干，头晕心慌，手足心热，体倦，舌质红，苔少，脉细数。证属思虑过度，耗伤心阴，虚火内扰而心神不宁。治宜滋阴降火，养心安神。治以百合地黄汤加味：百合30g，生地黄30g，酸枣仁30g，珍珠母30g，龙齿30g，黄连10g，莲子心3g，知母12g，郁金15g，丹参15g，天麻10g，当归15g，五味子15g，甘草10g。水煎服，每日1剂，晚饭前1小时及睡前30分钟各服1次。5剂后每晚入睡4~5小时，诸症大减。上方去黄连，加夜交藤20g，再服5剂后，能安然入睡，诸症消失而愈。[李艳，赵世叶，梁丽琴．百合地黄汤加味治疗不寐41例．河北中医，2002，24（3）：197]

**3. 肝气入络** 张某某，女，31岁，务农。初诊时间：1996年12月7日。患者1年前因情志不畅，遂觉两胁胀痛，胸闷不舒，继则窜痛，全身无处不到，游走不定，疼痛难忍，皮肤青紫，纳呆失眠，小便黄赤，舌红苔黄而干，六脉沉弦有力，左关尤甚。阅其病历，前医皆以祛风止痛，疏肝理气之法治疗，效果不佳。余认为，情志不畅，恼怒伤肝而造成气机紊乱和疏泄失常，故两胁胀痛，胸闷不舒。郁久化火，风火窜入经络，故出现游走性疼痛，疼痛难忍，皮肤青紫等症状。辨证为肝气郁结，日久化热，肝气入络。遂投予百合地黄汤加味：百合30g，生地20g，川楝子12g，白芍15g，佛手10g，当归10g，柴胡6g，夜交藤30g，合欢皮15g，甘草6g。上方服3剂后，睡眠正常，窜痛大减，余症皆轻。上方去夜交藤、合欢皮，加麦冬10g，淮小麦30g，继服5剂。后气痛已不再走窜，舌脉基本正常，原方加山萸肉6g，乌梅10g敛肝之剂收功，6剂继服。并嘱节劳少虑，情志舒畅。年后随访，诸症皆愈，未再复发。［黄明显．百合地黄汤加味治疗肝气入络证．光明中医药，1999，82（3）：47］

**4. 经断前后诸证** 杜某，女，47岁，市民。1982年11月23日初诊。月经愆期伴头晕失眠、心悸1年余。患者于1年前因家庭纠纷后月经愆期，经期烦躁易怒、胸闷胁胀，心悸多梦。中西医治疗3个月，连服中药40余剂，症状较前减轻，今年入秋以来除上述症状又增耳鸣头晕，腰酸背楚，有时下肢浮肿，地区某医院诊为自主神经功能紊乱，来我科就诊。舌边尖红，苔薄黄，脉细数。年届更年期，本病由气恼诱发，入秋后加重。系肺虚肝侮，行补肺阴泄肝热之法：药予百合20g，生地黄10g，丹参15g，地骨皮10g，龙胆草5g，白蒺藜20g，葛根15g，生山楂20g。服用10剂后头晕耳鸣，心悸，五心烦热症状消失，睡眠较前好转，观舌质正常，苔薄白脉细滑，守法治疗，一诊方去龙胆草，加川续断15g，茯苓15g，以调脾肾。又5剂。三诊时月经将去。本次月经色、量、质皆正常，无不适感。嘱每次月经前服中药3剂，连用3个月。随访至1984年4月，月经已断，但情绪稳定，能胜任七口之家的家务劳作。［田乐华．百合地黄汤加味治疗经断前后诸证167例．中医临床与保健：1992，4（2）：18－19］

**5. 慢性浅表性胃炎** 王某某，农民，28岁。1997年8月24日初诊。自诉反复胃脘部胀痛3年余，每因情绪波动则发作或加重，伴有左肩背不适，嗳气，反酸，嘈杂，食欲不振，口微苦。曾服多潘立酮、黄连素等，疗效不佳。刻诊：胃脘部压痛，舌质淡红，苔薄白，脉弦。胃镜检查见胃黏膜弥漫性充血，散布数起浅糜烂及陈旧性出血点，贲门食道皆充血，贲门水肿明显，前壁可见糜烂灶。诊断为：①慢性浅表性胃炎（充血糜烂型）；②贲门食道炎。证属胃阴不足挟热证。给予百合地黄汤加味（百合10g，生地10g，沙参10g，麦冬10g，玉竹10g，白芍10g，石斛10g，甘草5g）合黄连治疗，每次100ml，每日2次。服药1周，临床症状明显缓解，3周后胃脘胀痛消失，余症基本消失，4周后无不适。嘱继续服药至3个月，以巩固疗效。后复查胃镜，胃黏膜弥漫性充血消失，有散在少许点状充血，贲门食道充血消失，贲门水肿明显消失。嘱其调理情志，注意饮食。随访至今，未再复发。［胡联中．百合地黄汤加味治疗慢性浅表性胃炎37例．湖南中医药杂志，2001，17（1）：38－39］

**6. 脑功能失调症** 桑某，男，8岁。1958年4月25日诊。患儿过度活动逾月，中西药治疗乏效。症见：多动多语，上课不安，精神不专，成绩下降，性急不耐，夜寐不实，口渴纳差，大便偏干，舌红苔薄，脉形细数。外院诊断为脑功能失调症。辨证属心肺阴虚内热，治以养阴清热，佐以安神。处方：百合12g，生地黄、麦冬各10g，酸枣仁、远志各6g，连服10剂，多动多语略减，注意力尚集中，舌质淡红。原方加太子参10g，五味子3g。续服1月，诸症咸安，随访半年，成绩中等，按时升学。［胡义保．百合地黄汤加味治愈轻微脑功能失调综合征，四川中医，1989（10）：13］

**7. 经前失眠** 花某某，女，24岁，未婚。1988年4月13日初诊。患者月经初潮为14岁，月经周期尚正常。1年前，大学毕业前夕，面临工作分配的问题，思虑过度，以致每月经来潮之前约10天失眠，甚则彻夜不眠，经后睡眠正常。至今工作生活已安定，仍然经前失眠。曾服西药：谷维素、维生素$B_1$、安定片等药，也只能暂时缓解，不能根治，停药又作。今日来诊，诉周期将近，失眠已作，昨夜彻夜不眠，心烦口干，急躁易怒，神疲倦怠。月经来的量偏多，色淡红。舌尖红，苔薄，脉细数。中医辨证：本为思虑过度，劳伤心脾；标为心火偏旺，血不养心。治宜健脾养血，清心安神，方选：百合地黄汤加味。药用：百合10g，生地12g，柏子仁10g，炙远志6g，淮山药15g，茯神10g，淮小麦30g，红枣10g，炙甘草3g。3剂水煎服。服药1剂，电话告知，夜能入睡。二诊：5月10日，诉上月3剂服完后，自行再服同方5剂，至本月经水来潮，夜夜能寐，又诸症皆除。要求本月再服药巩固疗效，既予上方原意再进，5剂水煎服。本次月经来潮之前未出现失眠现象。故以后4个月，经前10天开始服用上方3剂，共治疗半年。停药后1年余，于途中相遇，询问病情，均未再发病，病告痊愈。［王鹭霞．百合地黄汤治疗经前失眠．中国中医基础医学杂志，1997，3：68－69］

**8. 甲状腺功能亢进** 患者张某，女，42岁。教师。初诊日期：1998－05－23。主诉：心悸怔忡，消瘦3年。患者于3年前发病，发病时自觉“心累心跳”，活动后加剧，逐渐出现食欲亢进，消瘦等，曾至某院内分泌科检查，诊断为“甲状腺功能亢进”，曾经多方治疗未见好转，前来我处就诊。刻诊：心悸怔忡，急躁易怒，汗多低热，多食消瘦，畏风气短，双目外突，甲状腺轻度肿大，质软，无节，有轻微血管振颤感，双手平伸颤抖明显。小便黄，大便稍硬，舌红瘦，苔少，脉细数无力。实验室检查：基础代谢率升高为45%，$T_3$、$T_4$升高（$T_3$3.5μg/ml，$T_4$18mg%）。甲状腺摄取$^{131}$I碘率（RAIU）3小时为34%。辨证：肝胃郁热，心肺阴伤。治以清金制木，予百合地黄汤加味。处方：生地15g、百合30g、知母10g、玄参12g、夏枯草25g、炒白芍12g、北沙参30g、生牡蛎30g。以上方随证加减，守方治疗3月余，症状大为减轻，心悸怔忡基本消失，心情趋于平静，体重增加3kg，汗出减少，甲状腺大小基本正常，血管杂音消失，目胀减轻，舌淡红，苔薄白。$T_3$24μg/ml，$T_4$20mg%，基础代谢率降至正常。继以调和肝胃之剂善后，坚持服药1年，患者身体健康，面色红润，能胜任教学工作，各项检验全部正常，随访1年未见复发。［王小平，翟幕东．百合地黄汤新用．成都中医药大学学报，2003，

26（2）：25－26］

**9. 多发性纤维脂肪瘤** 患者赵某某，女，43岁。职业：会计。初诊日期：2001－06－05。自述：上肢前臂内侧至肘窝部皮下多个结节半年。患者于半年以前，发现上肢前臂内侧至肘窝部皮下出现结节5个，经成都某医科大学附属医院诊断为“多发性纤维脂肪瘤结节”，并施手术切除其中2个较大者。术后半月，在上臂内侧沿血管走向部位又长出结节3个，患者因此对手术疗法失去信心，并感到心情紧张，而求治于中医药。刻诊：上肢前臂到上臂内侧皮下可见结节6个，大者达0.7cm×1.5cm，小者约0.3cm×0.4cm，边缘清晰，表面光滑，与周围组织无粘连，且沿血管向肢端漫延。兼见眠差头晕，心烦，手心热，口干苦而不喜饮，小便黄诸症。舌质红，苔少，脉细数。辨证：心肺阴伤，兼气郁痰凝。治以养阴清热，理气消痰，和脉散结。处方：百合30g、生地15g、知母20g、郁金10g、浙贝10g、生牡蛎20g、玄参15g、丝瓜络10g、柴胡15g、赤芍20g、白芍20g、夏枯草15g、甘草10g。守方加减服药20余剂，诸症缓解，皮下结节逐渐变软消散，继续服药10余剂以巩固疗效。服药2月余患者心烦头晕、手心热、口苦等症状全部消失，皮下结节消散，随访半年，没有新结节出现。皮下组织及皮肤弹性均正常。［王小平，翟幕东．百合地黄汤新用．成都中医药大学学报，2003，26（2）：26］

**10. 干燥综合征** 患者何某，女，56岁，教师。初诊日期：1998－02－09。主诉：口干咽燥，膝关节微痛2月。患者于近2月来，常感口咽干噪，虽多饮水口渴不解，目痒干涩，并发现关节轻微疼痛，曾经某医院诊断为“干燥综合征”，虽经治疗，但未见明显疗效而前来我处就诊。刻诊：形体消瘦，口燥咽干，咽喉时痛，目痒干涩，视物日渐昏花，头晕，眠差，心烦食少，手心发热，膝关节微痛，尿黄。辨证：心肺阴虚，上焦郁热。治以养心肺阴津，清上焦郁热。处方：百合20g、生地20g、北沙参30g、知母15g、连翘15g、桔梗10g、菊花15g、银花藤15g、石斛15g、法半夏10g、丹皮20g、甘草5g。守方加减，服药10剂，症状大为改善，主要症状基本消失。嘱少食辛辣之品，多食营养丰富、清淡食品以善后。［王小平，翟幕东．百合地黄汤新用．成都中医药大学学报，2003，26（2）：26］

**11. 鼻衄** 陈某某，男性，18岁，因间隙性鼻衄5年，常在清晨或午后流鼻血，每次出血量约20～30ml左右，秋冬干燥季节出血量每次多达50～100ml左右，几年来经多方医治无效，患者面色苍白、重度贫血（血色素5.6g%），形体消瘦，头晕眼花，四肢无力。检查结果证实为鼻黏膜干裂出血所致。本人曾多次要求参加工作，但所到单位均不接纳。后经本方［广百合30g、生地黄30g、鸡子黄每次一枚，加入阿胶（另化）20g、茅根30g、黄芩炭15g、知母10g］治疗，服药30剂，1个月后流鼻血停止，贫血逐渐纠正，体重渐渐增加，其他症状全部消失，至今已5年多未再复发，现已到市邮电局搞外勤工作。[陶必贤．古方百合地黄汤、百合鸡子汤加味治疗鼻衄的临床报告．贵阳中医学院学报，1995，17（3）：38]

**12. 喘证** 刘某某，男，56岁，农民。1986年4月23日就诊。气喘反复发作2年余，西医诊断为“支气管哮喘”，用西药对症治疗及中药生脉散、金匮肾气丸等方治疗无效。症见喘促气短，咳嗽声低，语声低微，颧红，口干喜饮，舌质红、苔薄白，脉细弱。此久咳伤肺，肺阴不足，气失所主之证。治宜养阴润肺，清热降气平喘。百合30g，生地10g，麦冬12g，乌药9g，五味子9g，葶苈子10g，水煎温服。4剂喘轻，10余剂喘平，继予七味都气丸调理善后，诸症渐次消失而愈，随访至今，未见复发。[任美华．加味百合地黄汤治验二则．湖南中医杂志，1990，（6）：31]

**13. 胸痹** 周某某，女，58岁。家务。1986年12月12日就诊。患者胸痛反复发作1年余。我院心电图检查诊断为冠心病。1周前因劳累诱发，余据其脉涩，予血府逐瘀汤治之。3剂后左胸骨柄后仍痛，心悸，短气，失眠，手足心热，口干喜饮。苔薄黄，舌质红，脉弦细而涩。脉症合参，乃为心阴亏损而兼气滞血瘀之证。治以补养心阴为主，佐以行气活血止痛之品。予百合地黄汤加味：百合20g，生地10g，麦冬15g，乌药9g，丹参15g，赤芍10g，水煎温服。服5剂胸痛若失，余症减轻，再5剂，临床症状控制。[任美华．加味百合地黄汤治验二则．湖南中医杂志，1990，（6）：31－32]

**14. 大叶性肺炎高热退低热留恋** 赵某某，男，78岁。高热，咳嗽，咯吐铁锈色痰入院，经用抗菌补液治疗，高热退。但近七八日来低热留恋，心烦时作，口干饮少，时而坐卧不宁，时而言语失常，小溲短赤，大便干结已两日未行，纳少不香，证属余热未尽。用大量抗生素，阴液被遏。方拟百合地黄汤加味：百合35g，生地30g，桑白皮15g，地骨皮15g，白薇10g，枸杞子18g，麦冬10g。3剂后低热略逊，口干已解，大便通，小溲微赤。上方去枸杞子，加滑石块20g。3剂后热退，纳、二便如常，以太子参30g，麦冬10g，五味子10g。5剂带药出院。[李文瑞主编．金匮要略汤证论治．北京：中国科学技术出版社，1993，：61]

**【临证提要】**百合地黄汤在原书中用于治疗“百合病不经吐下发汗，病形如初者”，在当代临床上其应用范围很广，除了用于符合上焦心肺阴虚内热病机的精神疾患之外，由于百合、地黄两味药不仅可以养心肺之阴而且可以养胃阴，且肺为水之上源，通过对肺阴的滋养既可以收“金水相生”之功，用于肝肾阴虚者，又可“清金制木”用于肝郁化热上扰心神者。因此该方不仅可用于精神疾患，更能拓展应用于呼吸系统、心血管系统、内分泌系统等，临证之时谨守病机，大胆应用，注意随症加减。

## 栝楼牡蛎散

【组成】栝楼根　牡蛎熬，等份

【用法】上为细末，饮服方寸匕，日三服

【功用】生津止渴，引热下行。

【主治】百合病渴不瘥者，栝楼牡蛎散主之。（第三　7）

【方解】方中栝楼根苦寒清解肺胃之热，生津止渴；牡蛎咸寒引热下行，使热不致上炎而消烁津液，如此，则津液得生，虚热得清，口渴自解。[尉中民，王新佩，等．金匮方歌括白话解．北京：人民卫生出版社，2006：35]

【方论】百合洗方，所以润肺主之皮毛，以肺脏张翕之气，原自与皮毛之张翕相应，易于传达。譬之百川赴海，一区所受，万派同归。又惧其未也，更食煮饼以助脾阳，使里气外出，引药力内渍肺脏，而其渴当差。其不瘥者，必浮阳上升，肺脏之受灼特甚也。栝楼根清润生津，能除肺胃燥热而濡筋脉，观柔痉用栝楼桂枝汤可知。合二味以为主治，既降浮阳，又增肺液，渴有不差者乎？然必杵以为散者，则以病久正气不支，药当渐进也。试观久饥之人，骤然饱食则死，徐饮米汤则生，可以知用药之缓急矣。[曹颖甫．金匮发微．北京：学苑出版社，2008：32]

【临床应用】

**2型糖尿病（消渴）**　晁某，男，60岁，退休工人，1993年3月16日入院。患糖尿病3年，曾先后服D860片、降糖灵片、优降糖片，症状时轻时重，入院前2个月内服优降糖片5mg，bid；降糖灵片50mg，tid。查空腹血糖11.1mmol/L，尿糖定性（+++）。入院症见：口干多饮，多食善饥，多尿，大便干结，消瘦乏力，面色少华，舌质淡红，苔薄黄，脉细弱，证属肺胃热盛，气阴两虚。治则：清热养阴，益气生津。处方：栝楼根30g，生牡蛎30g，玄参15g，沙参18g，石膏30g，知母12g，西洋参30g，丹参30g，赤芍12g，黄连6g，山茱萸10g，熟地黄10g，黄芪15g，白术10g。水煎服，日1剂。服中药3个疗程，逐步停服西药降糖药，复查空腹血糖6.1mmol/L，尿糖定性（-），以后复查3次空腹血糖为正常。[陈林霞，牛旭明．瓜蒌牡蛎散加味治疗2型糖尿病．河南中医，1999，19（5）：3]

【临证提要】栝楼牡蛎散临床应用时主要以“渴不瘥”为辨证参考的要点，应用时应注意煎药法，原书是“为细末，饮服方寸匕”，此种煎服方法及其对于疗效的影响应该引起医者的足够重视。

## 百合滑石散

**【组成】**百合一两，炙　滑石三两

**【用法】**上为散，饮服方寸匕，日三服，当微利者，止服，热则除。

**【功用】**益阴宁心，清除积垫。

**【主治】**百合病变发热者（一作寒热），百合滑石散主之。（第三　8）

**【方解】**百合病乃心血肺阴两虚，虚热游走百脉不定，气血乱于表，本为如寒无寒，如热无热，是不应发热的。今变发热，是经久不愈，热盛于里，而外达肌肤的征象，治用百合滑石散，以百合滋养肺阴清其上源，使其不燥；以滑石清里热而利小便，使热从小便排出，小便得利，里热得除，则肌肤之表热自解。滑石与百合配伍，清热而不伤阴，二味共奏益阴宁心，清除积热之效。[尉中民，王新佩等．金匮方歌括白话解．北京：人民卫生出版社，2006：37]

**【方论】**人体之肺脏，清阳内涵则凉，浊阴内蕴则热。伤寒传阳明，由于胃浊失降，其明证也。百合病内脏虽燥其初固无表热，变热者，久郁而生热也。此证阳气与阴液俱虚，肠胃初无宿食，欲去郁热，三承气汤俱非所宜，白虎竹叶石膏虽能清热，而不能疏其瘀滞。仲师立方，用百合滑石散，滑石剂量三倍于百合，百合以润燥，滑石以清热。石质重滞，取其因热下行，但使服后微利，其热当除。所以用散者，亦因久病正虚，不宜汤剂也。[曹颖甫．金匮发微．北京：学苑出版社，2008：33]

**【临床应用】**

**神经官能症**　谢某，女，23岁。患神经官能症，主诉经常头痛失眠，眼冒金花，口干口苦，手足心热，食欲时好时坏，月经提前，量少，小便短赤，大便秘结，若问其有无其他不适，则恍惚去来疑似有无之间，其人营养中等，面色如常，舌润无苔，边尖俱赤，脉象弦细而数。病已年余，西药如谷维素、安定片、利眠宁之类；中药如丹栀逍遥散、天王补心丹、六味地黄丸之类，遍尝无效。此《金匮》所谓“百脉一宗，悉致其病”，治宜滋养心肺之阴，佐以清热镇静，用百合地黄汤、百合知母汤、栝楼牡蛎散、百合滑石汤合为一方：百合23g，生地15g，知母10g，滑石10g，天花粉12g，生牡蛎20g，加淮小麦15g，生白芍10g，炙甘草6g，大枣3枚，服10剂，口苦口干已好，小便转清，于远方去知母、滑石、天花粉，加沙参15g，麦冬10g，酸枣仁10g，阿胶10g（蒸兑），鸡子黄2枚（冲服），连进20余剂，诸症悉平。[谭日强．金匮要略浅述．北京：人民卫生出版社，1981：56]

**【临证提要】**本方原为百合病变发热而设，现亦可用于热病后期，复发热而见本方证者。但本方不宜多服，“当微利者，止服，热则除”。

## 苦参汤

【组成】苦参一升

【用法】以水一斗，煎取七升，去滓，熏洗，日三服

【功用】杀虫解毒，化湿敛疱。

【主治】蚀于下部则咽干，苦参汤洗之。（第三　11）

【方解】狐蜮病，前阴蚀烂，是由于足厥阴肝脉绕阴器，抵少腹，上通于咽喉，其热毒循经自下而上冲，则咽喉干燥，可用苦参汤熏洗前阴患处，杀虫解毒化湿以治其本，则咽干自愈。

【方论】此证先蚀于阴，阴蚀已，则余毒上攻而蚀于喉，并有蚀于鼻者，俗谓之“开天窗”，譬之郁伏之火冒屋而出也。鼻烂尽，其人可以不死。蚀于上部则声嗄，会厌穿也。蚀于下部则咽干，火炎上也。惟蚀于肛者甚少。或者其娈童欤？世所称“龙阳毒”，盖即指此。所以状如伤寒者，以头痛言也，毒发于宗筋，则其热上冲于脑而病头痛，俗谓之“杨梅风”，宜水磨羚羊角以抑之。所以默默欲眠，起则头眩者，小便数而痛剧也。所以目不得闭，卧起不安者，昼夜剧痛，欲卧不得也。所以不欲饮食，恶闻食臭者，小便结于前，故不欲饮；大便闭于后，故不欲食；浊阴不降，中气顿滞，故恶闻食臭。热毒攻于上，故面目乍赤；脓血成于下，故面目乍黑；营气既脱，加以剧痛，故面目乍白。以仲师之方治之，狐蜮之为虫病，灼然无可疑者。苦参味苦性寒，兼有杀虫功用也。雄黄末熏肛蚀，亦以雄黄功用，去毒而兼能杀虫也。［曹颖甫．金匮发微．北京：学苑出版社，2008：34－35］

【临床应用】

**1. 尖锐湿疣**　陈氏等用干扰素联合苦参汤治疗尖锐湿疣110例，在干扰素治疗的基础上进行苦参汤坐浴加自行阴道冲洗，2个疗程后治愈107例，总有效率97.3%，随访人数108例，随访时间最短3个月，最长2年，均无复发记录。［陈办诚，姚思敏，等．干扰素联合苦参汤治疗尖锐湿疣110例疗效观察．亚大传统医药，2009，5（2）：90］

**2. 白塞综合征**　林氏用甘草泻心汤加味配合苦参汤外洗治疗白塞综合征32例，通过对比观察，对照组和实验组在总有效率、部分症状和实验室指标改善、减少复发次数方面差异有统计学意义（$P<0.05$），证明甘草泻心汤加味配合苦参汤外洗对白塞综合征有良好治疗作用。［林永．甘草泻心汤加味配合苦参汤外洗治疗白塞病32例．现代中医药，2011，31（1）：21］

**3. 湿疹** 患者刘某，男性，45岁。因肛门潮湿、瘙痒4月就诊。检查见肛门皮肤潮红，似有渗液，散在抓痕，诊断为肛周湿疹。处方：苦参、地肤子、野菊、千里光各30g，黄柏、菖蒲、枯矾、冰片各10g。经坐浴10天后症状消失。复诊检查：肛周皮肤改变及症状消失，随访2年无复发。［李东平．加减苦参汤熏洗治疗肛门湿疹150例．四川中医，2001，20（11）：51］

**4. 皮肤瘙痒症** 郁某，女，55岁。退休职工。1993年11月6日初诊。周身皮肤瘙痒2年。每年秋天即发，发则奇痒不已，每抓出血痕或热水烫洗方觉舒服。查周身无皮损，两下肢可见抓之血痕。舌淡红、脉细数。此系血虚湿热搏结肌肤。治以养血祛风。拟苦参汤加味熏洗：苦参、黄柏、蛇床子、当归、白鲜皮各30g，百部20g，花椒10g，上方使用4剂痒减，续用4剂病愈。［周学同．加味苦参汤临床应用．陕西中医，1997，18（8）：368］

**5. 疥疮** 单某，女，28岁．职工。周身疹痒1月，1月前去浴室洗澡，2天后即觉腹部痛痒，继则暗红色丘疹累及全身，夜间痛痒加剧，曾去市医院查治，诊为“疥疮”，扑尔敏内服，外搽疥灵霜软膏，一度病情好转，近来病情如初，而来我门诊查治。刻诊：周身见暗红色丘疹，以腹部及大腿内侧为重，局部有血痂。舌尖红、苔薄白，脉弦数。此系湿热虫毒为患。治以清热解毒杀虫。拟苦参汤加味熏洗：苦参、黄柏、百部、蛇床子各30g，花椒15g，槟榔、硫黄（另包）各20g。药煎好后，两煎分次兑入硫黄粉搅匀，以午饭后和晚间睡前熏洗为佳。用方4剂后，瘙痒渐减，皮疹渐退，续投原方4剂，全身痒止，皮疹消退。［周学同．加味苦参汤临床应用．陕西中医，1997，18（8）：368－369］

**6. 阴道炎** 宋某，女，32岁，农民。1994年6月8日初诊。患者外阴瘙痒，白带增多年余，每逢月经前后症状加重。妇检：外阴有抓破痕迹，阴道黏膜充血，白带呈豆渣样，酸臭味。镜检阴道分泌物可找到霉菌。舌苔黄腻，脉濡数。此为湿热带下。用加味苦参汤加土茯苓熏洗之：苦参、黄柏、蛇床子、土茯苓各30g，百部20g，花椒10g。每日1剂，煎洗2次。8日后复查，症状消失，外阴清洁，阴道壁光滑，续用4剂以巩固疗效。［周学同．加味苦参汤临床应用．陕西中医，1997，18（8）：369］

**7. 隐翅虫皮炎** 王某某，男，42岁，1998年7月28日诊。自诉2天前夜间值班曾觉左面部如有蚁虫爬行，随手拍打揉搓几下，次日晨起左面部皮肤红肿、灼热、奇痒。检查：左面颊、眼睑皮肤红肿，布有密集丘疹及水疱。诊断：左面部隐翅虫皮炎。予苦参汤（苦参、忍冬藤各25g，薄荷、赤硝、芒硝各10g）3剂，每日1剂，水煎湿敷患处。2日后随访：自觉症状消除，皮损恢复。［曾庆洲，赵明山，丁云飞．苦参汤湿敷治疗隐翅虫皮炎41例．中医药信息，2001，8（4）：4］

**8. 寻常型银屑病** 段氏、朱氏用苦参汤外洗治疗寻常型银屑病58例。选用方药：苦参60g，菊花60g，金银花30g，白芷15g，地肤子15g，蛇床子30g，石菖蒲10g，黄柏15g。经治疗痊愈30例，显效27例，无效1例，总有效率98.2%。[段有超，朱春才．苦参汤外洗治疗寻常型银屑病58例临床观察．中医药信息，2004，21（5）：27]

**9. 子宫脱垂** 用法：取苦参60g，水煎去渣，熏洗患部，一日3～6次。1～2天用药1剂。阿某某，女，45岁。1981年5月10日来诊，宫脱3cm左右。用上法治疗，6剂后宫脱痊愈，后以补中益气汤以巩固疗效。[波涛．苦参汤外洗治疗子宫脱垂．四川中医，1983，（4）：27]

**10. 脚气** 病人为青年妇女，患脚气（脚霉菌病）多年，每逢暑热天两足趾间流水糜烂，奇痒，曾涂各种止痒止霉菌药膏无效。给予苦参汤煎后作洗剂，1周后止痒，半月后，糜烂消失，自述良好。[常世安．古方今鉴．西安：陕西科学技术出版社，1983]

**【临证提要】** 苦参汤临床主要用于外洗治疗湿热型的各种皮肤病，选用时应辨证配合内服药以图标本兼治。另外，有实验研究证明苦参具有抗菌、抗炎、抗风湿、抗肿瘤、抗过敏、抗病毒、抗寄生虫、抗心律失常、消肿利尿、免疫及生物反应调节作用等。因此临床可用苦参配伍其他药物治疗病毒性心肌炎；除此之外，曾有用苦参汤外洗治疗子宫脱垂的报道。

## 赤豆当归散

**【组成】** 赤小豆三升，浸，令芽出，曝干　当归三两

**【用法】** 上二味，杵为散，浆水服方寸匕，日三服

**【功用】** 渗湿清热，活血解毒排脓。

**【主治】** 病者脉数，无热，微烦，默默但欲卧，汗出，初得之三四日，目赤如鸠眼；七八日，目四眦黑（一本此有黄字）。若能食者，脓已成也，赤豆当归散主之。（第三　13）

下血，先血后便，此近血也，赤小豆当归散主之。（第十六　16）

**【方解】** 脉数，微烦，默默但欲卧，是里热盛的征象。无热汗出，表示病不在表，说明血分已有热。目赤如鸠眼，是因血中之热，随肝经上注于目，为蓄热不解，湿毒不化，即将成痈脓的征象。如两眼内外眦的颜色发黑，表明瘀血内积，脓已成熟。此时病势集中于局部，脾胃的影响反轻，所以病人能食。主用赤小豆当归散治疗，以赤小豆渗湿清热，解毒排脓；当归活血，去瘀生新；浆水清凉解毒。

【方论】文曰：脉数无热微烦，但欲卧汗出。夫无热脉数，此为肠中有痈，自汗出为脓未成，肠痈条下已历历言之，惟痈将成之状，“疮痈”篇初无明文。此云“初得之三四日，目赤如鸠眼”，内热蕴蒸之象也；又云“七八日目四眦黑，若能食者，脓已成也”，目四眦黑，为内痈已腐，而败血之色外见。此当是“疮痈篇诸痈肿”节后脱文，传写者误录于此。赤豆当归散治肠中所下近血，则此条当为肠痈正治。妇人腹中痛用当归散，亦以其病在大肠而用之。可见本条与狐蜮篇阴阳毒绝不相干，特标出之，以正历来注家之失。［曹颖甫．金匮发微．北京：学苑出版社，2008：35］

【临床应用】

**1. 痔疮出血** 王（左），内痔便血又发，气血不能摄血，血渗大肠，兼湿热内蕴所致，拟益气养阴而化湿热。赤豆一两，当归二钱，党参一钱五分，荆芥炭八分，炙黄芪二钱，大白芍一钱五分，侧柏炭一钱五分，炙甘草六分，生地炭三钱，槐花炭三钱（包）。（《丁甘仁医案》）

**2. 便血** 向某某，女，21岁。工人。1984年6月3日就诊。患者半年前患便后下血，量不多而来治疗。近20天便血增多，经多方面检查病因未明，服补中益气汤加阿胶、地榆炭4剂，便后鲜血直流，每次约20～30ml，便干不利，肛门热胀，口苦干，舌红、苔黄滑，脉滑数。证属湿热蕴肠，络伤血溢。治宜清热利湿，和营解毒，佐以止血。用赤豆当归散加味：赤小豆20g，当归、薏苡仁、金银花、藕节各15g，柏叶炭9g，大黄炭6g，服7剂，便血已止，1年后随访未复发。［彭述宪．赤豆当归散临床应用．湖南中医杂志，1993，9（3）：8］

**3. 痹证** 胡某某，女，67岁。退休工人。1988年11月8日就诊。患双足关节疼痛1年，服独活寄生汤、身痛逐瘀汤、天麻杜仲丸等罔效，于前月15日右膝关节疼痛，红肿灼热，服白虎加桂枝汤、三妙散，疼痛有增无减，膝之外侧不可重按，步履需扶杖，口苦干，小便黄，舌红、边黯、苔黄滑，脉弦滑数。证属湿热痹阻，瘀凝脉络。治宜清热除湿，行瘀止痛。用赤豆当归散加味：赤小豆24g，当归、丹参、薏苡仁、桑枝各15g，元胡9g，鲜忍冬藤30g。服8剂，右膝肿消，尚有微痛，屈伸不利，舌红、苔黄，脉弦滑。以原方去元胡，加鸡血藤12g，以活血舒筋，继进7剂而愈。［彭述宪．赤豆当归散临床应用．湖南中医杂志，1993，9（3）：8］

**4. 赤白带下** 谌某某，女，52岁。工人。1956年6月12日就诊。阴道流赤白黏液2年，服完带汤、丹栀逍遥散、内补丸等方，带下时多时少。近月病情加重，赤多白少，稠黏气臭，每日换纸2次，小腹疼痛，不可重按，小便短黄，舌质红、苔黄滑厚，脉滑数。证属湿热化毒，下蕴胞宫。治宜清热利湿，活血解毒。用赤豆当归散加味：赤小豆、金银花、败酱草各20g，当归、薏苡仁、贯众、冬瓜仁各12g。服10剂，阴道仅有少量赤白黏液流出，小腹痛止。然头晕，心慌，体倦，纳差，以原方去贯众，加条参、炒山楂各9g以补脾健胃，继进10剂，带止体健。[彭述宪．赤豆当归散临床应用．湖南中医杂志，1993，9（3）：8]

**【临证提要】** 赤豆当归散主要针对湿热壅滞导致的血败肉腐成脓之证，临床常治疗肠痈、痢疾、带下病、痔疮等，此方既能渗利湿毒又能活血祛瘀。

本方在临床中多在辨证基础上与其他药物联合使用。如治疗痔疮出血、便血等多加用侧柏炭、地榆炭等凉血止血之品；而用于风湿痹证多与桑枝、藤类药材等祛湿通络止痛之品合用；而对湿热带下则加用清热利湿之品。

## 升麻鳖甲汤

**【组成】** 升麻二两　当归一两　蜀椒炒去汗，一两　甘草二两　鳖甲手指大一片，炙　雄黄半两，研

**【用法】** 上六味，以水四升，煮取一升，顿服之，老小再服。取汗。

**【功用】** 清热解毒，行血散瘀。

**【主治】** 阳毒之为病，面赤斑斑如锦纹，咽喉痛，唾脓血，五日可治，七日不可治，升麻鳖甲汤主之。（第三　14）

阴毒之为病，面目青，身痛如被杖，咽喉痛，五日可治，七日不可治，升麻鳖甲汤去雄黄蜀椒主之。（第三　15）

**【方解】** 本方中，升麻、甘草清热解毒；鳖甲、当归滋阴散瘀；雄黄、蜀椒解毒，以阳从阳欲其速散。总之，本汤治阳毒，具有清热、解毒、散瘀的作用。[尉中民，王新佩，等．金匮方歌括白话解．北京：人民卫生出版社，2006：47]

**【方论】** 邪中之人，血热炽盛为阳，血寒凝涩为阴，此不难意会者也。然则阴阳毒二证，虽未之见，直可援症状而决之。阳毒为阳盛之证，热郁于上，故面赤斑斑如锦纹；热伤肺胃，故吐脓血。阴毒为凝寒之证，血凝而见死血之色，故面目青；血凝于肌肉，故身痛如被杖。二证皆咽喉痛者，阳热熏灼故痛，阴寒凝阻亦痛，咽痛同而所以为咽痛者不同。以方治论，则阳毒有虫，阴毒无虫。譬之天时暴热，则蛰虫咸仰；天时暴寒，则蛰虫咸俯。盖不独阳毒方治有杀虫之川椒雄黄，而阴毒无之，为信而有征也。方中升麻，近人多以为升提之品，在《本经》则主解百毒，甘草亦解毒，此二味实为二证主要。鳖甲善攻，当归和血，此与痈毒用炙甲片同，一以破其血热，一以攻其死血也。又按《千金方》阳毒升麻汤无鳖甲有桂，阴毒甘草汤无雄黄，以后文水四升煮取一升顿服去汗观之，似升麻鳖甲汤中原有桂枝，后人传写脱失耳。

[曹颖甫．金匮发微．北京：学苑出版社，2008：36]

【临床应用】

**1. 皮肌炎** 李某，女，49岁。1997年8月就诊。患者1年前鼻部发现一小皮疹，经某院诊断为皮肌炎，曾经中西医结合治疗，症状时好时作。诊见面部及胸颈皮损色红，突出皮肤，臂后部皮肤左右侧皮损不甚，但肤色紫黯成片，感觉上下肢近端肌无力，且轻度压痛。伴动则气喘，口甚干喜温饮，大便日行2~3次，初硬后溏。舌质红、苔中腻，脉细弱。实验室检查：ANA（+）。B超提示膈两侧有少量积液。证属血分瘀热，兼有脾虚湿滞。治宜清热解毒散瘀，兼健脾利湿。用升麻鳖甲汤加减：升麻、当归、蜀椒、紫草、赤芍、白芍、党参、炒白术、茯苓、车前子各10g，炙鳖甲8g，生黄芪、炙黄芪、水牛角各30g，炙甘草3g。加减：面部烘热合六味地黄丸；低热不净合青蒿鳖甲汤；多汗合牡砺散；皮肤瘙痒加地肤子、白鲜皮各10g；肢节酸痛不适加海风藤、川牛膝、羌活、独活各10g；下肢浮肿加冬瓜皮10g。服药后，肌无力、肌肉疼痛基本消失，皮疹、皮损消退，肤色接近正常。实验室检查：ANA（－）。为防反复，继续用上方调理。故治疗以扶正祛邪为主，投以升麻、炙鳖甲、当归、蜀椒、水牛角、紫草、赤芍、白芍清热解毒、凉血活血散瘀，生炙黄芪大补正气，炒白术、茯苓、车前子健脾益气利湿，炙甘草调和诸药，配伍得当，而收佳效。[严敏，刘淑杰．沈继泽用升麻鳖甲汤治疗结缔组织疾病的经验．浙江中医杂志．1999，(9)：371]

**2. 银屑病** 姚某，男，42岁。1991年6月24日诊。患银屑病10余年，曾用多种中西药物治疗，时愈时发。现见头面、四肢、躯干泛发斑块状红色皮疹，表面鳞屑白薄，易于剥离，剥离后基底鲜红，可见点状出血，伴剧烈痒感，口干溲赤。舌质红、苔薄黄，脉弦数。辨证为风邪袭表，热毒炽盛。治宜疏风止痒，清热解毒。基本方（升麻、鳖甲各15g，当归10g，甘草8g，川椒、雄黄各6g）加赤芍9g，丹皮、地龙各6g，乌梢蛇12g。服药1月后，瘙痒大减，皮疹亦消退大半。去地龙、乌梢蛇，雄黄改为3g，续进15剂，皮疹退尽。1年后随访，未见复发。治疗大法不离疏风止痒、清热解毒、养血润燥。今活用经方，取升麻之能升能散，祛肌肤风热，鳖甲咸寒入阴，引风邪外出，当归养血润燥，则血行风灭。雄黄祛风解毒止痒，川椒辛散强烈，以助消除稽留不解之风邪。甘草清热解毒，且能和中调药。药证一致，故而取效。惟川椒、雄黄药性温燥有毒，用量宜轻，且须中病即止。[王景福，贾东强．升麻鳖甲汤治疗寻常型银屑病．浙江中医杂志，1995，(2)：67]

**3. 肾炎血尿** 刘某，女，8岁。猩红热后并发肾炎，在某医院住院治疗80余日，诸症消失，但尿常规仍见红细胞40~100/高倍视野，医生嘱其出院疗养。后来我院诊治。当时见其因长期服泼尼松，面如满月，查尿常规红细胞（+++），上皮细胞（+），余均阴性，乃给以升麻鳖甲汤，3剂后尿常规正常。又给以金匮肾气丸早晚各1丸。随诊1年未见异常。［王生殿．升麻鳖甲汤可治肾炎血尿．新医学，1979，(2)：57］

**4. 系统性红斑狼疮** 黄某，女，31岁。1997年9月诊。患系统性红斑狼疮已4年，曾经中西医治疗（用药不详），症状虽有所缓解，但不显著。诊见面赤，颧部环状红斑色晦暗，中央呈淡紫色并见毛细血管扩张，周边部细薄鳞屑，乏力，平素时有关节酸痛，低热缠绵，伴纳食不香。苔薄黄，脉细数。实验室检查：ANA（+），抗ds-DNA（+），LE细胞（+）。证属血分瘀毒，兼有阴虚。治宜清热解毒散瘀，兼益肾养阴。用升麻鳖甲汤合六味地黄汤加减：升麻、当归、炙鳖甲、炒赤芍、炒白芍、熟地、山茱萸、山药、泽泻、丹皮、茯苓、炒白术各10g，蜀椒8g，生黄芪、炙黄芪各30g。每日仍服用泼尼松20mg，且逐渐减量，至第4个月停用。加减：咽喉红痛加丹参15g，大青叶20g，射干10g；腹胀纳差加焦山楂、神曲各10g；低热不净合青蒿鳖甲汤；后又因妊娠加用杜仲20g，苎麻根30g。连服月余，面部红斑及全身症状有所减轻，用药1年余，面部红斑消退，全身症状明显好转，实验室检查全部转阴。后足月顺产一男孩，母婴平安。［严敏，刘淑杰．沈继泽用升麻鳖甲汤治疗结缔组织疾病的经验．浙江中医杂志．1999，(9)：371］

**【临证提要】** 升麻鳖甲汤主要用于皮肤科疾病的治疗，针对的是热毒血瘀，由于热甚伤阴，热急动血，血瘀亦会导致出血，毒邪对人体的损伤亦很重，所以临床上升麻鳖甲汤所治的病证多属重病、难病，治疗时应对于兼证和辨证多加考虑，若兼有阴虚，可合用六味地黄丸，兼有虚热可合用升麻鳖甲汤，血热甚则加入水牛角等凉血之品，瘀血较重且久病入络则加入虫类药等搜剔之品，久病气损则加黄芪等补气之品。

# 疟病脉证并治第四

## 鳖甲煎丸

**【组成】**鳖甲十二分，炙　乌扇三分，烧　黄芩三分　柴胡六分　鼠妇三分，熬　干姜三分　大黄三分　芍药五分　桂枝三分　葶苈一分　石韦三分，去毛　厚朴三分　牡丹五分，去心　瞿麦二分　紫葳三分　半夏一分　人参一分　䗪虫五分，熬　阿胶三分，炙　蜂窠四分，熬　赤硝十二分　蜣螂六分，熬　桃仁二分

**【用法】**上二十三味为末。取煅灶下灰一斗，清酒一斛五斗，浸灰，候酒尽一半，着鳖甲于中，煮令泛烂如胶漆，绞取汁，纳诸药，煎为丸，如梧子大，空心服七丸，日三服。

**【功用】**行气化瘀，除痰消癥。

**【主治】**病疟，以月一日发，当以十五日愈；设不瘥，当月尽解；如其不瘥，当如何？师曰：此结为癥瘕，名曰疟母，急治之下，宜鳖甲煎丸。(第四　2)

**【方解】**鳖甲煎丸攻补兼施，扶正消癥，有破瘀消痞，杀虫治疟的功效，针对疟病反复发作，迁延日久，疟邪假血依痰，聚于胁下，结成痞块而成的疟母。由于癥瘕痰瘀结于胁下，气血运行受阻，而正气又渐衰，抗病能力下降，故方中用鳖甲为主药，消癥块，除寒热；乌扇（射干）、桃仁、丹皮、芍药、紫葳、赤硝、大黄祛瘀通滞；鼠妇、䗪虫、蜂窝、蜣螂消坚杀虫；葶苈、石韦、瞿麦利水道；柴胡、桂枝、半夏、厚朴、黄芩、干姜理气机，调寒热；人参、阿胶补养气血；灶下灰，主癥坚瘕积；清酒助行药势，合而成为治疗疟母的主方。

**【方论】**病疟之由，不外寒热，早用加减小柴胡汤，何至十五日一月而始愈。况一月不瘥，结为癥瘕之说，尤不可信，此传写之误也。疟母之成，多在病愈之后，岂有疟未瘥而成疟母者？此痞或在心下，或在脐下，大小不等，惟鳖甲煎丸方至为神妙，或半月而消尽，或匝月而消尽。予向治朱姓板箱学徒，及沙姓小孩亲验之。盖此证以寒疟为多，胎疟亦间有之，他疟则否。北人谓疟为血寒，南人谓无痰不成疟，二者兼有之。脾为统血之脏，脾寒则血寒，脾为湿脏，湿胜则痰多，痰与血并，乃成癥瘕。方中桃仁䗪虫蜣螂鼠妇

之属以破血，葶苈以涤痰，君鳖甲以攻脾，而又参用小柴胡汤以清少阳，干姜、桂枝以温脾，阿胶、芍药以通血，大黄、厚朴以调肠胃，赤硝、瞿麦以利水而泄湿，疟母乃渐攻而渐消矣。细玩此节文义，当云：病疟结为癥瘕，如其不瘥当云何？师曰：名曰疟母，当急治之，以月一日发，当十五日愈，设不瘥，当月尽解，宜鳖甲煎丸。［曹颖甫．金匮发微．北京：学苑出版社，2008：38－39］

【临床应用】

**1. 原发性肝癌** 姚氏等用鳖甲煎丸加减治疗原发性肝癌54例。方药：大黄4g，紫葳4g，丹皮8g，桃仁3g，鳖甲30g，法半夏3g，葶苈子3g，乌扇（射干）5g，朴硝12g，蜂房5g，黄芩5g，柴胡10g，人参3g，阿胶4g，白芍8g，桂枝4g，石韦4g，瞿麦3g，干姜4g，厚朴4g，巴戟天3g，白头翁3g，白花蛇舌草3g，半枝莲3g，䗪虫6g，米酒10g。经过治疗，显效41例，占75.93%，有效9例，占16.67%，无效4例，占7.41%，总有效率92.59%。［姚世勇．鳖甲煎丸加减治疗原发性肝癌54例．辽宁中医药大学学报，2009，11（6）：161］

**2. 肝血管瘤** 叶氏、徐氏用鳖甲煎丸为主治疗肝血管瘤11例。经过治疗，显效（停药4周后，经B超复查血管瘤消失）2例，有效6例（停药4周后经B超复查肝血管瘤病灶缩小），无效（停药4周后经B超复查病变无任何改善）3例，有效率72.7%。［叶云生，徐文斐．鳖甲煎丸为主治疗肝血管瘤11例．中国中医药科技，2005，12（3）：199］

**3. 早期肝硬化** 某男，36岁，患乙型肝炎4年，曾到过多家医院就诊治疗，长期服用中西药物，病情时轻时重，ALT持续不降，于1999年3月来诊。主诉右胁肋疼痛，固定不移，伴有头晕，性情急躁，易怒，纳呆腹胀，小便黄。慢肝病容，舌质红，苔薄黄，舌两边有瘀斑，脉弦涩，肝肋下1.5cm，质韧，脾肋下3～4cm，肝区有叩击痛。B超检查，肝光点粗大，脾大5.5cm。肝功能检查，ALT 460 U/L；A/G倒置（39/41），HBsAg（+）。西医诊断：病毒性乙型肝炎，慢性活动性早期肝硬化。中医辨证：肝郁脾虚，气滞血瘀。方用鳖甲煎丸3g，每日3次。服1个月后同时加促肝细胞生长素100mg加入10%葡萄糖注射液静脉滴注1个月停用，继续服用鳖甲煎丸2个疗程后，临床症状消失，A/G为43/38，ALT恢复正常，肝肋下可及，质软。服用鳖甲煎丸6个疗程后，肝功能检查正常，脾肋下4.0cm。随访至今未复发。［刘瑞华，姜维苓．鳖甲煎丸治疗早期肝硬化30例．山东中医杂志，2001，20（10）：605］

**4. 黄褐斑** 俞某，女，28岁，离异无子，1995年6月5日初诊。患者面部黄褐斑近3年。伴月经后期量少色暗，烦躁易怒，乳房胀痛，舌质紫、苔薄、脉细弦。证属：肝郁肾亏，血滞经脉，治宜疏肝养阴，化瘀散结，予鳖甲煎丸3g，每日3次，连服3个月。10月7日复诊，面色红润，黄褐斑已消褪。月经正常，诸症悉愈。随访半年未发。［徐剑平．鳖甲煎丸治疗面部黄褐斑．中成药，1999，21（7）：384］

**5. 巨大疟母**　患者赵某某，男，21岁，1959年7月15日门诊。6年前曾患疟疾，愈后左肋下脐旁有硬块，日渐肿大，现症脾肿直径约10cm，横斜径约20cm，位于左肋下，横及腰间，重按有痛感，肝未触及，腹围85cm，有腹水征，食欲不振，大便燥结，小溲黄短，睡眠尚适，面色黄滞，舌苔薄黄，脉弦细有力，此属肝木乘脾，气血阻滞，痰浊郁结而成痞块，治宜疏肝扶脾，疏郁散结。以煨肉豆蔻，炒通䌷，制香附，赤苓，青陈皮，香橼皮，茵陈，枳壳，鸡内金，苍术，木香，川厚朴，生熟大黄，炒干蟾等药为主，随症加减。治疗1周后，腰围缩小，二便正常，食欲渐增，痞块渐软，舌苔黄退，再以上方加减并令和鳖甲煎丸，每日18g分服，计服前剂18剂，痞块消失，肝脾均不能触及，腹水亦消，除嘱再服鳖甲煎丸再服若干日善后外，已恢复工作。［唐毅然．鳖甲煎丸治愈巨大虐母．江西中医药，1960，(11)：27］

**6. 腹腔残余脓肿**　张某某，男，44岁。因肠破裂行肠修补术后10天，腹痛、发热（体温最高达39.2℃），纳少，眠不安，便溏而不爽，小便短赤。体检：腹部压痛、反跳痛，尤以脐周、左上腹明显，舌质红，苔干黄，脉弦滑。实验室检查：血白细胞18.8×$10^9$/L，中性粒细胞0.90，淋巴细胞0.10。腹部B超提示：左上腹、肠间隙不规则液性暗区，内见密集点状强回声，诊为左侧膈下、肠间隙脓肿。在B超引导下，于左上腹局部切开引流，引流出淡黄色脓性液体约400ml，并做腹腔闭式引流接负压吸引，用灭滴灵1.0g，先锋必6.0g，每日静脉滴注，并内服清热解毒，滋阴补气之中药方剂（药用：生黄芪10g，黄芩15g，赤芍10g，黄柏10g，蒲公英20g，牛膝10g，薏苡仁10g，麦冬10，连翘10g，生甘草10g）。经治1月，患者仍每日发热，体温波动在37℃～39℃之间，血白细胞在（1.2～1.6）×$10^9$/L之间。复查B超显示：中腹部肠间隙有4.4cm×2.5cm不规则液性暗区，内见点状强回声。考虑腹腔残余脓肿，因分隔较多，部位较深，引流不畅，故久治不愈，观其形体消瘦干枯，面色萎黄，全身乏力，腹痛，纳少，眠不安，便溏而不爽，小便短赤，舌干红伴少量黄苔，脉滑细稍弦，腹腔引流管见淡黄色稀薄脓液流出，辨证为湿热互结、气血瘀滞，兼正虚，治以扶正驱邪、祛瘀化浊为法，方用鳖甲煎丸加减。药用：鳖甲15g（先煎），射干3g，黄芩5g，柴胡5g，干姜5g，大黄3g，芍药5g，桂枝3g，葶苈子3g，厚朴3g，牡丹皮5g，瞿麦3g，芒硝5g，桃仁3g，石韦3g，阿胶3g，半夏3g，党参3g，䗪虫3g。上药为汤剂连服5剂，排秽浊稀便每日8～10次，体温降至37℃～38℃之间。因恐伤正气，将上方改为水丸，每日吞服9g，又治半月余，体温恢复正常，复查血白细胞 7.8 $\times 10^9$/L，腹腔引流管内无脓液流出，复查腹部 B 超未见液性暗区，遂拔引流管出院，随访半年未见异常。［郑小飞，戚团结．鳖甲煎丸治愈腹腔残余脓肿 1 例．中医杂志，2001，42（5）：309］

**7. 双侧卵巢囊肿** 王某，女，31 岁，1975 年 6 月 12 日来诊。患者于 1974 年初开始下腹部隐痛，白带较多，当时妇科检查未见异常，但症状与日俱增，同年 7 月妇科检查发现右侧卵巢有一核桃大包块，至同年 11 月包块增长为拳头大。1975 年 3 月 4 日住进古楼医院妇科病房，诊断为双侧卵巢囊肿（右侧拳头大，左侧胡桃大）。决定手术切除，因患者顾虑术后不能怀孕，乃自动出院。1975 年 4 月又经上海第一医学院中山医院妇科检查，诊断为双侧卵巢囊肿（超声波检查右侧肿块 5cm × 6cm × 6cm，左侧肿块 3.5cm × 4cm × 4cm），患者又一次拒绝手术，遂来我院，要求中医中药。四诊完毕，案议如下。肤色白皙，气质禀弱，善思而胆怯，15 岁月经初潮，期略前，量偏多，轻度痛经。结婚 7 年，已有 5 岁孩子。平素脾胃功能较差，大便常溏，便后肛坠不适。今年来下腹部坠胀隐痛逐日加重，月经后下腹部坠胀更剧，腰瘆，白带多。少腹可触及包块，推之不移，质地较硬。苔薄微黄，脉象小弦。证乃禀赋偏弱，忧思伤脾，脏腑不合，始则气机阻滞，久则瘀血内停；始为瘕，继为癥。拟用理气消胀，活血化瘀法治疗。初用少腹逐瘀汤佐以逍遥丸、健脾丸，治疗 2 个月无效，我进一步思考，察理究因，考虑到“癥”乃有形之物，积渐而成，恐非汤剂所能荡除。又思“坚者削之，结者行之”之理，因悟“人参鳖甲丸”具有软坚散结、破血逐瘀、搜邪通络的主要功用，方中又以人参、阿胶益气养血以助正气实乃“峻药缓攻”之剂。其病是气血瘀滞，缓慢积聚而成，治亦取逐渐消磨之意，合乎理法。于是，自 1975 年 9 月起用人参鳖甲煎丸，每天 3 次，每次 3g。月经期加用少腹逐瘀汤数剂。两个半月后妇科检查右侧卵巢囊肿由原来拳头大缩为鸡蛋大，左侧卵巢囊肿已消散。患者下腹坠胀亦大为减轻，又用药 2 个月到妇科复查宫体增大，右侧附件有小核桃大的包块，诊断为“早孕”。从而病员思想上如释重负，鉴于右侧卵巢还有一个小囊肿，如因妊娠而停止治疗可能小囊肿再度增大，患者要求人工流产，继续治疗。1976 年底仍能扪及右侧附件有核桃大的囊肿，超声波检查宫区右侧仅见 1.5cm 液平反射。1977 年病情稳定，间断地服用些丸药以巩固疗效。1978 年基本上不服药。同年 11 月因停经 50 多天，诊断为“早孕”。至 1979 年 6 月顺产一男孩。孕期及产后下腹部均无任何特殊症状。产后 4 个月做一次下腹部超声波检查未提示任何异常。追访 3 年，双侧卵巢均无囊肿。［马剑云．鳖甲煎丸治愈双侧卵巢囊肿 1 例．中医杂志，1982，（7）：65］

**【临证提要】** 鳖甲煎丸临床上主要用于治疗瘀血、痰湿形成的各种癥瘕积聚。治疗癌症时，应加入白花蛇舌草、半枝莲等现代药理研究证实具有抗癌作用的中药，为专病专药之义；对于久病体弱而又患有癥瘕的患者则应在鳖甲煎丸的基础上加入扶正固本之品，且尤当注意峻药缓攻，切不可急于求成。

## 白虎桂枝汤

【组成】知母六两　甘草二两，炙　石膏一斤　粳米二合　桂枝去皮，三两

【用法】上剉，每五钱，水一盏半，煎至八分，去滓，温服，汗出愈。

【功用】清泄里热，兼解表寒。

【主治】温疟者，其脉如平，身无寒但热，骨节疼烦，时呕，白虎加桂枝汤主之。（第四　4）

【方解】白虎加桂枝汤用于治疗热痹，其在白虎汤的基础上，加桂枝三两，所治之证除具有阳明经证的特点之外还当有肢节疼痛或兼有在表之风邪的表现。

【方论】温疟之为病，太阳标热并入阳明之证也。太阳之气不宣，则阳明之热不去，此仲师用桂枝白虎之义也。外无水气压迫，故其脉不弦。一身无寒但热，骨节烦疼，及腰酸时呕，则诸疟并有之，不惟温疟为然，此于诊病时亲见之，但不如温疟之甚耳。独怪自来注家，多称冬不藏精，水亏火盛。若《内经疟论》冬中风寒，气藏骨髓，过大暑而发云云，尤为荒诞。治贵实验，安用此浮夸之言。使非阳明实热，何以温疟服桂枝白虎汤愈后，乃有大承气汤证耶?!［曹颖甫．金匮发微．北京：学苑出版社，2008：40］

【临床应用】

**1. 关节炎**

（1）急性痛风性关节炎　冯氏、曹氏等用加减白虎桂枝汤治疗急性痛风性关节炎64例，方药：石膏50g，知母15g，桂枝10g，甘草6g，川牛膝10g，丹皮15g，泽泻15g，黄柏20g，独活10g，伸筋草25g。痛甚加元胡15g。经过治疗，显效28例，有效19例，无效2例，总有效率96.88%。［冯启廷，曹文富，等．加味白虎桂枝汤治疗急性痛风性关节炎64例观察．实用中医药杂志，2008，24(7)：422］

（2）急性风湿关节炎　患者，女，42岁，1999年6月8日就诊。患者1周前下河捕鱼，突遇暴雨，回家后发热，全身酸楚，自服2片螺旋霉素和去痛片。近几日自觉发热加重，口渴欲饮，胸闷心烦，全身关节酸楚，尤以两膝关节痛甚。查体见两膝关节红肿灼手、屈伸不利，舌苔黄腻，舌质偏红，脉弦数。实验室检查：白细胞$18\times10^9$/L，血沉78mm/h，即用白虎桂枝汤3剂后热渐退，关节红肿逐日减轻，继服原方5剂症状消失，复查血沉18mm/h。［唐乌香．白虎桂枝汤加减治疗急性风湿关节炎．现代中西医结合杂志，2002，11

(24)：2507]

(3) 类风湿关节炎　郭氏用白虎桂枝汤加减治疗类风湿关节炎120例，方药：生石膏30g，知母12g，防己10g，桂枝9g，忍冬藤20g，桑枝15g，穿山甲9g，地龙12g，甘草6g。治愈32例，显效44例，好转40例，无效4例，总有效率96.67%。[郭守香. 白虎桂枝汤加味治疗类风湿性关节炎120例. 现代中西医结合杂志，2003，12 (11)：1163]

**2. 产后发热**　张某某，女，32岁。新产九天，不慎感邪，突然寒战，发热至39.8℃，上身烦热，汗出较多，下身反冰冷无汗，口中干渴，时时呼引，饮后渴仍不解，伴有恶风、头痛等症。视之，面缘正赤，舌质红绛，舌苔薄黄，切其脉则浮大二充盈有力。此乃阳明久有伏热，新产之后，阴血亏损，风阳之邪乘虚入侵，致营卫运行逆乱，阴阳之气不相顺接而成，治当兼透风邪外出。桂枝10g，生石膏30g，知母10g，玉竹10g，白薇10g，炙甘草10g，粳米15g。服2剂，微见汗出，上身热退，下肢由凉转温而愈。

**按**　本案脉证：发热、恶寒、头痛，为邪在表；口渴、汗出、心烦，为邪在里；上身烦热，下身厥冷，为阳热于上不能下达，属“热深厥亦深”也；新产之后，舌质红绛，则为阳热伤阴之征。此证阳明内有伏热，又兼风邪外感，且又有阴津不滋之候。治应清阳明胃中伏热，兼透肌腠风邪，佐以滋阴养血。选方用《金匮》之白虎桂枝汤加味，内清伏气之热，外解肌腠之邪。加玉竹、白薇者，能退邪热而滋阴血与津液。《素问·通评虚实论》说：“乳子中风热，喘鸣肩息者，脉何如？岐伯曰：喘鸣肩息者，脉实大也，缓则生，急则死。”本案患者脉虽浮大，但和缓从容，为正气充盛之象，故能2剂获愈。[陈明，刘燕华，李方编著. 刘渡舟验案精选. 北京：学苑出版社，2007：166－167]

**【临证提要】**本方主证病机为里热兼表寒，热多寒少。现代临床可用于多种发热性疾病证见里热炽盛，表邪未清者。

临床运用白虎加桂枝汤时尤当注意除痹证之“骨节痛”外，必须具备“白虎证”方可使用，否则石膏难免有闭门留寇或苦寒凝滞之虞。

# 中风历节病脉证并治第五

## 侯氏黑散

**【组成】** 菊花四十分　白术十分　细辛三分　茯苓三分　牡蛎三分　桔梗八分　防风十分　人参三分　矾石三分　黄芩三分　当归三分　干姜三分　川芎三分　桂枝三分

**【用法】** 上十四味，杵为散，酒服方寸匕，日一服。初服二十日，温酒调服，禁一切鱼肉大蒜，常宜冷食，六十日止，即药积在腹中不下也。热食即下矣，冷食自能助药力。

**【功用】** 益气活血，祛风化痰。

**【主治】** 侯氏黑散：治大风四肢烦重，心中恶寒不足者（《外台》治风癫）。

**【方解】** 方中白术、茯苓、人参、干姜补脾益气；菊花、防风、细辛、桂枝祛风散邪。特别重用菊花，以能并去内外之风邪也；当归、川芎养血活血，此“治风先治血，血行风自灭”之义；桔梗、矾石降气化痰，以使风邪无所恋；黄芩、牡蛎清热敛阴，以制风邪之所散。全方药味虽多而不杂，配伍虽繁而严谨，可谓步步为营，丝丝入扣。

**【方论】** 释此散者，言人人殊，皆无确据。考《病源》寒食散发候云，皇甫曰寒食药者，世莫知焉。或曰华佗，或曰仲景。考之于实，佗之精微方类单省，而仲景经有侯氏黑散、紫石英方，皆数种相出入，节度略同。然则寒食、草石二方，出自仲景，非佗也。据此，知侯氏黑散系石发家服食之方，故有冷服填肠之说。石热之发，亦足召风，故入之中风。大约服石之风，创于汉季，盛于隋唐。仲景传方而后，《外台》用此尤详。宋以来服石者鲜，此散几废。近喻嘉言误指为中风主方，踵其说者，见其药不对症，未敢遵用，因专取菊花一味，以为本诸仲景，而此方之义湮。详余所撰《经方例释》中。案：喻氏之意，以经文中有中风之论，而方止黑散数种耳！岂知中风自以续命为主方，《外台》中明谓续命为仲景方，今《金匮》无者，脱也。详余所撰《金匮方论注》中。（《研经言》）

**【临床应用】**

**1. 梅尼埃病** 患者，男，42岁，机关干部。2002年5月8日晨3时许，因连续1周饮酒熬夜，而突发头晕、目眩，伴耳鸣、恶心。急来我院急诊，初诊为“梅尼埃病”，予低分子右旋糖酐、步复迈等扩血管药物治疗后，症状暂时控制，但1天后即复发，故求中医治疗。刻诊：头晕、眼花、耳鸣、胸闷、恶心、乏力、四肢麻木、语声低微、汗出不止、恶风、手足欠温，舌质淡、苔白、脉浮大。证属肝肾亏虚、风阳上扰而致眩晕。治仿侯氏黑散养血补脾，化痰熄风。处方：桂枝10g，菊花15g，白术15g，茯苓10g，防风10g，细辛5g，当归10g，川芎10g，桔梗10g，黄芩10g，牡蛎30g，首乌15g，阿胶15g，黑芝麻15g，白矾（研末冲服）1g。7剂，水煎服。服后眩晕止，诸症平。继以杞菊地黄丸养阴滋肾以善其后，并嘱其禁酒及劳欲，调理3个月未再复发。

**按** 该患者系中年男子，肝肾阴虚，酒湿生痰，终致风、火、痰上扰空窍，发为眩晕。以往治法常以镇肝熄风汤或天麻钩藤饮之属，虽亦可获一定疗效，但药后常易复发。因思脑为髓海，空窍之内隧隙颇多，而风气上扰无处不到，难以尽除，必须采用填补空隙之法，方可使空窍之风，无隙可乘。故用仲景侯氏黑散养血熄风，填补隧隙，佐以首乌、龟板、阿胶、黑芝麻等补肾填精而收全功。[孙树起，金香淑，郭丕春．侯氏黑散临床应用举隅．北京中医，2004，(4)]

**2. 慢性结肠炎** 患者，女，50岁。自1995年起出现间歇性腹痛、腹泻，常便中带血，经检查诊断为慢性非特异性溃疡性结肠炎，曾多次住院治疗，予抗生素、激素及药物灌肠、穴位注射及中药参苓白术散、痛泻要方、乌梅丸等加减均未见明显好转，于2003年5月入我科治疗。乙状结肠镜检查：肠黏膜上覆盖灰白色渗出物，肠腔狭窄，管腔内见成片的豆粒大小肉芽组织增生，结肠段消失。症见：腹痛，先痛后泻，泻后痛减，情绪激动后加重，矢气频做，肠鸣音亢进，舌质红，苔薄，脉弦。证属肝风内动，肝气乘脾，治以平肝熄风，培土填塞。予侯氏黑散：防风30g，白术30g，菊花10g，桔梗10g，人参10g，茯苓15g，当归10g，川芎10g，干姜10g，桂枝15g，细辛5g，牡蛎30g，龙骨30g，赤石脂20g，五味子15g，白矾研末冲服1g。水煎早晚服。经治2个月，痛泻便血消失。继以健脾益气之法调之。[孙树起，金香淑，郭丕春．侯氏黑散临床应用举隅．北京中医，2004，(4)]

**3. 支气管哮喘** 患者，女，68岁。该患者于20年前被诊断为支气管哮喘，经解痉抗炎及中药小青龙汤等治愈，一直未发。2001年9月出现高血压，经常头晕、目眩、耳鸣，右侧拇指、示指麻木。2个月后哮喘复发，见胸闷、气喘、频频咳嗽，咯白色泡沫样痰，入夜尤甚，不能平卧，伴心悸、畏寒、汗多、便溏，舌质淡、苔薄白、脉沉涩，肺部听诊可闻及哮鸣音，X线示双肺纹理增粗。证属风痰壅肺。治以祛风解痉，健脾化痰，崇土填臼，以祛窠囊之痰，予侯氏黑散加减：苍术15g，白术10g，茯苓15g，人参10g，干姜10g，防风10g，菊花10g，细辛5g，桂枝10g，白矾（研末冲服）1g，桔梗10g，当归10g，川芎15g，全蝎10g，牡蛎30g。水煎服。共进服25剂，诸症悉平，随访至今未再发作。［孙树起，金香淑，郭丕春．侯氏黑散临床应用举隅．北京中医，2004，(4)］

**4. 痹证**　某，男，30岁，工人，住新野县城关镇政府街。1998年6月20初诊。自诉：肢体关节疼痛20多年，周身肌肉窜痛，且伴以麻木，肢体沉重而烦，尤以夜间上述症状加重，一年四季均发，但以夏季及雨天时更加严重，虽经服用中西药如保泰松、止痛片及针灸等治疗，效果不显，因近日加重，入院求余诊治。目前除上述症状之外，偶有口干但不欲饮水，二便正常。观其舌根部苔厚而腻，六脉俱滑。余无其他阳性体征。查血沉、抗“O”均属正常。吾思考良久，如此顽痹已经多年治疗无效，一般方剂亦难取效，拟侯氏黑散去矾石改汤剂治之：菊花10g，白术10g，细辛3g，茯苓10g，生牡蛎10g，桔梗10g，党参10g，黄芩10，当归10g，干姜10g，川芎10g，桂枝10g。1998年6月24日二诊，上方服用4剂后，周身关节疼痛沉重等症状大为减轻。改用散剂善后，1998年7月2日三诊：现疼痛麻木等症状基本消失，口亦不干，二便正常，精神转佳。诸症自愈而停药，半年后随访，一切正常。［赵文远．《金匮要略》侯氏黑散临床偶拾．江西中医药，2003，(2)］

**5. 高血压**　赵某某，男，58岁，农民。患者以杀猪宰羊为业，平常喜食肥甘厚味，其身形胖大，腿粗腰圆，肌肉丰满，素无他疾。近日两腿疼痛而来院就诊，经检查发现血压29.33/18.67kPa（220/140mmHg），即住院治疗，给予西药降压，并配合服侯氏黑散汤剂，每日1剂。服药4剂后，血压降至22.67/16kPa（170/120mmHg）。后因故停服中药1周，仅以西药治疗，血压则不再下降。又加服侯氏黑散4剂，血压则又再度降至20/14.67kPa（150/110mmHg），后又停用中药，尽管使用各种西药降压，血压一直停留在此水平，不再下降。又复以侯氏黑散治疗，继续下降至18.67/14.67kPa（140/110mmHg），其两腿疼痛在住院期间，随着血压的降低，而逐渐减轻。出院时，两腿基本不痛。出院回家后，又将侯氏黑散制成散剂继服，每日12g，血压一直稳定在18.67/14.67kPa（140/110mmHg）。随访5个月再未复发。［赵明锐编著．经方发挥．山西人民出版社，1985：57］

**【临证提要】**本方证以肝旺正虚，风痰阻络为病机，其组方特点之一就是重用菊花。《本草经疏》说：“菊花专制肝木，故为祛风之要药。”故临床多用于肝阳上亢引起的高血压、中风等病。另有临床应用证实，用侯氏黑散治疗高血压、高脂血症患者，同时收到降压与降脂双重疗效。

## 风引汤

**【组成】** 大黄　干姜　龙骨各四两　桂枝三两　甘草　牡蛎各二两　寒水石　滑石　赤石脂　白石脂　紫石英　石膏各六两

**【用法】** 上十二味，杵，粗筛，以韦囊盛之，取三指撮，井花水三升，煮三沸，温服一升。

**【功用】** 清热泻火，平肝熄风。

**【主治】** 除热瘫痫。

**【方解】** 风引汤用桂枝甘草龙骨牡蛎汤加六种石药（寒水石、滑石、赤石脂、白石脂、紫石英、石膏）即在于清肝以熄风，镇心以安神；又妙用大黄之苦寒泻下，则使热泄而风熄；恐方中寒药过多伤胃，故佐以性温守中之干姜，可克寒凉之弊。

**【方论】** 风邪内并则火热内生，五脏亢盛，逆归于心，故以桂、甘、龙、牡通阳气，安心肾为君；然厥阴风木与少阳相火同居，火发必风生，风生必挟木势侮其脾土，故脾气不行，聚液成痰，流注四末，因成瘫痪，故用大黄以荡涤风火湿热之邪为臣；随用干姜之止而不行者以补之为反佐；又取滑石、石膏清金以伐其木，赤、白石脂厚土以除其湿，寒水石以助肾水之阴，紫石英以补心神之虚为使。（《成方切用》）

**【临床应用】**

**1. 中风**　患者，男，58岁，2006年10月18日初诊。平素血压偏高，常在145～185/100～125mmHg（1mmHg＝0.133kPa），时感头晕耳鸣。2006年10月9日无明显诱因突然出现头晕肢麻，口眼歪斜，言语謇涩，左侧肢体活动不便。到郑州市第二人民医院就诊，诊断为急性脑梗死。予以抗凝溶栓配服中药补阳还五汤治疗，病情稍有改善，后转入我院。现症：左侧肢体活动受限，面色潮红，心烦不安，言语不利，舌红，苔黄、厚腻，脉弦滑。查：上下肢肌力2级，血压165/117mmHg。诊断为中风，证属肝阳上亢、挟痰火横窜经络。治宜平肝熄风、泻火通络。予以风引汤加减，处方：大黄15g，桂枝15g，干姜10g，生龙骨、牡蛎各30g，生石膏30g，寒水石30g，紫石英30g，赤石脂15g，石决明15g，夏枯草15g。水煎，1天1剂，分2次温服。服药15剂，诸症消失，肢体活动灵活，言语流利，口眼歪斜消失，血压正常，病告痊愈。［郭志生．风引汤临证治验三则．中医研究，2009，22（5）：53－54］

**2. 高热** 患者，男，52岁，2006年8月9日初诊。反复发热3个月，热作时伴头痛、呕吐，体温每高达39℃以上。曾于多家医院就诊，多次做血液培养、血液生化、脑CT、脑核磁共振、脑脊液穿刺等检查均正常，予以抗感染、降颅压等治疗均无明显疗效。因持续发热3天，体温持续在38.5℃以上，头痛，呕吐，遂来我院就诊。现症：面红唇赤，言语洪亮流利，精神欠佳，头痛时伴呕吐，纳差，便秘，舌红，苔黄，脉滑数有力。辨为素体肝阳偏亢，复感风热邪气。治宜清热泻火、平肝熄风。予以风引汤加减，处方：大黄15g，桂枝15g，干姜10g，生石膏30g，寒水石30g，滑石30g，紫石英30g，赤石脂15g，生、龙牡蛎各30g，桑叶15g。水煎服，1天1剂。服药2剂，热退吐止，头痛大减。续服2剂，药尽病愈。[郭志生．风引汤临证治验三则．中医研究，2009，22（5）：53－54]

**3. 癫痫** 患者，女，45岁，2003年5月17日初诊。1年前因生气而发病，当时突然昏倒，不省人事，四肢抽搐，口吐白沫，约3分钟后自行缓解。半个月后无明显诱因再次发作，遂到当地医院就诊，诊断为癫痫。予以鲁米那口服，服药后半年未发作。后因生气再次发作，每周发作1次，呈癫痫大发作样，故来我院求治。现症：头晕乏力，胸闷痰多，烦躁易怒，舌红，苔黄厚腻，脉弦滑有力。中医诊为痫证，证属肝阳上亢、痰热阻窍。治宜潜阳熄风、清泻肝火。予以风引汤加减，处方：大黄15g，桂枝10g，干姜10g，生、龙牡蛎各30g，生石膏30g，寒水石30g，滑石30g，赤石脂15g，紫石英30g，胆南星15g，全蝎6g，蜈蚣1条。水煎服，1天1剂。服药30剂，癫痫未发作。后将上方改为散剂，1次6g，1天2次，水冲服。服药3个月，病情稳定。遂改为1次6g，1天1次，睡前服。服药至今已4年，癫痫未再发作。[郭志生．风引汤临证治验三则．中医研究，2009，22（5）：53－54]

**4. 癔症** 杨某，女，23岁，农民。1998年4月22日以呼吸困难，四肢麻木2天之主诉入院。1周前分娩，婴儿死亡。因精神刺激近2天出现阵发性呼吸困难，并伴四肢麻木，便秘，口苦，查体无阳性体征，辅助检查正常，诊为癔症，内科对症治疗及静滴葡萄糖酸钙暗示治疗，症状未好转，反复发作。观其面赤，舌红，苔黄微腻，脉沉弦略数。证属产后阴血亏虚，情志不舒，肝郁化火，气机逆乱，上壅心胸，肺气不得宣畅，则呼吸困难，气闭于内，不能外达，则肢体麻木，宜养血镇肝清热，予风引汤加减治疗。处方：大黄6g，生石膏15g，寒水石15g，滑石18g，生龙牡各30g，桂枝9g，干姜6g，紫石英15g，赤石脂15g，栀子仁15g，生甘草6g，水煎服，每日1剂，药后3天，诸症消除，继以风引汤加减，调理数日痊愈出院。[詹丽娟，李存银．风引汤治疗癔症22例．实用中医内科杂志，1999，13（3）：42]

**5. 重症肌无力** 贾某，男，37岁，工人，1986年9月初诊。患者于2月前双侧眼睑下垂，全身困乏不已，朝轻暮重，动则加剧。曾在某职工医院检查以重症肌无力论治，开始尚觉减轻，久则多有反复，患者要求带药返家治疗。返家不久因汗出纳凉，致寒热不除，继之但热不寒，旧病复加，四肢瘫软，步履不能，时有昏瞀，溲赤便闭，舌红苔黄腻，脉弦滑而数。幸览前医投方，多为三仁、连朴、清暑益气之剂。尚属的对，然杯水车薪。究其病机，长夏之令，暑湿氤氲，久旷初归，斫丧过度、汗出当风、邪从火化，致风火并归于心，痰湿流注经隧，精亏作强失司。虽肢体瘫痪不用，当急防内闭之虞。勉疏风引一方，以观后效。药物：大黄12g，干姜15g，生龙骨9g，生牡蛎12g，桂枝4.5g，甘草3g，寒水石24g，滑石15g，生石膏24g，赤石脂9g，紫石英9g。2剂，嘱井水煎药频呷。2剂后便通热减，黄苔松动，自觉较前清爽，依原方继服3剂。三诊时，不料患者肢体可自行挪动，饮食亦有所加，遂上方加鸡内金9g，生水蛭3条，3剂共杵粗末，每以15g用井水煎服。经治月余，可独自散步于庭院。［张正海．风引汤治重症肌无力1则．河南中医，1997，17(1)：48］

**6. 风湿热痹** 患者，男，40岁，2009年2月初诊。近1个月无明显诱因出现手足、膝、踝关节肿胀、疼痛，局部灼热，皮肤稍红，伴高热，汗出，烦渴。曾在某社区医院静脉滴注头孢菌素1周，并间断服用布洛芬退热，效果均不明显。查体：体型肥胖，面色发赤，尺肤温度高，双腕、右膝、双踝关节肿，压痛明显。ESR 120mm/h，CRP 89 IU/mL，RF 73 IU/mL。舌质红，苔薄黄，脉滑数。诊为热痹，证属邪热内扰，以风引汤加减治之：生石膏30g，寒水石30g，石见穿20g，酒大黄10g，干姜6g，川桂枝10g，白鲜皮15g，蛇床子10g，姜黄15g，全蝎5g，土茯苓20g，防己10g。服药7剂，患者高热退，关节肿痛明显减轻，后在此基础上加减化裁，共治疗2个月，患者症状基本消失，ESR、CRP降至正常。［陈爱萍．风引汤治疗风湿热痹体会．北京中医药，2011，30（4）：253］

**【临证提要】**本方功能清热降火、镇惊熄风，主治肝阳化热、风热上扰所致的四肢瘫痪或惊痫瘛疭、或小儿惊风抽搐而伴有头晕心烦，面赤身热，舌红苔黄脉数等。现代临床多用于高血压、脑血管病、癫痫等证见肝阳化火，风火上扰者。

## 防已地黄汤

**【组成】**防已一分　桂枝三分　防风三分　甘草二分

**【用法】**上四味，以酒一杯，浸之一宿，绞取汁；生地黄二斤，吹咀，蒸之如斗米饭久，以铜器盛其汁；更绞地黄汁，和分再服。

**【功用】**滋阴凉血，清热祛风。

**【主治】**治病如狂状，妄行，独语不休，无寒热，其脉浮。

**【方解】**本方重用生地，并绞浓汁，侧重入阴分以养血清热；轻用防己、防风、桂枝，并浸于酒内，在于取轻清之性，入于阳分以散风祛邪；甘草和中补气，调理阴阳。待阴分血充，则阳分风熄。阳分风去，而阴分自安。

**【方论】**方中重用生地黄二斤之多，又蒸绞浓汁，侧重养血以清热，其余四味，份量极轻，又渍取清汁，是轻而又轻，其中防己、防风、桂枝疏风祛邪，甘草补虚和中。本方证是以血虚生热，热扰心神为主要病机的病证。徐彬："二防桂甘去其邪；而以生地最多，清心火，凉血热。谓如狂妄行，独语不休，皆心火炽盛之证也，况无寒热，则知病不在表，不在表而脉浮，其为火盛血虚无疑尔。"(《金匮要略论注》)

**【临床应用】**

**1. 癫证**　张某，男，38岁。1年前在劳动时发病，双目直视，重复咀嚼，微作哼哼之声，且盲目走动，片刻后恢复正常，对病中情况一无所忆。以后发作渐频，且持续时间渐长。发作后，如醉如痴，独语喃喃，外出走动约二里许方醒转。来诊时，发作已11天，昼夜游荡，妄行不休，服数剂化痰熄风类药无效。诊其脉浮数无力，舌质红略干，无苔。治以养血清热，祛风散邪，予防己地黄汤5剂。复诊：神志清，妄行止，夜眠好。再以上方5剂巩固。嘱常服磁朱丸及配合服少量苯妥英钠片等。随访迄今，未再复发。[丁德正．用防己地黄汤治疗精神病的验案与体会．河南中医，1984，(5)：31]

**2. 心风**　赵守真医案：刘君肃一，年二旬。其父叔皆大贾，雄于赀，不幸于1943年次弟殂谢，丧停未葬。君因自省休学归，店务蝟集，不谙经营，业大败。折阅不知凡几，以致债台高筑，索债者络绎于门，苦孰甚焉。乃只身走湘潭收旧欠，又兴讼，不得值，愤而归。因之忧郁在心，肝气不展，气血暗耗，神志失常，时而抚掌大笑，时而歌哭无端，妄言错语，似有所见，俄而正性复萌，深为赧然，一日数潮而已。医以为癫也，进加味温胆汤，并吞白金丸，曾吐涎少许，症状未少减。吾以事至零陵，君为故人，顺道往访，渠见吾述家事刺刺不休，状若恒人，顷而大哭，继而高歌。其家人恳为治之，此义不容辞者也。俟其静，用好言慰解，诊脉细数，舌绛无苔，胸中痞闷，夜不安卧，小便黄短，是为志怫郁而不伸，气横逆而不降，心神耗损，肾水亏乏，火气妄凌，痰涎泛溢，有癫之意不若癫之甚，所谓心风证也。治以益血滋阴安神调气为主，拟《金匮》防己地黄汤加味：生地60g（捣汁兑），甘草6g，防己9g，桂枝3g，加香附9g，首乌、竹沥各15g。兼吞安神丸12g，日服2剂。

三日复诊，神志渐清，潮发减少。随进滋阴安神汤：生地、芍药、川芎、党参、白术、茯神、远志、南星、枣仁、甘草、黄连。服后略觉头胀心闷，微现不宁，审由余热未清，难任参术之补，故证情微加。乃改弦更张，趋重清心养神略佐涤痰。

早晨服清神汤：黄连、黄芩、柏子仁、远志、菖蒲、枣仁、甘草、姜汁、竹沥。

晚进二阴煎：生地、麦冬、枣仁、玄参、茯苓、木通、黄连、甘草、灯心、竹叶。每日各1剂。如是者四日，遂热不再潮，人事清悉，诊脉细数而有神，余热似尽，而参术之补，现犹所忌，尚有余焰复燃之虑，处以天王补心丹，以易汤：生地、人参改为洋参、玄参、丹参、茯神、桔梗、远志、天冬、麦冬、枣仁、柏子仁、五味、当归，送服磁朱丸，补心滋血，安神和胃。嗣即精神健好，食纳增进，又调理半月，改用栀麦归脾汤，仍吞服磁朱丸，善后补养，再一月而身健复元。吾临归，彼不胜依依之感。［赵守真．治验回忆录．北京：人民卫生出版社，1962：60］

**4. 狂证（精神分裂症）** 宋某某，女，25岁。1979年3月5日入所。患者发病于1971年5月，少眠，多动，语无伦次，狂躁异常。诊为精神分裂症青春型，经多方治疗，时轻时重，迄未痊愈。近年来，狂象虽减，但痴痴癫癫，秽浊不知，随地便溺。问之多不答，答亦多非所问。胡行乱走，间或妄笑，独语不休。且喜时搔头部，剃光之头皮被抓得血迹斑斑。诊查：患者身肢拘强，面容消瘦惨白，双颊微红，脉洪大无力，舌质红，干而少津。综观脉证，显属狂久火盛伤阴，阴血不足，风邪入侵，扰及神明。处以防己地黄汤。服10剂，独语妄笑略减，夜能稍眠，胡乱游走，呼之能止。又服20剂，疾瘳约半。又服20剂，神情、言行皆恢复正常，已参加工作。［丁德正．用防己地黄汤治疗精神病的验案与体会．河南中医，1984，（5）：31］

**5. 脏躁（癔症）** 李某某，女，33岁，已婚，1978年2月7日入所就诊。患者数年来，眩晕易乏，少眠多梦，时或心悸躁慌。月余前，其疾发作，时而哭啼吵闹，时而昏仆欲绝。经当地诊为癔症，用甘麦大枣汤等十数剂无效。来诊前夜，症象益剧，或张嘴吐舌，称鬼弄怪；或神情恍惚，奔走村外，自言自语。诊查：患者清瘦，面略赤，脉轻取浮，重按细数，舌质红，无苔，唇干，口苦。家属云：“患者常谓项强，头皮紧拘，如绳缚之。”此症显系阴血匮欠，风邪外并，阳热内郁，神明失司而致。处以防己地黄汤，服2剂，神思略定，妄行独语大减；又服3剂，症象若失。头皮发紧及项强等症状亦去。出所时，予朱砂安神丸续服以善后，随访迄今，健康如常。［丁德正．用防己地黄汤治疗精神病的验案与体会．河南中医，1984，（5）：31］

**6. 痹证（慢性风湿性关节炎）** 崔某某，女，51岁。患慢性风湿性关节炎，其人身体羸瘦，四肢关节疼痛，手指变形，下肢肌肉萎缩，双踝关节肿大，病已经年，卧床不起，患者本人是针灸医生，曾用针灸，中药多方治疗不效，大便干结，小便尚可，舌淡无苔，脉象弦细。此营气不通，肝肾俱虚，拟养血和营，兼益肝肾，缓缓图功，师防己地黄汤意：生地 30g，防己 10g，桂枝 10g，防风 10g，甘草 3g，加当归 10g，白芍 10g，川芎 3g，萆薢 10g，木瓜 6g，薏苡仁 12g。

嘱服 30 剂，踝关节肿痛渐消。仍用原方去防己、薏苡仁，加地龙 10g，红花 3g，再服 30 剂，关节疼痛减轻。继用原方去桂枝、防风，加牛膝、桑寄生，又服 30 剂，下肢活动进步。后用原方加党参、杜仲、续断、鸡血藤等味作丸剂常服，并嘱下床适当活动，调理年余，身体渐次康复，已能上班工作，坚持来去走路。[谭日强．金匮要略浅述．北京：人民卫生出版社，1981：80～81]

**7. 痉证** 王某，男，14 岁，学生，1990 年 5 月 12 日初诊。患者 5 天前玩耍出汗后下河摸鱼，2 天后出现左上肢麻木，僵硬，抽搐，并逐渐加重，伴阵发性项背强急，牙关紧闭，手足抽搐等症，每日发作 3～5 次，发病时神志清楚，能感觉到不适与痛苦。经用多种中西药治疗均无效。各种检查无异常，舌红苔黄，脉弦数。中医诊为痉证，证属血虚受风，筋脉拘挛。治宜养血祛风，舒筋止痉。方用防己地黄汤加味：生地 60g，防风、防己、川羌活、胆南星、炙甘草各 12g，桂枝 10g，泽泻 20g，生薏苡仁 30g，白芍 15g。每日 1 剂，水煎服。

服药 2 剂，症状缓解，抽搐次数减少，程度减轻。连续服药 15 剂后，诸症悉除。随访 2 年无复发。[何耀普，万庚辰，杨玉会．防己地黄汤新用 2 则．国医论坛，1993，(5)：17]

**8. 心悸（风湿性心肌炎）** 李某，男，24 岁，1986 年 7 月 5 日初诊。患者 3 个月前因感冒出现心悸胸闷，周身乏力，微有寒热，四肢酸楚等症，在蚌埠市某医院化验检查：ESR120mm/h，ASO600 单位，心电图示：窦性心动过速，频发性室性早搏。经抗感染、抗风湿、大量激素等综合治疗，病情一直未能控制，同时又出现心悸加剧，肢体肿胖，颜面潮红，烦躁失眠，咽干口苦等症，心率 110～140 次/分，舌质红胖，苔薄黄脉滑数有力。证属风邪稽留，营血郁热。治宜清热凉血，祛风利水，防己地黄汤加味：生地 60g，防己 20g，防风 15g，桂枝、甘草、苦参各 10g。3 剂水煎服，地塞米松 1.5mg，2 次/天，其他药物停用。

服药 1 周后，诸症减轻，舌质红胖，继用上方加木通 10g，再进 5 剂。1 个月后复查，ASO400 单位，ESR25mm/h，心率 78 次/分。心电图示窦性心律。体胖渐退，舌转淡红、苔薄白，脉濡滑，原方加玉竹 30g，再进 10 剂而愈。[魏雪舫，陈忠琳．防己地黄汤临床新用．陕西中医，1991，(4)：173－174]

**9. 眩晕（高血压）** 杨某，女，41岁，1986年5月10日初诊。患高血压病3年余，曾用多种降压药效不显著，血压不稳定。近因面目虚浮、眩晕加剧而就诊。BP：24.0/16.0kPa（180/120mmHg）。形体偏胖，面部烘热，眼前发黑。舌质红胖、苔薄白润，脉浮滑而弦，并见心烦失眠，尿少色黄，经汛愆期等症。此属风邪内扰，营血郁热，以致气机升降失常。防已地黄汤加味：生地、全瓜蒌各30g，防已20g，桂枝、甘草各10g，柴胡15g，生姜3片，黄酒1两兑入同煎。

上方连服6剂，眩晕停止，面烘热消失，舌红稍退，脉仍滑中带弦，时值经期，腰酸腹痛，仍予上方去瓜蒌加茺蔚子30g，连进3剂，诸症消失，舌转淡红，脉缓，为巩固疗效，依防已地黄汤原方减其量，续服1月。随访，BP稳定在17.3/12.0kPa（130/90mmHg）。［魏雪舫，陈忠琳．防已地黄汤临床新用．陕西中医，1991，(4)：173－174］

**10. 水肿（急性肾小球肾炎）** 任某，男，14岁，1985年2月6日诊。患儿半月前感冒发热，咳嗽，咽痛，继而出现眼睑浮肿，伴有血尿。经用青霉素、止血敏、激素等治疗，效果不显著。症见发热，T38℃，但四肢不温，微恶寒，面浮肢肿，咽红，口渴，尿少色赤，舌质稍红、苔薄白，脉浮数。化验检查小便：尿蛋白（＋＋），红细胞（＋＋），白细胞4～6/HP，颗粒管型2～5/HP。血象偏高，ESR85mm/h。证属风热袭表，肺气失宣，热伤肾络而致血尿水肿。西医诊断：急性肾小球肾炎。治则：清热解毒，疏风凉血，防已地黄汤加味：生地30g，防已15g，防风、桂枝、紫草、甘草各10g，天花粉15g，鲜浮萍一把，2剂水煎服。

3天后浮肿消退，体温正常，微渴有汗，但血尿未消。仍予上方生地加至60g，加白茅根30g，贯众炭15g，2日服1剂，又服5剂。1月后小便转清，血尿消失，尿检正常。随访2年未复发。［魏雪舫，陈忠琳．防已地黄汤临床新用．陕西中医，1991；(4)：173－174］

**11. 皮肤溃烂（剥脱性皮炎）** 靳某，男，50岁，农民，1991年7月4日初诊。患者半年来颜面及躯干部皮肤潮红肿胀，糜烂渗出，结痂脱屑，自觉灼热，瘙痒难忍，尤以耳部前后及前胸等处为重，可见大片结痂，痂下皮肤潮红，裂口渗液。自述曾经中西医多方治疗而效果不佳，或时效而旋即复发。诊见舌质深红，苔黄燥，脉数大。诊为剥脱性皮炎。证属血热阴伤，风湿袭表。治拟清热凉血补阴，祛风化湿解毒。方用防已地黄汤加味：生地120g，防风、丹皮各15g，防已、荆芥各12g，桂枝10g，泽泻20g，土茯苓、前胡各30g，甘草6g。每日1剂，水煎服。服药2剂，症状减轻，大便稍稀溏，舌红，脉数有力。效不更方，继服10剂后诸症消失，舌脉正常。随访1年无复发。［何耀普，万庚辰，杨玉会．防已地黄汤新用2则．国医论坛，1993，(5)：17］

【临证提要】本方证以血虚生热，风热扰心神为主要病机，临床症见烦躁不安，如狂妄行，独语不休等。方中重用生地黄养血清热，临证之时可视具体情况加减用之。

临床研究证实，用防己地黄汤治愈肾病综合征大量用激素后毒副作用所致的湿热瘀毒证，本方具有消炎解热，利尿排毒，抗风湿，抗过敏，改善血液流态，降血糖，清除免疫复合物，提高或调整垂体－肾上腺皮质系统功能等广泛作用。

## 头风摩散

【组成】大附子一枚，炮盐等份

【用法】上二味，为散，沐了，以方寸匕，以摩疢上，令药力行。

【功用】温经散寒，祛风止痛。

【主治】头风病。

【方解】方中附子味辛大热，可以散经络之风寒；盐味咸微辛，入血分去皮肤之风毒，两药合用共奏散风寒止疼痛之功。

【方论】此言偏头风之治法也。附子辛热以劫之，盐之咸寒以清之。内服恐助其火，火动而风愈乘其势矣。兹用外摩之法，法捷而无他弊。（陈修园《金匮要略浅注·卷二》）

【临床应用】

**1. 偏头麻木** 王某某，男，56岁。中风后偏瘫2年余，经治疗后肢体功能恢复，但左枕侧头皮经常麻木，时有疼痛，曾用补气活血通络方无效，改为头风摩散外用：附子30g、青盐30g，共研极细末。嘱剪短头发，先用热水浴头或毛巾热敷局部，然后置药于手心在患部反复搓摩，5分钟后，局部肌肤有热辣疼痛感，继续搓摩少顷，辣痛消失，仅感局部发热。共用3次，头皮麻木疼痛消失，未再发作。［侯恒太．头风摩散外用治肌肤顽麻疼痛．河南中医，1988，(2)：20］

**2. 肢体麻木** 胡某某，男，53岁。患左侧肢体麻木疼痛，活动不利半年，住院治疗2个月后疼痛及麻木大部分消失，惟左肩胛部、左肘外上方及左股外侧各有约掌大一块肌肉顽麻不堪，遇冷加重，继用前方治疗近1月，顽麻依然如故，乃配合头风摩散外用：炮附子30g、青盐30g、白芥子15g，共研细末。局部分别热敷后以药末反复搓摩，每次约半小时，共用7次，顽麻消失，肌肤感觉正常，痊愈出院。［侯恒太．头风摩散外用治肌肤顽麻疼痛．河南中医，1988，(2)：20］

**3. 头顶冷痛** 一农妇，因产后受风，头顶疼痛难忍，局部有冷感，病已6年，屡治不效。先以针刺百会，大炷艾灸三壮，局部有热感为止（注意防止局部皮肤因灼伤而感染）。过3天后用附子15g、食盐15g，共研为细末，和水为3个饼。以敷料固定一个饼在百会穴，2天换药1次，药后头痛若失，再未复发。[乔登元，刘海鹰.《金匮要略》单方运用举隅.山西中医，1992，(3)：33]

**4. 头风（血管性头痛）** 周某，女，48岁。1991年7月10日就诊。述于1984年7月，一日于田间锄草，暴雨突来，发如水洗，衣裳尽湿，到家即觉头部沉重疼痛，尔后便寒战发热，乡医予服九味羌活丸、扑热息痛片，寒热得除，然头痛未愈，且动则额汗自出，遇风其痛益甚，再治不应。经某医院做脑血流图等检查，除见轻度脑供血不足外，未见明显异常，诊为“血管性头痛”，用麦角胺、氟灭酸等对症治疗，始则似觉小效，后则依然如故。随又广服祛风活血，温阳益气之方；针刺百会、风池、太阳等穴，反觉头痛有增无减，无奈服去痛片维持。刻诊：其人首裹重巾，面色萎黄，额部汗出如流珠，脉之阳浮而阴弱，舌质略淡而苔薄白稍滑，惟饮食尚可，二便调和。四诊合参，伏思病因，以为盛夏淋雨与新沐中风有相同之处；论其见证则是《素问》与仲景所言之首（头）风无疑。令其先服桂枝汤3剂，以和其营卫。后授以头摩散加川芎方，指明穴位，嘱其以法而行，果一次痛减过半，二次去其所裹，三次其病如失。观察至今，时已年余，未见复发。[王照恒.头风摩散治顽固性头痛.四川中医，1993；(10)：28]

**5. 中风头麻** 王某某，男，56岁，工人。中风后偏瘫2年余，经治疗后肢体功能部分恢复，但左枕侧头皮经常麻木，时有疼痛，曾在原补气活血通络方的基础上加减调方数次罔效，改为头风摩散外用：附子30g，青盐30g，共研极细末。嘱剪短头发，先用热水浴头或毛巾热敷局部，然后置药于手心在患部反复搓摩；5分钟后，局部肌肤有热辣疼痛感，继续搓摩少顷，辣痛消失，仅感局部发热，甚适，共用3次，头皮麻木疼痛一直未再发作。[侯恒太.头风摩散外用治肌肤顽麻疼痛.河南中医，1988，(2)：20]

**6. 肢体顽麻** 胡某某，男，53岁，干部。患左侧肢体麻木疼痛，活动不利半年，住院治疗2个月后诸痛及麻木大部分消失，惟左肩胛部、左肘外上方及左股外侧各有约掌大一块肌肤顽麻不堪，遇冷加重，继用前方治疗近1月，顽麻依然如故，乃配合头风摩散外用：炮附子30g，青盐30g，白芥子15g，共研细末。局部分别热敷后以药末反复搓摩，每次约半小时，共用7次，顽麻消失，肌肤感觉正常，痊愈出院。[侯恒太.头风摩散外用治肌肤顽麻疼痛.河南中医，1988，(2)：20]

**【临证提要】**本方用于治疗血管神经性疼痛、三叉神经痛、顽固性头痛等。有报道用本方治疗肌肤顽麻疼痛；加白芥子治疗肩部肌肤顽麻不仁；治疗偏头痛、口眼歪斜等疾病均取得良好效果。

## 桂枝芍药知母汤

**【组成】** 桂枝四两　芍药三两　甘草二两　麻黄二两　生姜五两　白术五两　知母四两　防风四两　附子二枚，炮

**【用法】** 上九味，以水七升，煮取二升，温服七合，日三服。

**【功用】** 祛风除湿，温经散寒。

**【主治】** 诸肢节疼痛，身体尪羸，脚肿如脱，头眩短气，温温欲吐，桂枝芍药知母汤主之。（第五　8）

**【方解】** 本方为麻黄汤、桂枝汤、甘草附子汤诸方化裁而成，方用麻黄、桂枝、防风温散寒湿于表；芍药、知母和阴行痹于里；附子、白术助阳除湿于内；甘草、生姜调和脾胃于中。合而用之，表里兼顾，阴阳并调，气血同治，实为治风湿历节反复发作之良方。

**【方论】** 桂、麻、防风，发表行痹；甘草、生姜和胃调中，芍药、知母和阴清热；而附子用知母之半，行阳除寒；白术合于桂麻，则能去表里之湿；而生姜多用，以其辛温，又能使诸药宣行也。（丹波元简《金匮玉函要略辑义》）

**【临床应用】**

**1. 风湿热痹**　岳美中医案：陈某，女，50岁，1960年11月为风寒所袭，发热，左肩关节疼痛不能活动，左拇指第一指节红肿热痛，两膝关节不可屈伸，至1961年3月来诊已难自己行走，当时上午体温38℃，脉象细弱而数，92次/分，据自述午后每发寒热。投与桂枝芍药知母汤后，热通，3剂后自己能行动，继服10余剂，诸症皆除。（《岳美中医案集》1978：84）

**2. 寒痹**　赵明锐医案：任某，男，54岁。六七年来，两膝关节疼痛，初起轻微，逐渐加重，伸屈不便，虽扶杖行走，也是颠跛蹒跚，遇冷则甚。盛夏也需穿棉裤，继发两踝关节疼痛，局部不红肿，两腿脚冰凉，脉迟缓，舌淡苔白。曾服乌头汤5剂，证状毫无改善，改服桂枝芍药知母汤。

桂枝30g，白芍10g，甘草10g，知母10g，防风10g，麻黄30g，淡附子30g，白术15g。上药为末。半个月内分次服完。

服药疼痛大减，下肢松动轻健，行走已不需扶杖，两腿脚冷也较前减轻，并能挑两半桶水，惟屈伸时仍有中度疼痛。原方再服3周后，上述症状消失，至今未发，照常参加劳动。（《经方发挥》1982：79）

**3. 鹤膝风**　易华堂医案：周奠章，年二旬。因远行汗出，跌入水中，风

湿遂袭筋骨而不觉。其证始则两足酸麻，继而足膝肿大，屈伸不能，兼之两手战掉，时而遗精，体亦羸瘦，疗治3年罔效，几成废人。诊脉左沉弱，右浮濡，脉症合参，此鹤膝风症也。由其汗出入水，汗为水所阻，聚而成湿，湿则善流关节。关节者，骨之所凑，筋之所束，又招外风，入伤筋骨，风湿相搏，故脚膝肿大而成为鹤膝风。前医见病者手战遗精，误认为虚，徒用温补，势濒于危。岂知手战者，系风湿入于肝，肝主筋，而筋不为我用。遗精者，系风湿入于肾，肾藏精，而精不为我摄。溯其致病之由，要皆风湿之厉也。设非驱风去湿，其病终无已时。择用桂芍知母汤。桂、芍、甘草调和营卫，麻黄、防风驱风通阳，白术补土去湿，知母利溺消肿，附子通阳开痹，重用生姜以通脉络，间服芍药甘草汤补阴以柔筋，外用麻黄、松节、白芥子包患处，开毛窍以去风湿。

处方：桂枝12g，生白芍9g，知母12g，白术12g，附子12g（先煎），麻黄6g，防风12g，炙甘草6g，生姜15g。

次方：生白芍18g，炙甘草9g。

外用方：麻黄、松节、芥子各30g，研匀，用酒和调，布包患处。

服前方半日许，间服次方1剂，其脚稍伸，仍照前法再服，半月其脚能立，又服1个月，渐渐能行，后守服半月，手不战，精不遗，而足行走如常，今已20余年矣。(《重印全国名医验案类编》)

**4. 肩凝症（肩周炎）** 周某某，男，48岁，干部。右肩疼痛，活动受限1年余，起于肩部外伤，疼痛以夜间为重，夜间常痛醒，天气变化时尤甚。肩外展80度、前屈70度，患肢内旋后伸肘，拇指及骶部。舌淡胖，脉细弦。曾经推拿、理疗治疗，效不显，遂来求治。给予桂枝芍药知母汤加减：桂枝10g，淡附子9g，麻黄3g，黄芪10g，知母12g，白术10g，防风10g，生姜10g，赤白芍各10g，甘草9g，制川乌8g。并配合手法治疗每日1次。

5剂后疼痛减轻，夜寐转安，以原方随症加减，继进30剂，疼痛消失，肩活动功能明显改善，惟有时感觉酸楚。肩外展上举140度，前屈上举110度，内旋后伸肘拇指达第四腰椎棘突。[傅春梅.《金匮》通阳法在伤科临床的运用.江西中医药，1991，(4)：30]

**5. 腿痛（原发性坐骨神经痛）** 许某，女，33岁，1973年10月14日初诊：右腿疼痛，行走困难已2周，经西医诊断为风湿性坐骨神经痛。右腿后外侧剧烈疼痛，足不敢触地，不能伸屈，舌质淡，苔白、脉弦紧。证属风寒湿流注关节，经络痹阻。治以祛风除湿，温经散寒之剂。桂枝15g，白芍20g，甘草10g，麻黄10g，生姜20g，白术25g，知母20g，防风15g，附子10g，2剂水煎服，服后避风。

10月17日复诊：疼痛减半，行动已不蹒跚，脉象弦缓。效不更方，再续进2剂。随访：服药后已全愈，一直在家劳动。[尹铁汉．桂枝芍药知母汤在临床中的应用．黑龙江中医药，1987，(4)：26]

**6. 痿证（马尾神经炎）** 文某某，男，38岁。1977年12月2日初诊。患者长期从事野外工作，素罹骨节疼痛。1年前跋涉中突遇骤雨，翌晨寒战发热，腰痛如折，下肢软弱无力，不能站立，二便失禁，经某医学院神经科检查，诊断为“马尾神经炎”。住院治疗45天后，病情好转，惟双下肢仍麻木酸痛，软弱无力，须持杖而行，遂出院改用中药治疗。近1年来，服滋补肝肾之中药300余剂，疗效甚微。患者面色黧黑，形体消瘦，下肢肌肉萎缩。脉象浮滑而促，时有歇止，不能自还。舌苔黄白厚腻。自诉形寒畏冷双下肢间有灼热感。证属风寒湿邪久羁体内，有郁而化热之势。治宜祛风除湿，温经散寒，兼清郁热。方取桂枝芍药知母汤。处方：麻黄15g，桂枝20g，白术20g，知母20g，防风20g，附子20g（先煎），白芍20g，甘草15g，生姜20g。17剂。

二诊：每服药后，周身微微汗出，汗后全身轻舒，下肢疼痛已缓，可持杖行走。脉沉弦滑，已无间歇，舌苔黄白，滞腻已化。仍守原方加减。处方：麻黄15g，桂枝20g，白术20g，白芍20g，知母20g，防风20g，附子15g，薏苡仁20g，石斛20g，甘草15g，生姜20g。10剂，隔日1剂。嘱增加下肢运动，以促气血运行。

三诊：患者已可弃杖行走，双下肢已无麻木胀痛感，但行走尚难任远。脉象缓而无力，舌淡苔薄白。久羁之邪，业已驱尽，而气血未充，

法当益气血，通经络，健筋骨。方取黄芪桂枝五物汤加味。处方：黄芪20g，桂枝15g，白芍15g，当归15g，牛膝10g，木瓜10g，炙甘草10g，生姜20g，大枣10枚。10剂，隔日1剂。3个月后随访，诸症悉除，未再复发。[张其昌，张旭东．运用经方验案四则．中医杂志，1985，(12)：11]

**7. 流注（深部组织炎）** 袁某某，女，38岁，工人。素体胖壮，喜食甘肥。1周前感右腿弯部酸痛木胀，5日后局部漫肿，皮色如常，按之痛甚，微感寒热。西医诊为深部组织炎，予抗生素治疗2日，寒热虽退，他证如前，故转我院治疗。刻下舌淡紫，苔白浊腻，脉滑。漾漾欲恶，身懒肢沉。经色紫黯，白带如涕。系湿瘀与寒痰互阻客于经络，蕴久则酿脓。当急予温通消散：生麻黄、桂枝、赤芍、知母、防风、白术、白芥子、银花、天花粉、当归、姜夏、茯苓，连服5剂，诸症霍然。[马继松．桂枝芍药知母汤的运用．陕西中医，1982，3（3）：15－16]

**8. 下肢水肿（深静脉血栓形成）** 董某，男，27岁，于1977年元月25日入院治疗。腹部手术后不明原因，引起左下肢肿胀热痛，不能行走，经上级医院确诊为髂嵴静脉血栓形成，服抗生素和中药活血化瘀及清热解毒药物

无效，介绍入我院治疗。症见：形体较胖，面色微黄，舌质淡，苔黄腻，左下肢全腿肿胀，色呈潮红，抬高患肢减轻，下垂严重，不能行走，凉痛，气候变化遇冷加重，身常觉恶寒，四肢无力，脉象滑数。此乃寒湿热内郁，治宜温阳除湿，清热祛风。方用：白芍、知母、防风各30g，白术、桂枝、防己、炮附子、黄柏各15g，麻黄、生姜、甘草各9g。

上方服10剂后疼痛减轻，下肢肿胀减轻，但舌仍黄腻，脉滑数，此寒湿好转，热仍内郁，于上方加苍术15g，薏苡仁60g，银花30g，服10剂后舌苔退，脉变缓涩，腿肿全消，已能行走，寒湿俱减，改用活血化瘀，上方先后加桃仁、红花、苏木、刘寄奴、乳香、没药等药物调治而愈，现已参加工作，追访3年未复发。［唐祖宣，等．桂枝芍药知母汤的临床运用．云南中医杂志，1984，(5)：49－50］

**9. 历节（类风湿关节炎）** 刘某，男，38岁，于1974年10月18日诊治。两手关节对称性肿胀、强直、疼痛已4年余。多处求治，均确诊为类风湿关节炎，久治无效，疼痛日渐加重，屈伸不利，不能工作，住我院治疗，初投燥湿祛风之剂无效，后改用清热化湿之品合并西药激素类药物，病情时轻时重。停用激素病情如故，处方几经变化，病情仍无转机，于10月18日查房。症见：面色青黑，痛苦病容，舌质淡，苔白腻，四肢关节强直，肿胀疼痛，两手尤甚，得热痛减，遇寒加重，天阴疼痛更剧，脉沉细。此为风寒湿之邪流注经络，治当温阳散寒，祛风除湿，阅仲景《金匮·中风历节篇》中说“诸肢节疼痛，身体尪羸，脚肿如脱，头眩短气，温温欲吐，桂枝芍药知母汤主之”试投此方，以观动静。方用：桂枝、白芍、知母各18g，防风、苍术、黄柏、炮附子各15g，麻黄、甘草各9g，白术、生姜各12g，薏仁、黄芪各30g。

上方服4剂后，疼痛减轻，病有转机，守前方继服38剂，疼痛消失，关节屈伸自如，肿胀消除，临床治愈出院，5年来随访没复发。［唐祖宣，等．桂枝芍药知母汤的临床运用．云南中医杂志，1984，(5)：49－50］

**10. 水气凌心（肺心病伴心衰）** 陈某某，男，39岁，工人。7岁时因麻疹后过多游泳遂致咳喘，后每年冬春和霉雨季必发，并渐重。半年前因气急浮肿，伴心电图改变等入院，按肺心病调治月余缓解出院，此次因过劳诸症复萌。检查：颜面浮肿，口唇紫绀，颈静脉充盈明显，杵状指，桶状胸，呼吸30次/分，心率100次/分，心尖区和三尖瓣区均有Ⅱ级收缩期吹风样杂音，心尖搏动在左第五肋间隙乳线外侧。两下肺可闻水泡音；腹部中度膨隆，腹壁静脉怒张，肝肋下4指，剑下3指，质中，肝颈返流征（+），两下肢中度凹陷性浮肿。X线透视，心影增大心尖圆钝，肺动脉隆鼓，右上陈旧性结核。心电图检查：肺型P波（右房肥大），电轴右偏，重度顺钟向转位，右心室肥大伴劳损，诊为慢性肺源性心脏病。病情颇重，而住院，病者要求服中药故入我科。笔者根据西医诊断，结合患者面灰虚浮，纳呆胸闷，腹膨尿少，便溏腿肿，咳吐白泡沫痰，舌淡紫、苔白浊腻，脉沉涩，时见息止，而诊为脾肾阳虚，水湿内盛，上犯凌心。予生麻黄5g，熟附子、桂枝、赤芍、知母、炙甘草各10g，生白术、防己、腹皮各15g，生黄芪、赤苓、葶苈子各25g，生姜皮3g。

3剂后，咳喘较平，小便颇畅浮肿稍减。复予3剂，便调纳增，痰吐渐少，惟腹水退而未尽。加桑皮、五加皮各20g续服7剂，腹水腿肿全消，纳食转好，改济生肾气丸出院缓调。1月后已能从事理发等轻工作，但肝脏未见明显软缩，心电图也未明显改善。[尹铁汉．桂枝芍药知母汤在临床中的应用．黑龙江中医药，1987，(4)：26]

**11. 咳喘（慢性支气管炎）** 马某某，女，48岁，农民。患慢性支气管炎已近10年，每届冬寒必发。昨日因外出冒风，晚间又食肥甘较多，入夜遂感咳闷不已，甚则喉间辘辘有声。观其形体胖壮，痰白稠而易出，颇畏风寒，厌饮便溏，舌淡胖、苔白腻，脉濡滑。听诊两肺多布湿啰音，知肥人多湿多痰，宗仲景“病痰饮者，当以温药和之”立法：炙麻黄、附子、炙甘草各5g，白术、白芍、桂枝、厚朴、炒莱菔子、杏仁、姜半夏、苏子、白芥子各10g，知母3g。3帖后，症遂安，改胃苓二陈汤调理。[马继松．桂枝芍药知母汤的运用．陕西中医，1982，3（3)：15－16]

**12. 疹毒内陷（麻疹并发肺炎）** 朴某某，男，3岁。出生后一直人工喂养，故体质瘦弱。3天前发热，咳嗽，鼻塞喷嚏，经注射青、链霉素，并给服退热片，遍体大汗，热稍退，但烦躁，复去求医，遭大雨遂归。今晨小儿面色苍白，咳呛不畅，神萎气急，腹泻肢冷，身上有黯淡不红之疹点，疑为麻疹，故急来我科。察舌淡嫩、苔白干，指纹淡紫，已过命关，抚之肌肤津润而冷。化验白细胞11.8×$10^9$/L，中性粒细胞0.77。听诊心音低钝，140次/分，两肺细湿啰音颇多。透视见两肺有多量云絮状阴影，知已成麻疹并发肺炎。输液并用链霉素。另处中药：炙麻黄2g，桂枝、知母、附子、五味子各3g，赤芍、前胡、炙草，麦冬各5g，茯苓、山药、潞党参各10g，姜3片，1剂，连煎2次，灌暖瓶内，代茶频饮，留院观察。

翌日咳呛渐减，肢暖汗收，疹点色转红艳，仍用西药，续与原方1剂。三诊：神情大振，咳、泻均止，已思纳谷，听诊基本正常。减知母，附子、前胡、赤芍，加白术、白芍各5g，香谷芽、地骨皮各10g。携方3剂欣喜返家。[马继松．桂枝芍药知母汤的运用．陕西中医，1982，3（3)：15－16]

**【临证提要】**①治疗类风湿关节炎，症见关节灼热疼痛或变形肿大，舌质淡，舌苔白腻微黄，脉濡缓，证属风寒湿邪痹阻筋脉，阳气不振，气血不畅，郁久化热者，均可用本方加减治疗。②治疗坐骨神经痛，以一侧或双侧坐骨神经剧烈疼痛，放射下肢酸痛、胀痛，不能高抬腿为特点，证属风寒湿流注关节，痹阻经络。

## 乌头汤

**【组成】** 麻黄　芍药　黄芪各三两　甘草三两　炙　川乌五枚，㕮咀，以蜜二升，煎取一升，即出乌头

**【用法】** 上五味，㕮咀四味，以水三升，煮取一升，去滓，纳蜜煎中，更煎之，服七合。不知，尽服之。

**【功用】** 温经祛寒，除湿止痛。

**【主治】** 病历节不可屈伸，疼痛，乌头汤主之。（金匮五　10）

**【方解】** 本方主治寒湿历节之证。寒湿留着关节，经脉痹阻不通，气血运行不畅，以关节剧痛，不得屈伸为特征。寒湿之邪，非乌头、麻黄则不能去；而病在关节，则又非如皮毛之邪可一汗而解，故用黄芪之补托，既助乌头温经，又监麻黄过散；因本证为急，其痛为剧，故以芍药甘草汤佐之，以活血通经，缓急止痛；白蜜甘缓，可解乌头之毒也。诸药合用，为温经散寒，除湿止痛之良剂。

**【方论】** 治寒湿历节之正法也。寒湿之邪，非麻黄、乌头不能去，而病在筋骨，又非如皮毛之邪，可一汗而散者。故以黄芪之补，白芍之收，甘草之缓，牵制二物，俾得深入而去留邪。（尤在泾《金匮要略心典》）

**【临床应用】**

**1. 痹证（关节炎急性发作）**　王某某，女，23岁，农民。1977年10月18日就诊。自述3天前因挖井下水、又感风邪而致双膝关节冷痛难忍，不能行走，伸屈痛甚，关节肿胀，右膝明显，急赴本院求治，服桂枝芍药知母汤之类2剂后，痛非减轻，反而加重。现症膝部痛如锥刺，局部发凉，不时呼叫，屈伸不利，不能坐、立、行，只能取卧位。检查：血白细胞计数 $12 \times 10^9$/L、中性粒细胞0.75，血沉24mm/h，舌质淡，苔白，脉沉紧。证属气血亏虚，寒湿阻络。治宜补气养血，散寒除湿，活络止痛。遵《金匮要略》乌头汤加味：黄芪15g，白芍30g，制乌头12g，麻黄15g，桂枝10g，木瓜30g，防己20g，炙甘草6g，生姜3片、大枣5枚为引。

上方服2剂（一日量）后，膝关节疼痛明显减轻，肿消其半，能坐、站时许，行走丈余，但夜间仍痛，舌质淡，苔白，脉沉细微迟。寒湿未尽，原方加干姜12g，又服4剂，膝关节痛肿基本消失。为巩固疗效，又以前方加减

服5剂，痛止行便。[王海洲．守用经方治疗痹症验案三则．国医论坛，1990；(1)：17～18]

**2. 寒湿历节**　李某某，男，32岁。1984年11月7日初诊。主诉半月前曾露宿野外。3天前突然畏寒高热，周身关节疼痛，遇寒则剧，覆被则减，两膝关节肿胀，屈伸不便。舌淡，苔白厚而腻，脉象浮紧。体温40.5℃。化验：白细胞$12\times10^9$/L，中性粒细胞0.73，血沉48mm/h。关节肿而不红。诊为烦劳伤阳，阳气伤于内，寒湿袭于外，拟乌头汤加独活、蕲蛇。处方：制川乌16g，麻黄6g，独活12g，蕲蛇10g，炙黄芪12g，杭白芍12g，甘草12g，蜂蜜90g。先将前7味药加冷水1000ml浸透，文火煎20分钟，纳蜂蜜再煎10分钟，倒药汁30ml，候温，一饮而尽，然后覆被取汗。药后半小时，自觉心胸烦热，犹未得汗。嘱其再喝稀粥1小碗，遂致周身汗出溱溱，持续约20分钟，自觉恙情大减。

11月8日，热退痛除，步履如常。嘱出院后以红参10g，三七10g，蕲蛇10g，米酒1kg浸泡，文火煎1小时，每饭前喝1小酒杯。追访至今，未见复发。[陈寿永．乌头汤临床运用举隅．河南中医，1988，(4)：23－24]

**3. 腰腿痛（坐骨神经痛）**　方某某，女，22岁。1983年11月13日初诊。腰骶酸胀，牵及左侧股腘疼痛，阴雨天加剧，西医诊断为坐骨神经痛，治已经年，未见好转。追问病史，乃知得之于经期下冷水之后，切脉沉弦而有紧意，拟乌头汤加减。处方：制川乌6g，麻黄3g，白芍20g，生黄芪15g，甘草15g，蜂蜜90g，归尾9g，蕲蛇10g，冷水浸透，文火煎半小时，连煎3汁，混匀，分3次饮服。服药5剂，疼痛减轻，续服20剂后遂愈。至今未复发。[陈寿永．乌头汤临床运用举隅．河南中医，1988，(4)：23－24]

**4. 腹痛（蛔虫性肠梗阻）**　闻某某，女，14岁。1984年9月14日初诊。患者六七天前曾腹痛，呕吐1次，经当地医生用驱虫药治疗，排出蛔虫四五十条，但腹痛未见好转，昨日起更加剧烈，经用阿托品等解痉药罔效，西医诊为肠梗阻，拟用手术疗法。患儿及家长畏惧手术，要求用中药治疗。患者面色萎黄，表情痛苦，呻吟不休，四肢清冷，脐腹疼痛，可触及条索状硬块，脉沉细，舌淡苔白腻。乃阳虚寒凝，腑气不通所致，治当温阳散寒，理气通便。拟乌头汤去麻黄加炮姜、枳壳试投：制川乌12g，蜂蜜10g，白芍10g，炙甘草10g，炙黄芪12g，炮姜3g，炒枳壳9g，共煎，温饮。

药入未吐，腹痛未再增剧，病有转机。配合灸中脘，针足三里（双），痛势稍缓。再服二汁。药后1小时，四肢渐温，矢气频传，腹中包块消失，疼痛亦止。后以姜汤送服香砂六君子丸调理而愈。[陈寿永．乌头汤临床运用举隅．河南中医，1988，(4)：23－24]

**5. 胁肋痛（肋间神经痛）**　吴某某，男，25岁。1983年9月2日就诊。

患者于1个月前，夜卧湿地，遂觉左侧肋下及胸背引痛，当时未加重视。昨晚起，肋痛加剧，又增寒热。深吸气或咳嗽时痛不可忍。诊为肋间神经痛。中医辨证属寒湿侵犯肝络，投以乌头汤加春柴胡：制川乌12g，麻黄6g，赤白芍各12g，甘草24g，生黄芪12g，春柴胡3g，蜂蜜30g，加冷水泡透后煎半小时，温服。再喝一小杯白酒，复被而卧。约1小时周身汗出，自觉痛减大半。两小时后饮二汁，热退痛除，仅留少许不适，继以养血舒肝之品调理2周而愈。追访至今，亦未复发。［陈寿永．乌头汤临床运用举隅．河南中医，1988，(4)：23－24］

**6. 偏头痛（三叉神经痛）** 田某某，男，21岁，1983年3月31日入院。患者右侧颜面发作性刺痛2年余，疼时伴局部抽掣，日渐加重。入夜甚痛，不能安寐。近日来一日数发，疼痛难忍，不能正常工作。经西医检查诊断为三叉神经痛，曾每次服用安痛定、止痛片、苯妥英钠，及局部封闭治疗均无效，乃求治于中医。今停用一切西药止痛剂。查舌质淡、苔薄白，脉沉细。处方：制川乌10g，白芍40g，细辛5g，丹参30g，制乳香、制没药、麻黄、甘草各6g，元胡12g。

服3剂，疼痛大减，颜面部稍有麻木感，抽掣消失，大便溏，日行2次。上方加白术15g，连服12剂，疼痛不作，停药半月，痊愈出院，随访1年未复发。［陈明．金匮名医验案精选．北京：学苑出版社，2000：104－105］

**7. 牙痛** 吴某某，男，59岁。1984年9月17日诊。素有牙痛病史，今左侧牙龈红肿疼痛已8天，疼时难以忍耐，进食颇受影响，服消炎止痛西药无效。经口腔科诊断后，拟定拔牙根治，患者谢绝，求治于中医。姑以乌头汤加减辛开苦降，缓急止痛。制川乌（先煎半小时）、白芷各15g，麻黄6g，白芍40g，细辛、大黄、甘草各10g。服药2剂，疼痛减半，夜间已能安眠，进食也无大碍。患者服药后口中干渴，大便稀，上方制川乌改用10g，大黄改用6g，加元胡15g，又服4剂，痛定肿退。［陈明．金匮名医验案精选．北京：学苑出版社，2000：104－105］

**8. 痛经** 程某某，女，18岁。1994年11月8日初诊。上月经前冒寒在外，身寒啬啬，次日，少腹绞痛，经用蕲艾煎水热敷良久，方行紫黑小血块和污液，后打针吃药好转。前天又不慎受凉，经水昨行。现少腹冷痛，热熨则减，按则痛剧，经色紫暗，有块，经行不畅，行毕则舒，唇舌瘀紫，苔白较厚，面色㿠白，体倦乏力，腰酸膝软，四末清冷，大便常溏，脉沉紧而细。证属寒邪客于胞宫，气受寒则滞，血受寒则凝，气滞血瘀，痛经乃作。辗转思维，乌头汤合拍，众知麻黄解毒，宣通络隧，威而不猛，实为搜剔寒邪之骁将。制川乌、麻黄、艾茎各6g，黄芪、白芍各15g，炙草100g，蜂蜜90g。冷水浸透，烈火煎开，文火续煎15分钟，取头汁；加开水，文火再煎15分钟，取二汁与头汁混合，分成3份，早、中、晚饭前分饮之。3剂药后经水畅行，色红，无血块，小腹痛愈。[陈寿永．乌头汤在内妇科运用举例．四川中医，1996，14（8）：53]

**9. 痉证（腓肠肌痉挛）** 张某某，男，16岁，1987年7月25日初诊。双下肢阵发性抽搐、痉挛、疼痛10余天，加重2天。患者于10余天前游泳中突然双下肢抽搐、痉挛、疼痛，由他人拖扶上岸，此后上症反复发作，日十数次，夜间尤甚，伴有恶寒喜热，头晕身倦，以西医治疗未效，现已影响上学，故前来就治。查：双下肢腓肠肌轻度肿胀，有明显触痛和冰冷感，呈痉挛性，以左侧为重，其他无明显异常。脉沉紧，舌质淡，苔白厚。查：血、尿常规及血沉均无异常。

诊断：痉证（腓肠肌痉挛）。拟乌头汤加味治之。

处方：乌头15g，麻黄15g，白芍20g，炙黄芪30g，细辛10g（后下），伸筋草10g，海风藤10g，白花蛇5g（研末冲），炙甘草15g，5剂。第1、2煎内服，第3煎药液加白酒50ml，热敷患处半小时，并注意休息。二诊：腓肠肌抽搐、痉挛、疼痛十去七八，余症亦明显好转，继续服用上方5剂而愈，后改服疏风活络丸2盒以善后。[王侃．乌头汤临床新用．中医杂志，1994，35（2）：119－120]

**10. 眩晕** 陈某，女，51岁。1980年11月17日初诊。眩晕5年多，神倦懒言，头额及脑后冷痛，泛泛欲呕，腰臀部及下肢有寒冷感，肘膝关节酸楚，纳少，白带量多清稀似水，大便稀不成形，夜尿多，唇甲青紫。血压80/46mmHg。舌淡苔白津润，脉细无力。此系阳微阴盛，寒湿中阻，清阳不升，浊阴不降之中寒眩晕。处方：麻黄10g，黄芪45g，白芍12g，制川乌、熟附子（与生姜60g、煎法同上）各30g，干姜、法半夏各6g，精硫黄（研细分吞）4.5g。1剂。

药后1小时，频吐稀涎盈碗，觉胸膈快利。仍予原方，2剂，而眩晕止。继进5剂，诸症悉除。随访至1985年9月，未再复发。[宋建华，邓秀平．乌头汤临床析义．辽宁中医杂志，1987，（6）：10－11]

**11. 喘咳** 陈某某，男，62岁。1990年11月8日初诊。喘咳遇寒即作20余年，近次发作1月余，服“百喘朋”等药无效，输10%葡萄糖加氨苄青霉素，喘咳反增剧。前医用定喘汤、射干麻黄汤罔效。刻诊：喘咳胸满，不能平卧，头晕目眩，心慌突突，畏寒肢冷，背寒腰冷，夜尿频多，脉沉细而紧，苔薄而白。该患者年过花甲，阳气已衰，寒饮内伏（喘咳之根），复感寒邪，冰加雪冻，仅止咳平喘治其标必少效，温阳驱寒方可化其寒痰，根本一断，喘咳自平。

制川乌6g，炙麻黄、炙甘草各10g，黄芪、白芍各15g，蜂蜜50g，炒白芥子、炒葶苈各12g。共煎，温饮。

服药4剂，自觉身暖，吐痰半盂，心胸朗开，喘咳已平。后以二陈汤（改散）合玉屏风散调理月余。追访至今，小发2次，煎艾水泡脚，饮生姜水拌红糖即止。［陈寿永．乌头汤在内妇科运用举例．四川中医，1996，14（8）：53］

**12. 阳虚外感** 赵某某，女，52岁，1983年5月26日诊。患者平素畏寒肢冷，大便溏薄。形体肥胖，面色淡白少华。半月前外出感寒，发热（体温37.6℃）恶寒，鼻流清涕，倦怠乏力，四肢骨节酸痛，伴牙龈肿痛，连及颜面。自服牛黄解毒片、土霉素、APC，虽汗出，恶寒反重，大便稀溏骨节疼痛不减，舌淡苔白，脉细弱。处方：制川乌、麻黄、细辛各6g，白芍、荆芥各30g，黄芪、桂枝各5g，防风12g，甘草3g。

服2剂，身微汗出，畏寒消除，骨节疼痛、牙龈肿痛均大为减轻，续服2剂而愈。［陈明．金匮名医验案精选．北京：学苑出版社，2000：107－108］

**13. 遗尿** 庹某，女，14岁。1984年8月14日初诊。素患哮喘，遇寒即发。至7岁时又增夜间遗尿，不能控制，平时手足不温，天气稍有变化，即需重衣厚被，冬秋则畏寒甚，欲就暖。就诊时，虽值盛夏，仍着衣两件而不觉热。面色无华，发育亦差。唇舌淡白，脉沉迟。曾多处就医，服药数载罔效。此乃寒邪郁肺，下元虚冷，肾虚不能摄水，以致渗泄之证。处方：麻黄7g，黄芪30g，制附子（与生姜30g先煎一小时）30g，赤芍6g，肉桂（研末分吞）3g，甘草6g。2剂。

药后已不畏寒，只着衬衫，余无特殊反应。药已对证，上方加鹿胶（烊化）10g。3剂。药尽剂后诸症顿瘥，仍予8日方3剂善后。随访至1985年12月，不仅遗尿已愈，且哮喘之证亦未再发作。［宋建华，邓秀平．乌头汤临床析义．辽宁中医杂志，1987，（6）：10－11］

**14. 癃闭** 罗某，男，28岁。1982年7日初诊。9年前患病毒性肝炎，经治黄疸消退后出院。3年后发现：肝硬变。辗转六载，经多方治疗效不显。腹水时轻时重，5月中旬曾发生肝昏迷，至7月3日小便日排出量不足200ml，各种利尿药用后无数，而转中医治疗。症见：腹大胀满，喘喝烦懑，面色苍黄，怯寒，虽值盛夏，亦须覆被，下肢浮肿冰凉。触诊膀胱充盈，拒按，舌体胖大，淡紫，脉弦缓。此系肝脉瘀滞，肺气闭束，脾肾阳虚不运，水寒之气不行，水湿内停，瘀血内阻之危急重症。方予甘遂10g，芫花10g，大戟12g，大枣10枚。煎水频服，仍不见尿。证情甚为急重。遂改用：麻黄10g，黄芪45g，附子（先煎1小时）30g，干姜10g，生姜、赤芍各12g，吴茱萸3g，甘草5g。1剂。急煎徐服。2小时后开始排尿。再予1剂，夜再服。24小时内排尿近4000ml。腹胀得除，证情缓解。随访4个月，小便通利。后于次年10月，再次发生肝昏迷，抢救无效死亡。［宋建华，邓秀平．乌头汤临床析义．

辽宁中医杂志，1987，(6)：10－11]

**15. 阳痿** 易某，男，31岁。1985年6月4日初诊。阳痿4年余，面色晦滞，头晕，眠多，疲乏，腰膝酸软，畏寒自汗，频繁滑精，舌质淡胖，边有齿痕，苔白根部厚腻，津润，脉沉迟。追问病史乃知，年少时屡犯手淫，遂致阳强不倒，故常在起床时用铁器，凉水等促其痿软。1981年结婚，婚后不到3月即阳痿不起。更医多人屡治不效。此乃寒湿之邪浸淫宗筋，深入下焦肝肾，宗筋拘急之证。处方：麻黄12g，黄芪60g，白芍12g，甘草6g，制川乌、熟附子（与生姜60g，先煎两小时，后入诸药）各30g，蜈蚣（不去头足，研末分吞）3条。3剂。

服上药后，滑精，自汗止。腰膝酸软似有好转。余症同上述。效不更方，仍予原方3剂。药后病情明显好转，再7剂则病愈。随访至1986年3月，未再复发。[宋建华，邓秀平．乌头汤临床析义．辽宁中医杂志，1987，(6)：10－11]

**16. 脱疽（血栓闭塞性脉管炎）** 黄某某，男，43岁。1986年2月12日诊。右下肢麻木畏冷3年余，半年前无名趾外侧破溃，久久不敛。查：溃趾暗红，溃面燥痒灼痛彻骨，午夜尤甚，脓液清稀。足背肤色滞暗，扪之不温，畏寒喜暖。面容㿠白，神疲、心悸心烦，食少纳差，唇淡，舌质淡嫩，苔薄白滑腻，脉沉细涩缓。辨为脱疽。阳虚血寒，血凝滞气，经脉痹阻，阳气不能温达四末，郁久酿热，伤络腐肉。热盛肉腐是其标，阳虚血寒，血凝滞气，经脉痹阻为本。治当扶阳祛寒，活血通脉，化阴缓急，托毒生肌：方选《金匮》乌头汤加减：黄芪50g，白芍30g，炙甘草、炙川乌、干姜、当归各10g。头煎40分钟，二、三、四煎各15～20分钟，4次煎液混合分4次温服，一日1剂。

连服3剂后，并外用生肌玉红膏间日一换，溃趾燥痒灼痛彻骨锐减，溃面肉色红活，患肢麻木畏冷亦减。原方加桃仁、红花各5g。间日1剂，服法同前。继服5剂后，患肢脚背麻木畏冷及肤色滞暗消逝，患趾红活肤润，溃面脓液转稠。以此方增减橘络、炙山甲、丝瓜络各5g，熟地30g，鹿胶（烊化兑服）15g，白芥子5g。间日1剂，溃面外用生肌玉红膏间日一换。共服乌头汤加味38剂，历时75日，溃面完全愈合，除肤色略有改变外，余无异常。随访1年，疗效巩固。［华隆虎．《金匮》乌头汤治疗外科病．四川中医，1990，(12)：38]

**17. 委中毒** 胡某某，男，12岁。1985年6月11日诊。9天前右膝弯肿胀麻木，在附近医院打针服药1周未愈，由其父背来门诊。查：右脚委中漫肿无头，皮色不红，扪之欠温，轻按胀木，重按呼痛继之痛减。面色淡滞，神情痛苦，不能站立，唇色暗滞，舌质淡白，苔白滑薄腻，六脉沉紧缓。委中为太阳经脉所过，本寒而标阳，中见少阴。经云：“经脉流行不止，环周不休，寒气入经而稽迟，泣而不行，客于脉外则血少，客于脉中则气不通，故卒然而痛也。"此寒伤血脉，凝血滞气，气血流通被阻，经络痹阻，郁久酿热，蕴结成毒聚于经络所过之处则发委中毒。治当扶阳散寒，宣痹通脉，化阴托毒。方用《金匮》乌头汤：黄芪 50g，白芍 30g，麻黄（另包后下）、生甘草、炙川乌各 10g。头煎 40 分钟，二、三煎各 20 分钟，3 次煎液混和后入麻黄煎，10 分钟后取其煎液一日 3 次温服。1 剂后，委中胀痛大减，肿消过半，已能站立。继服原方 3 剂病愈。随访 3 月，行动如常。［华隆虎．《金匮》乌头汤治疗外科病．四川中医，1990，(12)：38］

**18. 脚气重证**　梁某，男，15 岁。得脚气症，四肢瘫痪，医辈云集，纷无定见，丞备与来迎。患者面色青白，气逆上喘，腿部胫骨疼痛，麻木不仁，脉细小而浮，重按无力。此乃白虎历节重症，金匮以乌头汤主治，余用其方重加麻黄 15g，群医哗然。麻黄发汗夫难不知，未加杏仁，汗源不启，小青龙在治喘所以去麻加杏者，恐麻杏合用发汗动喘耳。今本方君乌头以降麻黄，不用先煎，何至发汗，倘有不虞，余负全责。梁君知余成竹在胸，不复疑惧，果尽 1 剂，麻木疼痛立减，略能舒动。因照前方连服 10 余帖，麻木疼痛全失，已能举步于行，惟尚觉脚筋微痛，关节屈伸不利，改用芍药甘草汤，以荣阴养血，方中白芍、甘草均用 60g，连服 8 帖，应手奏效。［李文瑞．金匮要略汤证论治．北京：中国科学技术出版社，1993：132］

**【临证提要】**本方为"治寒湿历节之正法"，所治主要病机为寒湿痹阻肢节，症见关节疼痛剧烈，屈伸不利，或脚气痛等。

临床应用研究表明，本方多用于治疗慢关节炎（含风湿性关节炎、类风湿关节炎），坐骨神经痛以及腰椎间盘突出症等证属寒湿凝滞，经脉闭阻之痹证。此外，本方亦治寒湿性脚气病。

## 矾石汤

**【组成】**矾石二两

**【用法】**上一味，以浆水一斗五升，煎三五沸，浸脚良。

**【功用】**燥温降浊，清热解毒。

**【主治】**治脚气冲心。（金匮五）

**【方解】**矾石酸涩燥烈，最收湿气，土燥气达，则病愈矣，此方百试百验。

**【方论】**矾石"味酸涩性燥，能祛水收湿解毒。毒解湿收，上冲自止"。（尤在泾《金匮要略心典》）

【临床应用】

**脚气冲心** 刘某，女，34岁。1983年8月25日诊。5年来为脚气所苦，经治不愈。冬春减轻，夏秋增剧，甚时脚肿如脱，趾缝溃烂流水，难以动作。今岁入秋，阴雨偏多，其疾大作，除前述症外，又见痒痛难奈，心中烦乱，起卧不安，饮食减半，恶心欲吐，小溲短赤，带多色黄。某医院诊为脚气感染，肌内注射青霉素、日服维生素 $B_1$、外涂脚气膏，2周无效。诊见脉沉细而滑数，舌质偏红，苔黄略腻。辨为湿毒郁滞，日久化热，循经上冲，正仲景所谓脚气冲心之候也。处方：白矾40g（研细），浆水3000g，空煮数沸，投矾于内，搅化，倾入盆中，乘热浸脚半时许，尔后仰卧一时许。每日1剂，浸1次，3日后痛止肿消痒除，溃烂愈合，诸症悉平，嘱服龙胆泻肝丸2周，以清残湿余毒。观察至今已6年，病未复发。[王恒照．矾石汤治脚气冲心．四川中医，1990年第2期]

**【临证提要】**本方多用于治疗内痔、脱肛、睾丸鞘膜水肿、肺结核咯血、控制烧伤创面绿脓杆菌感染、胃十二指肠溃疡、带下、阴痒、慢性细菌性痢疾、狂躁型精神病、癫痫等病者。还可用于治疗疥癣、湿疹、脚部肿胀等属上述证机者。有报道用本方加儿茶、白及、冰片、五倍子为基础方，并随症加味治疗宫颈糜烂；治疗脚汗等疾病均取得良好效果。

## 肾气丸

**【组成】**干地黄八两　薯蓣　山茱萸各四两　泽泻　牡丹皮　茯苓各三两　桂枝　附子（炮）各一两

**【用法】**上八味，末之，炼蜜和丸梧子大。酒下十五丸，日再服。

**【功用】**温肾壮阴，化气行水。

**【主治】**崔氏八味丸：治脚气上入，少腹不仁。（第五）

虚劳腰痛，少腹拘急，小便不利者，八味肾气丸主之。（第六　15）

夫短气有微饮，当从小便去之，苓桂术甘汤主之；方见上。肾气丸亦主之。（第十二　17）

男子消渴，小便反多，以饮一斗，小便一斗，肾气丸主之。（第十三　3）

问曰：妇人病，饮食如故，烦热不得卧而反倚息者，何也？师曰：此名转胞，不得溺也，以胞系了戾，故致此病。但利小便则愈，宜肾气丸主之。（第二十二　19）

**【方解】**本方功能补肾阴，助肾阳，利水邪。方中附子温阳补火；桂枝温通阳气，二药相合，补肾阳而助气化。干地黄滋阴补肾生精，配伍山茱萸、山药补肝养脾益精，以使阴生阳长。泽泻、茯苓利水渗湿，配桂枝又善温化痰饮；丹皮活血散瘀，伍桂枝可调血分之滞，此三味寓补于泻，可制纯补留邪之患。诸药合用，助阳化气，滋阴生气，补而不滞。

**【方论】**柯琴曰：命门之火，乃水中之阳，夫水体本静，而川流不息者，气之动火之用也，非指有形者也，然火少则生气，火壮则食气，故火不可亢，亦不可衰，所云火生土者，即肾家之少火游行其间，以息相吹耳，若命门火衰，少火几于熄矣，欲暖脾胃之阳，必先温命门之火，此肾气丸纳桂附于滋阴剂中十倍之一，意不在补火而在微微生火，即生肾气也，故不曰温肾而名肾气，斯知肾以气为主，肾得气而土自生也，且形不足者，温之以气，则脾胃因虚寒而致病者固痊，即虚火不归其元者，亦纳之而归封蛰之本矣。（《医宗金鉴·删补名医方论》）

**【临床应用】**

**1. 消渴（病毒性肝炎并发糖尿病）**　李某某，男，56岁。患乙型病毒性肝炎1年，近日自觉口渴喜饮，小便色白频数量多。尿愈多而渴愈甚，大有饮一溲一之势，腰膝酸软，手足心热，畏寒怕冷，大便干燥，2日一行。经检查血糖210mg%，尿糖（+++）。舌红，脉沉细无力。辨为消渴之“下消”证，为肾中阴阳两虚，气化无权津液不化之证。治以补肾温阳化气为法。附子4g，桂枝4g，熟地30g，山萸肉15g，山药15g，丹皮10g，茯苓10g，泽泻10g，党参10g。医嘱：控制饮食及糖类食品。服药7剂，小便次数明显减少，照原方加减又进30余剂，则渴止，小便正常，诸症随之而愈。查血糖100mg%，尿糖（－），转方调治肝病。［陈明，刘燕华，李方．刘渡舟验案精选．北京：学苑出版社，2007：125－126］

**2. 尿频、淋漓不尽**　胡希恕医案：王某，女性，75岁，病历号5157，初诊日期1966年2月22日。左半身不遂已半年，近1个月来尿频、遗尿、淋漓不尽，口干思饮，四肢逆冷，腰酸痛，苔白、脉沉细。

证属里虚兼外寒、气化不利，与肾气丸：干地黄24g，山萸肉10g，山药10g，茯苓10g，丹皮10g，泽泻18g，桂枝3g，制附子3g。

结果：上药服1剂，诸症明显好转，继服6剂痊愈。［冯世纶，等．经方传真（修订版）．北京：中国中医药出版社，2008：230］

**3. 尿潴留（癃闭）**　患者，男，65岁，干部。主诉：小便点滴不通，小腹憋胀3天。于2005年10月19日入住泌尿科。患者素有腰膝酸困疼痛，近来因生气而出现上述症状。入院后诊断为：急性尿潴留、尿路感染。用抗生素及己烯雌酚等药治疗，效微，仅当时改善，旋即闭塞如故。故留置导尿，请李老师会诊进行中医治疗。刻下症见：小便点滴不通，腹胀，腰膝酸软，四肢欠温，纳尚可，大便调，舌质淡苔薄自，脉沉细弱。李师认为证属肾阳虚衰、寒凝阻滞。治宜温肾助阳，化气利水。处方：熟附子8g，桂枝10g，山茱萸10g，山药15，泽泻15g，茯苓15g，瞿麦12g，苍白术各10g，党参10g，黄芪20g，防己8g，甘草6g。6剂，日1剂，水煎分服。二诊：于服药3天去导尿管后即有少量尿液排出，尿次频，次日小便畅，现基本通利，为巩固疗效继服6剂后痊愈出院。嘱其回家后再服同仁堂的成药肾气丸1月。后随访至今未再反复。［许彦来，陈美南．李富玉教授运用经方治疗癃闭经验．河南中医，2010，30（9）：859－860］

**4. 慢性肾小球肾炎（水肿）** 患者张某，男，48岁。患慢性肾小球肾炎2年余，曾服消炎、利尿等西药（药名不详），疗效不佳，就诊：腰痛，双下肢水肿伴酸软无力，舌淡、苔薄白，脉沉细，查：尿蛋白（++），潜血（－），辨证属脾肾亏虚，水湿停滞，治宜健脾补肾，宣肺利水，金匮肾气汤加减：生地30g，山药、山茱萸各10g，丹皮、茯苓、泽泻各8g，制附子、桂枝各5g，开水煎服，日1剂，6剂后，双下肢水肿明显减轻，尿蛋白（+），潜血（－），腰痛略减，原方加杜仲10g，续服8剂，双下肢水肿消失，腰痛大减，尿蛋白（±），潜血（－）；原方杜仲10g，生黄芪12g，炼蜜为丸，每服9g，日3次，连服2月，诸症皆除，随访半年，无不适感。［吕新愿．金匮肾气丸的临床应用．陕西中医，2012，33（6）：744］

**5. 前列腺增生** 史某，男，71岁，离休干部。1999年4月17日初诊。病人宿患前列腺增生病史20余年，小便排出不畅，因病人同时患有高血压病、冠心病、糖尿病，不适于手术，所以一直采用保守治疗，症状减轻不明显。近1个月以来小便不通，点滴而下，小腹胀痛难忍，尿常规白细胞30～40个/HP，西医诊断为前列腺增生合并尿路感染。病人自觉小便滞涩不畅，尿道灼热不适，小腹以及会阴部坠胀疼痛，腰部酸痛乏力，大便秘结，2～3日一行，舌质红，脉弦滑而稍数。中医诊断为癃闭，辨证为肾阳衰微，下元虚寒，湿热痰瘀，堵塞气道。治以调补肾中阴阳，清热利湿法。方用八味肾气丸合滋肾通关丸加清热利湿之品。服药21剂后，患者症状明显减轻，而后，患者连续11次复诊，治法以补肾助阳为基本原则，方药则主要以肾气丸加减化裁，共服药80余剂，诸症消除，检查前列腺质地变软，体积缩小，基本不影响排尿，随访1年，状态稳定，无复发，从而治愈。［陈彩霞，梁勇超．肾气丸治疗男科病中“异病同治”的体现．中医学报，2010，25（4）：758－759］

**6. 输尿管结石** 某男，65岁，干部，2007年7月30日诊。半年来左侧腰腹酸痛，固定不移，活动加重。近1个月来二便艰涩，腹胀不适，痛甚时寝食难安，用抗生素及解痉西药，可缓解一时。诊之，痛苦面容，神清而精神不振，脉细涩，苔薄舌红，左侧季肋下叩击痛明显；B超查见左肾光带分离2.1cm×2.2cm，输尿管上段见0.5cm×0.5cm增强光团，后方有声影；化验：血清肌酐144.6μmol/L，尿红细胞（+++）。诊断：左侧输尿管结石伴积水及肾功能轻度损害。从中医的石淋治疗，法用益肾助阳，行水化石。方用肾气丸加味作汤。熟地黄、金钱草各30g，肉桂、怀山药、山茱萸、牡丹皮、川牛膝、威灵仙、石韦各10g，茯苓、泽泻各20g，制附子、木通各6g。上药先后连服35剂，并嘱每日集量饮水1~2次，豆粒大结石终从小便而出。［冯天明．雍履平应用肾气丸治疗肾系病验案4则．中医药临床杂志，2010，22（10）：856－857］

**7. 肾囊肿积水**　某男，64岁，干部，2008年3月15日诊。左侧腰及腹部胀痛渐进性加重5年，运动或劳累时尤剧，经某医院诊断为肾囊肿积水过多，行穿刺术抽水，然水去不久又复生，症状加故。刻诊：左侧腰痛胀固定，呈阵发性加重，时而向上腹部放射，腹内有沉重感，肾区饱满，两下肢浮肿，脉沉濡，苔白水滑，舌质淡胖。B超见左肾中极7.8cm×5.4cm无回声区，上极腹侧见5.4cm×4.6cm无回声区，边界不清。化验：尿素氮8.2mmol/L，血清肌酐168.4μmol/L；尿白细胞（++），红细胞（+），蛋白质（+）。诊断为肾癖。证属肾阳不足，气化失司，水湿留蓄。拟温肾行水法。方用肾气丸化裁：熟地黄、益智仁、泽泻、茯苓、车前子（布包）各30g，肉桂、制附子（先煎）、牡丹皮、川牛膝、山萸肉、怀山药、大青叶各10g。水煎服。上药共服60余剂，复查B超示：左肾中极见2.5cm×1.3cm无回声区，上极腹侧见1.9cm×1.5cm无回声区；小便及肾功能化验皆正常，诸症消失。复以原方加量粉碎水泛为丸，继服以巩固疗效。［冯天明．雍履平应用肾气丸治疗肾系病验案4则．中医药临床杂志，2010，22（10）：856－857］

**8. 滑精**　戴某，男，45岁，干部。1976年3月15日初诊，患者素来体弱多病，患慢性肾炎已15年。近来又增患滑精，3~5天1次，无梦而遗。腰腿酸困，疲软无力，头晕失眠，口唇干裂，五心烦热，全身怕冷，稍冷即病情加重，食纳少进，时有胃脘顶冲，嗳气反酸，大便干，小便频，舌淡苔白，脉象沉弱，此为脾肾阳虚，治宜补肾壮阳、固涩精关。处方以肾气丸为基础方，再对症加减进行治疗，患者服药后诸症均有减轻，三诊时患者肾气初复，上焦火生，拟清上补下为法治之，诸症渐安，后随访未见滑精之症复发。［陈彩霞，梁勇超．肾气丸治疗男科病中“异病同治”的体现．中医学报，2010，25（4）：758－759］

**9. 神经性耳鸣**　杨某，男，54岁，干部。左侧耳鸣半年余，曾在某院诊为“神经性耳鸣”，历服西药不效而来诊。现症：左耳蝉鸣，昼夜不止，自觉耳内凉楚不适，精神不振，腰膝乏力，五更便溏，小便清白，夜尿增多，舌淡苔薄白，脉沉缓，耳部检查无明显异常。证属肾气虚弱，耳失温养而发为耳鸣。治以温补肾气，养耳熄鸣。药用制附子9g，肉桂9g，熟地15g，山药

15g，山萸肉12g，泽泻10g，茯苓15g，丹皮10g，磁石30g，葛根15g，酸枣仁15g，炙甘草10g。日1剂，分3服次。用药6剂，耳鸣著减，诸症好转。复用9剂，耳鸣息，诸症皆去。[王永钦.《金匮》肾气丸在耳鼻喉科的运用.河南中医，1989，(5)：7]

**10. 喘证（慢性支气管炎、肺气肿）** 李某某，男，54岁，工人。初诊咳嗽气急，反复发作十几年，入冬即发，逐年加重。西医诊断为慢性支气管炎、肺气肿。近1周加剧，颜面苍白晦暗，喘促抬肩，惟以吸气为快，动则喘甚，汗出肢冷、食少便溏，舌质淡、苔薄白，脉沉细而弱。始知证属肾不纳气之故。治则：固肾纳气、宣肺定喘方剂。金匮肾气丸加味：山药25g、丹皮15g、熟地25g、泽泻25g、茯苓15g、萸肉15g、川附子10g、肉桂4g、苏子15g、白果10g、五味子15g。水煎1剂两煎，早、中、晚3次温服，1剂症减，连服4剂。二诊：汗出减少，四肢已温，舌苔薄白、质淡，脉沉细而弱，据此肾阳微回，仍守前方加人参25g、胡桃25g以助阳纳气，连服6剂。三诊：脉转沉细，咳嗽减半，惟食少便溏，治以培土生金，温中健脾，方药用六君子汤加味。党参20g、白术20g、茯苓20g、半夏15g、山药25g、陈皮25g、枇杷叶15g、莲肉20g、炙草10g、砂仁15g、薏苡仁20g、水煎早、晚2次温服。四诊：胃和食佳、大便成形、脉转沉缓、脾胃健运之职已复，继服金匮肾气丸加人参25g、胡桃25g、白芍25g、苏子15g，配制成丸，每服1丸，日服2次，连服4周痊愈出院。[周国镇.老中医翟奎临证举隅.黑龙江中医药，1986，(6)：7]

**11. 神经性皮炎** 刘某，女，60岁，3年前因不明原因患神经性皮炎，颈背部皮肤粗糙肥厚，剧烈瘙痒难忍，夏秋季节加重，服用多种药物效果不显，遂要求中医治疗。诊见：全身无明显的皮疹征象，双手触及冷水或寒冷物品后瘙痒难忍，得暖后缓解，腰腿酸困，形体消瘦，面色无华，舌体胖大，舌质淡，苔白，脉沉细无力。夜间小便频数清长。证属肾气虚弱，肌肤失养，用肾气丸加减治疗。处方：生地黄30g，熟地黄30g，山药15g，山茱萸15g，茯苓10g，泽泻10g，牡丹皮10g，桂枝5g，附子3g，当归12g，白芍12g，白鲜皮15g，川芎15g，蝉蜕6g。3剂，日1剂，水煎服，并嘱少食辛辣厚味之物，注意保持情志舒畅。2诊时瘀痒明显减轻，守方予20剂，1个月后随访，临床症状全部消失。[王晓东，晁利芹.金匮肾气丸加减临床新用.吉林中医药，2010，30(1)：57-58]

**12. 复发性口腔溃疡** 王某，男，46岁，口腔溃疡反复发作1年。时轻时重，服用多种抗生素及清火片均未痊愈，因疼痛难忍，严重影响生活质量前来就诊。诊见：口腔溃疡散布于口腔内部各处，此起彼伏，溃疡面色白而疼痛不甚，进食过冷或过热的食物时则疼痛加重，兼见四肢冰冷，精神不振，腰部冷痛，舌质黯苔薄白，脉沉无力。诊为肾阳不足证，处方：熟地黄30g，山药15g，山茱萸15g，茯苓20g，泽泻10g，牡丹皮15g，肉桂5g，附子5g，牛膝30g，冰片2g，知母15g，炙甘草6g。连续服用20剂，病情明显减轻，3个月后复查，溃疡已全部消失，再没有复发。［王晓东，晁利芹．金匮肾气丸加减临床新用．吉林中医药，2010，30（1）：57－58］

**13. 夜尿频多** 朱晓光等运用金匮肾气丸加味治疗承认夜尿症90例，效果较好。处方：生地黄20g，山药、山茱萸、牡丹皮、茯苓、泽泻、益智仁各10g，桂枝、制附子各5g，覆盆子30g。水煎2次，合并2次煎出液。每次空腹温服150ml，每天2次，分别在午餐前1小时及晚餐前1小时服用，治疗4周。与治疗前相比，治疗后患者夜尿次数、夜间尿量均减少，差异有显著性意义。［朱晓光，朱玲玲．金匮肾气丸加味治疗成人夜尿症90例临床观察．新中医，2011，43（7）：45－46］

**14. 少精症、弱精症** 何云长运用八味肾气丸加减治疗少精症、弱精症49例，效果较好。处方：川附子10g（另包开水先煎），桂枝10g，生地黄45g，山茱萸10g，淮山药15g，牡丹皮12g，茯苓15g，泽泻15g，菟丝子15g，枸杞子15g，车前子15g，五味子10g，覆盆子15g，细辛6g，甘草6g。随症加减：偏肾阳虚者加鹿角胶；阴虚火旺者加女贞子、知母；肝郁者加柴胡、香附、郁金；瘀血内阻者加路路通、赤芍；偏湿热者加黄连、薏苡仁等；有痰热者加黄芩、贝母等。水煎，每日1剂，分2次口服。连服12周。结果：治愈16例，有效18例，无效15例，总有效率69%。［何云长．八位肾气丸加减治疗少精症弱精症49例．云南中医中药杂志，2010，31（7）：39－40］

**15. 其他** 《钱氏小儿方诀》地黄丸治肾虚解颅，或行迟、语迟等症，于本方中去桂枝、附子。

《医方考》入房太甚，宗筋纵弛，发为阴痿，此方主之。

《张氏医通》加减八味丸，治肾虚火不归元，烘热咳嗽，即八味丸去附子，加五味子一两。

**【临证提要】**肾气丸为补肾的祖方、主方，临床应用极其广泛，凡虚劳病、肾阴阳两虚或肾虚水湿为患者，皆可以本方加减治之。现多用于治疗肾炎水肿、癃闭、淋证、慢性咳喘、糖尿病等，以及妇科、男科、耳鼻喉科等辨证属肾阴阳两虚者。另外，在服用激素的同时或撤激素时服用肾气丸，可预防或治疗撤激素综合征。

# 血痹虚劳病脉证并治第六

## 黄芪桂枝五物汤

**【组成】**黄芪三两　芍药三两　桂枝三两　生姜六两　大枣十二枚

**【用法】**上五味，以水六升，煮取二升，温服七合，日三服。

**【功用】**益气助阳，和血行痹。

**【主治】**血痹阴阳俱微，寸口关上微，尺中小紧，外证身体不仁，如风痹状，黄芪桂枝五物汤主之。（金匮六　2）

**【方解】**方中黄芪为君，甘温益气，补体表之虚衰。桂枝散风寒而温经通痹，与黄芪配伍，益气温阳，和血通经。桂枝得黄芪益气而振奋卫阳；黄芪得桂枝，固表而不致留邪。芍药养血和营而通血痹，与桂枝合用，调营卫而和表里，两药为臣。生姜剂量加倍，助药力达于体表；大枣甘温，养血益气，以资黄芪、芍药之功；与生姜为伍，又能和营卫，调诸药，以为佐使。方药五味，配伍精当，共奏益气温经，和血通痹之效。

**【方论】**黄芪桂枝五物汤，在风痹可治，在血痹亦可治也。以黄芪为主固表补中，佐以大枣；以桂枝治卫升阳，佐以生姜；以芍药入营理血，共成厥美。五物而营卫兼理，且表营卫里胃肠亦兼理矣。推之中风于皮肤肌肉者，亦兼理矣。故不必多求他法也。（《金匮要略方论本义》）

**【临床应用】**

**1. 血痹**　胡希恕医案：马某，女，65岁，1965年10月31日初诊。1965年8月1日跌倒1次，出现四肢不能活动，10多天后恢复活动，但右臂无力，两手麻木不能紧握，口干不思饮，舌苔白少津，脉弦数。

证属荣卫气血俱虚之血痹，与黄芪桂枝五物汤：生黄芪15g，桂枝10g，生姜10g，白芍10g，大枣4枚，生石膏30g。

结果：上药服6剂，两手麻木减轻，但仍握不紧。上方增黄芪为24g，因脉仍数，故仍加生石膏30g。继服6剂，两手麻木又减，左手已能正常握拳，继续调理之。[冯世纶，等．经方传真（修订版）．北京：中国中医药出版社，2008：20]

**2. 原发性脑萎缩**　某女患，45岁。4年来头痛，头晕，健忘，并日益加重。经全脑造影、脑电图、超声、脑脊液等项检查，诊断为原发性脑萎缩。症见四肢无力，肌肉萎缩，头晕健忘，气短便难，舌质淡红，脉弱，属中医痿证。用本方加减：黄芪150g，白芍50g，何首乌35g，生姜10g，大枣10枚，当归、鸡血藤、牛膝各20g。水煎服，日1剂。半年后基本痊愈，随访2年余，病情稳定。［胡青山，段钦权．黄芪桂枝五物汤临床治验．黑龙江中医药，1985，(1)：20］

**3. 汗出偏沮** 高濯风医案：赵某，女，29岁。1982年9月3日初诊。患者于1年前，无明显诱因，出现每至子夜左半身汗出如洗，汗后自觉虚弱之至，伴心悸气短、少寐多梦、月事愆期、量少色淡。高老予调和营卫、补虚敛汗。药用：黄芪15g，桂枝、白芍各9g，白术15g，防风3g，生龙骨、生牡蛎、生地、百合各30g，炙甘草6g。连服9剂，汗止而寐安，心悸气短消失，月事如期来潮，色转红而量亦增。继服3剂，固其后效。［张晓辉．黄芪桂枝五物汤加减治疗偏沮．辽宁中医杂志，1987，(11)：25］

**4. 末梢神经炎（偏枯）** 刘某某，男，44岁，工人。初诊时，自诉有“末梢神经炎”史3年余。初起四肢末端麻木不仁，时常不知冷暖，冷痛不适，甚则如针刺样，每遇受凉（如气候变冷，接触冷水）或劳累后上述症状加重。曾就诊于中西医，用独活寄生汤、小活络丸，以及维生素类药物，疗效欠佳。近1周因气候变冷诱发并加重，伴气短乏力、面色无华，四肢肌肤虽无明显变化，然触之欠温，舌质淡暗，边有瘀点，脉沉细无力。参合脉证，乃属阳气不足、气血不和、瘀滞脉络之血痹证，当用黄芪桂枝五物汤加味：黄芪45g、桂枝18g、赤白芍各30g、生姜10g、大枣10枚、当归20g、地龙12g、细辛6g。每日1付，水煎取汁300ml，分3～4次服。服上方5付后，麻木疼痛即见缓解。又于原方增减出入，先后共服药40余付，诸症基本消失。尔后再发，仍以上方服之，即效。［柯新桥．黄芪桂枝五物汤的临床应用举隅．黑龙江中医药，1988，(5)：15］

**5. 中风后遗症** 黄某某，男，68岁，退休工人。半年前因高血压病、动脉硬化而渐发中风（脑血栓形成），后经中西药治疗病情逐步好转，仍遗有右上下肢痿软麻木不仁，步履不稳，口眼轻度歪斜，语言不利，短气乏力，四肢欠温（以右上下肢为甚）舌质淡暗，苔白微滑，脉弦细而涩。血压仍高（一般在160～180/90～110mmHg之间）。乃因久病阳气亏损，营血阻滞脉络所致，治当益气和营、温通经脉为主。黄芪60g，桂枝15g，赤芍30g，生姜6g，大枣10枚，当归30g，丹参30g，郁金30g，蜈蚣2条。每日1付，煎服法同前。于原方基础上，根据病情变化，或加杜仲、怀牛膝强筋健骨，或加菖蒲、胆南星化痰利窍，或加肉苁蓉、桑螵蛸补肾止遗，或加肉苁蓉、柏子仁润肠通便，或加复方丹参片、三七片活血化瘀，先后服药60余付（并配合针刺按摩及口服降压药），除感右上下肢不时麻木，活动与常人稍差外，余症基本消失。［柯新桥．黄芪桂枝五物汤的临床应用举隅．黑龙江中医药，1988，（5）：15］

**6. 无脉症** 田某，男，42岁。1988年2月6日就诊。右手麻木、发冷、脉测不得1年余。劳累或受凉后症状加重，并背部紧缩疼痛，遇阴雨天加剧。半年前曾在省级医院诊为大动脉炎。血压左臂20/13kPa（150/97mmHg），右臂血压没有显示。舌质淡红，苔薄白，右脉不得。中医诊为脉痹，辨证属营卫不和，气虚血瘀，脉道痹阻。治以调和营卫、补气温阳行痹。方选黄芪桂枝五物汤加味：黄芪30g，芍药12g，桂枝9g，红花10g，川芎10g，生姜3片，大枣6枚。水煎服，日1剂。

服药6剂后，自觉右手麻木减轻，脉搏微弱可取，背部紧缩疼痛亦明显好转。药已中的，守方加当归20g、丹参20g，以增强活血之力，再进12剂。药毕自述右手麻木、背部紧缩疼痛等症均消失，切诊右手脉有力可取。至此，服药不足20剂而症获痊愈。［丁红霞．黄芪桂枝五物汤治疗无脉症2例．山东中医杂志，1993，12（3）：33］

**7. 血栓闭塞性脉管炎** 江某某，男，58岁，农民。于半年前渐感右下肢沉重，酸麻不仁，局部发凉，后活动稍太过，右足大趾呈针刺样冷痛。县医院诊断为"脉管炎"，经用西药及活血化瘀之品，症状仍不见减轻而渐加重。就诊时症见右足大趾处皮肤呈紫暗色，有约1cm×1cm的湿性溃疡面，触之冰凉，抬高后则显苍白，右足背动脉搏动消失，伴倦怠乏力，舌暗淡，苔白滑，脉沉而涩。此因阳气虚衰，血运无力，组织失于温煦，营血凝滞所致。当益气温经散寒，化瘀通脉：黄芪60g，桂枝20g，赤白芍各30g，大枣10枚，生姜10g，附子15g，细辛10g，炮山甲20g，当归30g，薏苡仁24g。每日1付，煎服法同前。服药15付（同时溃疡处按外科常规处理），右下肢麻木冷痛均有减轻，肤色由紫暗色转为紫红，溃疡面中心腐肉脱落而为淡红色。说明药已中病，又于原方增减。先后服方110余付，4个月后，溃疡愈合，下肢转温，足背动脉搏动已能触及，步履基本正常而出院。［柯新桥．黄芪桂枝五物汤的临床应用举隅．黑龙江中医药，1988，（5）：15］

**8. 肩周炎** 金某，男，48岁，1993年1月6日因车祸右肩关节脱位，经手法复位，2月后右肩关节疼痛，右上肢不能抬举，X线示：右肩关节及诸骨质未见异常。诊断为他伤性右肩关节炎。处方：黄芪30g，白芍12g，桂枝12g，生姜10g，大枣5枚，鸡血藤12g，秦艽10g。每日1剂，水煎，早晚各1服。服药10剂后，右肩关节内旋及外旋外展功能恢复，疼痛较前减轻。守法治疗2周而愈。随访1年，右肩关节功能正常。［张民钦．经方治疗创伤性肩周炎26例．国医论坛，1995，（3）：11］

**9. 神经衰弱** 肖某，男，30岁。1985年5月3日诊。头顶至脑后麻木伴疼痛半年，近1月加剧，且增失眠，多梦，记忆力减退等症。经某市人民医院做脑电图检查，无异常发现，诊断为“神经衰弱”，服安定、谷维素、维生素 $B_1$、脑乐静等药，症无缓解，且头痛愈甚。诊见：形体稍胖，四肢不温，畏寒，舌淡苔白，脉沉细而涩。证系阳气不足，复感风寒，浊邪上逆，痹阻清阳，营阴郁滞。治拟温阳散寒，通痹止痛之法。方用黄芪桂枝五物汤加味：黄芪15g，酒白芍20g，桂枝、藁本、羌活、远志、生姜各10g，大枣7枚。服5剂后，诸症减轻，守原方继进10剂而愈，随访2年，未复发。［郭正杰．黄芪桂枝五物汤治神经衰弱．四川中医，1989，(6)：32］

**10. 盗汗** 张某某，男，36岁。1982年6月5日初诊。患者夜间盗汗2年余。近因工作繁劳，盗汗加重，每夜汗湿衬衣，伴头晕目眩，心悸气短，肢倦无力，纳谷减少，面黄神疲，舌苔薄白，舌质淡红，脉浮缓少力。此乃劳倦伤气，卫阳不固，营失内守之故。拟益气温阳，敛营固卫，少佐敛汗之法，取黄芪桂枝五物汤加味。处方：黄芪30g，桂枝10g，白芍10g，炒党参15g，煅龙骨15g，煅牡蛎30g，生姜3g，大枣5枚。上方服8剂后，盗汗止，食纳增加，精神好转。继用黄芪30g，大枣5枚，煎汤代茶饮，巩固1周，随访至今未发。［刘殿青．黄芪桂枝五物汤的临床运用．江苏中医杂志，1984，(1)：37－38］

**11. 复发性感冒（气虚感冒）** 沈某某，女，38岁，机关干部。5年前分娩第二胎后，体质一直虚弱。稍受寒热，即患感冒，常每月2～4次发病。2天前不慎而又恶寒发热、头痛鼻塞、打喷嚏、自汗出、时咳嗽。面色无华，短气乏力，舌淡苔白，脉浮无力。分析病机，为久病气虚，卫阳不固，风寒客表，营卫不和所致。法当益气固表，解肌祛风，调和营卫：黄芪30g，桂枝12g，白芍12g，生姜3片，大枣10枚，甘草10g，焦白术12g，白芷10g，前胡10g，防风10g。每日1付，煎服法同前。

服药2付，热退汗止，头痛鼻塞等亦消失。继服2付后，再将前方（去前胡、白芷，加党参、当归各10g）按比例炼蜜为丸，每次9g，每日2～3次，连服2月，尔后很少再发。［柯新桥．黄芪桂枝五物汤的临床应用举隅．黑龙江中医药，1988，(5)：15］

**12. 低热** 贺某，女，23岁，农民。近一年半来经常发热，体温一般在37.5℃～38℃之间。曾经多方检查，排除结核及其他感染等疾病，考虑为“功能性低热”，用中药滋阴降火、疏肝解郁、甘温除热诸法，效果不佳。诉发热多在下午1～5时，劳累过度易发，伴头晕乏力、形瘦倦怠、少气懒言、恶风自汗，平素易患感冒。舌淡苔薄白，脉沉细无力。观其脉证，乃属气虚发热，由于卫阳不固，营卫不和，故伴有恶风、自汗等症。治宜甘温除热，调和营卫：黄芪30g，桂枝10g，白芍15g，大枣10枚，生姜6g，炙甘草10g，党参15g，浮小麦20g，白术10g，当归10g。每日1付，煎服法同前（其中发热时频服效果更好）。先后共服药40余付，热势渐退，面色及精神较佳，后改用黄芪八珍汤调理以巩固疗效。半年后随访，诉未再发热，一切如常。［柯新桥．黄芪桂枝五物汤的临床应用举隅．黑龙江中医药，1988，(5)：15］

**13. 慢性鼻炎** 李某，女，51岁。症见鼻塞流涕，时发时止，尤以秋冬为甚，舌淡红，苔薄白，脉缓。西医诊为慢性鼻炎。盖肺主气，外合皮毛，鼻为肺之窍，卫表不固，风邪因袭，鼻窍为之不利。故以黄芪桂枝五物汤益气固表，调和营卫以治本，佐以苍耳子、辛荑花、白芷宣通鼻窍以治标，标本并治，数剂后，症见明显好转。［黄发盛．黄芪桂枝五物汤点滴应用．福建中医药，1982，(4)：60］

**14. 迁延性肺炎** 刘某，女，4岁，1989年4月6日因发热、咳嗽、喘息，诊断为支气管肺炎收住院。先后给予西药青霉素、链霉素、先锋霉素，中药麻杏石甘汤、凉膈散、沙参麦冬汤等治疗，达1月之久，仍低热不退，肺部中、小湿啰音不消。5月9日会诊，症见面色㿠白，气短神倦，虚烦不宁，动则气喘，时自汗，喉间痰鸣，舌质淡，苔薄白，指纹青而淡达气关，脉细无力。双肺可闻及中、小湿啰音，以右肺为重。近2周体温波动在37.5℃～38℃，热型不规则。辨证为肺气虚弱，营卫不调，心阳不振，正虚邪恋。予黄芪桂枝五物加味：黄芪9g，白芍6g，桂枝3g，大枣3枚，干姜3g，附子4g。1剂，水煎，频频饮之。

次日烦减神安，精神渐振。再予3剂，体温降至37℃以下，纳增神振，左肺湿啰音已消失，右肺明显减少，然仍自汗，指纹淡紫，脉细弱。此阳气渐复，营卫未和，气血未畅，阴不敛阳。原方去姜、附，加煅龙牡各6g，五味子4.5g，3剂。药后肺部啰音消失，易方香砂六君子汤以善其后。5月19日痊愈出院。［赵克安．黄芪桂枝五物汤在儿科临床的运用．山西中医，1994，10（6）：29－30］

**15. 心悸** 刘某，男，52岁，1990年2月初诊。患者素体虚弱，3个月前因受凉感冒而纳呆乏力，动则汗出，经治疗月余，仍胸闷乏力，心悸气短，饮食不香。心电图检查示：窦性心律，频发早搏。曾服西药治疗近2个月，效果不佳，故延余诊治。刻诊：面色无华，心悸气短，动则加剧，舌体胖质淡红、苔薄白，脉弱而结代。证属心气不足、心血亏虚。方用黄芪桂枝五物汤加味：白芍、炙甘草各15g，桂枝10g，柏子仁、麦冬各12g，生姜3片，大枣5枚。水煎服，1日1剂，分2次服。

服药5剂后，心悸气短大减，脉结代减少，惟仍易汗出，原方黄芪加至30g，再进5剂，脉律规整，已无结代，食纳尚少，原方加砂仁6g，服5剂而病愈，随访1年未再发。［于素勤．黄芪桂枝五物汤新用举隅．新中医，1992，(3)：46－47］

**16. 泄泻** 翟某，女，10岁，1989年10月6日初诊。腹痛、腹泻，时轻时重3年余，曾服多种抗生素和中药参苓白术散、四神丸等不愈。感寒即发，饮凉即重。近1个月来加重，脘腹隐痛，肠鸣泄泻，日3~5次不等，便稀色黄，完谷不化。面色萎黄，食欲不振，四肢倦怠，气短懒言，动则自汗。舌质淡，苔白滑，脉弱无力。证属气虚卫弱，中土虚寒，脾失健运。拟黄芪桂枝五物汤加味：黄芪12g，桂枝3g，白芍6g，炮姜3g，苍术6g，白术6g，罂粟壳3g，大枣3枚。3剂。

10月9日二诊：腹痛止，大便日1~2次，黄色软便，纳食增加，舌苔薄白，脉缓较前有力，仍自汗。中寒得温，卫阳尚弱。前方黄芪加至15g，3剂。

10月12日三诊：汗止神和，大便日1次，脉缓有力，食纳正常，上方改为3日1剂，巩固疗效。进10剂后自行停药。半年后随访未复发。［赵克安．黄芪桂枝五物汤在儿科临床的运用．山西中医，1994，10（6）：29－30］

**17. 十二指肠球部溃疡（胃脘痛）** 王某某，男，32岁，汽车司机。因胃脘疼痛复发1周而入院治疗。患者素有溃疡病史5年余，初诊时症见胃脘部隐痛不适，喜温喜按时泛清水，纳谷不香，倦怠乏力，面色稍萎黄，四肢欠温，大便先干后溏，舌淡苔薄白，根微腻，即拟黄芪桂枝五物汤加味：黄芪30g，桂枝12g，白芍45g，干、生姜各6g，党参15g，焦白术15g，佛手片12g，乌贼骨20g，大枣10枚。服法同前。

服药5付，脘痛明显减轻；半月后，诸症消失，纳食增加而出院（入院后与出院前作胃镜检查证实病灶明显好转）。出院后仍嘱服上方半个月以巩固疗效。［柯新桥．黄芪桂枝五物汤的临床应用举隅．黑龙江中医药，1988，（5）：15］

**18. 肾小球肾炎** 王某某，女，38岁。1985年10月7日诊。患者月前右下肢生疮，经治愈后，渐觉面目及四肢浮肿，神疲，腰酸纳呆，面黄虚浮，身重体倦，汗出恶风，舌苔薄白，脉浮缓。尿检：红细胞（＋＋），白细胞（＋），蛋白（＋），颗粒管型（＋），西医诊断为急性肾小球肾炎。中医辨证为风水相搏，表虚不固，肾亏于下，水溢肌肤。治宜祛风行水，益卫固表。方取黄芪桂枝五物汤加减：黄芪30g，桂枝5g，赤芍、桑寄生各10g，白术、赤小豆各15g，生姜3g，大枣5枚。服药7剂后，浮肿、汗出恶风俱减，尿检蛋白少许。继服7剂，诸症消失，尿检正常。［朱志超．黄芪桂枝五物汤的临床运用．四川中医1989，（3）：15］

**19. 慢性前列腺炎** 赵某某，40岁。会阴部隐痛2年，平时尿频，尿后余沥不尽，大便时尿道常有黏液滴出，患者形瘦神疲，气弱懒言，面色苍白，汗出肢冷，下肢轻度浮肿，脉沉迟无力，舌质淡，苔白润，前列腺检查质软，有触痛，前列腺液镜检卵磷脂小体（＋＋），白细胞30个/高倍视野，红细胞5~6个/高倍视野。当属淋证无疑，治以益气温阳，化气利水之法。药用黄芪

50g，桂枝15g，生地25g，泽泻15g，白芍20g，大枣10枚，瞿麦20g，茯苓30g。服50剂，上述症状消失，前列腺液镜检均正常。［谷励．黄芪桂枝五物汤的异病同治．黑龙江中医药，1988，(1)：49］

**20. 下肢慢性溃疡** 殷某，女，49岁。1986年11月初诊。左下肢慢性溃疡反复发作2～3年，每遇阴雨天则瘙痒疼痛，并流稀脓水，常缠裹以纱布，曾多处求治，大都给予抗生素类药治疗，收效甚微。视其左小腿内踝上方溃疡面积约5cm×4cm，表面有稀脓水样，白色分泌物，周围皮肤呈晦暗色。舌质淡红，苔薄白微腻，脉细缓。证属阳气失于宣通，气血失常，湿邪痹阻于下，方以黄芪桂枝五物汤加味：生黄芪30g，桂枝15g，白芍9g，生姜3片，大枣4枚（擘），土茯苓30g，当归20g，牛膝15g，蒲公英18g，薏苡仁30g。水煎服，每日1剂，并配以三黄粉（黄连、黄芩、黄柏等份研细粉）撒敷溃疡面。服5剂后即显效，疼痛消失，渗出物减少，仍感瘙痒。上方又进10剂，疮面结痂而愈，至今未再复发。［程莉．黄芪桂枝五物汤新用．山东中医杂志，1991，10（1)：31］

**21. 癫痫** 岳美中医案：李某某，女，46岁，1994年10月5日诊。以左侧颜面及上肢阵发性抽搐3月求治。左眼及口角阵发牵扯，继之左上肢阵挛抽搐，为时几秒至数十秒，且感左上肢酸麻无力，数分钟后复如常人，每日数次发作，甚为其恼。脑电图示：右额顶叶有少许棘尖波发放，中度异常脑电图。诊为“Jackson癫痫”。患者舌苔薄白，舌质有少许瘀点，脉来细缓。此营卫虚弱，气血不畅，濡润无权，故作动风。当调和营卫，通阳活血。用黄芪桂枝五物汤：黄芪20g，桂枝15g，白芍20g，大枣10g，生姜5片，酸枣仁15g。10剂服后，迄今未发。［钟强．癫痫病经文治验三则．四川中医，1996；14(5)：33］

**【临证提要】**（1）本方为治疗血痹之常用方剂。以四肢麻木，或身体不仁，微恶风寒，舌淡，脉无力为审证要点。

（2）若风邪偏重者，加防风、防己以祛风通络；兼血瘀者，可加桃仁、红花以活血通络；用于产后或月经之后，可加当归、川芎、鸡血藤以养血通络；血虚者，可合用当归芍药散。

（3）对于皮肤炎、末梢神经炎、中风后遗症等见有肢体麻木疼痛，属气虚血滞，微感风邪者，均可加味用之。

## 桂枝加龙骨牡蛎汤

**【组成】**桂枝　芍药　生姜各三两　甘草二两　大枣十二枚　龙骨　牡蛎各三两

【用法】上七味，以水七升，煮取三升，分温三服。

【功用】调和阴阳，固涩肾精。

【主治】夫失精家，少腹弦急，阴头寒，目眩，发落，脉极虚芤迟，为清谷、亡血、失精。脉得诸芤动微紧，男子失精，女子梦交，桂枝龙骨牡蛎汤主之。（金匮六　8）

【方解】桂枝汤主治表虚，有调和营卫之功，佐以龙牡，镇静安神，收敛心气。方中桂姜之辛热，芍药之酸寒，甘枣之甘温，龙牡之咸涩，均各有己用。夫姜能助桂温经通阳，芍药入营收阴，甘枣缓急调中，并可制以姜桂之辛热，藉龙牡之潜阳收涩，以制心神浮越。

【方论】徐氏《轨范》云：经曰脉极虚芤迟，乃为虚寒之症，故用桂枝及建中等汤。若嗽血而脉数者，乃阴虚之症，于此相反，误用必毙。余谓：此方《外台》名龙骨汤，治梦失精，诸脉浮动，心悸，少息，阴处寒，目眶疼痛，发脱。然则脉浮动者亦宜之，不独虚芤迟也。大法虚而有风者皆宜用，徐氏非也。深师名桂心汤，治同。《小品》亦名龙骨汤。曰：虚羸浮热汗出者，除桂加白薇三枚，附子三枚、炮，故曰二加龙骨汤。（《经方例释》）

【临床应用】

**1. 遗精**　胡希恕医案：蒲某，男，33岁，某厂会诊病例，1966年3月25日初诊。遗精已数年，常以补肾治疗无效，近年来加重，每周1~3次。常有汗出恶风，腰酸痛，舌苔白，舌尖红，脉浮而虚。与二加龙骨牡蛎汤：桂枝10g，赤芍10g，生龙骨15g，生牡蛎15g，生姜10g，大枣4枚，炙甘草6g，川附子6g，白薇12g。结果：4月8日复诊，上药服6剂，遗精未作。［冯世纶，等．经方传真（修订版）．北京：中国中医药出版社，2008：27］

**2. 失眠**　林某，女，65岁，2003年10月11日就诊。近2个月来，患者入睡困难或睡而易醒，醒后不寐，有时彻夜难眠，伴有神昏，心神不宁，舌淡，脉弦细。治以调和营卫，和阴益阳，镇心安神。方选桂枝加龙骨牡蛎汤加减治疗。处方：桂枝10g，甘草5g，芍药15g，生姜3片，龙骨30g，牡蛎30g，大枣20g，合欢花20g。日1剂，水煎服。5剂后复诊，睡眠明显改善。效不更方，又服5剂，睡眠正常，精力旺盛。半年后随访，睡眠正常，生活愉快。［刘新瑞，王立彬．桂枝加龙骨牡蛎汤治验．吉林中医药，2006，26（7）：42］

**3. 盗汗**　姜某，女，56岁，教师，2002年8月10日就诊。患者下半身盗汗3年，疲乏无力，精神不振。曾服用钙剂，无效。查舌淡红，苔薄黄，脉弦数。治以调和营卫，收敛汗液。方选桂枝加龙骨牡蛎汤加减治疗。处方：桂枝10g，甘草5g，芍药15g，生姜3片，煅龙骨30g，煅牡蛎30g，大枣30g，山茱萸10g，生地15g。日1次，水煎服。5剂后复诊，盗汗止，精神振奋。［刘新瑞，王立彬．桂枝加龙骨牡蛎汤治验．吉林中医药，2006，26（7）：42］

**4. 自汗** 岳美中医案：李某某，46岁，男性。患项部自汗，竟日淋漓不止，频频作拭，颇感苦恼，要求治疗。诊其脉浮缓无力，汗自出。分析病情，项部是太阳经所过，长期汗出，系经气向上冲逆，持久不愈，必致虚弱。因投以张仲景之桂枝龙骨牡蛎汤，和阳降逆，协调营卫，收敛浮越之气。先服4剂，自汗止；再服4剂，以巩固疗效。[陈明．金匮名医验案精选．北京：学苑出版社，2000：137]

**5. 小儿夜惊症** 某男，7岁，1996－12－04日初诊。代诉，患儿夜夜喊叫已一个半月。大多在夜晚12点至凌晨2点左右高声喊叫三四声，表情似发急状，其母拍打其身数下，即呼呼入睡，约停2个小时左右，复喊叫3～4声。一夜多则发作2～3次，少则1次，翌晨问之，全然不知。脑电图检查：轻度异常。给服鲁米那后，前额疼痛，双手握拳，两腿蜷曲，全身颤动，约持续2～3秒，便自行缓解。家长惧之，故转中医治疗。刻下：症状如上所述，反应略显迟钝，舌质淡红，苔薄白，脉数。病起于受外界刺激后，复受家长训斥所致。依据证因，辨为肝胆不宁，阴阳失和，治宜疏肝清胆，调和阴阳。处方：桂枝10g，生龙、牡各24g，甘草10g，大枣5枚，白芍20g，生姜适量，柴胡10g，大黄9g，党参10g，黄芩9g，清半夏10g。服3剂后，半夜睡中未再喊叫，只是说两句梦话，面部略有着急表情。翌晨能诉说梦中情景，舌质淡红，苔薄白，脉数，效不更方，续服3剂。三诊：睡眠安宁，已不说梦话，反应灵敏。脑电图检查：未发现异常。遂停药观察3个月，康复如初。[康进忠．关思友运用桂枝加龙骨牡蛎汤的经验．时珍国医国药，2006，17（7）：1356－1357]

**6. 癫痫兼奔豚气** 某男，41岁，因反复出现一过性意识丧失，四肢抽搐，两目上视5年，加重伴奔豚气1月，于2004－09－02日就诊，患者5年前，不明原因出现四肢抽搐，两目上视，口吐白沫，一过性意识丧失，在安阳地区医院诊断为癫痫，长期服用苯巴比妥、卡马西平，每年遇劳或生气发作2～3次，对症处理后缓解。1年前只服用卡马西平，停用苯巴比妥，病情尚稳定，1个月前因劳累出现头晕，随后意识丧失5分钟，醒后全身瘫软，胸闷恶心，速到我院查头颅MRI示右侧额顶部脑裂畸形并灰质移位。脑电图描记阳性。肌内注射苯巴比妥0.2g，1次/12h；用镇惊丸加减：朱砂1g（冲服），远志12g，石菖蒲12g，酸枣仁15g，大黄5g，羚羊角1g（冲服），钩藤15g（后下），珍珠母30g，胆南星6g，天竺黄12g，天麻9g，甘草5g。第5天苯巴比妥改为口服，继续配合服用卡马西平。因泄泻中药汤剂去大黄继服，第9天患者又发作1次，四肢抽搐，口吐白沫，两目向左侧斜视，瞳孔散大，静推安定10mg后缓解，苏醒后自感眩晕，多梦易惊，担心自己再次发病，并多次出现右少腹有一股气流往上滚动，直至咽喉，胸闷呼吸困难，咽喉如物梗阻，舌淡苔薄白，脉细弱。用半夏厚朴汤加减未效，关老据症舌脉处方如下：桂枝15g，白芍10g，生姜10g，炙甘草6g，大枣4枚，生牡蛎30g（先煎），生龙骨30g（先煎），茯神10g，郁金10g，远志10g。服上方3剂后原来1日发作2次，且晨起必发1次，变为3天发作1次，因咽干加射干10g以散热利咽，继服半月夜寐转佳，无恐惧感，至今未再发生奔豚气，仍长期服用抗癫痫药。［康进忠．关思友运用桂枝加龙骨牡蛎汤的经验．时珍国医国药，2006，17（7）：1356－1357］

**【临证提要】**本方常用于治疗桂枝汤证而见梦遗失精、胸腹动悸、烦惊不安等。对于不论男女老幼出现的心神不安症、尿闭或遗尿等，亦可用本方治疗。

## 天雄散

**【组成】**天雄三两，炮　白术八两　桂枝六两　龙骨三两

**【用法】**上四味，杵为散，酒服半钱匕，日三服。不知，稍增之。

**【功用】**补阳摄阴。

**【主治】**缺。据《方药考》云："此为补阳摄阴之方，治男子失精，腰膝冷痛。"本方证是以脾肾阳虚，精关不固为主要病机的病症。

**【方解】**方中天雄（为附子之形长而细者，可以附子代之）、桂枝、白术温补脾肾阳气，龙骨收敛摄精。

**【方论】**《金匮》天雄散，有方无论。近人不得其说，或疑为后人所附而议去之。泉谓此乃阳虚失精之祖方，未可去也。古者失精与梦失精分而为二：梦因于风，梦失精者，虚而挟风，故仲景以桂枝汤中加龙、蛎治之，桂枝汤中风方也；不梦而但失精者，虚而挟寒，故又以天雄散治之，天雄祛寒壮阳之药也。其治失精，于何征之？《病源》引"失精家少腹弦急，阴头寒，目眶痛，发落"一段经文于失精候，而《外台》即以范汪天雄散隶之，范汪方较仲景只少龙骨一味，而注中引张文仲有龙骨，与仲景一味不差。此天雄散治失精之证也。古失精，近滑精也。《局方》金锁正元丹，盖取诸此。（《研经言》）

**【临床应用】**

**1. 遗精**　李某，男，32岁，已婚，干部。1989年12月7日初诊。患者因房劳，反复遗精已2年余。近因出差过劳，病情加重。睡后无梦而遗，每周3～4次，严重时临厕努便也会滑出清稀的精液。伴有头晕乏力，腰酸膝软，形寒肢冷，腰及小腹、前阴不温，尿频尿清，舌质淡胖嫩，有齿痕，苔白滑，脉沉细弱，尺脉尤甚。此为肾阳虚损，精关不固。治宜温肾益气，涩精止遗。以天雄散加味：附子10g（先煎），白术15g，肉桂6g（后下），煅龙

骨 15g，补骨脂 10g，覆盆子 10g，淫羊藿 10g，芡实 20g。日 1 剂，水煎服。

服药 10 剂后，遗精基本控制，每周仍有 1～2 次，头晕乏力，形寒消失，但仍觉小腹冷，前阴不温。服药见效，继服 7 剂，病已痊愈，舌质淡胖嫩已转正常，脉沉细见起，尺仍弱。原方进 7 剂，以资巩固，后随访未见复发。[邹定华．龚子夫运用天雄散加味治男性病的经验．江西中医药，1993，24（3）：11－12]

**2. 阳痿** 熊某，男，42 岁，已婚，工人。1989 年 11 月 26 日初诊。患者结婚 10 余年，性生活较频。从 1978 年起每年有 2～4 次滑精。近 2 年因工作紧张、劳累，渐感体力不支，常有头身疲倦，腰膝酸软，怯寒腰冷，小腹不温，阴头寒。半年来性功能差，最近阴茎举而不坚，致使不能交合。食纳尚可，大便溏，小便频，舌质淡嫩，苔白，脉沉细弱，右尺尤甚。此为肾精亏耗，命门火衰，治宜温补下元，振阳起痿，以天雄散加味：附子 10g（先煎），白术 15g，肉桂 6g（后下），生龙骨 15g，补骨脂 15g，肉苁蓉 10g，巴戟天 10g，枸杞子 15g。日 1 剂，水煎服。

服药 7 剂后，阴茎坚，能交合，但时间短，怯寒腰冷，小腹不温，前阴寒有好转，继前方，再进 10 剂。药后诸症平复，为巩固疗效，继服 5 剂。后随访未见复发。[邹定华．龚子夫运用天雄散加味治男性病的经验．江西中医药，1993，24（3）：11－12]

**3. 劳淋（前列腺炎）** 周某，男，45 岁，已婚，工人。1989 年 10 月 21 日初诊。患者腰酸膝软，尿频，尿后白浊，已 2 年余。经泌尿外科前列腺检查：卵磷脂小体（＋＋＋），白细胞 0～3 个/HP。直肠指诊，前列腺较饱满，稍有压痛。诊断为慢性非细菌性前列腺炎。中医诊见：腰膝酸软，神疲乏力，形寒肢冷，性欲差，小腹、会阴部胀痛，尿频尿急，尿后余沥，时在尿道口滴出黏液，大便溏，舌质淡嫩，苔白润，脉沉细弱。此为肾阳虚损，气化不利。治宜温肾、壮阳、固精。以天雄散加味：附子 10g（先煎），白术 15g，肉桂 6g（后下），生龙骨 15g，山萸肉 15g，五倍子 10g，补骨脂 10g，菟丝子 15g。日 1 剂，水煎服。

服药 7 剂后，尿后余沥，尿道口黏液已除，腰膝酸软与小腹、会阴部胀痛好转。服药已效，继原方加吴茱萸 3g，温冲任以助阳，进 7 剂，以资巩固。后以中成药肾气丸调理。1 年后随访未见复发。[邹定华．龚子夫运用天雄散加味治男性病的经验．江西中医药，1993，24（3）：11－12]

**4. 阴缩** 王某，男，2 岁半。阴茎内缩 1 月，1984 年 12 月 28 日诊。其父代诉：患儿系早产，素易感冒，近 1 月来，阴茎日渐内缩，短至 0.5cm 左右。查：患儿面色苍白，四肢冰凉，阴茎内缩，其外形如同女性的会阴部，但阴囊可见，触其脐下，啼哭不止。如今正值严冬，患儿仍穿开裆裤。舌质淡，苔薄白，食指指纹青紫。此系元阳不足，复感寒邪所致。治宜温补元阳，祛逐寒邪，方用天雄散加味，并嘱注意患儿的会阴部保暖：天雄（用附子代，先煎）、白术各8g，桂枝、吴茱萸各5g，生龙骨10g，乌药3g。5剂后，面色转红润，全身怕冷好转，脐下压痛减轻。再进12剂，阴茎较前增长约2cm，余症明显减轻。后以小建中汤加减再进10剂，阴茎已增至3cm左右，恢复原状。嘱患儿常服狗肉、羊肉等温补之物，以培补肾阳。追访1年，未再复发。[张尚华．天雄散治小儿阴缩．四川中医，1985，(5)：24－25]

**5. 头痛** 刘某某，男，42岁，汽车司机。主诉：头痛已1年多，时轻时重，最近头痛增剧，痛时觉头部空虚不能动，动则痛甚，并影响吃饭睡眠。大便时溏，小便多。曾经西医检查诊为神经性头痛，治疗无效，转中医治疗，服药时疼痛稍减，停药即痛。特由韶关来穗求医。初诊：舌质淡红，苔薄白而润，脉沉弦细，重按无力，诊为血虚头痛，用加味八珍汤治疗。服药3剂，症状未减，并有遗精，自诉过去亦常遗精，约三四天1次，时有腰痛，夜尿多。后诊为肾虚头痛，改用天雄散治疗。炮附子18g，白术24g，桂枝18g，龙骨18g。煎水至八分，与米酒30g同服。3剂。复诊：头痛大减，喜甚，继服药24剂，头痛消失。[毛海云．程祖培医案．广东医学·祖国医学版，1964，(6)：40]

**【临证提要】** 本方临床上可用于治疗性功能衰退、神经衰弱、男子不育症、老年性尿频、前列腺炎、前列腺肥大、乳糜尿、重症肌无力等属脾肾阳虚者。本方辨证以虚劳寒湿痹痛汗出、心悸、头晕、小便不利等为主要特点。

## 黄芪建中汤

**【组成】** 桂枝去皮，三两　甘草炙，三两　大枣十二枚　芍药六两　生姜切，三两　胶饴一升　黄芪一两半

**【用法】** 上七味，以水七升，煮取三升，去滓，纳饴，更上微火消解。温服一升，日三服。呕家不可用建中汤，以甜故也。气短胸满者，加生姜；腹满者，去枣，加茯苓一两半；及疗肺虚损不足，补气加半夏三两。

**【功用】** 温中补虚。

**【主治】** 虚劳里急，诸不足，黄芪建中汤主之。（第六　14）

**【方解】** 本方由小建中汤加黄芪而成，主治由小建中汤证发展成脾气虚衰者，故于小建中汤内加甘温之黄芪，健脾补虚，扶助阳气。《心典》说："急者缓之必以甘，不足者补之必以温，而充虚塞空，则黄芪尤有专长也。"

**【方论】** 喻昌曰：虚劳而至于亡血失精，津液枯槁，难为力矣。《内经》于针砭所莫治者，调以甘药，《金匮》遵之而立黄芪建中汤，急建其中气，俾

饮食增而津液旺，以至充血生精，而复其真阴之不足，但用稼穑作甘之本味，而酸辛咸苦在所不用，盖舍此别无良法也，然用法贵立于无过之地，不独呕家不可用建中之甘，即微觉气滞，更当虑甘药太过，令人中满也，至大建中，则大建其中之阳，小建中，则小小建立之义，理中则燮理之义，治中则分治之义，补中温中，何莫非先中州之义，缘伤寒外邪逼入于内，法难尽用，仲景但于方首以小之一字，微示其意，至金匮始尽建中之义，后人引伸触类，制乐令建中汤，十四味建中汤，曲畅建中之旨，学者心手之间，所当会其大义也。（《医宗金鉴·删补名医方论》）

**【临床应用】**

**1. 产后胃脘痛** 李某某，女，28 岁。1991 年 5 月 29 日诊。产后失血，形体虚羸，饮食衰退，脾气先伤，近日又因气恼发生胃脘拘急疼痛，喜温喜按，泛吐清水，自汗而面色青黄，后背酸痛，并有带下，大便溏又有虚寒证情，舌淡，苔薄白，脉弦按之无力。证属产后脾虚肝逆，阴阳失调。治当温中补虚，和里缓急。为疏黄芪建中汤。黄芪 15g，桂枝 10g，白芍 30g，炙甘草 6g，生姜 10g，大枣 12 枚，饴糖 30g。服 5 剂而病愈。［陈明，刘燕华，李方．刘渡舟验案精选．北京：学苑出版社，2007：125－126］

**2. 十二指肠溃疡** 患者，男性，34 岁，于 2001 年 3 月 20 日初诊。患者自述上腹部疼痛 2 天，曾多次在当地服中西药物效果不显。胃脘部隐隐作痛，每遇劳累、空腹进冷饮后诱发或加重，喜暖喜按，得热食则痛减，尚有神疲乏力，气短懒言，大便溏薄，舌质淡红，苔薄白，脉虚弱。胃镜示幽门黏膜充血、糜烂，少量胆汁反流，十二指肠球部呈 0.5cm×0.5cm 溃疡，胃窦炎。幽门螺杆菌试验（+）。中医辨证为脾胃虚寒。治宜健中补虚，温里止痛。方选黄芪建中汤加减：黄芪 30g，桂枝 10g，白芍 15g，炙甘草 6g，生姜 3 片，大枣 5 枚，煅瓦楞子 10g，蒲公英 20g，煅牡蛎 15g。每日 1 剂，水煎分 3 次温服，服是方 15 剂后胃脘部疼痛消失后，以温胃舒颗粒善后治疗，余症皆除，3 个月后，复查胃镜示上消化道无异常发现。［宋锡民．黄芪建中汤临床妙用．中国中医急症，2009，18（8）：1360－1361］

**3. 表虚自汗兼高热腹痛** 胡希恕医案：蔡某，男，1964 年 11 月 23 日初诊。半月来高热腹痛，在保定市曾服中药 10 余剂不效，来京求治。症见：自汗盗汗甚，腹痛剧甚，胃脘亦痛，午后高热 40℃，舌苔白微腻，脉沉弦紧。此表虚里饮，里饮郁久化热之证，先以温阳化饮治之，与附子粳米汤合小半夏加茯苓汤：川附子 10g，粳米 15g，炙甘草 6g，大枣 3 枚，半夏 12g，生姜 10g，茯苓 10g。结果：上药服 3 剂，于 11 月 26 日二诊，腹痛减，胃痛、高热如故，仍汗出多，且恶风明显，脉数而虚。此为里寒虽稍减，而表虚不固，故治以温中固表之法，与黄芪建中汤：生黄芪 10g，桂枝 18g，白芍 10g，生姜10g，大枣3枚，饴糖30g（分冲）。结果：服3剂，热渐退，汗出已减。继服3剂，热平身凉和，但晚上仍腹痛肠鸣，再与11月23日方调之。12月5日告之：腹痛已。［冯世纶．经方传真（修订版）．北京：中国中医药出版社，2008：34－35］

**4. 慢性萎缩性胃炎** 马某，女，40岁。2002年5月3日诊。患者有胃炎病史10年。刻诊：胃脘隐痛，喜温喜按，嘈杂似饥不欲食，食后作胀，口干无酸水，心烦失眠，便溏畏寒，神疲乏力，面色少华，舌质淡，脉细弱。胃镜检查示：萎缩性胃炎。证属胃病日久，脾胃失健，阴阳两虚。治宜建中补虚、缓急止痛。处方：炙黄芪12g，桂枝6g，白芍12g，白术10g，枳壳10g，陈皮5g，大枣5枚，生姜2片，饴糖20g（和服）。服药5剂后胃脘隐痛缓解，嘈杂感减轻，食欲增加。守方调理1月余，诸症皆愈。［孙光祥．黄芪建中汤临床运用举隅．江苏中医药，2004，25（6）：50－51］

**5. 泄泻** 赵某某，男，42岁。大便溏薄，或泻稀水，甚则完谷不化，大腹痞满，胃纳锐减，午后形寒，神情疲惫，脉细苔腻，病已迁延2年余，乃因寒湿浸淫，日久中阳被损，治拟温中运脾，以黄芪建中立法。生黄芪9g，细桂枝4.5g，炒白芍12g，生甘草3g，生党参9g，生麦芽9g，生苍术9g，生扁豆9g，煨木香3g，老姜片3g，大红枣12g。速服6剂，诸症若释。［平世昌．黄芪建中汤的临床应用．江苏中医，1965，（4）：30－31］

**6. 月经后期** 患者卢某，女，34岁，2010年11月19日初诊。患者自2010年9月21日来经至今未到，胃胀，嗳气，体瘦，恶寒，胸闷，倦怠乏力，少腹酸痛，精神紧张，不喜进食，难眠，大便2～3天一行。舌暗苔白腻，脉弦细。曾于医院做肠、胃内窥镜检查及子宫扫描一切正常，无器质性病变。证属脾胃虚弱，气血生化无权。拟补中强脾，脾旺则能化气生血，方投炙黄芪30g，桂枝10g，白芍10g，炙甘草6g，生姜3片、大枣4枚、神曲10g，山楂炭10g，枳壳10g，五灵脂10g，桃仁10g。服14剂，日1剂。服14剂。12月3日二诊：前一天月经来潮，少腹酸痛，倦怠乏力；胃胀，嗳气，胸闷偶发，不恶寒；纳眠改善，大便通畅。舌暗苔剥薄白，脉弦滑。方同上加厚朴10g。再投14剂。12月17日3诊：胃胀、嗳气已不发，精神转佳，纳眠改善，大便顺畅。12月13日月经来潮，一切正常。舌暗苔剥薄白，脉弦滑。方投炙黄芪30g，桂枝10g，白芍10g，炙甘草6g，生姜3片、大枣4枚、莱菔子10g，麦芽10g，神曲10g，山楂炭10g，枳壳10g，五灵脂10g，厚朴10g。服7剂，以巩固疗效。［黄丽芳，陈明．黄芪建中汤临床应用验案．吉林中医药，2012，32（7）：733－735］

**7. 痛经** 患者卓某，女，38岁，未婚，2011年2月12日初诊。月经周期正常，每逢月经来潮时小腹隐痛甚已2年余，须服止痛药否则不能上班。

素体瘦弱，面色无华，气短，近日清晨5时许胃痛，畏寒喜暖，倦怠乏力，手足冷，纳呆，眠差，便溏。舌淡暗，苔白腻边齿印，脉弦细缓。辨证为中气虚弱，气血虚衰，脾胃阳虚，寒凝血脉。宜温中散寒，缓急止痛，调理冲任。方投科学浓缩细粒粉末黄芪建中汤5g，香附1g，木香1g，砂仁1g，柴胡1g。服法：每天2次，每次4.5g，以温水调服。禁忌：生冷食物。服14剂。2月26日二诊：3月27日月经来潮，小腹痛大大减轻，畏寒喜暖，纳眠改善，大便成形。舌淡暗，苔薄白边齿印，脉弦细。依上方又连服20多剂后，4月25日月经再次来潮，腹痛未再复发，手脚暖，纳眠佳，二便调。舌脉同上。［黄丽芳，陈明．黄芪建中汤临床应用验案．吉林中医药，2012，32（7）：733－735］

**8. 虚劳（肺结核）** 杨某某，女，25岁。于今年3月上旬，自觉精神倦怠，午后烘热如潮，开始不以为意，照常工作，渐至潮热加重，至某医院门诊治疗，经胸部透视诊断为浸润型肺桔核，服异烟肼等药，未见好转。近3个月来，胃纳不馨，形体日益消瘦，面色晄淡无华，经水不行，大便溏薄，日行三四次，间杂冻腻，便时腹痛隐隐，脉来细数，病涉损途，不可小视。治拟建中扶脾，和调阴阳，仿仲景法：生黄芪12g，川桂枝3g，生白芍12g，炙甘草3g，老姜片3g，大红枣12g，太子参3g，生白术9g，焙山药15g，炒谷麦芽各9g，连服15剂，胃纳略增，便泄亦止，仍依原法出入，继服12剂，诸症逐渐稳定，再以培土生金法，以善其后。［平世昌．黄芪建中汤的临床应用．江苏中医，1965，（4）：30－31］

**9. 席汉综合征** 焦某，女，30岁，1994年6月20日诊。患者2年前分娩时大出血导致休克，产后乳少，月经2年未行，经苏北人民医院诊断为席汉综合征，并作月经周期法和激素疗法治疗未效，求治于中医门诊。刻诊：面色萎黄，精神不振，头发稀少无光泽，腹痛绵绵，饮食不香，心悸寐少，畏寒怕冷，舌淡苔薄白，脉细弱。证属产后失血而致脾胃两虚，冲任失养，血海空虚，月事无以下。治宜健脾和胃，养血调经。处方：炙黄芪15g，桂枝10g，白芍10g，泽兰10g，茺蔚子10g，甘草5g，生姜2片，大枣5枚，饴糖20g。服上药1月后，食纳增加，精神渐振，乳房微有胀痛，此乃气血滋养冲任，功能逐渐恢复之佳象。守法服药4月余，月经正常来潮。［孙光祥．黄芪建中汤临床运用举隅．江苏中医药，2004，25（6）：50－51］

**10. 颈椎病** 患者，男，63岁，2009－09－12初诊。主诉：项背僵硬痹痛1个月，加重伴头晕目眩5天。患者1个月前因受凉后出现项背僵硬、痹痛，未治疗，5天前病情加重，且伴有头晕目眩、神疲气短、走路不稳，遂前来就诊。症见：头晕目眩，项背痹痛，记忆力减退，头颅旋转时眩晕加重，面色萎黄，神疲气短，走路不稳，失眠多梦，耳鸣眼花，纳差。颈椎正侧位片提示骨质增生。经颅多普勒检查提示椎－基底动脉供血不足。西医诊断：

颈椎病。中医诊断：痹证，辨证为脾胃两虚、气血不能上荣、髓海失养。治宜健脾益胃、平补气血、滋养髓海。给予黄芪建中汤加减治疗，处方：炙黄芪30g，桂枝5g，白芍20g，葛根30g，当归15g，白术15g，陈皮10g，甘草10g，生姜10g，大枣12枚，饴糖20g（兑服），川芎20g，鸡血藤30g，水蛭10g。每日1剂，水煎，分早晚两次口服。服药1周，头晕目眩、项背痹痛减轻，食纳可，精神好转，睡眠改善。继续服药20剂，临床症状消失。[王军．黄芪建中汤临证验案3则．中医研究，2010，23（9）：70－71]

**11. 冠心病** 顾某，男，49岁。1995年10月8日诊。患者冠状动脉硬化性心脏病反复发作4年。刻诊：胸脘隐痛，胸闷，心悸，少寐，口干，纳呆，神疲，面色少华，苔少质淡，脉沉迟。心电图示：冠状动脉供血不足，窦性心律，每分钟61次。证属心脾两虚，气血不足，心失血养，血行不畅。治宜健脾和胃、益气行血、养血宁心。处方：炙黄芪15g，桂枝6g，白芍12g，丹参12g，郁金10g，桃仁10g，陈皮5g，甘草5g，大枣5枚，生姜2片，饴糖20g。服上药5剂后胸闷、心悸好转，渐思饮食，宗前法调治月余，临床症状消失。复查心电图：冠状动脉供血正常，窦性心律，每分钟66次。[孙光祥．黄芪建中汤临床运用举隅．江苏中医药，2004，25（6）：50－51]

**【临证提要】**本方与小建中汤同属温中补虚之剂，而本方的补益中气之功更强，故《金匮要略》在“虚劳里急”后又加“诸不足”三字。且本方虽气血并补，阴阳并调，但其功偏于温补，在临床上常用于胃脘痛等证属脾胃虚寒，气虚较重者。

小建中汤是在桂枝汤调和脾胃、调和气血阴阳的基础上，倍用芍药酸甘益阴以柔肝，加用饴糖甘温补中以缓急。故本方在补益脾胃之中兼能平肝胆之气，又能缓解筋脉之拘急。临床用小建中汤不但能治疗由于脾胃虚弱、气血不足、阴阳失调所致的心中悸而烦，腹中急痛等症，还可以治疗由于肝胆气机不利所致的胁痛。即“肝苦急，急食甘以缓之”。此外，治疗因肝胆疾患导致脾气虚弱而见有肝脾证候者，可以先服小建中汤，然后用小柴胡汤去黄芩加芍药则疗效更佳。

仲景用于治疗土虚木乘之腹痛、气血两虚之悸烦、阴阳不和之虚劳发热、营卫不和之虚黄、妇人里急腹痛等病证。审证要点为：腹中时痛、喜温喜按、或虚劳心中悸动、虚烦不宁、面色无华。

## 薯蓣丸

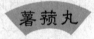

**【组成】**薯蓣三十分　当归　桂枝　曲　干地黄　豆黄卷各十分　甘草二十

八分　人参七分　川芎　芍药　白术　麦门冬　杏仁各六分　柴胡　桔梗　茯苓各五分　阿胶七分　干姜三分　白蔹二分　防风六分　大枣百枚，为膏

**【用法】**上二十一味，末之，炼蜜和丸，如弹子大，空腹酒服一丸，一百丸为剂。

**【功用】**舒肝解郁，养血调经。

**【主治】**虚劳诸不足，风气百疾，薯蓣丸主之。（金匮六　16）

**【方解】**方中重用山药，味甘性平，健脾胃，补虚损。《本经》谓其“主伤中，补虚羸，除寒热邪气，补中，益气力，长肌肉，强阴”。兼擅补虚祛风之长，故为方中之主药；人参、白术、茯苓、甘草、干姜益气温阳；又用神曲、豆黄卷作为辅助药，寓消于补，使补不碍胃，振奋生化之源；地黄、白芍、当归、川芎、麦冬、阿胶滋阴养血，与补气药相配伍，则为气血并调，气旺则血生；而桂枝、柴胡、防风、白蔹等，主要用以升阳达表，驱除风气；杏仁、桔梗升降气机；大枣养胃生津；酒服以助药势。

**【方论】**仲景故为虚劳诸不足而带风气百疾，立此薯蓣丸之法，方中以薯蓣为主，专理脾胃，上损下损，至此可以撑持，以人参、白术、茯苓、干姜、豆黄卷、大枣、神曲、甘草，助之除湿益气，而中土之令得行矣；以当归、川芎、芍药、地黄、麦冬、阿胶，养血滋阴；以柴胡、桂枝、防风，升邪散热；以杏仁、桔梗、白蔹，下气开郁，惟恐虚而有热之人，滋补之药上拒不受，故为散其邪热，开其逆郁，而气血平顺，补益得纳，亦至当不易之妙术也。（《金匮要略方论本义》）

**【临床应用】**

**1. 虚劳（神经官能症）**　冯某，女，36岁，教师。患心悸、失眠、头晕、目眩数年，耳鸣，潮热盗汗，心神恍惚，多悲善感，智慧记忆锐减，食少纳呆，食不知味，食稍有不适即肠鸣腹泻，有时大便燥结，精神倦怠，月经衍期，白带绵绵，且易外感，每感冒后即缠绵难愈。已经不能再坚持工作，病休在家。数年来治疗从未曾间断，经几处医院皆诊断为神经官能症。患者病势日见增重，就诊时面白少华，消瘦憔悴，脉缓而无力，舌淡体胖，舌光无苔。综合以上脉症，颇符合诸虚百损之虚劳证，投以薯蓣丸，治疗3个月之久，共服200丸，诸症如失，健康完全恢复，以后一直很好地工作着。[赵明锐．经方发挥．太原：山西人民出版社，1982：163]

**2. 肺结核**　宋某某，男，56岁，1984年2月15日初诊。患者1982年秋因感冒出现咳嗽，咯血，县医院诊断为肺结核，用链霉素治疗，病情好转。近2周出现咳血较多，气不足息，食少腹胀，形疲而面暗黑。X线检查示：两肺上部有3个空洞形成，空洞周围有云雾状阴影，边缘模糊不清。诊断为肺痨，证属脾肺两亏，虚火内炽。治宜培土生金，滋阴降火。药用薯蓣丸去

桂枝、川芎、干姜、大枣，加仙鹤草、侧柏叶，煎服15剂后咳嗽咯血消除，余症亦减，原方去仙鹤草、侧柏叶，改汤为丸，10g1丸，日1服，连服3月，随访2年，病未复发。X线复查，病灶改善。［王玉芝．薯蓣丸在慢性疾病中的应用．河南中医，1988，(3)：11］

**3. 休息痢** 患者李某，男，50岁，1998年3月初诊。患者1年前因患痢疾，自恃身体强壮，仅口服“痢特灵”3日，腹泄及里急后重消失后即停服药。但随后即稍有饮食不慎即出现腹泻，且时好时坏，日渐加重，体质每况愈下，遍服各种药物，也无法根治。某大医院曾考虑为“慢性非特异性溃疡性结肠炎”，给予磺胺类药及激素治疗未效。初诊时患者形销骨立，面色萎黄，神倦乏力，不耐劳作，头晕目眩，腰膝酸冷，尤畏风寒，四肢不温，不思饮食。发作时腹满疼痛，腹中肠鸣而泻，时有里急后重，挟有白色黏液，经化验为白细胞（+++），舌质淡，苔白微腻，给予薯蓣丸大补虚羸，每日2次，每次1丸，服药未及10日，腹泄即止，四肢亦温，饮食渐复，再继服1个月，诸症消失，大便化验未见白细胞，患者体质渐复，饮食如常，虽有不慎饮食及感受风寒，亦无腹痛腹泄发作，肌肉渐见丰满。嘱患者继续服药1～2月，以求巩固疗效。［王志刚，钱真．薯蓣丸临证验案三则．天津中医学院学报，2001，20（1）：38］

**4. 心悸** 患者刘某，女，43岁，患者自幼体弱多病，半年前因外感风寒而过服寒凉之药，病延20余日，并有心悸之症，经心电图检查，确诊为“室性早搏”，曾服心律平等各种西药治疗，病情时好时坏，未得根除，稍遇劳累或心情不畅，即出现心悸，如是反复半年有余，心中烦恼异常。初诊时症见心悸不安，睡眠欠安，多梦，严重健忘，消瘦憔悴，易激动，头晕目眩，耳鸣，畏寒肢冷，食少纳呆，稍感寒凉即大便溏薄，易患外感且缠绵难愈。舌淡胖，舌苔滑，脉沉且无力而结，综其脉症，属气血阴阳俱虚，用薯蓣丸治之。服如上法。服药2个月后，体虚渐复，诸症俱消失。［王志刚，钱真．薯蓣丸临证验案三则，天津中医学院学报，2001，20（1）：38］

**5. 肝硬化并肝癌** 郁某，男，59岁。初诊日期：2010年1月16日。体貌：形体中等，肤色暗黄少华；神情忧愁、紧张。现病史：患者于2009年12月28日确诊为肝硬化、原发性肝癌（Ⅲ期），其后行介入化疗，于2010年1月6日出院。住院期间出现发热，AFP及肝功能检测较正常参考值明显增高（具体不详），体重由90kg下降至70kg。刻下症见：体力下降明显，下肢沉重如灌铅；夜寐欠安，大便溏；舌嫩红，脉软、时来一止。予薯蓣丸汤剂加减。处方：怀山药30g，生晒参10g，白术10g，茯苓10g，生甘草5g，当归10g，白芍药10g，川芎5g，生地黄10g，肉桂10g，麦冬20g，阿胶10g，柴胡10g，防风10g，杏仁10g，桔梗5g，六神曲10g，大豆黄卷10g，干姜10g，大枣

30g。每日1剂，水煎，早晚分服。二诊（3月20日）：体重渐增至74.8kg，体力及精神好转，寐安，大便成形；舌嫩红、苔少。3月5日再次行介入治疗，总体状况良好。守方续服。复诊1（2011年1月2日）：原方加减服用已近1年，患者体力及精神可，体质量增加至80kg，复查肿瘤指标及肝功能各项指标均正常。嘱原方续服。复诊2（9月4日）：病情稳定，体力及精神状态良好。予原方加炙鳖甲15g。每剂服2天，停服1天。［薛蓓云，李小荣，黄煌．黄煌经方内科医案（五）——薯蓣丸调治恶性肿瘤案2则．上海中医药杂志，2012，46（5）：29－30］

**【临证提要】**本方以补益气血、调理脾胃为本，而兼祛风散邪。《千金要方》用治头目眩晕，心中烦郁，惊悸狂癫诸症。《古今录验》大薯蓣丸则以本方化裁治疗男子五劳七伤，晨夜之喘急，内冷身重，骨节烦疼，腰背僵痛引腹内，羸瘦不得饮食，妇人绝孕，疝瘕诸病。现代临床本方常用以治疗各种虚弱性疾病而易感外邪者，应用于慢性肿虚胃弱，气血不足兼有风气诸疾，如头晕、目眩、腰酸、背痛、肢冷麻木、产后风湿，或大病后周身疼痛，疲惫无力等症。临证可用本方治疗周期性麻痹、重症肌无力之早期患者。并对产后受风、虚人长期反复感冒，老年体虚等也有疗效。

## 酸枣仁汤

**【组成】**酸枣仁二升　甘草一两　知母二两　茯苓二两　川芎二两，《深师》有生姜二两

**【用法】**上五味，以水八升，煮酸枣仁，得六升，纳诸药，煮取三升，分温三服。

**【功用】**养阴清热，宁心安神。

**【主治】**虚劳虚烦不得眠，酸枣仁汤主之。（金匮六　17）

**【方解】**本方证乃肝血不足、阴虚内热所致。方中酸枣仁养血安神为主；茯苓宁心安神，川芎调血养肝，知母清热除烦，甘草泻火缓急，俱为辅。用于上述诸症，可使肝血足，烦热平，心神定而安眠。肝藏魂，内寄相火，肝血虚则魂不安，虚火扰心则神不宁，故出现虚烦不得眠、心悸；虚阳上扰，故头目眩晕；虚热迫津外泄，故夜间盗汗；咽干口燥，脉细弦或数，为阴虚内热之象。本方酸枣仁养血补肝，宁心安神；茯神宁心安神；知母滋阴清热；川芎调气疏肝；生甘草清热和中。

**【方论】**经曰：肝藏魂，人卧则血归于肝。又曰：肝者，罢极之本。又曰：阳气者，烦劳则张，精绝。故罢极必伤肝，烦劳则精绝，肝伤、精绝则

虚劳虚烦不得卧明矣。枣仁酸平，应少阳木化，而治肝极者，宜收宜补，用枣仁至二升，以生心血，养肝血，所谓以酸收之，以酸补之是也。顾肝郁欲散，散以川芎之辛散，使辅枣仁通肝调营，所谓以辛补之。肝急欲缓，缓以甘草之甘缓，防川芎之疏肝泄气，所谓以土葆之。然终恐劳极，则火发于肾，上行至肺，则卫不合而仍不得眠，故以知母崇水，茯苓通阴，将水壮、金清而魂自宁，斯神凝、魂藏而魄且静矣。此治虚劳肝极之神方也。（《古今名医方论》）

**【临床应用】**

**1. 失眠** 胡希恕医案：张某，女性，65岁，1965年12月13日初诊。失眠多年，久治无效。现症：头晕、口干、心悸、心烦、汗出，轻时虽得暂时入睡，但梦扰连绵，重时则连续一两日不得入眠，苔白，舌质红而少津，脉象虚数，左脉为甚。

证属血虚，阳不得入于阴，治以养血安神，与酸枣仁汤加生龙牡：酸枣仁30g，知母12g，茯苓15g，川芎10g，炙甘草6g，生牡蛎24g，生龙骨12g。

结果：上药服3剂后，睡眠已稍安，但心悸烦、自汗出、头晕口干不欲饮等仍明显，上方加当归10g、白芍12g、桂枝10g、白术10g。继服3剂，一切症状均消。［冯世纶，等．经方传真（修订版）．北京：中国中医药出版社，2008：281－282］

**2. 半身自汗** 林某，男，49岁，农民。于1995年6月就诊。自诉左半身自汗4个月，尤以左侧头面、胸背、上肢及腋下为甚，终日汗液淋漓，时轻时重，睡后随即停止，伴恶心，食少，心烦失眠，神疲乏力，手足心热。曾到某医院诊断为自主神经紊乱。内服谷维素和采用针灸加玉屏风散加味、桂枝加龙骨牡蛎汤等治疗，疗效不显，故求诊于余。查：患者形体消瘦，面白而透红，汗出如水不黏，舌质淡嫩尖红，舌苔黄薄，脉细数。拟酸枣仁汤加减：炒枣仁30g、当归15g、白芍5g、生地30g、人参5g、炙黄芪30g、茯苓15g、知母9g、黄柏9g、五味子10g，水煎，每日1剂，分2次服。4剂后患者自汗、五心烦热明显减轻，于原方加地骨皮12g、浮小麦30g，继服6剂而愈。［马华．酸枣仁汤临床应用举隅．湖南中医杂志，2002，18（5）：42－43］

**3. 脏躁** 张某，女，44岁，于1996年1月就诊。患者因家事致情志不遂，胸闷憋气，反复哭笑无常，喜居暗室，不思饮食，但欲饮水，不发作如常人，经某医院诊断为癔病。内服安定、逍遥丸及甘麦大枣汤等治疗半年不见好转。查：脉弦有力，舌苔薄黄。以酸枣仁汤加减：炒枣仁20g、柴胡10g、当归10g、白芍10g、生地20g、知母15g、黄柏9g、百合20g、茯苓10g、五味子6g，水煎，每日1剂，分2次服。1剂后患者胸闷憋气大减；2剂后哭笑止，口不渴。再于原方去百合、生地，加白术9g、神曲12g，继进4剂而愈，至今未复发。［马华．酸枣仁汤临床应用举隅．湖南中医杂志，2002，18（5）：42－43］

**4. 崩漏** 赵某，女，42岁，家庭妇女，于1995年7月就诊。自诉月经淋漓不止40多天，忽多忽少，色鲜红有块，少腹疼痛，腰酸腿软，心悸气短，头晕多梦。夜间两足心发热，小便短赤。曾在某医院诊断为功能性子宫出血。服西药（药名不详）及中药胶艾汤10余剂，未见好转。查：患者形体消瘦，面色苍白，口唇、指甲色淡，舌质淡嫩尖红，脉细数。脉证合参，当属气虚不摄，冲任失守，血海不固，阴虚火动。拟方：人参6g、酸枣仁15g、黄芪40g、白术10g、熟地20g、当归15g、炒白芍20g、知母10g、黄柏6g、五味子9g、茯苓12g、柏叶炭30g。水煎，每日1剂，分2次服。4剂后诸症明显好转，12剂痊愈。[马华. 酸枣仁汤临床应用举隅. 湖南中医杂志，2002，18（5）：42-43]

**5. 癫狂** 患者，女，21岁，因精神受刺激过度，整日情志抑郁，悲伤无度，心烦不眠，入睡时常作噩梦，心惊胆怯，时而惊醒，醒后冷汗淋漓，近日病情加重，昼夜徘徊唠叨，无故哭泣，吵闹，躁动不宁。刻诊：表情淡漠，二目直视，舌红少津，脉弦细。证属思虑过度，悲伤至极，暗耗阴血，肝血不足，心失所养，神不守舍。宜补肝养血，安神定志。予酸枣仁汤加味：酸枣仁45g，茯苓（朱砂拌）30g，川芎10g，知母10g，甘草6g，珍珠母24g（先煎），龙齿15g（先煎），玳瑁10g（先煎），远志12g，玄参20g，丹参15g，大枣7枚，淮小麦30g。每日1剂，水煎，分早、晚2次服，药进9剂痊愈。追访2年未复发。[范仲恺. 酸枣仁汤临床应用举隅. 中国社区医师，2008，24（24）：40]

**6. 窦性心动过速** 患者，女，34岁。2007年11月2日初诊。症见：倦怠无力，面色不华，舌质红少苔，脉细数。查体：神志清楚，甲状腺正常，T36.5℃，P 110次/分，R 22次/分，BP 120/90 mm Hg，心率110次/分，律齐，各瓣膜未闻及病理性杂音，肺呼吸音正常，肝脾未触及，肾区无叩击痛，双下肢无水肿。肝功能及血清钾、钠、氯、钙均正常，$T_3$、$T_4$，心肌酶谱均正常，心脏及腹部超声未见异常。心电图示：窦性心动过速，属中医心悸。证为真阴不足，营血虚弱，心失濡养。治宜滋阴养血，安神定悸。方用酸枣仁汤加味：酸枣仁60g，茯苓（朱砂拌）30g，知母10g，川芎6g，甘草6g，黄芪30g，党参18g，生熟地各20g，麦冬30g，黄连6g，琥珀6g，生龙牡各30g（先煎），龙齿12g（先煎），每日1剂，水煎分早、晚2次服，服6剂后精神好转，症状减轻，心率90次/分。嘱患者守方继服6剂，复查：心率70次/分，心电图正常，诸症悉除。[范仲恺. 酸枣仁汤临床应用举隅. 中国社区医师，2008，24（24）：40]

**【临证提要】**（1）本方主要用治肝血不足，虚火内扰心神之虚烦不眠证。若时而惊醒、心悸多梦、舌淡脉弦细，属心胆虚者，可用本方加党参、龙齿以益气镇惊。

(2) 神经衰弱而见烦躁失眠等证，属肝血不足，虚火内扰者，配合旱莲草，女贞子或加白芍、生地以养阴清热；盗汗甚者可加柏子仁、五味子以安神敛汗；心悸甚者可加龙齿以镇惊安神。

(3) 现代可用于治疗神经衰弱、甲状腺功能亢进、室性早搏、梦遗、心脏神经官能症、精神兴奋症、更年期综合征、慢性肝炎、心动过速等属上述证机者。有报道用本方加龙胆草、山栀子、龙骨、牡蛎、夜交藤等治疗失眠；加甲亢灵治疗甲状腺功能亢进症失眠；加玄胡、麦冬、丹皮、半夏等治疗室性早搏；加黄柏等治疗梦遗；加味或以百合酸枣仁汤配合针灸治疗更年期综合征等均取得良好的效果。

## 大黄䗪虫丸

**【组成】** 大黄十分，蒸　黄芩二两　甘草三两　桃仁一升　杏仁一升　芍药四两　干地黄十两　干漆一两　虻虫一升　水蛭百枚　蛴螬一升　䗪虫半升

**【用法】** 上十二味，末之，炼蜜和丸小豆大，酒饮服五丸，日三服。

**【功用】** 攻逐瘀血，补中养阴。

**【主治】** 五劳虚极羸瘦，腹满不能饮食，食伤、忧伤、饮伤、房室伤、饥伤、劳伤、经络营卫气伤，内有干血，肌肤甲错，两目黯黑。缓中补虚，大黄䗪虫丸主之。(金匮六　18)

**【方解】** 方中大黄凉血清热，起破积聚，推陈致新；䗪虫咸寒入血，攻下积血，有破瘀血、消肿块、通经脉之功，合大黄通达三焦以逐干血，共为君药。桃仁、干漆、水蛭、䗪虫、蛴螬活血通络，消散积聚，攻逐瘀血；黄芩配大黄，清上泻下，共逐瘀热；桃仁配杏仁降肺气，开大肠，与活血攻下药相配有利于祛瘀血；而地黄、甘草、芍药滋阴补肾，养血濡脉，和中缓急；黄芩、杏仁清宣肺气而解郁热；用酒送服，以行药势。诸药合用共奏祛瘀血、清瘀热、滋阴血、润燥结之效。

**【方论】** 举世皆以参、芪、归、地等以补虚，仲景独以大黄䗪虫丸补虚，苟非神圣，不能行是法也。夫五劳七伤，多系劳动不节，气血凝滞，郁积生热，致伤其阴，世俗所称干血劳是也。所以仲景乘其元气未离，先用大黄、䗪虫、水蛭、虻虫、蛴螬等蠕动吸血之物，佐以干漆、生地、桃仁、杏仁行去其血，略兼甘草、芍药以缓中补虚，黄芩开通瘀热，酒服以行药势，待干血行尽，然后纯行缓中补虚之功。(张璐《张氏医通·诸伤门》)

【临床应用】

**1. 闭经** 王某，女，28岁，未婚，住北京市海淀区。闭经3个月，肌内注射黄体酮无效。患者常感周身乏力，心烦，性情急躁，少腹拘急，大便干结不爽，小便赤黄，口唇干燥，不时舐润。望其两目黯青，面色不荣，皮肤干燥角化，舌色红绛，无苔，中有裂纹，脉沉。刘老辨为血热相搏，日久变成干血内结。治当泻热逐瘀，嘱病人购服同仁堂产的大黄䗪虫丸180g，每次6g，每日服3次。二诊，服药不久，月经来潮，周期5天，经量中等，颜色暗红，其他诸症亦随之减轻。视其舌色仍然红绛，脉沉而略涩，此乃干血尚未尽化，瘀热犹存之象，令其仍服"大黄䗪虫丸"。观其诸症皆愈，又疏"圣愈汤"一方（党参、黄芪、生地、川芎、白芍、当归）3剂，以善其后。［陈明，刘燕华，李方．刘渡舟验案精选．北京：学苑出版社，2007：160］

**2. 下肢血栓性静脉炎（脉痹）** 胡某某，男，32岁，左小腿肚发红、肿胀、灼热、疼痛、并有15cm长硬性索状物，痛而拒按，足向背侧弯曲时，小腿肚疼痛加剧，难以行走，并伴轻度发热，全身不适，脉滑而数，曾经某医院诊断为"左下肢血栓性静脉炎"。先拟四妙勇安汤加味10多剂，症稍有减轻，但静脉硬索状物无明显好转，且稍走路症即加重，局部又红肿热痛，后改用大黄䗪虫丸直攻其血栓，每次服1~2丸（初服大便稀，后则大便正常），日服3次，连服6盒，条索状物变软，且缩短至10cm，红肿热痛等症大减，又继服8盒，硬性索状物消失，诸症痊愈，走路活动无不适感觉，至今8个月未复发。［薛平定．瘀血证治验四则．新中医，1974，(2)：35-37］

**3. 干血痨** 陈镜湖，万县人，半业医，半开药铺，有女年十七，患干血痨。经停逾年，潮热盗汗，咳逆，不安寝，皮肉消脱，肌肤甲错，腹皮急，唇舌过赤，津少，自医无效，住医院亦无效，抬至我处，困欲不能下轿，因就轿边诊视。脉躁急不宁，虚弦虚数，予曰：脉数，身热，不寝，为痨病大忌，今三者俱全，又加肉脱皮瘪，几如风消，精华消磨殆尽，殊难着手。渠乃为敷陈古今治痨方治，略以《金匮要略》以虚劳与血痹合为一篇颇有深意，仲景主小建中汤，阴阳形气俱不足者调以甘药，唐·孙氏又从小建中悟出复脉汤，仲景用刚中之柔，孙氏用柔中之刚，功力悉敌。究之死血不去，好血无由营周，干血不除，新血无由灌溉，观大黄䗪虫丸，多攻破逐瘀之品，自注缓中补虚，主虚劳诸不足，乃拟方：白芍18g，当归、生地各12g，鳖甲15g，白薇、紫菀、百部各10g，甘草3g，大黄䗪虫丸10粒，煎剂分2次服，丸药即2次用药汁吞下。10日后复诊，咳逆略缓，潮热、盗汗渐减，原方去紫菀、百部加藏红花、琥珀末各2.4g，丸药米酒下，又10日复诊，腹皮急日渐宽舒，潮热盗汗止，能安寝，食思渐佳，改用复脉汤嘱守服久服。越三月……已面有色泽，体态丰腴，不似以前尪羸。虚劳素称难治，然亦有短期

治愈者。［冉雪峰．冉雪峰医案．北京：人民卫生出版社，1965：25］

**4. 慢性肝炎肝脾肿大** 胡希恕医案：武某，男性，24岁，1961年4月6日初诊。1960年7月确诊为慢性肝炎，经服中西药治疗效果不明显。现仍肝脾肿大，两胁痛闷，左侧尤甚，倦怠乏力，四肢皮肤甲错色紫暗黑，二便如常，苔白，舌有瘀斑，脉弦细。证属虚劳挟瘀，治以缓中补虚、活血祛瘀，与四逆散合桂枝茯苓丸加减，兼服大黄䗪虫丸：柴胡12g，白芍12g，枳实10g，炙甘草6g，桂枝10g，茯苓12g，丹皮10g，桃仁10g，茵陈15g，丹参20g，王不留行10g。大黄䗪虫丸每早1丸。

结果：上药加减服用约3个月，6月28日来诊，胁痛已，肌肤甲错消失，继用丸药调理巩固。［冯世纶，等．经方传真（修订版）．北京：中国中医药出版社，2008：176－177］

**【临证提要】**本方为缓中补虚的代表方，意即在缓消瘀血之中达到补虚的目的。其主要病机是瘀血内阻而致气机不畅、新血不生、不能滋养，故组方以破血逐瘀为主以去瘀血，配以补益阴血、通畅气机之品。临床运用时，若见气机郁滞重者可加用枳实、柴胡等疏肝解郁之品；若血虚明显者可加用当归等补血之药。

# 肺痿肺痈咳嗽上气病脉证治第七

## 射干麻黄汤

**【组成】** 射干十三枚，一法三两　麻黄四两　生姜四两　细辛　紫菀　款冬花各三两　五味子半升　大枣七枚　半夏大者，洗，八枚，一法半升

**【用法】** 上九味，以水一斗二升，先煮麻黄两沸，去上沫，纳诸药，煮取三升，分温三服。

**【功用】** 散寒降逆，祛痰开结。

**【主治】** 咳而上气，喉中水鸡声，射干麻黄汤主之。（金匮七　6）

本方证是以寒饮郁肺，肺气不宣，痰阻气道为主要病机的病证。症见发热恶寒，咳嗽喘息，喉中痰鸣，痰多清稀，常伴胸膈满闷，甚则不能平卧，舌苔白滑，脉浮弦。

**【方解】** 射干麻黄汤实际上就是小青龙汤去桂枝、芍药、甘草、干姜，加射干、紫菀、款冬花、生姜、大枣而成。方中射干消寒痰，散结气，降逆气而主咳逆上气。射干配伍麻黄主要是温化寒痰所致的气逆咳喘，消除咳而上气，痰气互结而产生的喉中痰鸣如水鸡声。半夏、细辛温化寒饮，涤痰降逆气。紫菀、款冬花为《神农本草经》的中品，温而不热，润而不燥，寒热皆宜，是温化寒痰常用的对药，紫菀化痰力强，款冬花止咳力胜，紫菀专能开泄肺郁，定咳降逆，款冬花顺肺中之气，又清肺中之血，二者常相须为用。用生姜在于宣散表邪，散水气，因为去掉桂枝以后，生姜还有一定的发散外邪作用，同时也能散水气。五味子酸收肺气，收敛麻黄、细辛之过散，大枣安中扶正，调和诸药，诸药合用，共奏止咳、化痰、平喘、散寒之功。

**【方论】** 上气而作水鸡声，乃是痰碍其气，风寒入肺之一验，故于小青龙方中，除桂心之热、芍药之收、甘草之缓，而加射干、紫菀、款冬、大枣。专以麻黄、细辛发表，射干、五味子下气，款冬、紫菀润燥，半夏、生姜开痰，四法萃于一方，分解其邪，大枣运行脾津和药性也。（张璐《张氏医通·诸气门》）

**【临床应用】**

**1. 喘息性支气管炎合并肺气肿**　康某，男性，49 岁，1965 年 12 月 2 日

初诊。1958年脊柱骨折后患喘息性支气管炎合并肺气肿。近1周受寒咳喘加重，喉中痰鸣，不能平卧，咳吐白黏痰、量多，头痛，背痛，口渴不思饮，苔白腻，脉浮弦。

证属外寒内饮，与射干麻黄汤：麻黄12g，射干10g，生姜12g，大枣4枚，紫菀10g，款冬花10g，细辛10g，五味子10g，清半夏15g。

结果：上药服3剂咳喘减，稍能平卧。因口渴明显，汗出较多，上方加生石膏45g，服7剂咳喘明显减轻，可以平卧。［冯世纶．经方传真（修订版）．北京：中国中医药出版社，2008：67］

**2. 小儿咳喘（腺病毒肺炎）** 谢某某，男，8个月。因患感冒咳嗽2周，高热4天，经各种检查，确诊为：腺病毒肺炎。入院前2周咳嗽痰多，到第10天突然高热持续不退，伴呕吐挟痰奶等，食纳差，大便色黄黏稠，日1~2次，精神萎靡，时而烦躁，入院后即用中药桑菊饮、葛根芩连汤加味、安宫牛黄散、竹叶石膏汤等内服均未效。请蒲老会诊：体温38℃~40℃，无汗，呕吐，下利，每日平均十多次，呼吸不畅，喉间痰阻，喘促膈动，面色苍白，胸胀微满，脉虚，舌红无苔。此属表邪郁闭，痰饮阻肺，正为邪遏之候。治宜辛温开闭，涤痰逐饮。方用射干麻黄汤加减：射干2.1g，麻黄1.5g，细辛1.5g，五味子30粒，干姜0.9g，紫菀2.4g，法半夏3g，大枣4枚。进2剂后体温降到正常，烦躁渐息，微咳不喘，喉间痰减，脉缓，舌质红、苔少。郁闭已开，肺气未复。宜益气化痰为治，方宗生脉散加味：沙参6g，麦冬3g，五味子20粒，紫菀2.4g，法半夏3g，枇杷叶3g，生姜3片，大枣2枚。进2剂后咳止。一切正常，观察4天痊愈出院。［中国中医研究院编．蒲辅周医案．北京：人民卫生出版社，1972：193］

**【临证提要】** 射干麻黄汤临床上主要用于外寒内饮的“寒咳”，如咳嗽咳痰，色白清稀量多，背部寒冷等，特别适用于痰气互结，肺气上逆所致咳嗽喘急，排痰困难，喉中痰鸣较为明显的病证。对于外寒较轻，内在的痰饮较重，饮重于寒，或没有表证的咳嗽痰喘均可应用。

## 皂荚丸

**【组成】** 皂荚八两，刮去皮，用酥炙

**【用法】** 上一味，末之，蜜丸梧子大，以枣膏和汤服三丸，日三夜一服。

**【功用】** 涤痰利气，宣壅导滞。

**【主治】** 咳逆上气，时时吐浊，但坐不得眠，皂荚丸主之。（金匮七 7）

**【方解】** 皂荚辛咸温有小毒。常用于祛除风痰、除湿毒、杀虫、通经络。

【方论】皂荚丸之功用，能治胶痰，而不能去湿痰。良由皂荚能去积年之油垢，而不能除水气也。然痰饮至于嗽喘不已，中脘必有凝固之痰，故有时亦得取效。惟皂荚灰之作用乃由长女昭华发明。彼自病痰饮，常呕浓厚之痰，因自制而服之。二十年痰饮竟得剷除病根。予服之而效。曹殿光适自芜湖来诊，病情略同，故亦用之而效也。按：《金匮》本方云：皂荚八两，刮去皮用，酥炙。右一味，末之，蜜丸，桐子大，以枣膏和汤，服三丸，日三，夜一服。刮去皮用者，刮去其外皮之黑衣也。酥炙者，用微火炙之，使略呈焦黄即得，勿成黑炭也。服三丸者，每服三丸也。日三夜一服者，日中三服，夜间一服，竟日共四服，计十二丸也。故或云本药荡涤刺激之力甚大，一日用量不得过梧子大三丸者，非也。枣膏和汤者，言预用枣肉煎熬成膏，及应用时，取膏加热水，使混和成汤，送本丸也。尤氏云：饮以枣膏，安其本也。此说甚是。伸言之，即恐皂荚入胃，非但去浊痰，并将殃及胃中宝贵之津液，故必用枣膏以固护之，此吾友吴凝轩之说也。吾师代枣膏以砂糖，无非取其便捷，然其保津之功，恐不及枣膏远甚。顾二者皆属甘味，与甘草之安肠生津，饴糖之建中定痛，有异曲同工之妙。(《经方实验录》)

【临床应用】

**1. 腹痛（胃癌术后）** 柳某，女，59岁，1986年5月因反复胃痛、嗳气吐酸及胃脘部包块在某医院诊为“胃网膜瘤”而施手术，术中发现胃体包块与大网膜、横结肠等邻近组织广泛粘连，无法切除肿块，取活检后关腹。病理检查确诊为“胃体部腺癌。”术后常感脘腹胀满疼痛，呕恶，泛吐黏稠痰涎，大便半月一行，小便黄少，经中西药治疗数月无明显好转。1987年2月因大便20余日不行，腹痛腹胀，咳吐痰涎胶黏难咯，全身酸楚就诊我处。查见患者呈恶病质，胃脘部可按及拳头大包块，质硬。左锁骨上及左腋窝淋巴结肿大约核桃大小，腹痛拒按，舌淡苔黄，脉滑数。拟诊为阳明腑实证，投以增液承气汤2剂，服之不效。二诊时，乃以顽痰停滞中脘论治，投以皂荚丸。药用大皂荚一条（去皮炙酥），大枣30g，加水500ml煎至300ml，入白沙糖50g，分4次服。是夜大便通利，所下者粪少痰多，其后竟大多为胶黏痰涎。2月后腹胀腹痛诸症大减，乃改用八珍汤加大枣20g煎汤送服加味皂荚丸（皂荚八条去皮炙酥，昆布50g，莪术50g，共为末，蜜丸梧子大），日三服，每服3丸。坚持服药半年，追访1年患者尚健在，二便正常，生活可自理，肿大之淋巴结略有缩小。[明鸣．皂荚丸验案二则．国医论坛，1988，(3)：25-26]

**2. 眩晕** 祝某，女，50岁。患者素嗜肥甘厚味。6日前因长途乘车过劳后感头晕目眩，喜静卧，动辄天旋地转，如坐舟车。耳鸣如蝉，恶心脱闷，泛吐黄浊胶黏痰涎，大便七日不解，小便黄少，诊见面色㿠白，频频咳吐胶黏黄痰，静卧不动，舌质淡，苔黄腻，脉滑数。辨为痰浊中阻之眩晕，投半夏白术天麻汤。服药2剂而不效，余思方证合拍，为何用之不灵，莫非为顽痰作祟而常法难以收功？乃试用下法投以皂荚丸。1剂后，燥屎与痰涎俱下。乃改用补中益气汤加味调补气血善后而收功。追访1年无复发。［明鸣．皂荚丸验案二则．国医论坛，1988，(3)：25－26］

**3. 喘息性支气管炎合并肺气肿** 患者张某某，男，62岁，某药研究所副研究员，1983年2月20诊。患者素有咳喘宿疾，西医诊断为喘息性支气管炎、肺气肿。入冬以来，咳嗽加重。现症：胸闷喘息，动则尤甚，咳嗽，吐白色黏痰，纳呆食减，时有恶心，面部浮肿，睡眠尚可，二便正常，左脉短数，右脉滑数，舌质红，苔薄黄而腻。证属肺脾肾气虚，肺阴受损，痰阻气逆，升降失常，投以健脾祛痰，降逆平喘之剂，服药半月，面肿已消，食纳转佳，咳喘较前略有好转。但目前吐痰尚多，其脉滑数，舌根部苔厚，改服皂荚丸，每日9g，大枣10枚（去核）煎汤1次送服。第一日服后4小时，泻下带有白色黏液稀便1次，量颇多，次日黏痰明显减少，如法又进1丸，咳嗽吐痰基本控制，喘息亦减，惟动则气喘明显，继以汤剂培补肺肾，降逆平喘而缓治其本。［刘善锁．皂荚丸临床应用一隅．成都中医学院学报，1987，10（2）：24－25］

**【临证提要】**本方常用于治疗急性支气管炎、顽固性哮喘、喉风、肺心病、肺痈、中风等证属痰涎壅塞，形气俱实者。其适应证是：咳嗽痰多，稠黏如胶，但坐不得眠，咯吐不爽，胸闷或痛连胸胁，大便难，脉滑苔腻等。

## 厚朴麻黄汤

**【组成】**厚朴五两　麻黄四两　石膏如鸡子大　杏仁半升　半夏半升　干姜二两　细辛二两　小麦一升　五味子半升

**【用法】**上九味，以水一斗二升，先煮小麦熟，去滓，纳诸药，煮取三升，温服一升，日三服。

**【功用】**宣肺散饮，止逆除烦。

**【主治】**咳而脉浮者，厚朴麻黄汤主之。（金匮七　8）

**【方解】**君厚朴以疏敦阜之土，俾脾气健运而水自下泄，麻黄开皮毛之结以散表寒，杏仁、半夏、干姜、细辛，无味以化痰涤饮而祛肺逆，石膏反佐，领热药入寒水中，使水饮得遂就下之性而防上逆水火相击之患。小麦护心养液，先煮者寓生而性锐攻邪，熟而性缓养正之意也。

**【方论】**厚朴麻黄汤，大、小青龙之变方也。咳而上气作声，脉浮者，是属外邪鼓动下焦之水气上逆，与桂枝、芍药、甘草和营卫无涉。故加厚朴以降胃气上逆，小麦以降心气来乘，麻、杏、石膏仍从肺经泄热存阴，细辛、半夏深入阴分，祛散水寒，干姜、五味摄太阳而监制其逆，一举而泄热下气，散邪固本之功皆备，则肺经清肃之令自行，何患咳逆上气作声有不宁谧者耶？（《古方选注》）

【临床应用】

**1. 咳喘** 朱某某，患咳嗽，恶寒头痛，胸满气急，口燥烦渴，尿短色黄，脉浮而小弱。据证分析，其由邪侵肌表，寒袭肺经，肺与皮毛相表里，故恶寒而咳；浊痰上泛，冲激于肺，以致气机不利，失于宣化，故胸满气促；烦渴者为内有郁热，津液不布，因之饮水自救；又痰积中焦，水不运化，上下隔阻，三焦决渎无权，故小便色黄而短；脉浮则属外邪未解，小弱则为营血亏损，显示脏器之不足，如此寒热错杂内外合邪之候，宜合治不宜分治，要不出疏表利肺降浊升清之大法，因处以金匮厚朴麻黄汤。其方麻、石合用，不惟功擅辛凉解表，而且祛痰力巨；朴、杏宽中定喘，辅麻、石以成功；姜、辛、味温肺敛气，功具开合；半夏降逆散气，调理中焦之湿痰；尤妙在小麦一味补正，斡旋其间，相辅相需，以促成健运升降诸作用。但不可因麻黄之辛，石膏之凉，干姜之温，小麦之补而混淆杂乱目之。药服3剂，喘满得平，外邪解，烦渴止。再2剂，诸恙如失。［赵守真．治验回忆录．北京：人民卫生出版社，1962：29］

**2. 慢性喘息性肺病急性发作** 杨某，女，60岁，患慢性喘息性支气管炎8年，冬季频发。2007年2月初诊，诉已咳喘半月，抗炎3天，仍胸闷、气短、咳嗽、痰稠量多，晨起咳黄痰、舌质淡、苔薄微黄、脉滑。证属痰浊内阻，郁而化热。治宜宣肺平喘，化痰。拟厚朴麻黄汤加减：厚朴15g，炙麻黄5g、干姜5g、细辛3g、五味子15g、浮小麦30g，法半夏15g、杏仁15g、川贝15g、生石膏18g、全瓜蒌15g、炙枇杷15g。连服7付，诉胸闷已不明显，喘气已平，白天咳嗽次数较前减少，上方去干姜、细辛、生石膏，加紫菀、桔梗、款冬花、麦冬善后。［罗晓燕．厚朴麻黄汤治疗慢性喘息性肺病急性期3例．内蒙古中医药，2009，(12)：23］

**3. 肺心病合并肺部感染** 胡某某，男，67岁。1985年12月24日诊。肺心病史10余年，每于冬季则喘咳症状加重，近1个月因气候寒冷喘咳憋闷胸痛，不能平卧，气短乏力，时自汗出，纳少腹胀，便干，在我院急诊室以“肺心病、肺部感染”观察治疗2周，经静脉滴注青霉素、红霉素等药，胸痛消失，喘咳无明显好转，遂改用中药治疗。舌质紫暗，苔白腻，脉弦细滑。证属本虚标实，痰瘀互结，肺气失于清肃，治宜宣肺降逆平喘，佐以化痰祛瘀。厚朴、茯苓、丹参各15g，生石膏、淮小麦、鱼腥草各30g，半夏、杏仁各10g，炙麻黄、干姜、细辛、五味子、生甘草各6g。服药5剂，喘咳大减。续服7剂，喘咳已平，精神转佳，胸闷腹胀明显减轻，遂改参蛤散合补肺汤化裁调理，续服50余剂，以资巩固。随访2年，病情稳定。［何厚夫．厚朴麻黄汤治疗喘证验案．四川中医，1989，(1)：23］

**3. 肺胀（慢支）** 陈某，男，69岁。1994年3月13日入院。患者有咳嗽、气喘病史20年，半月前因感冒加重，咳嗽，咯吐大量稀痰，胸闷喘促。诊见颜面浮肿，口唇爪甲发绀，杵状指趾，桶状胸，右肺中下可闻见广泛湿啰音，体温37.8℃，心浊音界缩小，心率86次/分，舌质淡红、苔白厚。血常规检：白细胞$14.6 \times 10^9/L$，中性粒细胞及淋巴细胞正常；胸片示：两肺纹理增重、模糊，右肺为著，右心室扩大。西医诊断：慢支伴感染，肺气肿；中医诊断：肺胀，辨证属外感风寒，痰浊阻肺。治法：温肺化痰，降气平喘，佐以治血化瘀。处方：麻黄5g，厚朴、生姜、川芎、甘草、小麦、石膏、桂枝、泽兰各10g，半夏、杏仁各12g，紫苏、莱菔子各15g，水煎分服，6剂后症状基本消失。［何长义．厚朴麻黄汤加减治疗肺胀．浙江中医杂志，1997，(3)：28］

**【临证提要】**厚朴麻黄汤证为病程较长，复感新邪，咳嗽、咳痰或气喘，脉浮。胸部满闷明显常为主症，喉中痰鸣，如水鸡声者加射干；咳则心痛，喉中介介如梗状，咽肿、喉痹者加牛蒡子；或恶寒发热，无汗，表重者加桂枝，表轻者减麻黄；心下痞坚，坚甚者加葶苈子。

## 泽漆汤

**【组成】**半夏半升　紫参五两，一作紫菀　泽漆三斤，以东流水五斗，煮取一斗五升　生姜五两　白前五两　甘草　黄芩　人参　桂枝各三两

**【用法】**上九味，㕮咀，纳泽漆汁中，煮取五升，温服五合，至夜尽。

**【功用】**逐水通阳，止咳平喘。

**【主治】**咳而脉沉者，泽漆汤主之。（金匮七　9）

**【方解】**方中泽漆逐水，桂枝通阳，半夏、生姜散水降逆，紫菀、白前止咳平喘，水饮泛滥，中土必先损伤，故以人参、甘草扶正培土，土旺即能制水，水饮久留，每挟郁热，故又佐以黄芩清热。

**【方论】**此不详见证，而但以脉之浮沉为辨；而异其治。按：厚朴麻黄汤与小青龙加石膏汤大同，则散邪蠲饮之力居多，而厚朴辛温亦能助表，小麦甘平，五味敛安正气者也。泽漆汤以泽漆为主，而以白前、黄芩、半夏佐之，则下趋之力较猛，虽生姜、桂枝之辛，亦只为下气降逆之用而已，

不能发表也。仲景之意，盖以咳皆肺邪，而脉浮者，气多居表，故驱之使从外出为易；脉沉者气多居里，故驱之使从下出为易，亦因势利导之法也。（《医宗金鉴》）

**【临床应用】**

**1. 肺心病** 张某某，女，72岁。患慢性支气管炎伴肺气肿10年，素日气短，劳则作喘。旬日前，贪食肥厚，复勉强作劳，遂扰动宿疾，咳痰肿满，气急息迫，某医院诊为肺源性心脏病，以西药治疗1周罔效。刻诊：面晦紫虚肿，咳逆气促，鼻张抬肩，膈间膨胀，不能平卧，痰涎壅盛，咯吐不爽，心慌不宁，颈静脉怒张，肝肋缘下3cm，伴明显压痛，剑突下上腹部动悸可见，下肢呈凹陷性水肿，小便不利，大便数日未行。唇青紫，口干不欲饮，舌质紫黯、苔白厚，脉沉有结象。辨属痰饮潴留，胸阳阻遏，气滞血瘀，肺病累心。治宜开结降逆，决壅逐水。拟泽漆汤原方：泽漆30g，紫菀、白前、生姜各15g，半夏、党参、桂枝、黄芩、炙甘草各10g。5剂，日1剂，水煎服。二诊：药后诸症明显好转，泻下黏浊物甚多，脉转缓，续予原方5剂。三诊：咳平喘宁，肿消痰去，肝大缩回，小便通利，纳谷馨，改拟金水六君煎调理，连进月余，病情稳定。经询访，年内未再反复。［海崇熙．泽漆汤治疗肺系急重病验案三则．国医论坛，1991，(3)：14］

**2. 肺胀** 曾某某，男，50余岁，农民。形体尚壮实，3年来长期咳嗽，吐泡沫痰挟少量稠黏痰，时作喘息，甚则不能平卧，咳喘冬夏均有发作，无外感时也可突然发作，面目及四肢凹陷性浮肿，饮食尚佳，口渴喜次（不分冷热），口腻，大便时干时稀，小便短少，曾服小青龙、射干麻黄、杏苏散、苓甘五味姜辛汤等，均无显效，时作时止，舌苔薄白有津，舌根苔微黄，脉不浮而见沉滑。诊为肺胀，水饮内停，气郁化热。投泽漆汤原方，1剂咳吐涎痰明显减少，腹泻2次。再进4剂，诸症全愈。观察3年未复发。［张家礼．漫谈泽漆汤——附彭履祥教授治验一例．成都中医学院学报，1978，(2)：105］

**【临证提要】**全方具有利湿化痰散结、扶正祛瘀攻毒的功效，能达到扶正驱邪，温清并用的效果，有抗肺癌转移，提高免疫等功能，适用于虚实寒热错杂的痰饮毒结而致的肺癌。如加强攻毒效果，加守宫2条、蜂房15g；痰湿毒结者加浙贝母12g，全瓜蒌30g，白花蛇舌草30g；脾虚者加四君子汤；脾虚而有痰湿者加六君子汤；结合现代研究用药加红豆杉等。

痰饮咳喘兼有外邪者，宜依证选用厚朴麻黄汤、射干麻黄汤、小青龙汤治之。若无外邪，寒多者，则宜苓甘五味姜辛夏辈。若胃虚有寒热而身现浮肿者，宜本方。

# 麦门冬汤

**【组成】** 麦门冬七升　半夏一升　人参三两　甘草二两　粳米三合　大枣十二枚

**【用法】** 上六味，以水一斗二升，煮取六升，温服一升，日三夜一服。

**【功用】** 清养肺胃，止逆下气。

**【主治】** 火逆上气，咽喉不利，止逆下气，麦门冬汤主之。（金匮七　10）

**【方解】** 方中重用麦冬为君，甘寒清润，既养肺胃之阴，又清肺胃虚热。人参益气生津为臣。佐以甘草、粳米、大枣益气养胃，合人参益胃生津，胃津充足，自能上归于肺，此正"培土生金"之法。肺胃阴虚，虚火上炎，不仅气机逆上，而且进一步灼津为涎，故又佐以半夏降逆下气，化其痰涎，虽属温燥之品，但用量很轻，与大剂麦门冬配伍，则其燥性减而降逆之用存，且能开胃行津以润肺，又使麦门冬滋而不腻，相反相成。甘草并能润肺利咽，调和诸药，兼作使药。

**【方论】** 此胃中津液干枯，虚火上炎之证，治本之良法也。夫用降火之药，而火反升；用寒凉之药，而热转炽者，徒知与火热相争，未思及必不可得之数，不惟无益，而反害之。凡肺病有胃气则生，无胃气则死。胃气者，肺之母气也。孰知仲景有此妙法，于麦冬、人参、甘草、粳米、大枣大补中气，大生津液，此中增入半夏之辛温一味，其利咽下气，非半夏之功，实善用半夏之功，擅古今未有之奇矣。（《医门法律》）

**【临床应用】**

**1. 慢性胃炎**　赵琦等选择慢性胃炎证属胃阴亏虚型患者，治疗组156例以麦门冬汤加蒲公英、红藤煎服，并随证加减。对照组120例采用雷米替丁、替硝唑片、阿莫西林胶囊三联疗法。结果经4周治疗，治疗组和对照组显效率、总有效率分别为51.1%、93.3%，35.0%、75.0%（$P<0.01$）。［张保国，刘庆芳．经方麦门冬汤现代研究与临床运用．中成药，2011，33（4）：671－674］

**2. 胃食管反流病**　李仲全治疗胃食管反流病60例，用麦门冬汤合左金丸加减煎服，对照组60例口服奥美拉唑和莫沙必利。2组疗程均为4周。结果治疗组和对照组总有效率分别获93.3%、73.3%（$P>0.05$）。［张保国，刘庆芳．经方麦门冬汤现代研究与临床运用．中成药，2011，33（4）：671－674］

**3. 糖尿病性胃轻瘫**　卢晨等选择糖尿病性胃轻瘫52例，以控制血糖、餐后服用西沙必利西医常规治疗，其中治疗组28例在此基础上用麦门冬汤加沙参、陈皮、木香等煎服。结果经6周治疗后，治疗组症状改善、整体疗效和对照组比较，$P<0.05$；2组患者血糖都有非常显著下降（$P<0.01$）；2组患者治疗前后血、尿常规，心电图及肝、肾功能等生化指标安全性检测结果差异均无显著性。丛日晖治疗本病对照组30例用西药罗红霉素、多潘立酮口服，治疗组33例在此基础上用六君子汤合麦门冬汤随证加减煎服。结果经4周治疗后，治疗组和对照组总有效率分别为96.97%、86.67%（$P<0.05$）。2组患者治疗后血糖都有非常显著下降（$P<0.01$）。[张保国，刘庆芳．经方麦门冬汤现代研究与临床运用．中成药，2011，33（4）：671－674]

**4. 慢性胰腺炎** 朱某，女，60岁。自诉患慢性胰腺炎多年，屡经治疗，效果不佳，近日病情加重而前来诊治，刻诊：左上腹隐隐作痛，饮食稍有不当即脘腹胀满，大便时干时溏，少气乏力，口干欲食凉，食凉胃脘不舒或腹泻，舌质偏红，少苔，脉细无力。诊为胃气阴两虚证，其治当滋阴益气，以麦门冬汤加味：麦冬170g，清半夏24g，红参9g，炙甘草6g，粳米9g，大枣12枚，白芍18g，厚朴6g，山药24g，石斛12g。6剂，每日1剂，水煮2次分二服。二诊：病证表现有所改善，又以前方6剂。之后，累计服用前方30余剂，病证悉除，为巩固疗效，又将上方改作丸剂，每日3次服，每次用9g。[王付．经方学用解读－教你学好用活中医古方．北京：人民军医出版社，2004：133]

**5. 咳嗽** 游某某，男，15岁。患支气管炎，久咳不止，口干咽燥，其家曾疑为肺结核，经X线透视，心肺正常，膈肌平滑运动自如，饮食尚可，大便干燥，舌红无苔，脉虚而数。肺胃阴液不足，虚火上炎所致。治宜生津润燥，滋养肺胃，用《金匮》麦门冬汤加减：麦冬12g，沙参15g，甘草6g，大枣3枚，粳米10g，桑叶10g，石斛12g，枇杷叶10g，冰糖30g，梨汁1杯，服5剂，其咳遂止。[谭日强．金匮要略浅述．北京：人民卫生出版社，1981：123－124]

**6. 儿童咳嗽变异性哮喘** 褚东宁等治疗儿童咳嗽变异性哮喘34例，用麦门冬汤加薏苡仁煎服。若感冒后咳嗽迁延不愈属风痰闭肺者，合止嗽散或三拗汤；支原体感染剧咳属肝火犯肺者合泻白散、黛蛤散等。1周为1个疗程。结果本组显效15例，总有效率91.2%。[张保国，刘庆芳．经方麦门冬汤现代研究与临床运用．中成药，2011，33（4）：671－674]

**7. 肺结核** 吕某，男，35岁。患肺结核已多年，经常有咳嗽，喉间有痰阻滞，吐咳不爽，动易气逆心悸，肌肤消瘦，面色不容，肢体乏力，食欲锐减，舌苔薄而不润，脉象微数带有弦象。处方：党参12g，麦冬9g，法半夏6g，粳米15g，茯神9g，大枣3枚，白蜜1杯，炙甘草3g，服本方2剂后，咳逆显减，咯痰亦较畅，守原方加减连服10多剂，诸恙均除，食欲改善，体力亦见好转。此为麦门冬汤、琼玉膏二方复合而成，可增强疗效[许国华．麦门冬汤的运用．浙江中医杂志，1960，（2）：77]

**8. 肺不张** 孟旭升等治疗肺不张（肺痿）28 例，以麦门冬汤为基本方煎服。若火盛者，去大枣，加竹茹、生石膏、枇杷叶；咳吐浊黏痰，口干欲饮加天花粉、知母；津伤甚者加沙参、玉竹；潮热加银柴胡、地骨皮。10 天为 1 个疗程。结果 3 个疗程总有效率达 96. 4%。［张保国，刘庆芳．经方麦门冬汤现代研究与临床运用．中成药，2011，33（4）：671－674］

**9. 肺纤维化** 瓮恒等选择病程 3 个月～2 年的特发性肺间质纤维化患者 32 例，用麦门冬汤煎服，并随证加减。对照组 16 例用糖皮质激素，低氧血症者配合吸氧，合并感染者加用抗生素。2 组疗程均为 1 个月。结果治疗组和对照组总有效率分别为 81. 25%、56. 25%（$P<0.05$）；2 组治疗前后动脉血氧分压的变化，治疗组明显优于对照组（$P<0.01$）；2 组治疗前后肺功能变化，治疗组优于对照组（$P<0.05$）。［张保国，刘庆芳．经方麦门冬汤现代研究与临床运用．中成药，2011，33（4）：671－674］

**10. 肺癌** 王妍等选择晚期非小细胞肺癌证属气阴两虚型者共 40 例，以 NP 方案给予 2 个周期化疗，其中治疗组 20 例从化疗前 1 天开始服用麦门冬汤加生黄芪、北沙参、白术等煎剂，至 2 个周期化疗结束。结果治疗组肿瘤缓解稳定率优于对照组（$P<0.05$），治疗组患者的生活质量较对照组明显改善（$P<0.05$），治疗组在减轻化疗期间毒副反应方面明显好于对照组（$P<0.05$），治疗组与对照组比较，能更好改善患者中医证候（$P<0.05$）。［张保国，刘庆芳．经方麦门冬汤现代研究与临床运用．中成药，2011，33（4）：671－674］

**11. 咽异感症** 周仕亮选择咽异感症证属气津两亏，肺胃阴伤女性患者 20 例，在排除咽喉部炎性病变及肿瘤后，以麦门冬汤加北沙参、旋覆花、广郁金煎服。结果以喉中异物梗阻感、食欲不振、精神抑郁等症状消失为痊愈，本组患者 3 天治愈 5 例，7 天治愈 9 例，总有效率达 90. 0%。［张保国，刘庆芳．经方麦门冬汤现代研究与临床运用．中成药，2011，33（4）：671－674］

**12. 口腔溃疡** 韩燕等选择口腔溃疡证属阴虚火旺型者 120 例，其中治疗组 60 例予麦门冬汤加山药、白芍、丹参、桃仁煎服，对照组 60 例予左旋咪唑片、复合维生素 B 片、维生素 C 片治疗。2 组均以 2 周为 1 个疗程。结果经 2 个疗程治疗，治疗组显效 12 例，总有效率 78. 3%；对照组显效 6 例，总有效率 58. 3%（$P<0.05$）。2 组远期疗效分别为 90. 0% 和 68. 3%（$P<0.05$）。［张保国，刘庆芳．经方麦门冬汤现代研究与临床运用．中成药，2011，33（4）：671－674］

**13. 抗癌药物所致副作用** 杨树明将服用美施康定的癌症患者随机分为治疗组和对照组各 30 例，其中治疗组在对照组治疗基础上用麦门冬汤加肉苁蓉、炒莱菔子、焦三仙等煎服。结果经 3 周治疗后，2 组恶心、呕吐等发生率治疗组 3 例，对照组 10 例（$P<0.05$）。出现便秘治疗组 7 例，对照组 15 例

(*P*<0.01)。2组卡氏计分增加率比较，*P*<0.01。[张保国，刘庆芳．经方麦门冬汤现代研究与临床运用．中成药，2011，33（4）：671－674]

**【临证提要】**（1）本方是治疗肺痿的主方。以咳唾涎沫，短气喘促，舌干红少苔，脉虚数为审证要点。

（2）若阴伤甚者，可加北沙参、玉竹以养阴液。对于胃阴不足，胃脘灼热而痛，口干呕逆者，亦可用本方加减。

（3）可用治慢性支气管炎、支气管扩张、慢性咽喉炎、矽肺、肺结核等，属肺胃阴虚，气火上逆者。亦治胃及十二指肠溃疡、慢性萎缩性胃炎，属胃阴不足，气逆呕吐者。

## 葶苈大枣泻肺汤

**【组成】**葶苈熬令黄色，捣丸如弹子大　大枣十二枚

**【用法】**上先以水三升，煮枣取二升，去枣，纳葶苈，煮取一升，顿服。

**【功用】**泻水逐痰。

**【主治】**肺痈，喘不得卧，葶苈大枣泻肺汤主之。(金匮七　11)

肺痈胸满胀，一身面目浮肿，鼻塞清涕出，不闻香臭酸辛，咳逆上气，喘鸣迫塞，葶苈大枣泻肺汤主之。(金匮七　15)

支饮不得息，葶苈大枣泻肺汤主之。(金匮十二　27)

**【方解】**葶苈子苦寒泻肺，善开泄肺气，清降逐痰；大枣甘温，安中扶正，缓和药性。

**【方论】**肺痈已成，吐如米粥，浊垢壅遏清气之道，所以喘不得卧，鼻塞不闻香臭。故用葶苈破水泻肺，大枣护脾通津，乃泻肺而不伤脾之法，保全母气以为向后复长肺叶之根本。然肺胃素虚者，葶苈亦难轻试，不可不慎。(《千金方衍义》)

**【临床应用】**

**1. 水肿**　治遍身浮肿，以手按之仍起者。葶苈四两炒为末，以红枣肉为丸，如梧桐子大，每服十五丸，桑皮汤下，日三服，试之立验。或用西瓜烧灰为散，服之亦效。(《串雅内编选注》55页)

**按**　宋·《圣济总录》有此方治水蛊身肿喘满者。明·《普济方》水肿门载此方名散肿丸。方用桑白皮、西瓜皮（不必烧灰）汤下，于利水之中兼降逆气，从而可以解除水邪凌肺的上气咳喘，面目浮肿，凡肺胸积水以及肺源性心脏病皆可辨证选用。葶苈有苦甜两种，甜葶苈味甘淡而性较缓，苦葶苈味辛苦而性较峻，凡肺热咳喘多用甜葶苈；泻水多用苦葶苈。[吕志杰．等编

著．仲景方药古今应用，北京：中医古籍出版社，2000：756］

**2. 水肿咳喘** 浮肿咳喘，颈项强大，饮不得下，溺不得出，此肺病也。不下行而反上逆，治节之权废矣。虽有良剂，恐难奏效。葶苈大枣泻肺汤。诒按：此痰气壅阻之证，故重用泻肺之剂。邓评：拟参风水治法。［吕志杰，等编著．仲景方药古今应用．北京：中医古籍出版社，2000：766］

**3. 咳喘（慢性支气管炎合并肺气肿）** 夏锦堂案：何某某，男，56岁。患喘咳已10年之久，时常萌发，秋冬两季尤甚。近1周来喘促，咳嗽，不得平卧，痰白而黏，胸部满闷，饮食减少。舌苔薄白而腻，脉弦滑。证属痰饮留恋于肺，肺失肃降。先为泻肺降气。处方：葶苈子18g，炒苏子12g，大枣6枚。水煎服。二诊：服药3剂后，喘咳减轻，原方继服3剂。三诊：气喘、咳嗽日渐轻减，已能平卧，白黏痰亦少。惟仍觉胸满，气短。原方去苏子，余药减量：葶苈子10g，大枣4枚。又服3剂，诸症均退，乃停药。［吕志杰，等编著．仲景方药古今应用．北京：中医古籍出版社，2000：766］

**4. 咳喘水肿（肺心病心衰）** 朱某，男，55岁。患喘咳病已20余年，每值秋冬受凉或劳累后复发。近1个多月来加重，咳吐黄痰，后双下肢出现浮肿，渐延及全身，尿少，胸闷。现症：气喘，不能平卧，口唇紫绀，全身肿胀，两足胫尤甚，上腹部可扪及肿大的肝脏，舌暗红、苔黄腻，脉细数。证属水饮瘀血阻于胸膈，以致肺气不利。拟葶苈大枣泻肺汤。处方：葶苈子15g，大枣10枚。水煎，日1剂，2次分服。翌晨，喘息减轻，精神略有好转。上方葶苈子增至30g，续服2剂，喘减大半，能平卧，眼睑浮肿消退，足胫仍肿。上方配合五苓散、真武汤调理半月，浮肿全消，喘息已止。［王端岳．葶苈大枣泻肺汤治疗肺心病心衰．四川中医，1991；（7）：22－23］

**5. 肺痈** 邹某，男，50岁。发热恶寒，咳逆吐浓痰，烦满不得卧，面目浮肿，鼻塞不痛，脉数而实，此为肺痈之候。因患者平日嗜酒，并过食辛热之物，肺有积热，又挟外邪而发。拟疏表清热排脓。处方：薄荷4.5g，荆芥4.5g，甘草4.5g，黄芩9g，桔梗6g，枳壳6g。服药后，外感已解，余证尚在，改与葶苈大枣泻肺汤。处方：葶苈子18g，大枣10枚。连服4剂，诸症渐平，改用麦冬、薏苡仁、甘草、川贝、百合、枇杷叶、瓜蒌仁等组成。调至半月愈。［曹其旭，等．金匮要略选释．北京：中国科学技术出版社，1995：61］

**【临证提要】**本方为泻肺峻剂，适用于肺痈初起，表证已解，而脓尚未成，或脓已成，而肺气壅滞特甚，属于形气俱实者。虚者不可用之。

若兼有表证者，可“先服小青龙汤一剂”以解表邪，再服葶苈大枣泻肺汤宣肺除饮。

现在临床多用于肺源性心脏病等见水肿、胸满、喘息等证属实邪壅肺者。肺炎痈脓、渗出性胸膜炎等造成胸腔积液者，亦可加减治之。

## 越婢加半夏汤

**【组成】**麻黄六两　石膏半斤　生姜三两　大枣十五枚　甘草二两　半夏半升

**【用法】**上六味，以水六升，先煮麻黄，去上沫，纳诸药，煮取三升，分温三服。

**【功用】**宣肺清热，降逆平喘。

**【主治】**咳而上气，此为肺胀，其人喘，目如脱状，脉浮大者，越婢加半夏汤主之。（金匮七　13）

**【方解】**方中麻黄宣肺散寒化饮。石膏清泻郁热。生姜散水化饮。半夏醒脾燥湿，降泄浊逆，降肺而通调水道。甘草、大枣，既补益中气，又充养肺气，更能燮理清热而不寒凝。

**【方论】**本方所治之肺胀，系饮热内蕴，复感风邪所致。风邪外束，肺气不宣，饮热内蕴，肺失通调，故上气喘咳，身形如肿，其目如脱。治当宣肺平喘，清热化痰。方中麻黄宣肺平喘，发散风邪；臣以石膏清泄内热；佐以半夏降逆散结，燥化痰湿；更以生姜之辛散，外配麻黄发越水气，内助半夏降逆化饮；大枣补脾制水，与生姜合用，调和营卫；使以甘草调和诸药，且缓麻黄之散，石膏之寒，使攻邪而不伤正。（《金匮要略方义》）

**【临床应用】**

**1. 咳喘**　胡希恕医案：詹某，女，39岁，1964年10月12日初诊。昨晚受凉，咽痛，咳喘，喉中痰鸣，服氨茶碱2片喘稍缓解，但仍咳重，咳则两眼发胀、头痛，自感呼吸不畅，苔白腻，脉浮弦。

此属外寒内热、饮气上逆，治以解外化饮、清热降逆，与越婢加半夏汤加杏仁：麻黄12g，生石膏45g，炙甘草6g，大枣5枚，半夏12g，杏仁10g。结果：上药服2剂咳喘减，咽痛、目胀、头痛已，继服2剂，诸症皆消。[冯世纶．经方传真（修订版）．北京：中国中医药出版社，2008：96]

**2. 肺胀**　张某，男，71岁。患慢性支气管炎、阻塞性肺气肿30余年，咳痰喘反复发作，经常应用抗生素治疗。今年春季又因外感而宿痰复发，咳喘不得平卧。西医给予头孢唑钠、氨茶碱等西药抗炎、平喘治疗半月，病情无缓解，症状如故，故转中医诊治。查体：咳嗽痰白质稠，喘促不得平卧，目如脱状，口干、口渴、便干，时有发热，微恶风寒，舌质红少津，苔黄腻，脉浮数而滑。辨证分析该患者久患肺疾，肺气已虚，肺失宣降之职，津液不得输布，痰湿内生，蕴于肺内，久则成为宿痰，当时乃阳春三月，阳气上升，外感风温之邪，肺为华盖，首当其冲，内外合邪，引发宿痰，痰热上逆，而成本证，此乃痰热郁肺之肺胀。越婢加半夏汤加减：麻黄10g，石膏40g，半夏10g，生姜6g，红枣4枚，甘草5g，另加海浮石25g。服1剂后，热退喘减，已能着枕，又连服5剂咳喘已消失，纳增，睡眠良好，大便亦正常。继服六君子汤加减培土生金以善其后。[蔡丽威，于殿宏，于敏，等．越婢加半夏汤治愈肺胀两则．吉林中医药，2002，22（5）：55]

**3. 哮喘（支气管哮喘）** 吕志杰案：傅某，男，15岁。1999年6月10日。自幼患咳喘病，多年来反复发作，常因外感风寒而诱发。发时咳嗽，喘息，甚则喉中哮鸣，或兼发热等表证。西医诊断：支气管哮喘。近4~5年来每年复发数次，常由吕志杰诊治，辨证以小青龙汤或射干麻黄汤加减治之，多3~5剂而愈。本次复发以小青龙加石膏汤治之，服药3剂，咳喘明显缓解，但仍感胸部憋闷，鼻流涕，脉沉滑，舌暗红苔薄黄。听诊：胸背部可闻及哮鸣音。以越婢加半夏汤再加厚朴宽胸利气。处方：麻黄15g，生石膏60g，清半夏15g，厚朴24g，炙甘草9g，生姜30g，大枣6枚。水煎，日3次温服。服2剂诸症缓解。[吕志杰，等编著．仲景方药古今应用．北京：中医古籍出版社，2000：504]

**4. 妊娠水肿（风水）** 刘某某，女性，35岁。因妊娠8个月，全身浮肿，咳嗽气逼，入省妇女保健院，住院治疗已7天，曾服氢氯噻嗪以及中药五皮饮加白术、当归、黄芪等剂，全身浮肿加剧，腹水增加，病情严重，正在考虑引产未决之际，经该院应邀会诊。诊得患者颜面及全身浮肿，恶风鼻衄，咳喘不已，呕逆不能食，大便尚通，小便短赤，舌苔白尖红，脉浮数有力，虽未见发热口渴等症，而肺经风水交冲挟有胃热之候显然可见。遂从《金匮》风水论治。处方：越婢加半夏汤。麻黄4.5g，生石膏12g，法半夏6g，生甘草3g，生姜4.5g，红枣4枚，加杏仁9g。连服6剂，虽汗出不多，而尿量增加，输出量大于输入量，每天高达2900ml，全身浮肿消失，腹水亦除，体重由61kg减至46kg，心肺正常，咳喘见平，饮食睡眠均恢复正常。[杨志一．医案札记．江西医药，1963，（9）：29]

**5. 急性肾小球肾炎** 患者，女，21岁。患急性肾小球肾炎，伴有上呼吸道炎症，症见发热微恶寒，咳嗽气粗，痰多欲呕，头痛目眩，心悸烦躁，面睑浮肿，小便量少有白沫。尿检：蛋白（+++），红白细胞各（+），颗粒管型（++）。血检：白细胞$14.7\times10^9/L$，中性粒细胞0.80，淋巴细胞0.20。舌质红，薄黄苔，脉浮滑而大。辨证：时邪犯肺，肃降失司，痰阻气逆，小便不利。治法：疏风宣肺，通利水道，泄热止咳。方药：越婢加半夏汤加味。组成：麻黄6g，生石膏30g，生姜30g，甘草15g，杏仁12g，半夏12g，大枣10枚，桑白皮30g，茅根40g，益母草40g，冬瓜皮30g，车前子30g（布包），金银花30g。1剂/日，水煎分早午晚3次服。复诊：服药1周，浮肿消退，咳嗽减轻，身热表证消失，尿量多，白沫少，继服原方1周，诸症尽失。血检：正常。尿检：蛋白阴性，颗粒管型消失，红细胞少许。患者仍有疲乏感，气短汗出，腰膝酸软，下肢无力，上方去麻黄、石膏换黄芪30g，白术15g，沙苑子15g，杜仲炭18g，旬余而安。[陈锐．越婢加半夏汤临床新用．中国社区医师，2011（3）：18]

**【临证提要】**本方证乃由六淫邪热遏肺，并与痰浊饮邪互结不解，使患者发热、咳喘，呕吐痰涎，咳甚面部潮红，涕泪俱下。方用越婢加丰夏汤发泄，透达肺中泻水，同时蠲饮化痰。若临床症见痰黏稠或色黄者，可酌加黄芩，赤芍、鲜竹沥；若咳甚者加前胡，杏仁僵蚕等。

## 小青龙加石膏汤

**【组成】**麻黄　芍药　桂枝　细辛　甘草　干姜各三两　五味子　半夏各半升　石膏二两

**【用法】**上九味，以水一斗，先煮麻黄，去上沫，纳诸药，煮取三升。强人服一升，羸者减之，日三服，小儿服四合。

**【功用】**解表化饮，清热除烦。

**【主治】**肺胀，咳而上气，烦躁而喘，脉浮者，心下有水，小青龙加石膏汤主之。（金匮七　14）

**【方解】**心下有水，麻黄、桂枝发汗以泄水于外，半夏、干姜、细辛温中以散水于内，芍药、五味子收逆气以平肝，甘草益脾土以制水，加石膏以去烦躁，兼能解肌出汗也。方中主用麻黄、桂枝相伍，发散风寒，宣通肺气；辅以干姜、细辛、半夏温肺通阳，化饮祛痰；佐以芍药益阴敛营，五味子温敛肺气，兼制君臣药之辛散温燥；更用甘草甘缓益气，调和于辛散与酸收、解表与温里之间。

**【方论】**此外邪内饮相搏之证而兼烦躁，则挟有热邪。麻、桂药中，必用石膏，如大青龙之例也。心下寒饮，则非温药不能开而去之，故不用越婢加半夏，而用小青龙加石膏，温寒并进，水热俱捐，于法尤为密矣。（《金匮要略心典》）

**【临床应用】**

**1. 小儿咳喘**　冯某某，女，6岁。1961年3月14日会诊。腺病毒肺炎住院3周，发热，咳嗽气喘，发憋，面青白，下利，舌淡苔灰黑，脉滑数，肺部湿啰音较多。属内饮兼感，治宜宣肺。处方：麻黄1.5g，干姜0.9g，细辛0.9g，五味子（打）10枚，法半夏3g，桂枝1.5g，生石膏6g，炙甘草1.5g，杏仁10枚，白芍1.5g，大枣2枚。以水300ml煎，分3次温服。3月16日复诊：身微热，面红润，喉间有痰，胃口好些，大便次数已减少。舌淡苔灰黑已减，脉滑微数。治宜调和脾胃，理肺化痰。处方：法半夏3g，橘红2.4g，炙甘草1.5g，紫菀2.4g，五味子（打）10枚，细辛0.9g，苏子（炒）3g，前胡1.5g，生姜2片，大枣2枚。3月17日三诊：热退，喘憋减，精神转佳，食纳好，脉缓，舌淡苔减。继服前方而愈。

**按** 腺病毒肺炎，亦有属伤寒范畴的。此例患儿，据脉证属内饮兼感，先宜小青龙加石膏汤发散风寒、温化寒饮。药后肺气得宣，病情好转。继宜调和脾胃、兼化痰湿。采取了先宣后降的治疗原则。三诊热退，喘憋均减，精神转佳，食纳较好，病愈而康复。［中医研究院编．蒲辅周医疗经验．北京：人民卫生出版社，1976：274］

**2. 寒冬咳喘** 俞长荣案：李某某，男，45岁。1961年11月15日诊。咳嗽喘息不得卧，痰白质黏韧难咯，头眩痛，时恶寒，午后微发热，体倦肢楚，历时半月。前医与麻杏甘石汤加味2剂未效。舌苔微黄，脉象弦滑。此系风寒客肺，痰阻气机。治宜散寒肃肺，祛痰定喘，当与小青龙汤，但痰黏韧，舌苔黄，恐病久内有郁热，拟加石膏一味，寓表里双解意。小青龙汤96g（福建中医学院药房照原方配制，提炼药），生石膏48g，服1剂。11月17日复诊：喘逆少减，痰转稀白，量多易咯。仍头眩痛，时时恶寒，午后发热已除。舌有灰色薄苔，脉细而缓。此证原由风寒客肺，痰阻气机而起。前以内有郁热，故加石膏一味，兹者郁热已清，而痰稀苔灰，恶寒未罢，脉细，乃系阳气未复，当于前方中去石膏，加附子。依证施治。端在临机权宜，一药增减，系及全局，莫谓前后用寒用热不侔。小青龙汤96g，炮附子9g。服1剂，诸症竟告痊愈。［吕志杰，等编著．仲景方药古今应用．北京：中医古籍出版社，2000：500－501］

**3. 炎夏咳喘** 孙某某，女，46岁。时值炎夏，夜开空调，当风取凉，因患咳嗽气喘甚剧。西医用进口抗肺炎之药，而不见效。又延中医治疗亦不能止。马君请刘老会诊：脉浮弦，按之则大，舌质红绛，苔则水滑，患者咳逆倚息，两眉紧锁，显有心烦之象。辨为风寒束肺，郁热在里，为外寒内饮，并有化热之渐。为疏：麻黄4g，桂枝6g，干姜6g，细辛3g，五味子6g，白芍6g，炙甘草4g，半夏12g，生石膏20g。此方仅服2剂，则喘止人安，能伏枕而眠。［陈明，刘燕华，李方．刘渡舟验案精选．北京：学苑出版社，2007：20］

**【临证提要】**本方是由小青龙汤加石膏二两而成。小青龙汤本为解表温肺化饮之剂，主治“伤寒表不解，心下有水气”之证，即外寒里饮。今加石膏，刘渡舟教授认为，可使本方具有“寒热兼顾之能，燥而不伤之忧”。故“凡小青龙汤证的寒饮内留，日久郁而化热而见烦躁或其他热像，如脉滑口渴，或舌红苔水滑者，用之即效”。现多用于各种类型哮喘而见本方证者。

# 奔豚气病脉证治第八

## 奔豚汤

**【组成】**甘草　川芎　当归各二两　半夏四两　黄芩二两　生葛五两　芍药二两　生姜四两　甘李根白皮一升

**【用法】**上九味，以水二斗，煮取五升，温服一升，日三夜一服。

**【功用】**清泻肝胆，养血和胃。

**【主治】**奔豚气上冲胸，腹痛往来寒热，奔豚汤主之。（金匮八　2）

**【方解】**方中李根白皮性寒，归肝经，能疏肝清热，降逆平冲。用其甘味，因《素问藏气法时论》“肝苦急，急食甘以缓之”之意；黄芩清胆热；葛根起阴气，升津液；当归补血活血；芍药养肝血，敛肝气；川芎理血行气；半夏、生姜、甘草和胃降逆。诸药合用，清泻肝胆，平冲降逆。

**【方论】**尤怡：此奔豚气之发于肝邪者。往来寒热，肝脏有邪，而气通于少阳也，肝欲散，以姜、夏、生葛散之，肝苦急，以甘草缓之。芎、归、芍药理其血，黄芩、李根下其气。桂、苓为奔豚主药，而不用者，病不由肾发也。（《金匮要略心典》）

**【临床应用】**

**1. 神经性头痛**　鲍某，男，43岁，1998年7月21日就诊。有神经性头痛病史10余年，每因情志不畅或受热后复发。曾做头颅CT及眼底检查均无异常。先后服用镇脑宁、卡马西平、维生素类以及中药汤剂治疗，有逐渐加重之势。平素性情急躁易怒，口干口苦，此次因工作不顺心发作2天，头痛难忍，呈刺痛和跳痛，烦躁失眠，胸胁胀痛，不食，口服镇脑宁、芬必得，肌内注射烦痛定后稍缓，过后其痛如前。诊见痛苦表情，其头痛发作时有气冲巅顶、头眼发胀欲仆之感，舌质略红、苔薄黄，脉弦紧。乃情志不舒、肝阳上逆所致。用奔豚汤治之。处方：当归10g，川芎10g，黄芩10g，白芍10g，葛根15g，半夏12g，李根白皮15g，地龙10g，牛膝10g，菊花10g，郁金10g，甘草6g，生姜3g，3剂。服后头痛大减，惟烦闷少寐，上方加酸枣仁15g，服5剂后头痛基本消失。乃以前方制成散剂，每次9g，日2次，服半月

以巩固疗效。［马文奇．奔豚汤新用．中医杂志，2000，41（2）：86］

**2. 癔症** 聂某，女，28岁，1987年11月27日就诊。素日烦闷不安，善悲欲哭。10日前突睹其兄因车祸去世，悲痛欲绝，几夜不寐，数日后突然喜怒无常，语无伦次，所言皆亡人之事，不食。予肌内注射氯丙嗪、安定治疗，方能安静一时。诊时发作次数已较前减少，表情呆滞，答非所问，惊恐胆怯。查体无阳性体征，曾做胸透、心电图、肝胆胰脾B超及头颅CT均无异常，舌质红、苔黄略厚、边尖有瘀点、脉弦滑。诊为癔症，乃用奔豚汤加味。处方：川芎10g，当归10g，半夏12g，黄芩12g，葛根15g，白芍12g，李根皮15g，郁金12g，菖蒲15g，胆南星12g，生龙牡各10g（先煎），茯神10g，甘草10g，生姜6g。嘱其1日服2剂，第3日晚即能安睡4小时，癔症仅发作1次，较前为轻。上方1日1剂，再服5日，精神较佳，饮食少进，能干家务，对答切题，惟气短心怯，上方去龙骨、牡蛎，加五味子、酸枣仁各15g，服10余剂，诸症消失。［马文奇．奔豚汤新用．中医杂志，2000，41（2）：86］

**3. 心悸** 刘某，男，21岁，职员，初诊1994年4月26日。患者主诉2年前高考不中意，情志抑郁，近1个月来动则心悸，手抖，气短，须静坐片刻才能缓解。影响工作和生活。曾被诊为“心肌炎”、“心脏神经官能症”，服用多种中西药物效果不显。既往身体健康，无甲亢史。查患者面色萎黄，精神忧郁，食欲不振，二便正常，夜寐多梦。舌淡红、苔腻微黄、脉弦滑数（心率126次/分）。脉症合参：本病起于情志不畅，肝气郁滞，日久本气自动而冲击手厥阴经，激动心包络，引发心悸（心动过速）、气短、肢颤等症。病机与奔豚病同，予奔豚汤水煎服7剂显效，继服15剂，心动过速、手抖、气短消失，后以归脾丸、逍遥丸调理半月余善后。［李文生，刘世哲．金匮奔豚汤临床运用心得．黑龙江中医杂志，1997，（1）：27］

**4. 冠心病** 一农民，绍兴皋埠人，1993年初诊。自觉有气自小腹上逆至胸，则胸闷心悸、气急心慌、头晕。心电图示右束支传导阻滞、心律不齐。苔薄腻，脉弦而结。气逆上冲之感实为疾病的主要症状，是肝肾气结，气火上逆之表现，故投奔豚汤，生葛根、椿白皮、代赭石、当归、赤白芍、川芎、桂枝、丹参、薤白、炒枣仁、龙齿、桃仁。4剂后，气逆上冲感明显缓解，心悸心慌，气闷随之明显改善，脉搏间息次数明显减少，续诊治数次，症状控制。1995年春又来就诊，问及旧病，未见有特大发作史。［陈祖皋．奔豚汤的临床应用．河北中西医结合杂志，1997，6（1）：56］

**5. 胆囊炎、胆结石** 一嵊县病人患胆囊炎、胆石症，B超提示肝内胆管结石，经常出现脐下有气上逆至上腹致中脘胀闷、上腹部阵发性疼痛放射到背部的症状。从症状分析，有气逆上冲而诸症发作的特点，符合奔豚气证候。肝胆互为表里，胆气郁滞可引动肝热，肝为藏血之脏，肝热盛则血热盛，肝气郁则瘀血生。此病是由于肝气郁结而化热成瘀之故，当在清热降气的前提下，配以活血软坚之品，佐以和肝，药用生葛根、椿白皮、代赭石、当归、赤白芍、川芎、金钱草、乌梅、制乳没、海藻、昆布、三棱、桃仁、枳实、槟榔、木瓜。3剂后，疼痛减轻，特别是放射性疼痛已缓解，且气逆二冲之感明显平息，守方用药共15剂后，便出二枚结石，一枚如半粒花生大一枚如绿豆大，诸症好转，但B超复查，肝胆管内尚有结石存在。自觉症状已缓解，病人要求出院，门诊治疗，复用中药1月余，随访未见大发作。[陈祖臬．奔豚汤的临床应用．河北中西医结合杂志，1997，6（1）：56]

**【临证提要】**《金匮要略》中“奔豚病，从少腹起，上冲咽喉，发作欲死，复还止”。“奔豚气上冲胸，腹痛，往来寒热，奔豚汤主之。”奔豚气病是由于下焦肝气郁结，化热上冲为患，冲逆之气犯及脏腑不同可表现出不同症状，形成不同疾病，诸疾虽然症状纷杂，变化多端，但抓住气逆上冲这一主症和病机，用奔肠汤治疗，均收良效。

# 胸痹心痛短气病脉证治第九

## 瓜蒌薤白白酒汤

**【组成】** 瓜蒌实一枚　薤白半升　白酒七升

**【用法】** 上三味，同煮，取二升，分温再服。

**【功用】** 宣痹通阳、豁痰利气。

**【主治】** 胸痹之病，喘息咳唾，胸背痛，短气，寸口脉沉而迟，关上小紧数，瓜蒌薤白白酒汤主之。（第九　3）

**【方解】** 方中瓜蒌苦寒滑利，豁痰下气，宽畅胸膈；薤白辛温，通阳散结以止痹痛，白酒通阳以助药势。

**【方论】** 尤怡：胸中阳也，而反痹，则阳不用矣。阳不用，则气之上下不相顺接，前后不能贯通，而喘息、咳唾、胸背痛、短气等症见矣。更审其脉，寸口亦阳也，而沉迟，则等于微矣。关上小紧，亦阴弦之意，而反数者，阳气失位，阴反得而主之，《易》所谓阴凝于阳，《书》所谓牝鸡司晨也。是当以通胸中之阳为主。薤白、白酒，辛以开痹，温以行阳。栝蒌实者，以阳痹之处，必有痰浊阻其间耳。（《金匮要略心典》）

**【临床应用】**

**1. 胸痹**　病者但言胸背痛，脉之沉而涩，尺至关上紧，虽无喘息咳吐，其为胸痹则确然无疑。问其业，则为缝工；问其病因，则为寒夜伛偻制裘，裘成稍觉胸闷，久乃作痛。予即书瓜蒌薤白白酒汤授之。方用瓜蒌15g，薤白9g，高粱酒1小杯，2剂而痛止。［曹颖甫．曹氏伤寒金匮发微合刊．上海：上海科技出版社，1959：79］

**2. 心肌梗死**　男，71岁，2003年12月5日入院。主诉胸痛1周。患者反复出现胸闷如窒，胸痛彻背，向左肩臂放射，稍动即发。舌暗苔白厚，脉弦滑。心电图提示：广泛性ST段下移；心肌酶正常。临床诊断：急性冠脉综合征。患者拒绝冠脉造影。中医诊断为“真心痛”，辨证为胸阳不振，痰阻血瘀，心脉失养。拟瓜蒌薤白汤加味：全瓜蒌、薤白各30g，法半夏、桂枝、厚朴、红花、檀香各10g，枳实、丹参各15g，砂仁、甘草各6g，桃仁12g，水煎服，日1剂，每服150ml，日3次，同时静点复方丹参针剂，3日后，症状已明显减轻，胸痛发作减少，但发作时胸闷仍甚。考虑为宽胸不力，遂增薤白至60g，1剂后，胸闷即减，续服5剂，胸痛已少有发作，巩固10日，其症状基本消失。心电图在服药期间逐渐好转，共住院25天，出院时ST段已上升至正常范围。随访1年，病情一直稳定。［孟德玉，王昃睿．瓜蒌薤白汤运用体会，光明中医，2006，21（6）：47］

**3. 心绞痛** 女，50岁，2005年4月15日入院。主诉胸闷胸痛背寒3月。每劳累时出现胸痛，感肘膝关节以下寒冷，舌淡苔薄白，脉沉紧。既往有冠心病病史。入院心电图提示：下壁心肌缺血。诊断：冠心病心绞痛；中医诊断：胸痹。辨证为心阳不足，痰浊内阻，心脉不畅。拟瓜蒌薤白汤加味：全瓜蒌、薤白各30g，法半夏、厚朴、桃仁、檀香各10g，桂枝、枳实各12g，丹参15g，红花8g，砂仁、甘草各6g，服方3剂，胸闷胸痛减轻，但背寒及四肢不温不减，考虑为通阳不够，遂守前方增桂枝至20g，并加黄芪15g、木通10g以益气通阳。3剂后，上述症状已明显好转，但夜间背寒仍较突出，遂增桂枝至30g，再服3剂，其症大减，仅有轻度胸闷，胸痛消失，下肢已温。续服5剂，其症状若失，遂出院调理。1月后复诊，诉再现背寒肢冷，嘱再服前方，而获效，后改做水丸坚持服用巩固治疗3月，随访至今，病情未再发作。［孟德玉，王昃睿．瓜蒌薤白汤运用体会，光明中医，2006，21（6）：47］

**4. 陈旧性胸内伤** 患者张某某，男，17岁，1991年5月就诊。诉2年前练习举重用力不当，致胸部疼痛不敢深吸气，咳嗽震痛，但外无肿胀及固定压痛点。经服用跌打丸、云南白药、百宝丹等药后缓解，但遗留胸部闷胀感伴短气，劳累后症状加重，此次买煤推车后胸部胀痛而就诊。检查见两侧胸廓对称。自感右侧胸部疼痛不舒，呼吸不畅，语言低微，时需深吸一口长气方感舒适，脉细弱涩滞，苔薄白。心电图检查无异常。临床诊断为陈旧性胸内伤而致胸阳不振、气机结滞。治宜通阳散结，行气止痛。处方：全瓜蒌15g，薤白12g，广木香9g，枳壳9g，青陈皮各9g，乌药9g，元胡9g，炙甘草9g，白酒30g。水煎，饭后服用。服药3剂后症状大部缓解停诊。3个月后遇劳累又复发，续按上方嘱服8剂而痊愈，至今未见复发。［焦鼎九．瓜蒌薤白白酒汤加减治疗陈旧性胸内伤，四川中医，2005，23（4）：82］

**【临证提要】**瓜蒌薤白白酒汤所治胸痹证，多为临床常见之冠心病心绞痛及心肌梗死，对于胸阳不振的心痛等症均可配伍使用。原方用瓜蒌实即全瓜蒌，祛痰下水，亦有活血之功。方中薤白半斤，约合目前110g左右，《灵枢·五味》篇曰“心病宜食薤”，可见薤白为治疗胸痹之要药，用量极大，现临床上很少用至此量。

## 瓜蒌薤白半夏汤

【组成】瓜蒌实捣，一枚　薤白三两　半夏半升　白酒一斗

【用法】上四味，同煮，取四升，温服一升，日三服。

【功用】宣痹止痛，降逆逐饮。

【主治】胸痹不得卧，心痛彻背者，瓜蒌薤白半夏汤主之。（第九　4）

【方解】方中瓜蒌清热化痰，宽胸散结；半夏辛散消痞，化痰散结，瓜蒌配半夏，化痰消痞，二药相配，相辅相成，化痰消痞，宽胸散结之功显著；薤白辛温通阳，豁痰下气，理气宽胸，白酒通阳，可助药势。

【方论】尤怡：胸痹不得卧。是肺气上而不下也。心痛彻背。是心气塞而不和也。其痹为尤甚矣。所以然者。有痰饮以为之援也。故于胸痹药中。加半夏以逐痰饮。（《金匮要略心典》）

【临床应用】

**1. 胸痹**　王某，女，35岁。胸中满闷，心痛彻背，上气喘急，呼吸困难，大便不利，脉象沉滑，舌苔白腻。诊断：浊阴上逆，气壅上焦，胸阳阻滞，升降不利。主以通阳泄浊法，以瓜蒌薤白半夏汤加味治之，4剂而愈。瓜蒌实9g，薤白6g，法半夏6g，枳实4.5g，杏仁泥6g，桂枝4.5g，橘皮5g。水煎服。［赖良蒲．蒲园医案．南昌：江西人民出版社，1965：84］

**2. 冠心病心绞痛**　安某，女性，74岁，1965年6月14日初诊。患心绞痛1年多，常胸前剧痛，每发作则不能平卧，呼吸困难，大汗出，经常服用硝酸甘油、氨茶碱，大便干，口干不思饮，苔白厚，脉弦细。证属痰阻胸阳、瘀血阻络，治以化痰通阳、祛瘀通脉，与瓜蒌薤白半夏汤加味：瓜蒌45g，薤白27g，半夏70g，白酒60ml，桂枝10g，枳实10g，桃仁10g，陈皮30g，白芍12g。以水煎服。结果：上药服3剂，痛减，但小有劳则发心区痛，上方加茯苓12g，继服6剂，胸痛时作时休，仍以上方稍加减，服1个月后胸痛不再发作。［冯世纶．经方传真（修订版）．北京：中国中医药出版社，2008：258－259］

**3. 心律失常**　王英治疗心律失常50例，用瓜蒌薤白半夏汤。基本方为瓜蒌、薤白、制半夏、白酒适量。辨证用药：心气虚证减制半夏，加黄芪、人参、桂枝、丹参、苦参、川芎、炙甘草、炒酸枣仁、五味子；心血虚证减制半夏，加阿胶、太子参、麦冬、龙眼肉、柴胡、柏子仁、白术、炙甘草；心阳虚证加桂枝、制附子、人参、丹参、红花、茯苓、龙骨、牡蛎、炙甘草；心血瘀阻证加丹参、红花、桃仁、赤芍、川芎、柴胡、降香、合欢皮、夜交

藤；水饮凌心证加桂枝、白术、茯苓、生甘草、炙麻黄、杏仁、紫苏子、葶苈子、丹参、制远志、红花、大枣。每日1剂，水煎分3次温服。治疗1个月后统计疗效。服药后逐渐停用抗心律失常药物。嘱患者避免精神刺激，充分安静休息。结果50例中治愈30例，好转15例，无效5例，总有效率90%。［王英．瓜蒌薤白半夏汤治疗心律失常50例，中国中医急症，2005，14（4）：369－370］

**4. 慢性肺源性心脏病** 王某，男，75岁。2001年2月13日初诊。主诉：咳嗽、咯痰、气喘反复发作10余年，再发加重1周。患慢性阻塞性肺气肿、肺心病10余年，每逢受凉即发，发作时，咳嗽，咯白或黄痰，经西医抗感染、止咳、平喘等治疗方能缓解。数日前受凉后，上症再发并加重，西医治疗效果不佳，来求中医。刻诊：咳嗽、气喘，咯白色清稀痰、量多，伴心悸胸闷，气急，畏寒怕冷，下肢浮肿，小便量少，口唇紫绀，舌体胖，边有齿痕，苔白腻，舌下脉络粗张，脉促（脉率110次/分）。心电图示：肺型P波，右心室肥大，频发性早搏。西医诊断：慢性肺源性心脏病。中医诊断：肺胀。证属胸阳痹阻，痰瘀互结。拟通阳散结、豁痰祛瘀。药用全瓜蒌15g，薤白头10g，制半夏10g，白术10g，制附子10g，茯苓10g，桂枝6g，紫丹参15g，细辛3g，生姜3片，白酒2两。每日1剂，水煎服，连服7剂。二诊：服上方后，心悸咳喘改善，浮肿已退，原方去制附子、细辛、生姜，加炙黄芪20g，补骨脂15g，蛤蚧1对，续服20剂。三诊：咳喘、心悸、胸闷缓解，浮肿消退，尿量增多，脉率76次/分，无早搏。心电图检查示肺型P波，未见早搏。原方服10剂，以资巩固。［王晓戎，冯梅．瓜蒌薤白半夏汤临床新用四则，实用中医内科杂志，2008，22（12）：83－84］

**5. 原发性肺癌** 付某，男，66岁。2002年3月21日初诊。主诉：咳喘、胸痛，伴痰血4个月。患者4月前发生咳喘气急，胸闷胸痛，痰中带血，伴纳差，神疲乏力，形体日渐消瘦，舌质红，苔黄白而腻，小便稍黄，大便稀溏，脉沉细弱。CT及痰脱落细胞学检查报告示：中央型肺癌（鳞癌），肿块大小约2cm×2.5cm。患者因年老拒绝西医治疗，寻求中医。中医辨证为肺脾两虚，痰凝气滞，热毒内蕴，日久致成肺积。治宜健脾益肺，化瘀解毒，理气豁痰。药用全瓜蒌30g，薤白头10g，法半夏10g，淮山药15g，南北沙参各15g，茯苓12g，莪术10g，白花蛇舌草30g，半枝莲30g，半边莲30g，炒二芽各20g。10剂，水煎，日服1剂。复诊：服上方后，咳嗽、胸闷、气急减轻，痰血消失；上方去莪术，加党参15g，黄芪20g，连服6月，诸症消失，行CT检查：肿块缩小至0.5cm×1.0cm，断续服药，随访3年，诸症未发，多次CT复查，未见肿块增大。［王晓戎，冯梅．瓜蒌薤白半夏汤临床新用四则，实用中医内科杂志，2008，22（12）：83－84］

**6. 慢性胃炎** 邓某，女，50岁。2003年7月10日初诊。主诉：胃脘不适3年。该患者3年前出现胃脘部痞满胀痛，情志失调或饮食不节上述症状加剧。胃镜病理诊断：慢性萎缩性胃炎。曾服用斯达舒、洛赛克、胃舒平、养胃舒、三九胃泰等中西药治疗，疗效不显著。1周前因过食生冷，出现上腹部痞满胀痛，伴嘈杂不适，不欲饮食，反酸嗳气，大便溏薄，舌质淡、苔白腻，脉弦滑。辨证为肝气犯胃，胸阳被阻。治宜疏肝和胃、通阳宣痹。药用全瓜蒌15g，薤白头10g，姜半夏10g，杭白芍10g，佛手干10g，九香虫10g，丹参10g，蒲公英20g，甘松6g，炙甘草6g。7剂。水煎服。二诊：服上药后，上腹部痞满胀痛明显减轻，食欲较前增加，无反酸，大便较溏，舌淡苔薄白，脉细。上方去九香虫、蒲公英，加潞党参15g，焦白术、茯苓各10g。续服20剂，诸症缓解。效不更方，前方续服2月余。2003年10月复查胃镜，诊断为慢性浅表性胃炎，后予香砂六君丸善后。[王晓戎，冯梅．瓜蒌薤白半夏汤临床新用四则，实用中医内科杂志，2008，22（12）：83－84]

**7. 慢性胆囊炎** 孔某，女，32岁。2006年7月5日初诊，患者自诉慢性胆囊炎病史4年余，平素右胁部隐痛反复发作，1周前因过食油腻之品病情再次发作，且伴有胸部闷痛，如有物阻塞感，背部沉重感，自服消炎利胆片无效。查心电图未见异常。墨菲征阳性。查舌暗，苔厚腻，脉弦滑。中医辨证应属“胸阳不振，痰浊瘀阻”，治疗以“温通胸阳，祛痰止痛”为主，拟以瓜蒌薤白半夏汤加味。拟方：瓜蒌20g，薤白20g，半夏10g，柴胡20g，川楝子10g，元胡20g，苍术10g，白术10g，石菖蒲10g，陈皮6g，茯苓10g。应用5剂后症状基本消失，舌质暗，苔薄白。在原方基础上加用活血化瘀和清热解毒之品，前后应用30余剂，至今未再发作。[段雪光．瓜蒌薤白半夏汤临床应用经验．中国现代医生，2008，46（7）：91]

**8. 神经官能症** 王某，女，47岁。2005年8月5日初诊。患者平素性格内向。近日因工作不如意心情不佳。时觉咽部及心前区闷塞不适，如有物梗阻感，夜间偶有闷痛感。曾查心电图及胸片均正常。舌质紫暗，苔腻，脉濡细而弦。此为情志不遂，痰气互阻。治疗以“开痹涤痰解郁”为法。予瓜蒌薤白半夏汤加味。拟方：法半夏6g，薤白10g，瓜蒌皮10g，生代赭石15g（先煎），炒枳实6g，厚朴6g，制香附12g，炒元胡10g，丹参15g，广郁金10g，茯苓12g，莱菔子10g，石菖蒲6g，合欢皮20g。此方加减出入20余剂，患者病情痊愈。[段雪光．瓜蒌薤白半夏汤临床应用经验．中国现代医生，2008，46（7）：91－92]

**9. 乳腺增生病** 黄某，女，34岁。2004年8月5日初诊。主诉：右侧乳房胀痛5年，加重半年。该患者近5年来月经延期，经常乳房胀痛，近半年来，右侧乳房胀痛加重，饮食可，二便正常，舌苔薄腻，脉弦滑。体检：右侧乳房外上方肿块，约3cm×2cm，质韧不坚，边缘欠清，推之活动，与皮肤不相粘连。钼靶扫描示：右侧乳腺小叶增生。辨证为肝郁气滞痰凝，冲任失调，拟疏肝理气，调摄冲任，消痰散结。药用全瓜蒌15g，薤白头9g，法半夏10g，醋柴胡10g，当归10g，赤白芍各10g，香附10g，广郁金10g，生草6g。连服3月，肿块全部消失，月经恢复正常。［王晓戎，冯梅．瓜蒌薤白半夏汤临床新用四则，实用中医内科杂志，2008，22（12）：83－84］

**10. 反流性食道炎** 胡某，男，48岁，2000年4月15日就诊，剑突下烧灼样痛3月，加重2天。伴反酸、嗳气、胸骨后疼痛，两胁胀痛，脾气急躁，经常有烧心感，尤其在夜间明显，胃纳减少，夜寐差，舌质暗红，苔黄稍腻，脉弦细。心电图结果：窦性心动过缓。电子胃镜提示：反流性食道炎。辨证为肝旺乘脾，脾失健运，痰热互结。治予疏肝理气，和胃降逆，清热化痰，方选瓜蒌薤白半夏汤合柴胡疏肝散加减：瓜蒌10g，薤白10g，半夏12g，柴胡12g，旋覆花6g，金铃子10g，元胡10g，栀子10g，竹茹6g，蒲公英10g，海螵蛸10g，甘草6g。每日1剂，水煎服，治疗1周后，患者自觉反酸、嗳气，两胁胀痛明显减轻，继续辨证治疗2周，诸症消失，巩固治疗1周痊愈。至今未发。［青姚，杨丽妍．瓜蒌薤白半夏汤临床应用举隅．广西中医学院学报，2003，6（2）：32］

**11. 老年咳喘** 蔡某，男性，59岁，干部，1993年12月6日就诊。病史：反复咳嗽、咳痰5年，加重1周，因1周前受风寒，咳嗽加重，喘促气急，痰多泡沫，伴恶心发热无汗，舌苔薄白，脉浮弦，查体：T37.5℃，R20次/分，BP14/10kPa（105/75mmHg），双肺可闻干啰音，心界不大，心律正，心率84次/分，各瓣膜无杂音，肝脾未及，X线检查：双肺纹理增强，白细胞计数及分层：WBC $9.6\times10^9$/L，S0.67，L0.33。临床诊断：慢性支气管炎急性发作，中医辨证：咳嗽，风寒束肺，治宜宣肺化痰，祛风散寒，予瓜蒌薤白半夏汤加减，处方：瓜蒌25g，薤白9g，麻黄10g，杏仁、紫菀、半夏、款冬、苏叶各15g，荆芥10g，甘草6g，水煎服，每次服150ml，日2次口服，上方连服2周，咳嗽咳痰基本控制，肺部体征消失。［李光华，金汤，纪福利．增损瓜蒌薤白半夏汤治疗老年咳喘46例．中医药信息，1997，（2）：22］

**【临证提要】**瓜蒌薤白半夏汤，为张仲景治疗胸痹要方，具有通阳宣痹、祛痰宽胸作用。张仲景立此方以通为主，后世医家遵医圣之教，用以治疗胸痹，多获良效。在临床中用该方治疗消化系统疾病，也是取此方的“通”，因为胃以通降为顺，何况方中的瓜蒌、薤白、半夏等药均入胃经，用于治疗消化系统疾病均适合。而消化系统的疾病例如慢性胃炎，脘腹胀闷、疼痛、纳呆等症，其病因不外乎因瘀、火、痰、湿、食等，但气机不畅是其基本病机，运用瓜蒌薤白半夏汤治疗诸症的两个主要指征是：①胸部痞闷不畅；②舌苔腻，这是痰阻于胸、胸阳不畅的表现。瓜蒌薤白半夏汤的作用病位在于胸，故能直达膻中，通阳化浊，使胸阳得振，上下顺通，周身气血运行正常，百病乃安。这正是运用该方异病同治均能收效的道理所在。所以临床应用不能拘泥一点，要辨证运用，不要过多考虑西医诊断。

## 枳实薤白桂枝汤

**【组成】**枳实四枚　厚朴四两　薤白半斤　桂枝一两　瓜蒌一枚，捣

**【用法】**上五味，以水五升，先煮枳实、厚朴，取二升，去滓，纳诸药，煮数沸，分温三服。

**【功用】**宣痹通阳，降逆泄满。

**【主治】**胸痹心中痞，留气结在胸，胸满，胁下逆抢心，枳实薤白桂枝汤主之，人参汤主之。（第九　5）

**【方解】**方中枳实、厚朴同用理气散结，消痞泄满；薤白通阳散结以止痹痛；桂枝一味，上以宣通心胸之阳，下以温化中下二焦之阴气，既通阳又降逆，降逆则阴寒之气不致上逆，通阳则阴寒之气不致内结。诸药合用，则痞结开、痰饮去，胸胃之阳得复。

**【方论】**尤怡：心中痞气，气痹而成痞也。胁下逆抢心，气逆不降，将为中之害也。是宜急通其痞结之气，否则速复其不振之阳。盖去邪之实，即以安正。养阳之虚，即以逐阴，是在审其病之久暂，与气之虚实而决之。（《金匮要略心典》）

**【临床应用】**

**1. 慢性胆囊炎**　马某，女，49岁，2007年3月21日就诊。患者因家庭纠纷，即出现腹胀，左边胁肋疼痛，右背酸胀，呃逆、干呕1个月余。西医诊断为慢性胆囊炎。西医治疗效果欠佳。细观其证，除上述症状外，舌淡苔白，脉沉弦。证属肝郁气滞，郁气成痰，痰气阻滞于肝胆。宜疏肝利胆，理气化痰。枳实薤白桂枝汤加味。药物组成：枳实12g，厚朴、薤白、香附各15g，瓜蒌1枚，桂枝6g，川芎、青皮、陈皮各10g。服3剂，腹胀、疼痛减轻过半。前方加入神曲、法半夏各15g，续服5剂，诸症消失，后经B超检查，炎症消除。［吴宗山．枳实薤白桂枝汤临床新用，甘肃中医，2009，22（8）：44］

**2. 慢性胃炎**　肖某，男，45岁，2004年12月8日就诊。患者患病已有半年余，经2次胃镜检查，诊断为慢性浅表性胃炎，中西医诊治多次，病情依旧。经过仔细询问，患者当年夏天连食2个冰糕后即觉得胃部不舒适，后逐渐脘腹胀痛，胃部时有冷的感觉，遇冷胀痛更甚，饮食减少，周身疲乏，面色淡白，舌淡，苔白腻，脉沉缓。证属寒冷伤脾，脾阳不振，脾失健运，

化生痰湿。宜温运脾阳，化痰和胃。处方：瓜蒌1枚，薤白、厚朴、枳实、法半夏各15g，桂枝6g，附子6g，砂仁8g。服5剂，诸症减轻，冷感消失。去附子，加白术、神曲各15g。续服10余剂，病愈而安。［吴宗山．枳实薤白桂枝汤临床新用，甘肃中医，2009，22（8）：44］

**3. 寒湿痢** 杨某，男，42岁，2002年10月15日就诊。患者小腹胀闷，隐痛绵绵，每天大便4～5次，量少，多为白冻状，食少神疲，腰酸畏寒，患病已有2周，舌淡苔白，脉沉缓。证属寒湿成痢。治宜温化寒湿，理气行滞。处方：瓜蒌1枚，厚朴、枳实、薤白、苍术、白术各15g，桂枝6g，猪苓、茯苓各10g。连服3剂，各种症状都减轻，惟大便白冻状依旧。在前方中加入炮姜10g、焦山楂15g、吴茱萸5g，连服5剂而愈。［吴宗山．枳实薤白桂枝汤临床新用，甘肃中医，2009，22（8）：44］

**4. 支气管炎** 李某，女，47岁，2004年6月19日就诊。患者咳嗽气紧，咳痰不爽，胸闷痰多，痰黄，四肢困倦，小便黄赤，已有20余日。经X线胸片检查，诊断为支气管炎。舌苔黄，脉沉滑。证属湿热郁结，壅阻华盖。治宜清利湿热，宣肺祛痰止咳。处方：瓜蒌1枚，厚朴、枳实、黄芩各15g，薤白6g，杏仁、桔梗各10g。服5剂，诸症悉减。前方加入薏苡仁15g、法半夏15g，续服5剂，症状消失，身体康复。［吴宗山．枳实薤白桂枝汤临床新用，甘肃中医，2009，22（8）：44］

**5. 嗳症** 刘某，男，68岁，退休工人，2007年5月2日初诊。嗳气已6月余，间断性发作，痛苦难忍，患者于半年前出现发作性胸前区疼痛、憋闷、短气，经医院诊断为冠心病心绞痛，给予西药治疗，病情好转出院。随后出现嗳气不止，时轻时重，遇寒为甚，多处求医诊治，皆以疏肝和胃，健脾益气，降逆和胃等治疗未见好转。刻诊：患者形体偏胖，神志清楚，精神欠佳，面色淡白无华，嗳气频频，胸闷气短乏力，嗳气后胸闷气短症状减轻，口不渴，时有痰，纳差，腹胀，大便不畅，舌淡苔白腻，脉弦细滑，诊为嗳症。辨证为痰浊内阻，胸胃失和；治宜通阳开结，泄满降逆。方选枳实薤白桂枝汤加味，方药：瓜蒌15g，薤白12g，枳实9g，厚朴9g，干姜12g，炙甘草6g，桂枝12g。3剂后复诊，患者自述嗳气明显缓解，同时自感胸闷短气减轻，守原方7剂诸症悉除，后未复发。［郭瑞萍，臧海洋．枳实薤白桂枝汤加味治疗嗳症1例，2009，29（3）：235］

**6. 暴盲案** 陈某，女，44岁，农民，1991年7月20日诊。患者于半月前因家事暴怒后突然双目失明，经他医用疏肝法治疗无效，遂求笔者诊治。查其双目失明，眼结膜无充血，颈部淋巴结肿大压痛连及两乳，诊其形体肥胖，平素怕冷，面色黧暗，舌胖大有齿印，脉象濡滑。证属暴怒伤肝，气血上逆，挟痰湿上阻络脉。治宜镇肝降逆，通阳利湿，化痰通络。方用枳实薤白桂枝汤加味：枳实12g，厚朴12g，薤白9g，桂枝6g，全瓜蒌12g，法半夏6g，代赭石20g，石决明20g，钩藤12g。4剂。每日1剂，水煎，分早晚各1次温服。二诊：服上方4剂后，双目已能视物，但感模糊不清，效不更方，上方去厚朴、茯苓等，加当归9g，青礞石12g，再服6剂，双目视物清亮，视力完全恢复。嘱服杞菊地黄丸巩固疗效。随访1年无复发。［曲战河，李长松，马付山．枳实薤白桂枝汤新用3则，国医论坛，1994，(5)：13］

**7. 背部冷案** 刘某，女，47岁，教师，1990年12月12日诊。患者颈椎下部发冷伴肌肉瞤动3个月。3个月前患感冒经治疗痊愈，惟遗留背部发冷，时见全身寒颤，不自主耸肩等。X线拍片排除颈椎增生等症。中西医按风湿治疗效果欠佳，遂来求治。诊其背部发冷，咳唾清稀痰涎，口角流涎，面色苍白，气短乏力，舌体胖大有齿印，舌苔白腻，脉沉紧。诊为胸阳不振，痰湿阻滞。治以通阳散结，祛痰利湿。予枳实薤白桂枝汤加味：枳实12g，厚朴12g，薤白9g，桂枝9g，瓜蒌9g，人参6g，茯苓9g，半夏6g，黄酒30g。6剂，每日1剂，水煎（兑入黄酒），每剂3煎，前两煎混兑，分2次内服，第三煎取汁300ml，再兑开水500ml，热敷患处30分钟。二诊：口角流涎明显减少，背冷稍有好转，余症同前。上方加附子9g，继服9剂，方法同前。三诊：背部发冷等症消失。随访半年无复发。［曲战河，李长松，马付山．枳实薤白桂枝汤新用3则，国医论坛，1994，(5)：13］

**8. 嘴角抽动案** 牛某，男，32岁，农民，1989年1月4日诊。自诉外伤后遗留嘴角抽动2个月。2个月前不甚从房上跌下，当即昏迷，多处挫伤，经急诊入院救治痊愈，然遗留嘴角抽动症，经多方治疗乏效，求治于笔者。刻诊：嘴角不自主频频抽动，心悸，背痛，短气，中满食少，舌淡，苔白腻，脉沉迟。辨属胸阳不振，湿阻中焦，痰浊阻滞经脉。治以通阳散结，行气化湿，佐以通络。拟枳实薤白桂枝汤加味：枳实12g，厚朴12g，薤白9g，桂枝6g，瓜蒌12g，白附子9g，制马钱子3g，炙远志6g。6剂。每日1剂，水煎，早晚各1服。二诊：服上方6剂后诸症大减，唯嘴角抽动依旧。上方去远志加全蝎15g，再进6剂，煎服法同上。三诊：6剂尽，嘴角抽动频率及发作时间均减．守方续服9剂告愈。迄今无复发。［曲战河，李长松，马付山．枳实薤白桂枝汤新用3则，国医论坛，1994，(5)：13］

**9. 窦性心动过缓** 王金锁治疗窦性心动过缓45例，选择心率低于50次/分，心电图检查为窦性P波、0.125≤P－R间期＜0.20秒的病人为入选对象。排除条件：①心、肝、肺、肾等有严重器质性病变者；②具有病态窦房结综合征者；③具有房室传导阻滞或室内传导阻滞者；④药物引起的心律失常者；⑤年龄大于80岁或小于18岁者；⑥孕妇以及有家族遗传史者。治疗以枳实薤白桂枝汤为主，处方组成：枳实20g，厚朴15g，薤白15g，桂枝30g，瓜蒌

20g，制附子10g，红参15g，丹参20g，桃仁15g，红花9g，仙茅15g，巴戟天12g，甘草6g（舌红、苔黄者，加黄芩12g，大便干者加大黄10g，小便不利、下肢水肿者，加泽泻15g，茯苓15g，心悸不寐者，加炒枣仁30g，茯神20g），每日服1剂。煎服方法：每剂药分别用800ml水煎2次，合在一起共取药汁约900ml，早、中、晚各服300ml，服1个疗程（30天）。结果治疗45例，显效37例（占82.2%），有效7例（占15.5%），无效1例（占2.2%），总有效率为97.7%。[王金锁．枳实薤白桂枝汤治疗窦性心动过缓45例疗效观察，实用全科医学．2005，3（1）：86]

**10. 胆道蛔虫病** 涂志刚治疗22例胆道蛔虫病，症状：右胁部阵发性钻顶样剧烈疼痛，痛引右肩及背部，辗转不安，大汗淋漓，四肢厥冷，恶心呕吐，常有蛔虫吐出，痛止则如常人，腹部切诊腹软，右胁下有轻度深压痛等特征；B超示胆道蛔虫，粪检蛔虫卵（++）。以枳实、厚朴、薤白、桂枝、全瓜蒌、生大黄、乌梅、槟榔等治疗。痛甚者，加木香、元胡、川楝子增强理气止痛；呕吐甚者，加法半夏、砂仁和胃降逆；发热压痛明显者，加连翘、虎杖、郁金清热解毒、利胆止痛；便秘不爽，生大黄剂量增至15g。22例经枳实薤白桂枝汤加减治疗均告痊愈，疗程最短2天，最长3天，平均为2.5天左右。[涂志刚．枳实薤白桂枝汤治疗胆道蛔虫病22例，江西中医药，1995，增刊：124]

**11. 心室早搏** 河北省保定市第五医院治疗室性早搏24例，心电图示均为室性早搏，其自觉症状多为胸闷、心悸，治疗期间避免精神刺激，少食辛辣食物。治疗方法：瓜蒌15g、薤白15g、半夏10g、桂枝15g、川厚朴10g、丹参30g、枳椇子12g、生龙齿30g、枳实10g、五味子9g、炙甘草15g，每日1剂，水煎2次服。气虚乏力者加党参、黄芪；血虚者加当归；大便稀者加茯苓、白术；表邪重咳喘者加杏仁、前胡、桔梗；食欲欠佳者加砂仁、鸡内金；头晕者加天麻；口干者加太子参、葛根、石斛、麦冬；少寐者加夜交藤、炒枣仁、珍珠母、远志。近期治愈（早搏及伴随症状消失，随访半年内无复发）15例，显效（早搏明显减轻或发作次数减少50%以上，随访半年内病情稳定）6例，有效（早搏减轻，1分钟内次数减少）2例，无效（服药前后症状无变化）1例。[杜萍格，吴瑞格．枳实薤白桂枝汤加减治疗室早24例．现代中西医结合杂志，1999，8（4）：597]

**12. 外伤后遗胸痛** 张永红、全允辉治疗外伤后遗胸痛37例，年龄16～59岁，平均37.5岁。肋骨骨折后8例，其中曾合并血气胸3例；胸骨骨折后2例；胸椎骨折后5例；胸壁软组织损伤22例。伤后就诊最早13天，最迟14个月。药用枳实10g、薤白10g、厚朴10g、桂枝6g、全瓜蒌20g、当归20g、柴胡10g、元胡10g。血瘀型加三七粉3g（冲服）、桃仁10g、红花6g；伤气型加青皮10g、香附20；痰瘀阻滞型加苏子10g、白芥子10g、半夏10g。若患者有舌红、苔黄、口苦、心烦等热象者，可去桂枝加川楝子 12g、黄芩 12g、栀子 10g。结果痊愈 19 例，显效 12 例，无效 4 例。总有效率为 89%。[张永红，仝允辉．枳实薤白桂枝汤加味治疗外伤后遗胸痛，中医正骨，1999，11（6）：32]

**【临证提要】**本方治疗冠状动脉硬化性心绞痛须掌握以下原则：①本方适用于心绞痛中医辨证属实证（即辨为痰凝气滞）者，虚证慎用。②对有血瘀兼症者可加用桃仁、红花、丹参、川芎、赤芍等活血化瘀药，可以提高疗效。

临床上在治疗心阳虚心动过缓时，往往是不仅温补心阳，同时也温补肾阳；不仅疏通心血瘀滞，同时也疏通肾水的瘀滞。枳实薤白桂枝汤原为治疗胸痹之方，是由胸部向下扩展到胃脘两胁之间，而后胁下之气又逆而上冲，形成胸胃合病，证候之偏实者。因此，无论是气机阻滞导致的胸中阳气不得通达，还是阴寒之邪凝结胸胃、阻遏阳气畅达的病证，皆可治之。

## 茯苓杏仁甘草汤

**【组成】**茯苓三两　杏仁五十个　甘草一两

**【用法】**上三味，以水一斗，煮取五升，温服一升，日三服。不瘥，更服。

**【功用】**宣肺利气化饮。

**【主治】**胸痹，胸中气塞，短气，茯苓杏仁甘草汤主之，橘枳姜汤亦主之。(第九　6)

**【方解】**茯苓作用于中焦，可健脾化痰逐中焦之水，平上冲之气；杏仁作用于上焦，逐胸中之水，降肺之逆气，又可开胸散结；甘草缓中健脾，使水饮去而肺气利。诸药合用，共奏健脾化痰、益气化饮之功。

**【方论】**《医宗金鉴》：胸痹，胸中急痛，胸痛之重者也；胸中气塞，胸痹之轻者也。胸为气海，一有其隙若阳邪干之则化火，火性气开不病痹也。若阴邪干之则化水，水性气阖，故令胸中气塞短气，不足以息，则为胸痹也。水盛气者，则息促，主以茯苓杏仁甘草汤，以利其水，水利则气顺矣。

黄元御：胸痹胸中气塞，短气，是土湿胃逆，浊气阻塞，肺无降路，是以短气，肺气阻塞，则津液凝瘀而化痰涎，茯苓杏仁甘草汤中杏仁和肺气而破壅，茯苓、甘草补土而泄湿也。

唐容川：短气者谓胸中先有积水停滞，而气不得通，肺主通调水道，而司气之人，水道不通则碍其呼吸之路，故短气也，当以利水气为主，水行则气通，故主苓杏以利水。

**【临床应用】**

**1. 胸痹**　王某某，男，68 岁。患者因阵发性心前区闷痛 1 周入院，入院时还伴有心慌，喘气，胸闷，双下肢浮肿，纳差。大小便正常。查舌质淡红苔薄白，脉弦。心电图检查报告：前间壁心肌梗死。中医辨证考虑心脉瘀阻，痰饮阻滞。治拟活血通瘀、宣肺化饮之法。处方：茯苓、全瓜蒌各15g，杏仁、郁金、太子参各12g，甘草、当归、赤芍、川芎、桃仁、薤白各10g。服上方7付后，患者心前区疼痛缓解，心慌、喘气、胸闷等症状明显好转，心电图复查较前明显改善。随后以茯苓杏仁甘草为基础，加党参、郁金、当归、川芎各12g，全瓜蒌、五味子、丹参各10g，桂枝、陈皮各6g，调理月余，康复出院。[刘绍炼．茯苓杏仁甘草汤加味临症举隅．四川中医，1998，16（3）：54]

**2. 咳喘** 王某某，女，63岁。1994年9月7日入院。患者原有慢性咳喘及高血压病史10余年。因受凉后引起咳喘复发1月余，咳嗽，咳吐白色泡沫痰，胸闷气促，动则心慌，精神差。体查：血压20/14kPa（150/105mmHg），心率84次/分，心律不齐，双肺均可闻及湿啰音，肝肋下1cm，无压痛，舌质淡红、苔白，脉微弦。全胸片报告：左上肺部感染，陈旧性结核。心电图：偶发房早，左室肥大伴劳损。中医辨证属痰湿阻肺，气机不畅，兼有痰湿阻滞心脉之征。治拟宣肺化痰，降气解郁。处方：茯苓、丹参、蒲公英各12g，杏仁、百部、法半夏、陈皮、全瓜蒌、五味子、前胡、郁金各12g，甘草6g。服中药10天后，咳、痰、喘症明显减少，心慌、胸闷等症缓解。继以上法治疗20余天，病情逐渐稳定，心肺体征恢复正常。[刘绍炼．茯苓杏仁甘草汤加味临症举隅．四川中医，1998，16（3）：54]

**3. 水肿** 左某某，男，74岁。患者原有高血压、糖尿病病史，因双下肢浮肿3月，于1994年11月8日来我院就诊。主诉双下肢浮肿，午后为甚，伴胸闷，气短，阵发性心慌，精神差，大小便尚可。西医检查后诊断为糖尿病性肾病，冠心病，心功能不全。经给予扩血管，利尿，降糖药物治疗，血压正常，血糖值正常，但临床症状无明显好转。中医检查：舌质淡红，苔白微腻，脉短、尺部脉弱。辨证考虑脾肾虚弱，水湿停滞，心脉受阻。治拟健脾利水，行气解瘀。处方：茯苓、益母草、丹参各30g，猪苓、薏苡仁、大腹皮各20g，杏仁、车前子、山药各12g，甘草、白术、桂枝、陈皮各10g。服5剂后，双下肢浮肿即消，胸闷、气短、心慌等症也明显好转，精神良好。后以上方加减治疗2月余，病情稳定，情况良好。随访1年，水肿等症未见复发。[刘绍炼．茯苓杏仁甘草汤加味临症举隅．四川中医，1998，16（3）：54]

**4. 成人呼吸窘迫综合征** 某男，42岁，因胆囊炎、胆石症住院外科手术。术后次日，突然呼吸窘迫浅促，咯唾痰涎，腹满呕恶，苔黄腻，脉数，延请呼吸科会诊。查：呼吸26次/分，两肺呼吸音粗、两下肺可闻及湿啰音，X线示：两肺纹理增多，边缘模糊，伴肺不张。除控制输液量、加强抗感染外，予宽胸理气，利肺化饮的茯苓杏仁甘草汤合橘枳姜汤出入，药如茯苓

12g，杏仁10g，橘皮8g，枳实10g，全瓜蒌15g，制半夏10g，黄连3g，葶苈子12g，生姜2片，2剂药后咯出大量黄黏痰涎，病势顿挫。［奚肇庆．《金匮要略》胸痹方在呼吸系统疾病中的应用．南京中医药大学学报（自然科学版），1998，14（1）：40］

**5. 中风** 陈某某，男，69岁，2006年3月29日初诊。主诉：语言欠利伴右侧肢体活动不利20余天。现病史：20余天前无明显诱因出现语言欠利伴右侧肢体活动不利。当时神清、头晕，无头痛及恶心呕吐等症，自服硝苯地平控释片、阿司匹林、降压避风等药物治疗，症状未见改善。于外院查头颅CT：脑梗死。遂就诊于我科门诊并收入院治疗。现头晕、头部沉紧感，下颌不自主震颤，语言欠利，右颜面麻木，右侧肢体活动不利伴口干，纳多，夜寐欠安，小便频，大便干，舌暗红苔黄腻，脉弦。既往患高血压40余年，帕金森病3年。2005年1月行胆囊摘除术诊断：①中医：中风，颤震；②西医：脑梗死，帕金森病。治法：入院初期以生理盐水250ml加脑蛋白水解物20ml静脉滴注。中药予陈皮15g，清半夏15g，茯苓20g，枳实15g，竹茹5g，川厚朴15g，黄连15g，生黄芪30g，当归20g，地龙15g，桃红各20g，威灵仙30g，赤芍15g，水蛭10g，大黄10g，鸡血藤30g，珍珠母30g，生龙骨、牡蛎牡各30g。患者经7天治疗后，语言欠利、右颜面麻木、右侧肢体活动不利较前好转，但下颌不自主震颤病情复旧。4月5日张师查房，谓颤震众医家皆从风、痰、火入手，孰不知先天吸吮动作亦为魄之所属，而肺为魄之处，又肺为水之上源，故应可从肺论治。据其舌脉，湿热之性无疑，因而原方去当归、生芪之温燥，加远志30g、杏仁10g、炙甘草15g以清宣肺气，宁心安神。服药7剂后颤震虽有所消减，但不明显。其舌暗红苔黄腻、脉弦未变，故原方加重茯苓（40g）、杏仁（20g）用量，重在清宣肺气，共7剂。4月17日张师查房，患者诉颤震明显减轻，仅情绪激动时症状明显，继以前法治疗。4月29日患者下颌不自主震颤基本消失，行走如常，饮食二便正常。继以前法治疗7日，病情基本痊愈。［张萍，张智龙．张智龙教授应用茯苓杏仁甘草汤临床经验举隅，四川中医，2008，26（4）：2］

**6. 嗅觉障碍** 刘某某，女，72岁，2005年12月22日初诊。主诉：憋喘10余年，近1周加重。现病史：患者于2005年4月无明显诱因憋喘加重，就诊于“天津市胸科医院”，后转诊于“天津市第一医院”，诊为冠心病，予单硝酸异山梨酯、蚓激酶等药物治疗，症状有所缓解。1周前因情绪波动，憋喘症状加重。经患者介绍来诊收入院治疗。现憋喘不能平卧，动则喘甚，张口抬肩，咳嗽、咳吐大量白色黏痰，伴颈项部僵直感，鼻塞、不闻香臭，纳呆，小便量少，双下肢水肿，大便2日1行、便干，夜寐欠安，舌暗红苔薄黄，脉弦数。既往患冠心病40余年，糖尿病5年，高血压病30年，1999年行阑尾切除术。诊断：①中医：喘证；②西医：冠心病，慢性充血性心力衰竭，2型糖尿病。治法：入院初期以美洛西林钠、硝酸甘油、喘定、速尿等药物静脉点滴。中药予当归15g，生地15g，桃红各20g，枳壳15g，川牛膝20g，川芎20g，柴胡15g，赤芍15g，桔梗15g，炙甘草10g，元胡15g，五灵脂15g，丹参20g，茯苓20g，陈皮15g。患者经6天治疗后，憋喘症状较前好转，但鼻塞、不闻香臭病情复旧。12月28日张师查房，谓“心肺有病，鼻为之不利也”。有诸内必形诸外，且“肺气通于鼻，肺和则鼻能知香臭矣”，鼻为肺窍，故其鼻塞可从肺论治，方用茯苓杏仁甘草汤合血府逐瘀汤加减。因而原方加杏仁15g、辛夷15g以开宣肺气，通利鼻窍，提壶揭盖。服药7剂后鼻塞有所消减，但未完全改善。其舌暗红苔黄腻、脉弦数变为舌暗苔白，故原方加桂枝20g、薤白15g，以“辛甘发散为阳”重在温通心阳，共14剂。1月10日患者诉鼻塞明显减轻，憋喘症状好转，继以前法治疗。1月17日患者鼻塞消失，呼吸如常，饮食二便正常。继以前法治疗7日，病情基本痊愈。[张萍，张智龙.张智龙教授应用茯苓杏仁甘草汤临床经验举隅，四川中医，2008，26（4）：2]

**【临证提要】**《金匮要略》记载：“胸痹，胸中气塞，短气，茯苓杏仁甘草汤主之。橘枳姜汤亦主之。”对于茯苓杏仁甘草汤的应用，应当首先掌握其基本的主治，即饮停胸胁所导致的胸闷气塞，其痛甚轻，或者不痛等症，在此基础上加以发挥，只要病机相同，即可使用，有时就算有一个或是两个症状具备亦可使用，如仲景所说：但见一证便是，不必悉俱。临床凡见病涉心肺，内有痰饮，而见胸闷、短气，或心慌、浮肿等症者，均用茯苓杏仁甘草汤加味治疗，并常取得满意疗效。

## 橘枳姜汤

**【组成】**橘皮一斤　枳实三两　生姜半斤

**【用法】**上三味，以水五升，煮取二升，分温再服。

**【功用】**温胃理气散结。

**【主治】**胸痹胸中气塞，短气，茯苓杏仁甘草汤主之，橘枳姜汤亦主之。（第九　6）

**【方解】**方中橘皮理气和胃止呕，枳实泄满散结，生姜温胃化饮，使气行饮除，诸症自消。

**【方论】**周扬俊：一属足阳明胃，胃中实，故君橘皮以理气，枳实以消满，且使积滞去而机窍通也；更加生姜之辛，无处不宣，靡有遏抑，庶邪去而正自快。此同一实证中，而又有脏腑之别也。（《金匮玉函经二注》）

气塞短气，非辛温之药不足以行之，橘皮、枳实、生姜辛温，同为下气药也。《内经》曰：病有缓急，方有大小。此胸痹之缓者，故用君一臣二之小方也。(《金匮要略直解》)

**【临床应用】**

**1. 胸痹**　何某，男，34岁。咳嗽5年，经中西医久治未愈。……细询咳虽久而并不剧，痰亦不多；其主要症候为入夜胸中似有气上冲至咽喉，呼呼作声，短气，胃脘胸胁及背部隐隐作痛，畏寒，纳减。脉迟而细，苔薄白。……乃以橘枳生姜汤加味治之。橘皮12g，麸枳实12g，生姜15g，姜半夏12g，茯苓12g。二诊：服药3剂后，诸症消退，胁背部痛亦止，惟胃脘尚有隐痛，再拟原方出入。橘皮12g，麸枳实9g，生姜12g，桂枝6g，陈薤白9g，全瓜蒌12g。三诊：5年宿疾，基本痊愈，痛亦缓解，再拟上方去薤、蒌、桂枝，加半夏、茯苓、甘草以善其后。［姚国鑫，蒋钝儒．橘枳生姜汤治疗胸痹的体会．中医杂志，1964，(6)：22］

**2. 梅核气**　马义，男，58岁，干部，1990年11月30日来诊。自述：老伴说他一入睡就鼾声大作，似喉中有痰像拽锯一样上下出入，并自觉入夜后胸中似有气上冲至咽喉，呼呼做声，胸闷短气，胃脘胸胁及背部隐隐作痛，畏寒，纳差，舌淡苔白厚腻，脉迟而细。诊病前几年，经常咳嗽喉痒，受寒加重，用中西药久治不效。吾反复推测，此患者为阳虚气滞痰凝，似橘枳姜汤证，故加味治之。方药：橘皮10g、炒枳实10g、干姜15g、半夏12g、茯苓12g、射干10g、紫石英30g、海浮石10g。用此方先服3剂，气上冲咽喉症明显减轻，惟胃脘背部隐隐作痛，故在原方上加桂枝10g、薤白10g、以振奋阳气又服3剂，痛止，鼾声时有发作，再用首方服15剂而愈。［高怀杰．用《金匮》方治疗“梅核气”验例，陕西中医函授，1999，(1)：40］

**3. 妊娠恶阻**　张某，26岁，2005年7月20日初诊。停经54天，恶心4天，无呕吐，偶有中下腹隐痛，今日B超检查提示：宫内见3.3cm×1.0cm×2.0cm妊囊回声，胎心管搏动规则。7月18日检测血β－HCG 50 889mIU/ml，P 124nmol/L。舌淡红，苔薄白，脉细。治法：调气温中降逆。方用橘枳姜汤加味：陈皮9g，枳壳3g，干姜5g，党参12g，炒白术10g，炙甘草5g。5剂。2005年7月25日复诊，恶心消失，腹痛除，口微苦，舌脉如上。治法：健脾调气，温中清热。方剂：香砂六君子汤加川黄连3g，4剂而愈。［马大正．运用仲景小方治疗妊娠恶阻验案六则，甘肃中医，2006，19(12)：7］

**4. 成人呼吸窘迫综合征**　某男，42岁，因胆囊炎、胆石症住院外科手术。术后次日，突然呼吸窘迫浅促，咯唾痰涎，腹满呕恶，苔黄腻，脉数，延请呼吸科会诊。查：呼吸26次/分，两肺呼吸音粗、两下肺可闻及湿啰音，X线示：两肺纹理增多，边缘模糊，伴肺不张。除控制输液量、加强抗感染外，予宽胸理气，利肺化饮的茯苓杏仁甘草汤合橘枳姜汤出入，药如茯苓12g，杏仁10g，橘皮8g，枳实10g，全瓜蒌15g，制半夏10g，黄连3g，葶苈子12g，生姜2片，2剂药后咯出大量黄黏痰涎，病势顿挫。［奚肇庆．《金匮要略》胸痹方在呼吸系统疾病中的应用．南京中医药大学学报（自然科学版），1998，14（1）：40］

**【临证提要】**橘枳姜汤是《金匮要略》治疗“胸痹，胸中气塞、短气”的方剂，药有橘皮、枳实、生姜3味，有理气宽胸化痰之功。根据该方具备温中行气，散饮降逆的功效，以此方治疗胃寒气逆，妊娠恶阻，痰饮互阻，药证相得，和其他方剂合用，可以提高临床疗效。

## 薏苡附子散

**【组成】**薏苡仁十五两　大附子十枚，炮

**【用法】**上二味，杵为散，服方寸匕，日三服。

**【功用】**温经散寒，除湿止痛。

**【主治】**胸痹缓急者，薏苡附子散主之。（第九　7）

**【方解】**方中附子温经止痛，薏苡仁除湿宣痹，可以缓解筋脉拘挛之效，与附子合用，共奏缓解疼痛之功。

**【方论】**周扬俊：胸痹缓急者，痹之急证也。寒饮上聚心膈，使阳气不达。危急为何如乎？故取薏苡逐水为君，附子之辛热为佐，驱除寒结，席卷而下，又焉能不胜任而愉快耶。（《金匮玉函经二注》）

**【临床应用】**

**1. 胸痹**　胡某，男，55岁，1993年6月诊。患胸背痛，时轻时重1周余，伴有胃脘不适，时时欲呕，口吐唾沫，脉沉紧，苔略腻。治以仲景薏苡附子散合吴茱萸汤加减。薏苡仁15g，制附子6g，吴茱萸4.5g，党参9g，干姜3g，大枣15枚，高良姜6g，厚朴6g。服4剂后，干呕吐涎沫已止，胸背痛缓解，但仍时而急迫，脉沉，苔略腻。药已中病，再进前药4剂。服后胸痹即愈。随访半年未见复发。［王桐萍．薏苡附子散与薏苡附子败酱散临床应用举隅，北京中医药大学学报，1994，17（6）：61］

**2. 肺癌胸背疼痛**　陈某，男，50岁，1995年12月12日初诊。胸闷、胸痛、咳嗽阵作8年，时而痰中挟血丝、舌质淡紫，苔薄黄，脉细弦，拟为甲状腺癌，转移性肺癌。X线胸片及胸部CT检查，左中、右下肺各见2cm×2cm圆形肿块，经化疗6个疗程后，肿块既无增大，亦未缩小，遂来我院就诊。辨证为正虚邪痹，瘀毒交结，治宜扶正解毒，除痹止痛，在原来治疗的

基础上，复入薏苡仁20g，蛇舌草15g，熟附子6g，制川草乌各6g，川椒6g，炮姜炭6g，赤石脂15g，疼痛可缓，肿块缩小。［奚肇庆.《金匮要略》胸痹方在呼吸系统疾病中的应用. 南京中医药大学报（自然科学版），1998，14（1）：40］

**【临证提要】**薏苡附子散主治胸痹急证。胸痹急性发作多为阳气衰微，阴寒痰湿凝滞，弥漫于胸中所致，用薏苡附子散温阳散寒，除湿宣痹。也可用于阳虚阴凝所致的胃痛、坐骨神经痛等。临床可随证加减。

## 桂枝生姜枳实汤

**【组成】**桂枝　生姜各三两　枳实五枚

**【用法】**上三味，以水六升，煮取三升，分温三服。

**【功用】**通阳化饮，下气降逆。

**【主治】**心中痞，诸逆，心悬痛，桂枝生姜枳实汤主之。（第九　8）

**【方解】**方中枳实消痞除满，桂枝通阳平冲降逆，生姜和胃降逆，散寒除饮，诸药配伍则痞开逆平，悬痛自止。

**【方论】**尤怡：诸逆，赅痰饮、客气而言。心悬痛，谓如悬物动摇而痛，逆气使然也。桂枝、枳实、生姜，辛以散逆，苦以泄痞，温以祛寒也。（《金匮要略心典》）

**【临床应用】**

**1. 功能性消化不良**　患者，女，46岁。经常性胃胀满闷，食不消化，口吐涎水，饱胀嗳气，按之心下有振水音，气短疲惫，营养欠佳。吞钡影示：胃下垂，张力低，有大量潴留液。刻诊：面容憔悴，色萎黄，形体瘦弱，经常性少食，多食胃胀，甚者吐水带食，舌胖淡，有齿痕，脉虚大而滑。治法：补气温胃，通阳化饮。方：桂枝生姜枳实汤加味。组成：桂枝20g，生姜30g，枳实15g，苍白术各15g，党参30g，吴茱萸9g，草果仁12g（去皮打碎入煎），猪苓18g，槟榔片10g，厚朴15g，茯苓30g。1剂/日，水煎分早晚2次温服。复诊：药服7剂，胃中水饮减少，胀满减轻，纳谷渐增，脉转虚缓，气短疲乏感仍觉明显，于上方加黄芪30g，大枣10枚，治疗月余，诸症悉除。［陈锐. 桂枝生姜枳实汤临床新用. 中国社区医师，2011年5月6日，15版］

**2. 妊娠恶阻**　金某，27岁，2005年9月13日初诊。妊娠43天，9月8日曾经出现阴道少量出血，当天出血即止。嘈杂，恶心，口不渴，纳欠，二便正常。舌淡红，苔薄白，脉细。治法：温中和胃降逆。方用桂枝生姜枳实汤加味：桂枝6g，生姜5片，枳实5g，半夏12g，茯苓10g。3剂。2005年9月16日二诊。恶阻好转，纳可，嗳气，舌脉如上。上方加砂仁（冲）5g，3

剂。2005年9月23日三诊。恶阻继续减轻，嗳气已除，纳可，多涎唾，二便正常。舌略红，苔薄白，脉细。治法：温中健脾降逆。方用桂枝人参汤加味：桂枝6g，党参12g，炒白术10g，干姜5g，炙甘草6g，半夏15g，茯苓10g，生姜6片。3剂。2005年10月5日四诊。恶阻消失，口燥，纳欠，舌脉如上。治法：健脾助运。参苓白术散加鸡内金6g、炒谷芽10g、炒麦芽各10g，5剂而愈。[马大正．运用仲景小方治疗妊娠恶阻验案六则．甘肃中医，2006，19（12）：7－8]

**【临证提要】**《金匮要略》中“心中痞，诸逆，心悬痛，桂枝生姜枳实汤主之”，此胸痹多由痰饮内停，气逆心脉引起。临床可用于心胸部气塞疼痛，或是胃脘痞闷之气逆作痛，若有呕吐，可加半夏；疼痛甚可加香附、木香；眩晕可加茯苓、白术。冠心病心绞痛、高血脂、心律不齐、慢性胃炎等病凡见上述证机者皆可用之。

## 乌头赤石脂丸

**【组成】**乌头炮，一分　蜀椒　干姜各一两　附子半两　赤石脂一两

**【用法】**上五味，末之，蜜丸如桐子大，先食服一丸，日三服。不知，稍加服。

**【功用】**温阳散寒，峻逐阴邪。

**【主治】**心痛彻背，背痛彻心，乌头赤石脂丸主之。（第九　9）

**【方解】**方中乌头长于起沉寒痼冷，并可使在经的风寒得以疏散；附子长于治在脏的寒湿。乌、附、椒、姜均为大辛大热，协同配伍，逐寒止痛力极强；赤石脂温涩调中，收敛阳气，以免辛热之品，散而无制，使寒去而不伤正，如此则阴邪散，攻冲平，心痛得止。

**【方论】**尤怡：心背彻痛，阴寒之气，遍满阳位，故前后牵引作痛。沈氏云：邪感心包，气应外俞，则心痛彻背，邪袭背俞，气从内走，则背痛彻心。俞脏相通内外之气相引，则心痛彻背，背痛彻心，即经所谓寒气客于背俞之脉。其俞注于心，故相引而痛是也。乌、附、椒、姜，同力协济，以振阳气而逐阴邪。取赤石脂者，所以安心气也。（《金匮要略心典》）

**【临床应用】**

**1. 冠心病心绞痛**　赵某，男，52岁，1999年10月诊。近1年来自觉心前区不适反复发作，每因工作劳累、熬夜而诱发。西医诊断为冠心病，平素常服复方丹参片、麝香保心丸、地奥心血康等药，症状时轻时重。现胸部憋闷疼痛，形寒肢冷，唇甲发绀，泛吐痰涎，纳谷尚可，舌黯苔白，脉沉细。

心率55次/分、律齐，血压14/10kPa（105/75mmHg），胆固醇6.10mmol/L，甘油三脂1.48mmol/L。心电图示窦性心动过缓，Ⅰ度房室传导阻滞，陈旧性心肌梗死。证属真心痛。为下焦阴寒厥逆胸中。治宜温阳救逆。方选乌头赤石脂丸化裁。制附子（先煎30分钟）、制川乌（先煎30分钟）、制草乌（先煎30分钟）、桂枝、干姜各10g，红参、炙甘草各15g，赤石脂20g，紫丹参30g，橘红、胆南星各8g。每日1剂，水煎服。服3剂后诸症大减，连服10剂后胸闷、疼痛消失。复查心电图示陈旧性心肌梗死。复方丹参片、地奥心血康续服。嘱其饮食宜清淡，注意休息，半年后随访未见复发。[陈慧. 乌头赤石脂丸治疗痛证临床体会，实用中医药杂志，2005，21（11）：694]

**2. 病态窦房结综合征** 王某，男，40岁。2005年4月28日入院。患者心悸头晕胸闷5年余，加重20天，在郑州大学一附院诊断为冠心病及病态窦房结综合征，曾口服阿托品、地高辛、复方丹参片等药治疗效果不佳。心电图示：窦性心动过缓（48次/分），心律不齐，Ⅱ度窦房传导阻滞，窦性停搏3~4次/分，阿托品激发实验心率均低于90次/分。诊见：胸闷、心悸，头晕，乏力，畏寒肢冷，面色少华，唇舌紫暗、苔薄白，脉沉迟细涩、偶结代。证属心肾阳虚，心失温煦，阴寒之邪内侵，凝聚不解，脉失通畅，气血受阻所致。治宜温补心肾，通阳活络。方用乌头赤石脂丸加全瓜蒌20g，郁金、桂枝各12g，红花、川芎各15g。煎服15剂（1疗程）后，自觉症状减轻，心电图示窦性心律，心率61次/分，窦性停搏消失，Ⅱ度窦房传导阻滞。又服30剂（2疗程），诸症消失，心电图示窦性心律，心率75次/分，Ⅰ度窦房传导阻滞，阿托品激发试验后心率为98次/分，以显效出院。为巩固疗效，以复方丹参片、桂附地黄丸善后月余，随访至今，未见复发。[傅强，吕长青，李华. 乌头赤石脂丸治疗病态窦房结综合征20例，浙江中医杂志，2006，42（8）：452]

**3. 顽固性头痛** 刘某，女，37岁，1998年4月8日初诊。产后感受风寒致头痛8年，迭进抗炎、解痉、安神、镇痛等中西药治疗罔效，脑血流图、脑CT检查正常。现头痛反复发作已半月，受寒或天气变化时则痛如锥刺，头部畏寒，面色苍白，手足不温，舌紫暗苔白，脉沉。血压16/10kPa（120/75mmHg）。诊为寒瘀头痛。用通窍活血汤，水煎服，日1剂，服3剂后诸症有所好转，但续服则无效。改投乌头赤石脂丸加减。药用制川乌（先煎）、制草乌（先煎）、熟附子各10g（先煎30分钟），干姜10g，赤石脂、葛根各30g，川芎15g，蜈蚣2条（研吞）。日1剂，水煎，分2次服。服3剂后诸症明显好转，续服7剂头痛消失。后改用地黄饮子合八珍汤加减，调服1个月而痊愈，半年后随访未复发。[陈慧. 乌头赤石脂丸治疗痛证临床体会，实用中医药杂志，2005，21（11）：694]

**4. 肩关节周围炎** 陈某，女，41岁，1999年12月6日初诊。2年前干农活时劳累过度而右肩部酸痛，自用跌打药酒外搽及麝香止痛膏敷贴后症状消失。但以后右肩部酸痛反复发作，阴雨天加剧。年初以来疼痛逐渐加重，1个月前右肩部活动时疼痛难忍，右手前后升举困难无力，影响劳动、穿衣、梳头。西医诊为肩关节周围炎。曾多方求治，服用中药、西药、草药与针灸治疗未愈。现右肩酸痛，活动时呈刀割样痛，无发热，肩部无红肿，肩峰、肱二头肌长头、三角肌区明显压痛，右肩外展30°，后伸20°，被动肩臂上举、内收及旋转均受限，肩部周围皮肤紧张，舌淡苔白，脉沉细。中医诊为肩凝证，属寒凝气滞，脉络瘀阻。治宜祛风散寒，温经通络。用乌头赤石脂丸化裁。药用制川乌（先煎30分钟）、制草乌（先煎30分钟）、熟附子（先煎30分钟）、川芎各10g，赤石脂30g，羌活、王不留行、桑枝各15g，蜈蚣2条。日1剂，水煎，分2次服。药渣加川椒20g，每日1次趁热局部外敷，如似有发泡之势，遂去川椒，入细辛10g，10天为一疗程；另以2%利多卡因2ml，地塞米松5mg、维生素$B_6$100mg，痛点穴位注射，1周2次，4次为一疗程。嘱疼痛缓解后及时自动行肩关节的功能锻炼。服药3剂后病情大减，续治疗1个疗程后诸症消失，肩部活动如常而停药。停药10余日后病又发作，乃余邪未净，正气不足之故，遂用原方加黄芪30g，再治疗1个疗程后诸症消失，嘱平素注意功能锻炼，随访1年未复发。[陈慧．乌头赤石脂丸治疗痛证临床体会，实用中医药志，2005，21（11）：694]

**5. 坐骨神经痛** 赵某，男，45岁，1996年11月7日诊。1年前淋雨受凉后，出现左腰臀及下肢疼痛，疼痛时轻时重，曾四处求医，均诊为“坐骨神经痛”，但治疗效果不佳，近来因受凉疼痛加剧。体查：左下肢沿坐骨神经走向之臀点、腘点、腓肠肌点压痛（+++）。直腿抬高试验阳性。实验室检查：血沉20mm/h，抗O1∶560。确诊为“坐骨神经痛”，西医予口服芬必得、消炎痛等药及穴位封闭治疗，取效甚微。刻下：舌淡苔白，脉沉紧而弦。脉症合参，此系阳气虚弱，风寒湿乘虚侵袭，气血运行不畅，不通则痛所致。治宜温阳散寒，祛风除湿，活血止痛。方用乌头赤石脂丸加减方加当归、鸡血藤各15g。煎服7剂，疼痛减轻。守上法，继续用药半月余而告愈，随访3年无复发。[董恒星，吕长青．《金匮》乌头赤石脂丸治疗坐骨神经痛60例，四川中医，2001，19（9）：31]

**6. 慢性前列腺炎** 杨某，男，65岁。2009-11-13初诊。夜尿频数6个月余，加重15天。患者6个月前无明显诱因出现夜尿频数，曾就诊于多处并给予抗生素（具体不详）不间断口服，症状均未缓解。15天前因天气转凉，症状加重，夜尿6~7次，严重影响睡眠，伴阴部冷感，全身畏寒，遂就诊于我处。刻诊：夜尿频数，阴部冷感，形寒肢凉，纳可，寐差，舌淡苔薄白，脉沉细。肛门指诊见前列腺有压痛、小结节；尿常规及泌尿系B超检查均未见明显异常；前列腺液常规检查示白细胞 >10 个/高倍视野（HP），卵磷脂小体减少；前列腺液生化检查示 $Zn^{2+}$ 浓度为 157μg/mL。中医诊断：尿频。证属肾阳亏虚，寒阻膀胱，气化不利。治宜温经祛寒，通阳缩尿。予乌头赤石脂丸加减：炮附子（先煎）10g，干姜 7g，细辛 6g，花椒 8g，制川乌头（先煎）10g，五味子 12g，赤石脂 14g，肉桂 9g，桑螵蛸 10g，鸡内金 12g，金樱子 10g，山茱萸 20g，知母 10g，盐黄柏 8g，炙甘草 20g。每日 1 剂，水煎取汁 600ml，分早、中、晚 3 次温服。5 剂服毕二诊：夜尿 4～5 次，阴部冷感消失，寐可，纳可，舌淡苔白，脉沉细。上方加人参 15g、黄芪 25g，增其温阳补气之功，用法同前。继服 5 剂后症状明显减轻，舌淡苔白，脉弦细。前列腺压痛感消失；前列腺液常规检查无异常。［张玉岭．乌头赤石脂汤临床应用举隅，河北中医，2010，32（5）：691］

**【临证提要】**乌头赤石脂丸是大辛大热、燥烈走窜之品，临床运用本方须辨证准确，谨守阴寒痼结之病机，还可广泛用于由心阳虚、脾阳虚、肾阳虚、血液运行不畅引起的各种疼痛、骨骼肌痉挛、心动过缓、水肿、五更泄等。临床运用需要注意：阴虚体质、虚火偏亢、真热假寒者禁用，无明显寒象或寒象轻者不宜久用。各种先天性心脏病或心脏病已成器质性病变者，须在严密观察下使用。草乌、川乌均含乌头碱，生用宜切成蚕豆大小为度，切不可打成粉末作煎剂，以免中毒。先煎半小时可减少毒性而不影响疗效。

# 腹满寒疝宿食病脉证治第十

## 厚朴七物汤

**【组成】** 厚朴半斤　甘草　大黄各三两　大枣十枚　枳实五枚　桂枝二两　生姜五两

**【用法】** 上七味，以水一斗，煮取四升，温服八合，日三服。呕者加半夏五合，下利去大黄，寒多者加生姜至半斤。

**【功用】** 通腑行气除满，解肌调和营卫。

**【主治】** 病腹满，发热十日，脉浮而数，饮食如故，厚朴七物汤主之。（第十　9）

**【方解】** 方中桂枝、生姜、大枣调和营卫而解外邪；厚朴行气除满，与枳实相配，其效更捷；大黄通便以除积滞。

**【方论】** 尤怡：腹满，里有实也。发热脉浮数，表有邪也。而饮食如故，则当乘其胃气未病而攻之。枳、朴、大黄，所以攻里。桂枝、生姜，所以攻表。甘草、大枣，则以其内外并攻，故以之安脏气，抑以和药气也。（《金匮要略心典》）

**【临床应用】**

**1. 腹胀**　蒋某，男，12 岁，1958 年 10 月 10 日诊。前天下午在学校剧烈运动后，急饮凉汽水二瓶，不久即觉身冷，腹胀，痞满，口淡不欲食。刻诊：脘腹胀满，胀痛，偶得矢气后痛稍减，纳呆、泄泻、畏寒、手足不温，舌淡有瘀点，苔薄白腻，脉沉细略滑。证属寒邪内阻，气滞食积。治宜表里双解，温中散寒，消食导滞，行气止痛。方用厚朴七物汤加减：厚朴、枳实、焦三仙各 15g，桂枝、木香、砂仁各 9g，大枣 10g，生姜 3g，甘草 6g，鸡内金 30g。药后 2 小时左右，即频频矢气，腹胀痛减轻，次日早起脘腹舒畅，知饥欲食。服完 2 剂，诸症痊愈。［余祥贵．厚朴七物汤加减治疗脘腹胀满疼痛，四川中医，1989，(11)：27］

**2. 呕吐（胃扭转）**　夏某，女，26 岁，农民。就诊时脘腹胀满、饭后 2 小时余即吐、呃逆频作，大便干结已半月，伴烦热。口干口苦，诊见面潮红、腹痛拒按、舌红、苔黄，脉弦数。经上消化道钡餐透视诊为胃扭转。给予厚朴七物汤加味治之，处方：厚朴20g，生大黄9g（后下），枳壳15g，半夏12g，桂枝6g，白芍15g，甘草3g，生姜3片，代赭石15g。水煎服日1剂，服4剂后呕吐止，大便通，腹满消，此方大黄减至3g继服6剂，腹痛，呃逆诸症皆除。［张燕．经方治疗重症呕吐3例，实用中医药杂志，1998，14（1）：29］

**3. 功能性消化不良（FD）** 广东省阳江市中医院治疗FD患者62例，入选病例按以下标准确诊：①上腹部胀满疼痛、嗳气、恶心、食欲不振、便秘等症状超过4周；②胃镜检查未见消化性溃疡、糜烂性胃炎、反流性食道炎、恶性肿瘤等；③实验室、B超、X线等检查排除肝、胆、胰、肠道器质性病变及糖尿病等。治疗以厚朴七物汤为基本方治疗。处方：厚朴、生姜各25g，炙甘草、大黄、枳实各10g，大枣10枚，桂枝6g。加减：呕加半夏；便溏去大黄；热滞重生姜减半；气虚加党参，腹胀甚加香苏散，反酸加左金丸，夹瘀加失笑散。每天1剂，水煎，分2次饭前30分钟服。大便畅，腹胀减，纳食增后上方剂量减半，连服2周为1个疗程。结果：51例显效（临床症状消失或显著减轻），8例好转（临床症状改善），3例无效。［李孔就，李孔益．厚朴七物汤加减治疗功能性消化不良62例，新中医，2002，34（9）：62-63］

**【临证提要】**厚朴七物汤出自《金匮要略》，治“病腹满，发热十日，脉浮而数，饮食如故”。原为太阳、阳明表里双解而设，但该方药物分量及配伍十分微妙，全方倍生姜后温中散寒通下，与桂枝相合则其无解外之功，而有治里之用；与厚朴用量相等，更主导生姜功用不在解外而在温里，并使桂枝作用走里而不走表，与温里药物的共同作用，致使大黄、枳实之性去，用其功而不用其性。结合临证加减，达到调畅气机升降，消除胀满之效。

## 附子粳米汤

**【组成】**附子一枚，炮　半夏　粳米各半升　甘草一两　大枣十枚

**【用法】**上五味，以水八升，煮米熟，汤成，去滓，温服一升，日三服。

**【功用】**温经散寒，降逆止痛。

**【主治】**腹中寒气，雷鸣切痛，胸胁逆满，呕吐，附子粳米汤主之。（第十　10）

**【方解】**方中附子温下散寒以止腹痛，复用半夏化湿降逆，并止呕吐，更用粳米、甘草、大枣扶助中气，以缓急迫。

**【方论】**尤怡：下焦浊阴之气，不特肆于阴部，而且逆于阳位，中土虚而堤防撤矣。故以附子辅阳驱阴，半夏降逆止呕，而尤赖粳米、甘、枣。培令土浓，而使敛阴气也。（《金匮要略心典》）

【临床应用】

**1. 脾虚阴寒之腹痛** 周某某，女，65岁。1994年3月28日初诊。病人腹中绞痛，气窜胁胀，肠鸣辘辘，恶心呕吐，痛则欲便，泻下急迫，便质清稀。某医院诊断为“肠功能紊乱”，服中、西药，效果不显。病延20余日，经人介绍，转请刘老诊治。其人身凉肢冷，畏寒喜暖，腹痛时，则冷汗淋漓，心慌气短。舌淡而胖，苔腻而白，脉沉而缓。综观脉症，辨为脾胃阳气虚衰，寒邪内盛。《灵枢·五邪》篇云：“邪在脾胃，……阳气不足，阴气有余，则寒中肠鸣腹痛。”治用《金匮要略》“附子粳米汤”温中止痛，散寒降逆。附子12g，半夏15g，粳米20g，炙甘草10g，大枣12枚。服3剂，痛与呕减轻，大便成形，又服2剂，病基本痊愈。改投附子理中汤以温中散寒。调养十余日，即康复如初。[陈明，刘燕华，李方．刘渡舟验案精选．北京：学苑出版社，2007：90]

**2. 蛔厥** 患者，男，18岁。患“蛔厥剧痛，脉伏肢冷，面白冷汗，坐卧不宁，捶胸推背稍缓，须臾复作。自觉胃内有蛔虫咬感，甚者吐蛔，舌苔正常，无病脉。发作时脉现沉伏。辨证：脏寒蛔厥，气机闭阻。治法：温脏安蛔，通达阳气。方药：附子粳米汤加减，附子15g，半夏10g，甘草10g，苦楝皮30g，蜀椒15g，黄连10g，干姜10g，乌梅30g，槟榔18g，枳实15g，广木香12g。1剂/日，水煎服，分3次温服，夜加1服。复诊：服药3天，痛止寝安。[陈锐．附子粳米汤临床新用．中国社区医师，2011-5-20，12版]

**3. 妊娠恶阻** 叶某，27岁，2005年8月4日初诊。妊娠44天，呕吐1周，口淡乏味，纳欠，二便正常。舌淡红，苔薄白，脉细。治法：温中和胃降逆。方用附子粳米汤加味：淡附子6g，半夏12g，炙甘草6g，炒粳米30g，大枣5个，生姜（捣出汁）6片，陈皮12g。4剂。2005年8月12日复诊，恶阻消失，纳可。[马大正．运用仲景小方治疗妊娠恶阻验案六则．甘肃中医，2006，19（12）：7]

**4. 产后腹痛** 张某，女，26岁，1988年10月诊。5天前因横位难产入院，立即施剖腹产术。术后2天，忽然脐腹作响，绞痛，上腹部凸起一个包块，便秘不通，呕吐频繁，X光透视诊断为术后高位肠梗阻，嘱其再次手术，病者不愿手术，故求中医治疗。刻诊：脉细无力，舌淡苔白，证属肠胃虚寒，阳气势微，阴寒内结。处方：附子30g（先煎），炙甘草10g，红参10g，半夏20g，粳米50g，大枣15g，大黄6g（后下，酒炒），日服5次，5小时后，诸症顿减，后以附子理中丸巩固。[夏先福．附子粳米汤妇科运用举隅．河南中医，1992，12（3）：119]

**5. 经行腹泻** 李某，女，19岁，1990年5月诊。二七时天癸至，其后不衍其期，每经行前后5天则水泻，均要补液方安。数年如是，服药罔效，刻诊：脉沉迟无力，舌嫩有齿印，面白无华，唇淡身寒乏力。证属脾肾阳虚，阴寒内盛，脾阳不振，故立法温补脾肾之阳，阳强则阴寒自散。处方：附子30g（先煎），半夏10g，炙甘草10g，炮姜10g，肉桂6g，粳米20g。守方服药5剂，其后经来时未再水泻，用桂附理中丸以巩固。[夏先福．附子粳米汤妇科运用举隅．河南中医，1992，12（3）：119]

**6. 少女带下** 魏某，17岁，1990年8月诊。病者13岁时月经初潮，量多色淡，平素带下如水，腰膝酸楚，溲频清澄，乏力，腰以下沉重，食少便溏，求医3年，而无一效。刻诊：脉细弱且濡，舌淡苔白，面色黧黑，少气懒言，证属脾肾阳虚，带脉虚损。处方：附子30g（先煎），半夏15g，党参15g，粳米15g，白术15g，茯苓15g，陈皮15g，大枣15g，鹿角霜20g，乌贼骨20g，肉桂6g，服药5剂带止。后以肾气丸巩固，其后月经正常。[夏先福．附子粳米汤妇科运用举隅．河南中医，1992，12（3）：119]

**【临证提要】**附子梗米汤出自《金匮要略》腹满寒疝宿食病篇第十条，原文："腹中寒气，雷鸣切痛，胸胁逆满，呕吐，附子粳米汤主之。"多用于胃脘疼痛伴痞满呕吐，四肢厥冷，脉细而迟的患者。

其具有温中散寒，和胃降逆之功，故该方也可用于妊娠恶阻而见脾胃虚寒者。一般将方中的甘草改为炙甘草，粳米炒后使用，更能增强其温中和胃的功效。

临床见病久食少，体力较差，胃气虚弱，脾阳亏损，元气不足者可用附子粳米汤加减。

## 厚朴三物汤

**【组成】**厚朴八两　大黄四两　枳实五枚

**【用法】**上三味，以水一斗二升，先煮二味，取五升，纳大黄，煮取三升，温服一升，以利为度。

**【功用】**行气除满。

**【主治】**痛而闭者，厚朴三物汤主之。（第十　11）

**【方解】**方中重用厚朴行气除满，与枳实相配，其效更捷；大黄通便以除积滞。

**【方论】**尤怡：痛而闭，六腑之气不行矣。浓朴三物汤，与小承气同。但承气意在荡实，故君大黄。三物意在行气，故君厚朴。（《金匮要略心典》）

**【临床应用】**

**1. 完全性单纯性肠梗阻** 患者，男，57岁，1993年3月20日就诊。有胃痛史20余年，间歇性发作，伴烧心反酸，有时大便呈黑色。4天前突然发热恶寒、头身疼痛，2天后寒热渐平，但腹痛胀满，呈阵发性加剧，呕吐频作，每因进食或饮水而诱发，呕吐物初为食物和黏液，后为黄绿色液体。服中西药物效果不显，3月20日来我院外科就诊，经X线腹部透视，发现肠腔内有大量气体和液平面。诊断：完全性单纯性肠梗阻。建议立即手术治疗，病人惧怕手术，邀吾师赵广安诊治。症见：患者烦躁不安，腹胀、疼痛，自觉有气体在腹内冲动，达右上腹时疼痛剧烈，大便2天未行，亦无矢气，小便量少色赤。切诊腹痛拒按，听诊肠蠕动音高亢。舌质略赤，苔黄燥，脉沉滑。辨证：初为寒邪袭表，入里化热，与胃肠郁热搏结，致使肠道燥屎内结而腑气不通。急用厚朴三物汤通腑下气、泻热导滞。处方：厚朴100g，枳实30g，大黄15g（后入），水煎分2次服。1剂后腹中矢气频频，随后泻下燥屎及黏液。3剂后诸症消失，再予健脾和胃药3剂调理而愈。［张宗圣．厚朴三物汤验案三例，山东中医杂志，1997，16（8）：375］

**2. 气滞型胃脘痛** 湖南省怀化市第二人民医院以加味厚朴三物汤治疗该病65例，中医证候诊断根据《慢性胃炎中西结合诊断辨证和疗效标准》（试行方案）制定的辨证诊断标准。全部病例经胃镜检查确诊。符合胃脘痛气滞型。主症：胃脘胀痛连及双胁。次症：情志不遂或饮食不节则加重，脘闷纳少，嗳气反酸，口苦，大便坠胀不爽，舌红苔薄黄或黄腻，脉弦。治疗予加味厚朴三物汤。药物组成：厚朴15g，枳实10g，大黄炭10g，木香10g，川楝子10g，赤芍药15g，元胡10g，水煎取汁300ml，分3次口服，1个月为1个疗程。1个疗程结束后，再复查胃镜。随症加减：嗳气反酸加瓦楞子10g；纳少加佛手6g，白豆蔻6g；出血糜烂型胃炎，胃及十二指肠溃疡加三七粉（冲）6g、白芷6g；胃脘灼热加白芍药15g、柴胡10g。结果：本组65例，痊愈14例，占21.5%；有效44例，占67.7%；无效7例，占10.8%。总有效率为89.2%。［向一青．加味厚朴三物汤治疗气滞型胃脘痛65例疗效观察，河北中医，2004，26（8）：585］

**3. 胃石症** 龙口市人民医院采用厚朴三物汤加味治疗胃石症63例，疗效满意，现总结如下。临床资料：本组男34例，女29例；年龄18～56岁；病程3天至3个月。病因为食柿子46例，食生山楂12例，食软枣5例，合并胃炎15例，胃十二指肠溃疡17例。胃石最大为12cm×12cm，多个者19例。63例患者均经胃肠钡餐或电子内窥镜检查确诊。给予厚朴三物汤加味：厚朴15g，枳实、枳壳、鸡内金、生大黄（后入）各10g，焦山楂30g，莱菔子、神曲、麦芽、元胡各15g；水煎300ml每日1剂，早晚分服，用20天。结果本组治愈（胃肠钡餐或内窥镜未发现胃石）58例，有效（胃石数量减少或体积缩少1cm×1cm以上）5例，有效率100%。［田萍，单文声．加味厚朴三物汤治疗胃石症，山东医药，2002，42（11）：36］

**4. 癃闭** 王某某，女，78岁，2001年10月8日就诊。小便点滴难通，腹胀难忍十多天。曾经西医治疗效果不佳，其女背至医院门诊，要求导尿缓解症状。口渴欲饮，但由于小便不通，大便不爽，腹胀难忍而水米均不敢进食2天。试治于中医。诊见：形体消瘦，痛苦病容，腹胀拒按，舌紫，苔黄燥，脉沉细。证属内实气滞，气不化水。内脏痹阻较甚，化机欲灭。“病机已迫，非大剂排荡不为功”。但年老体衰，不受攻伐。治宜行气开闭，化瘀导滞。拟厚朴三物汤加味：厚朴、枳实、大黄、木通、连翘、天花粉、川明参各20g，滑石40g，石膏30g，石斛15g。1剂，水煎服，日服4次。恐年老体衰，不胜药力，嘱其少少与之。10日，其女来称，服药后二便均已通利，口渴大减，腹胀减轻，能进食半碗稀粥。照前方再配1剂，以巩固疗效。1月后随访未复发。［徐忠健．厚朴三物汤加味治疗癃闭6例，四川中医，2002，20（9）：34］

**5. 神经性头痛** 李某，女，36岁，职工，1990年7月5日诊。左侧偏头痛2年，每遇夏热则剧，秋冬天凉自减，曾经多家医院检查，诊为“神经性头痛”，屡服西药镇静、止痛剂治疗，未见显效。入夏以来，发作渐频，自觉左头部跳痛，甚则双目紧闭，不敢走动。心烦急躁，口干咽燥，大便干，2～3日一行，小便黄赤。月经色暗，期量尚可，舌红，脉数有力。辨证为热阻气滞，清窍失养。治拟行气通腑，导热下行。处方：大黄10g（后下），厚朴15g，枳实12g，白芷10g。水煎，日3次服。服药2剂，大便稀软，小便转清，头痛大减，原方续服3剂，诸症悉除，随访至今未发。［史玉超．厚朴三物汤治验录，河南中医，1992，12（6）：261］

**6. 胆汁返流性周炎** 王某，男，42岁，干部，1991年10月4日诊。素有嗜食辛辣及饮酒史多年。1年前因酒后呕吐，遂感胃脘不舒，日渐加重，曾在某医学院附院做胃镜检查，诊断为萎缩性胃炎伴胆汁返流，治疗半年未效。刻诊：胃脘胀满热痛，嗳气频作，胃纳差，时有恶心，呕吐苦水，大便干，舌质红，苔中根部黄腻，脉滑。辨证为胃胆蕴热，气机不畅。治拟清胃利胆，理气降逆。处方：大黄10g，厚朴15g，枳实12g，陈皮15g。水煎，日3次服。嘱服药期间忌辛辣及饮酒。服药3剂，胀痛减，大便通畅，原方改大黄5g，厚朴、枳实各6g，陈皮10g，每日1剂，服药月余，自觉症状消失，复查胃镜，胃黏膜基本正常。［史玉超．厚朴三物汤治验录．河南中医，1992，12（6）：261］

**7. 粘连性肠梗阻** 陈某，男，40岁，农民，1990年4月6日诊。2年前经某医院做阑尾切除术后，常感腹部胀痛，近2日来，因饮食失当遂致腹部胀痛加重，大便3日未解，不排气，伴恶心呕吐，坐卧不宁，舌质红，苔黄，脉沉实。西医诊为“粘连性肠梗阻”。中医辨证为阳明腑实。治拟通腑攻下。予厚朴三物汤加味：大黄15g（后下），厚朴20g，枳实15g，莱菔子20g。水

煎频服，服药2剂，泻下臭秽大便3次，症状消除。[史玉超．厚朴三物汤治验录．河南中医，1992，12（6）：261]

**【临证提要】**《金匮要略》中载："痛而闭者，厚朴三物汤主之。"该条文叙症过简，但从组药分析，本证除腹痛、便秘以外，当有腹满且胀甚于痛。其病机为气滞不行，实热内结。治宜行气除满，通腑泄热。厚朴三物汤厚朴为君，取其行气导浊，使气机通畅，脾胃运化功能正常。现常用以治疗腑气不通之急腹症。应用厚朴三物汤除因证变通剂量外，还可配伍，如加玄明粉，寓大承气汤之意，散结；加增液汤生津润燥，增水行舟。所治病证，多属急证、重证。因此辨证要准要谨慎，密切观察病人。经临床观察，加味厚朴三物汤对由慢性胃炎、消化性溃疡引起的胃脘胀痛，痛连双胁，嗳气反酸，属气滞型胃脘痛者，能使气机通畅，瘀热下泄，从而达到制酸，保护胃黏膜，改善局部病灶血液循环，减少炎症渗出，促进炎症和溃疡病灶的吸收和愈合。另外，厚朴、枳实，皆有促进肠蠕动作用，像肠套叠引起的肠道化脓性病变应禁用或慎用。

## 大建中汤

**【组成】** 蜀椒二合炒去汗　干姜四两　人参一两

**【用法】** 上三味，以水四升，煮取二升，去滓，纳胶饴一升，微火煎取一升半，分温再服；如一炊顷，可饮粥二升，后更服。当一日食糜，温覆之。

**【功用】** 温中补虚，缓急止痛。

**【主治】** 心胸中大寒痛，呕不能饮食，腹中寒，上冲皮起，出见有头足，上下痛而不可触近，大建中汤主之。（第十　14）

**【方解】** 方中蜀椒、干姜温中散寒，恢复中焦阳气；人参、饴糖温补脾胃。

**【方论】** 尤怡：心腹寒痛，呕不能食者，阴寒气盛，而中土无权也。上冲皮起，出见有头足，上下痛而不可触近者，阴凝成象，腹中虫物乘之而动也。是宜大建中脏之阳，以胜上逆之阴。故以蜀椒、干姜温胃下虫，人参、饴糖安中益气也。（《金匮要略心典》）

**【临床应用】**

**1. 结肠痉挛腹痛**　王某某，女，42岁，1周来左少腹疼痛不休，彻夜难眠，形体肥胖，面容愁苦，饮食量少，舌苔薄白微腻，舌质淡红，脉弦，妇科排除附件病变，内科诊断结肠痉挛，以抗生素及解痉剂治疗无效。前医认为痛在少腹，病属肝经，辨为肝气郁滞，血行不畅，予疏肝理气，活血止痛方药却无济于事，延余诊治，询之，曰：腹痛昼夜不休，轻按痛减、重按痛剧，痛处固定，可触到10cm×4cm条索状物，推之可移，大便不泻，无白带。遂予大建中汤，药：川椒15g，淡干姜15g，台党参30g，炒麦芽30g代饴糖。服药2帖，即告食香寐安痛已。[袁兴石，柏央芬．大建中汤治疗腹部疑难痛症．河南中医，1990，10（55）：29]

**2. 慢性浅表性胃炎** 杨某，男，23岁。服刑人员，患胃病已3年，经胃镜检查提示：慢性浅表性胃炎，服用西药1年效果不佳，时发时止，每逢饭后2小时或饮食不慎则胃脘隐痛，持发约10～15分钟稍安，恶心呕吐，时有发热，舌苔白，舌质淡嫩，脉迟细。辨证：中阳不振，阴寒内盛。药用大建中汤加味：蜀椒、桂枝各9g，干姜、川厚朴、白芍各12g，党参、黄芪各20g，木香、半夏、大枣各15g，砂仁、甘草各10g。每日1剂，水煎至300ml，日服3次（饭后）。服6剂，痛止病愈，胃镜检查正常。[董品军，路康新．大建中汤加味治疗慢性表浅性胃炎80例．四川中医，2002，20（6）：45]

**3. 胃溃疡** 方某，男，59岁，工人，于1984年12月9日初诊。上腹部疼痛10余年，胃脘嘈杂，泛吐酸水，饥时痛甚，得食、得暖痛减，食后膜胀，每于冬春时发病。胃镜检查：①胃体下部后壁溃疡；②慢性浅表性胃炎。近因气温下降，症状骤然加重，脘痛无休，不能进食，泛恶欲吐，痛甚时汗出肢冷，形瘦面白，神疲乏力气怯，舌质暗淡，苔薄白腻，口不渴，小便清长，大便色黑（潜血试验），脉沉细。证属中焦虚寒，阴寒凝结，脾不统血之证。宗蒲辅周治胃溃疡出血案用温通胃阳，消瘀止血法，以温中健脾，益气摄血，予党参20g，炙甘草10g，川椒10g，炮姜炭10g，白及15g，海螵蛸15g，黄芪20g，地榆30g，4剂。胃脘痛减，大便转棕黄色。遂守原方加减，调治5旬后上班工作，3个月后胃镜复查，示溃疡愈合期。[李葆华．大建中汤的临床应用．南京中医药大学学报，1998，14（5）：308]

**4. 肠粘连** 张某，女，20岁，工人，于1992年2月28日初诊。患者13岁时阑尾炎手术，3年后发下腹部痛，病初不药自解。近3年腹痛加重，诊断肠粘连，经外科胃肠减压、输液等处理，效果不显。再次手术，治疗后仍发作。刻下腹疼剧作，恶心呕吐、汗出肢冷，下腹部有攻撑牵拉感，大便3日不解。舌质淡苔薄白，脉沉细。中阳虚衰、阴寒内盛，故脘腹胀满疼痛；虚寒犯胃、升降失司则呕吐便秘。治宜益气温阳，和胃降逆，缓急止痛，方以大建中汤加味：党参20g，干姜15g，川椒10g，炙甘草12g，当归12g，赤芍15g，白芍15g，炙甲片10g（先煎），桃仁10g，白蜜60g冲服。5剂后痛止大便解，进展如常。嘱以原方隔日煎服2个月，大便正常时减白蜜，月经期前后5天停服。随访至今腹痛未作。[李葆华．大建中汤的临床应用．南京中医药大学学报，1998，14（5）：308]

**5. 胆绞痛** 钱某，女，55岁，工人。于1989年8月8日本院留观。患胆石症、胆囊炎10余年，每年不同程度发作，近1个月来因情绪波动，饮食不节诱发右上腹痛，引及脘腹并放至右肩背部，始则持续闷痛，继而痛不可忍。血常规：白细胞$5.2\times10^9$/L，中性粒细胞0.71，诊断：胆石症、胆绞痛。予抗感染，解痉止痛，38小时后脘腹痛有增无减，神情萎顿。外科议定手术，家属要求中医会诊。刻下疼痛拒按、汗出肢冷，呕吐不能食，面色苍白，口舌多津，溲清便秘，舌淡胖苔薄黄。证属中焦虚寒，气机逆乱，不通则痛，治以温中祛寒，和胃止痛：党参20g，干姜10g，川椒10g，甘草10g，川楝子10g，吴茱萸5g，赤芍15g，白芍15g。1剂痛止，1周后出院。[李葆华．大建中汤的临床应用．南京中医药大学学报，1998，14（5）：308]

**6. 胰腺炎** 周某，女，33岁，工人。以上腹部持续疼痛，阵发性加剧伴频繁呕吐2天入院。T38.1℃，BP90/65mmHg，查体：神清，巩膜无黄染，腹软、上腹正中及偏左压痛；血常规：白细胞$10.8\times10^9$/L，中性粒细胞0.86，淋巴粒细胞0.14，尿淀粉酶1024U/L，苔黄腻干糙，舌红而胖，脉弦而数，治用清胰汤加姜竹茹、生代赭石煎服，2剂后呕吐止，绞痛未减。原方去竹茹、代赭石，续2剂，遂便泄日6~7次，脘腹胀痛依然，且神情疲惫，四肢清冷，苔糙虽化但浊腻犹见，舌红质胖有齿印，脉弦按即细软。察色按脉，恐浊热积滞已除而脾阳困顿，虚寒已露。即予温阳散寒，缓急止痛：党参15g，干姜10g，川椒10g，炙甘草10g，苍术10g，炙鸡内金10g，赤芍15g，白芍15g，厚朴6g，制大黄10g。2剂后脘腹痛显减，便溏日2~3次。原方加减治疗1周出院。[李葆华．大建中汤的临床应用．南京中医药大学学报，1998，14（5）：308]

**7. 吐泻性眩晕** 李某，女，56岁。1986年3月3日诊。头眩晕，数日不瘳。刻诊：患者臀位坐于痰盂上，下利清稀便，头俯之于床榻上，吐呕清涎，眩晕，睁眼更甚，胸中冷痛，手足不温，切其脉沉细无力；舌苔淡白。此乃脾阳衰弱，寒邪上犯巅顶而致眩晕，予大建中汤，蜀椒3g（炒去汗），干姜6g，党参10g。水煎去滓，入饴糖30g熔化，分2次服。3剂而愈。[梅大钊．大建中汤治吐泻性眩晕．四川中医，1993，4：29]

**8. 阳痿** 许某，男，29岁，干部。1995-05-03初诊。患者近年来不明原因地渐感阴茎勃起无力，伴性欲淡漠，虽勉强同房，也往往一触即泄，苦恼异常。近几个月来，阴茎渐致痿软不用，腰膝酸软，精神不振，嗜卧乏力。查舌体淡胖，边有齿印，苔白而润，脉沉缓无力。诊断：阳痿。辨证为中阳不振，肾气亏虚，宗筋失于温养，予加味大建中汤治疗，花椒、干姜、巴戟天各10g，淫羊藿15g，人参6g，蜈蚣1条（研末冲服），饴糖50g（烊化），白酒50ml为引，水煎。日1剂，早晚分服，7日为1个疗程。服药3剂，阴茎即可勃起，同房成功，但仍时有早泄现象，遂嘱上方加菟丝子30g，五味子10g，继服5剂，诸症消失。随访1年，未见复发。［朱树宽．加味大建中汤治疗阳痿80例．河北中医，1999，21（1）：43］

**9. 多发性大动脉炎** 患者于3年前静电击后出现左侧肢体活动不灵活，言语不清，于吉林市化工医院CT检查诊为“脑梗死”，在本市222医院治疗1个月痊愈出院。于1989年4月份因黑便，在市中心医院住院期间突然发生腹部持续性针刺样疼痛，伴大汗，意识不清，经抢救后好转，转往长春白求恩医大一院，经心功能检查及多普勒超声，确诊为“多发性大动脉炎。”以后常有左侧肢体麻木无力，以上肢为主，伴心悸等。该患于1990年1月7日入我医院内科，曾静点脉络宁，口服烟酸、心得安、肌内注射维生素$B_{12}$等药治疗效果不显。要求转入中医科治疗。入院时症见左侧肢体麻木、疼痛无力以左上肢为著。肌肤发凉，脘腹疼痛，不能胜任一般劳动，舌紫暗，苔薄白，右脉沉弦，左寸口无脉，左侧尺肤不温，心率76次/分，节律整，心音微弱，右上肢肢体血压18/13kPa（135/97mmHg），左上肢测不清，左侧足背动脉触不清，动脉搏动较弱，化验检查：血沉正常，免疫球蛋白正常，肌电图正常，眼底检查未见异常。证属瘀血阻络，脉络不通。治以活血化瘀，投血府逐瘀汤加减治疗，连服20剂，收效不显。反复思考，患者左上肢尺肤不温发凉，脘腹疼痛，舌紫暗，苔白，脉沉弦为阳气不足，阴寒内盛，寒凝经脉致脉络不通，因此治疗改用温经通脉之法，大建中汤加味治疗。处方：炒川椒15g，干姜20g，人参15g，川芎15g，当归15g，元胡15g，桂枝15g，白芍20g，甘草10g，黄芪25g，地龙15g，路路通15g，饴糖20g。同时配合静点脉络宁，每日20ml，2周为1个疗程，1周后再进行第2个疗程。服药12剂后，左上肢疼痛明显减轻，但仍有麻木感，左上肢仍无桡动脉搏动，再投上药14剂后左上肢疼痛麻木之症消失，左上肢肌力增强，能胜任一般劳动，如洗衣服、被单等，左上肢桡动脉搏动恢复，足背动脉恢复搏动。遂再投此药20剂，患者无明显不适感病愈出院。［施波．大建中汤加减治疗多发性大动脉炎举隅．吉林中医药，1997，2：14］

**10. 头痛** 赵某某，男，43岁，已婚，干部。1996年7月14日初诊。述2周前发病，为全头疼痛，尤以前额为甚，昼轻夜重，阵发性，痛则持续15～20分钟，并感头身发冷。即用中西药治之，数日不效。复用针灸治之，其病依然如故。今诊，证如上述，且见头冷以前额为甚，四肢乏力，喜吃热食，拒食冷物，舌质淡，苔白有津，脉沉弱等。遂用人参6g，干姜12g，蜀椒3g，饴糖30g，白芷15g，此方水煎，去渣，纳入饴糖，分2次温服。4剂而诸证悉去。继用六君子汤调理，3剂而愈。［陈国华．大建中汤治头痛案．民族医药报，2003年/04月/11日/第003版］

【临证提要】大建中汤出于《金匮要略》“心胸中少寒痛，呕不能饮食，腹中寒，上冲皮起，出现有头足，上下痛而不可触近，大建中汤主之。”功能温中补虚，主治中阳不振、阴寒内盛的痛证。胃脘冷痛较甚，呕吐不能食，伴有虚象，可用大建中汤加减。

大建中汤临床验证可治疗中焦虚寒所引起的各种病症，只要正确辨证施治，切中病机，标本同治，诸病减轻。

## 大黄附子汤

【组成】大黄三两　附子三枚　细辛二两

【用法】上三味，以水五升，煮取二升，分温三服；若强人煮取二升半，分温三服。服后如人行四五里，进一服。

【功用】温中散寒，通下止痛。

【主治】胁下偏痛，发热，其脉紧弦，此寒也，以温药下之，宜大黄附子汤。（第十　15）

【方解】方中附子辛热，温里散寒，细辛辛温宣通，散寒止痛，协附子，使寒邪宜散，大黄苦寒，荡涤积结，协附子、细辛破结滞之寒邪，三药合用，共奏温中散寒，通下止痛。

【方论】尤怡：胁下偏痛而脉紧弦，阴寒成聚，偏着一处，虽有发热，亦是阳气被郁所致。是以非温不能已其寒，非下不能去其结，故曰宜以温药下之，程氏曰：大黄苦寒，走而不守，得附子、细辛之大热，则寒性散而走泄之性存是也。（《金匮要略心典》）

【临床应用】

**1. 胃脘痛**　郑某，男，28岁。胃脘疼痛，发热，反复发作3年，近3个月来加剧，某院诊为慢性胰腺炎，急性发作，予中药清胰汤、复方大柴胡汤及西药等治疗3个多月，疼痛不但不减，反日渐加重。查其疼痛至甚，弯腰，辗转不安，有时用头碰墙以减轻痛苦，腹胀拒按，发热，舌苔薄白，指微冷，脉弦而紧。综其脉症，诊为寒实结滞，内外俱急之重症，急予温中散寒，通里止痛，大黄附子汤加味。附子9g，细辛3g，大黄3g，枳实9g，厚朴10g。昼夜兼进2剂，次晨来诊云：痛减七八。效不更方，继服10剂，诸症基本消失，但20多天后，因吃冷食又复发，继服15剂而愈。[朱进忠．大黄附子汤的临床应用．山西医药杂志，1983，(6)：372]

**2. 急性胆囊炎**　患者，女，51岁。1991年1月3日诊，因腹痛呕吐3天。刻诊：右上腹呈剧烈性疼痛引及左肩背3天，伴寒战肢冷欲厥，口淡呕吐苦水2次，恶闻脂物，便秘3天未解，时有矢气，舌质淡苔腻色白，脉弦紧。查体温36.8℃，血检白细胞总数13.0×$10^9$/L，中性粒细胞0.86。神志清楚，急性痛苦病容，巩膜无黄染，心肺正常，右上腹明显压痛，墨菲征阳性。B超查胆囊体积增大，囊壁粗糙。中医诊断：胁痛（阳虚寒结，胆腑不通）。西药诊断：急性胆囊炎。治拟温里散寒，通腑开结。药用生大黄10g（后下），制附子15g，细辛2g，炒柴胡10g，黄连2g，制半夏10g，厚朴5g，陈皮5g，川楝子10g，元胡10g，炙鸡内金10g。嘱其情怀舒畅，注意避寒，忌食荤腻之品。服药3帖，连得矢气，大便畅通2次，痛除呕止，诸症随之而解。B超复查胆囊，白细胞总数及中性粒细胞均恢复正常。[徐国墙．大黄附子汤辨治急性胆囊炎的体会．天津中医，1994，11（5）：17]

**3. 肾绞痛** 严某，男，50岁，1986年10月9日诊。患者3天前突然左腰剧痛，痛连左小腹及腰骶，小便频数、淋涩不畅，大便不爽，当地医院诊断“尿石症”，输液2天，疼痛稍轻，昨夜半又痛剧，今晨急用车送来。刻诊：蜷卧于车上，急性痛苦病容，面色青白，稍用手叩击左腰，即痛不可忍，腹平软，述腹中冷，热捂则舒，苔白腻，质淡，脉紧弦。证属寒犯厥阴，水道失畅。亟宜温通止痛。药用：生大黄10g，熟附子6g，细辛5g，萹蓄10g，瞿麦穗10g，滑石15g，金钱草15g，海金沙15g，炙甘草5g。服药2剂后，左腰腹疼痛即止，小便仍淋涩不爽，尿色赤，苔白腻脉弦。改用滋肾通关丸加味：知母10g，黄柏10g，肉桂3g，金钱草15g，萹蓄10g，瞿麦10g，滑石15g，车前子10g，炙甘草5g，药后诸症俱除，10年后以另病来诊，述肾绞痛未复发。[葛青．《金匮》大黄附子汤止痛验案两则．中国中医急症，2000，（3）：109]

**4. 痛经** 曹某，女，36岁，1998年6月10日诊。昨天下水栽秧，浸泡半日，下午月经点滴而至，至晚左小腹疼痛，痛势殊剧，连及肛尻，势欲临圊而欲便不得。诊面色青白，左少腹压痛，苔白腻，脉左紧弦。属寒犯厥阴，凝阻胞脉。亟宜温通。予制大黄10g，附子6g，细辛5g，当归10g，炙甘草5g。二诊时述服药当日，腹痛即止，2剂服尽，腹痛未作，惟月经7日不净，予艾附暖宫丸加减而愈。[葛青．《金匮》大黄附子汤止痛验案两则．中国中医急症，2000，（3）：109]

**5. 胆道结石** 孙某，女，36岁，教师。1995年8月30日初诊。患胆囊炎5年，反复发作右上腹部胀痛，加重6天，伴寒热往来，食少恶心，巩膜发黄，右胁及胃脘部拒按，肝脾未扪及。周围血象：WBC15.2×$10^9$/L，N0.80，L0.20。黄疸指数32U，B超检查发现：胆总管下端结石。经输液、抗感染治疗5天，往来寒热缓解，右胁部仍阵痛，目黄未退，食欲不振，大便偏干，舌下筋络瘀滞，舌苔薄白，脉沉弦。证属寒热夹杂，治以寒温并用，逐瘀化石。处方：大黄15g，茵陈30g，三棱10g，威灵仙10g，制附子6g（先煎），细辛3g，鸡内金10g（冲）。服药3剂，右胁痛减轻，再进3剂，黄疸消退，食欲增加，守方15剂，诸症消失。B超3次复查：胆总管清晰。［陈瑞林．附子汤加味治疗胆道结石32例．湖南中医杂志，1998，14（3）：58］

**6. 泌尿性结石** 江西省信丰县中医院治疗泌尿性结石患者66名，所有病例都经B超检查，确诊为泌尿系结石，且结石的直径不超过1.2cm。所有病例均采用大黄附子汤加味治疗。药物有大黄10g，制附子20g，细辛3g，金钱草20g，枳实6g疼痛剧烈者，先给予西药止痛后，再服中药。每日1剂，水煎2次，煎液混合后分2次口服，15天为1个疗程。疗效标准如下。治愈：疼痛消失，结石排出，B超复查未发现阳性结石；好转：疼痛消失，双肾区无叩击痛，B超复查结石缩小，或位置下降或积水消失；无效：仍有疼痛，双肾区叩击痛阳性，B超复查结石、积水无明显变化。结果：66例中，治愈15例，好转47例，无效4例，总有效率为93.9%。［陈锡华．大黄附子汤加味治疗泌尿系结石．上海中医药杂志，2004，38（7）］

**7. 溃疡性结肠炎** 何某，男，49岁。1982年10月2日初诊。腹泻血水夹带黏液10年。开始时每日3～5次，最近2年反复发作，有时每日10～20次。每食生冷、油腻，则腹泻加重。曾经某医院多次检查，诊断为慢性溃疡性结肠炎，迭经中西药物治疗罔效。刻诊：面色萎黄，形体消瘦，精神疲惫，肢体乏力，腹痛绵绵，肛门坠胀，大便量少，色赤有黏液，手足不温，腰酸纳呆。舌淡，苔中根部白厚腻，脉濡弱。此乃脾肾阳虚，湿热内蕴，肠络瘀滞。方用大黄附子汤加味：制大黄6g，附子（先煎）30g，细辛6g，莱菔子15g，三七粉（兑入药汁冲服）3g，仙鹤草、马齿苋各30g。水煎服。7帖后腹泻渐止，便血已少，腹痛减轻，食欲增进，药证相投。原方再进7帖。11月3日来诊，大便每日1次。已无血水黏液，改投参苓白术散，以资巩固。［刘大平．大黄附子汤临床新用．湖北中医杂志，1994，16（11）：51］

**8. 寒积腹痛** 钟某，腹痛有年，理中四逆辈皆已服之，间或可止。但痛发不常，或一月数发，或两月一发，每痛多为饮食寒冷之物所诱致。自常以胡椒末用姜汤冲服，痛得暂缓。一日，彼晤余戚家，谈其痼疾之异，乞为诊之。脉沉而弦紧，舌白润无苔，按其腹有微痛，痛时牵及腰胁，大便间日一次，少而不畅，小便如常。吾曰："君病属阴寒积聚，非温不能已其寒，非下不能荡其积，是宜温下并行，而前服理中辈无功者，仅去寒而不逐积耳。依吾法两剂可愈。"彼曰："吾固知先生善治异疾，倘得愈，感且不忘。"即书大黄附子汤：大黄12g，乌附9g，细辛4.5g。并曰："此为金匮成方，屡用有效，不可为外言所惑也。"后半年相晤，报云：果2剂而瘥。噫！经方之可贵如是。［赵守真．治验回忆录．北京：人民卫生出版社，1962：50］

**9. 不孕** 周某，女．25岁，1987年12月20日诊。已婚4年未孕。16

岁初潮，每次月经延后7～10天，甚或淋漓不断，经量少，色紫暗，时有瘀块，并伴有经前2日小腹疼痛，痛时欲呕，纳差。某医院检查：输卵管通畅，附件及子宫无占位病变。曾多方求治，均无疗效。刻诊：面色无华，身体瘦弱。精神疲乏，小腹冷感，喜温喜按。舌淡边尖有瘀斑，苔白腻．脉沉弦细，辨证为阳虚宫寒、胞脉瘀阻。治宜温经暖宫、化瘀调经。方用大黄附子汤加味：附子（先煎）30g，细辛、制大黄各6g，肉桂、吴茱萸各10g，水蛭粉（兑入药汁冲服）4.5g，益母草60g。4帖后诸症均有好转，原方加入当归、红花各15g，黄芪30g，沉香粉6g，研末加蜜制丸，每服6g。早晚分服，以图缓治。2月后复诊，月经正常，腹痛消失，嘱注意起居、饮食，保持心情舒畅。后足月顺产一男婴。［刘大平．大黄附子汤临床新用．湖北中医杂志，1994，16（11）：51］

**10. 急性细菌性痢疾** 孙某，男，38岁，1992年9月12日初诊。因饮食不洁，遂发寒热，下利，曾服中药，寒热除，而便下脓血10余日未止，伴腹痛，里急后重，畏寒，面色不华，脘腹饱胀，口苦纳呆，舌淡、苔白腻，脉迟。大便常规：脓细胞（＋＋＋＋）。诊断为急性细菌性痢疾。证属寒湿留滞，阳气窒塞，气血相搏成痢。治予温通导滞，方用大黄附子汤加减：大黄6g，附子3g，厚朴6g，陈皮6g，木香6g，山楂10g，当归10g，黄连1.5g。3剂，水煎服。二诊：药后痢下赤白黏冻、里急后重及泻下次数明显减轻，但仍腹痛畏寒，舌质淡、苔转薄白，脉沉迟。寒湿积滞未尽，效不更方。大黄改4g，加炮姜3g。3剂。三诊：黏液脓血便除，已不腹痛，畏寒，乏力倦怠，舌淡红、苔薄，脉沉弱。寒湿积滞已除，证转脾胃虚寒，改拟温中健脾。党参6g，苍白术各6g，厚朴6g，炮姜3g，肉桂2g，黄连1.5g，木香6g，甘草3g。连服7剂，诸症向愈。随访3个月，未见复发。［喻平瀛．大黄附子汤临证新用．山西中医，1998，14（1）：39－40］

**11. 慢性肾小球肾炎伴氮质血症** 王某，女，46岁，1991年11月27日初诊。患慢性肾小球肾炎3年。面浮足肿，小便短少，脘腹饱满，泛恶呕吐，面色白，舌淡红、苔剥，脉细数。实验室检查：血肌酐282.9μmol/L，尿素氮15.3μmol/L。西医诊断：慢性肾炎，氮质血症。中医诊断：水肿，关格。证属肾阴阳俱亏，膀胱气化不利，水湿浸渍，胃失和降。治拟益阴温阳，利水退肿，和胃降浊。处方：生地10g，石斛10g，细辛3g，附子6g，大黄10g，茯苓15g，白花蛇舌草30g，薏苡仁30g，姜半夏10g，沉香3g。5剂，水煎服。二诊：药后呕吐锐减，但小便仍少、色深，浮肿增重，头面尤甚，腹满稍减，口不苦，舌中苔剥、边黄腻，脉弦细数。尿常规：蛋白（＋＋＋）、颗粒管型（＋）、红细胞（＋）、脓球少量。水湿浸渍，湿浊中阻，阴精受损。治拟益阴温阳，清利湿浊。处方：石斛10g，黄精10g，大黄10g，附子3g，沉香3g，生姜皮10g，茯苓皮10g，桑白皮10g，大腹皮10g，白花蛇舌草30g。5剂。三诊：药后大便稀，小便增多，浮肿退之大半。石斛加至15g，更增益母草30g。上方续服半月，血肌酐降至159.1μmol/L，尿常规正常，诸症稳定。[喻平瀛．大黄附子汤临证新用．山西中医，1998，14（1）：40]

**12. 胰腺炎** 林某，女性，53岁，1996年6月18日初诊。患者上腹部持续性疼痛阵发性加重20小时，患胆石症5年。就诊时诉上腹部疼痛，呈刀割样，向腰背部呈带状放射，伴恶心呕吐，畏寒发热，大便秘结。诊见体温38.5℃，脉搏118次/分，呼吸25次/分，血压11/8kPa（82/60mmHg），急性痛苦面容，巩膜轻度黄染，心肺无异常，腹部肌紧张，压痛明显，有反跳痛，墨非征阳性。舌质红苔白腻，脉沉弦。血常规检查：白细胞$18.2\times10^9$/L，中性粒细胞0.914，淋巴细胞0.086。血淀粉酶8436U/L，尿淀粉酶7890U/L。B超示胆囊多发性结石，急性胰腺炎，少量腹水。证属寒热错杂，痰瘀凝结，腑气不通。治拟辛开苦降，通腑化瘀。方用生大黄（后下）、茵陈各15g，淡附子、川黄连各6g，细辛3g，瓜蒌、苇茎各30g，法半夏、枳实、元胡、川厚朴、郁金各10g，每日1剂，水煎分2次服。服药1剂后大便通，腹痛明显减轻，呕吐止。继服上方5剂，症状好转，复查血、尿淀粉酶及白细胞计数均恢复正常。再以上方加减调治月余，经2次B超复查，证实结石消失，胰腺正常，随访至今未复发。[黄增峰．大黄附子汤治疗急危重症举隅．中国民间疗法，2001，9（9）：30]

**【临证提要】**大黄附子汤为寒实内结之胁腹作痛而设，具有温通止痛作用，所治之证主要为寒凝厥阴，阳气被郁之腰胁少腹疼痛。条文中的“胁下”应该包括腰、胁和小腹，上述部位为足厥阴肝经循行之处。周扬俊谓“寒邪之在中下二焦，非下则实不去，非温则寒不开”。临床凡痼冷积于中下二焦成实，诸如胆道结石、胆囊炎、肠梗阻、细菌性痢疾、慢性肾衰等，加减运用得宜，常获良效。临床运用该方时，还应有面色青白、畏寒、腹痛连及肛尻、大便不畅、舌白脉紧等症凭藉。

## 赤丸

**【组成】**乌头二两，炮　茯苓四两　细辛一两　半夏四两

**【用法】**上四味末之，纳真朱为色，炼蜜为丸，如麻子大，先食饮，酒下三丸。日再夜一服。不知，稍增之。以知为度。

**【功用】**散寒止痛，化饮降逆。

**【主治】**寒气厥逆。（第十　16）

**【方解】** 方中以乌头辛热散寒止痛，细辛温散寒邪，重用茯苓，配以半夏，治饮阻气滞之呕逆，朱砂重镇安神而定悸。

**【方论】** 此方乌头与半夏同剂，用相反以攻坚积沉寒，非妙达先圣至理，不能领略其奥，与胡洽治膈上积用十枣汤加甘草、大戟同一妙义。而《普济方》仅用乌头、半夏2味，易白凤仙子、杏仁，黄丹为衣，服7丸至谷道见血而止。其瞑眩之性可知。盖药之相反相恶，不过两毒相激，原非立能伤人，后世以为相反之味，必不可用，陋哉。（《张氏医通》）

元犀按：寒气而至厥逆，阴邪盛也。方中乌头、细辛以温散独盛之寒；茯苓、半夏以降泄其逆上之气，人所共知也；而以朱砂为色，其玄妙不可明言，盖以此品具天地纯阳之正色，阳能胜阴，正能胜邪，且以镇寒气之浮，而保护心主，心主之令行，则逆者亦感化而效顺矣。（《金匮方歌括》）

**【临床应用】**

**胸痹** 赵某某，男，63岁，1984年11月13日初诊。是日早餐时，突然胸窒暴痛，头汗淋淋，昏倒在地，面苍肢冷，短气不足以息，移时方醒，急送至医院。患者胸痛如揪，脉寸关微弱，尺部小紧而涩，间有结代，唇青，舌淡晦苔薄白，目光呆滞。心电图示：急性心肌梗死（前间壁）。急给输氧，肌内注射哌替啶100mg，参附注射液2支，合服麝香保心丸2粒。针膻中、气海、双内关，得气后大艾壮灸半小时，时以《金匮》赤丸合人参化裁急煎与服，处方：细辛10g，红参20g，半夏15g，茯苓15g，干椒10g，川椒10g，炙甘草10g，2小时服一煎。下午4时，疼减气匀，肢暖色活。上方易乌头为15g，减红参为10g，去干姜，加白芍12g。4小时服一煎。夜12时，疼除，脉不紧，结代少，涩弱。14日按上方继服1剂，早晚两服。药后脉转缓，稍有散象。处方：红参10g，附子10g，细辛10g，半夏15g，茯苓15g，白芍15g，炙甘草6g，3剂，日1剂。18日，脉平缓，神安。继以上方加减出入，调治3月，康复出院。［贺念曾．《金匮》方治胸痹三则．河南中医，1988，(4)：26］

**【临证提要】** 赤丸适用于全身型厥逆、内有阴气凝结、脉多有力的冷症。本方加减常用于治疗胃或肠痉挛，肠梗阻、胃肠炎及痛经等病证，凡病机属脾肾阳虚，阴寒内盛，水饮上逆者均可用之。

## 乌头煎

**【组成】** 乌头大者五枚

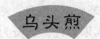

**【用法】** 上以水三升，煮取一升，去滓，纳蜜二升，煎令水气尽，取二

升。强人服七合，弱人服五合。不瘥，明日更服，不可一日再服。

**【功用】** 破积散寒，温通止痛。

**【主治】** 腹痛，脉弦而紧，弦则卫气不行，即恶寒，紧则不欲食，邪正相搏，即为寒疝。绕脐痛，若发则白汗出，手足厥冷，其脉沉弦者，大乌头煎主之。（第十 17）

**【方解】** 方中大乌头煎大辛大热，能破积散寒，温通止痛。用蜜煎煮，令水尽而成膏状，乌头气味尽入蜜中，变辛为甘，变急为缓，既能减轻药毒，又可延长药效。

**【方论】** 尤怡：弦紧脉皆阴也，而弦之阴从内生，紧之阴从外得。弦则卫气不行而恶寒者，阴出而痹其外之阳也。紧则不欲食者，阴入而痹其胃之阳也。卫阳与胃阳并衰，而外寒与内寒交盛，由是阴反无畏而上冲。阳反不治而下伏。所谓邪正相搏，即为寒疝者也。绕脐痛，发则白津出，手足厥冷，其脉沉紧，皆寒疝之的证。白津，汗之淡而不咸者，为虚汗也。一作自汗，亦通。大乌头煎大辛大热，为复阳散阴之峻剂，故云不可一日更服。（《金匮要略心典》）

**【临床应用】**

**1. 寒疝腹痛（胃肠神经官能症）** 沈某，50余岁，1973年6月间初诊。有多年宿恙，为阵发性腹痛，因旧病复发，自外地来京住院。1959年曾在我院做阑尾炎手术，术后并无异常。此次诊为“胃肠神经官能症”。自述每发皆与寒冷疲劳有关。其症：腹痛频作，痛无定位，惟多在绕脐周围一带，喜温可按，痛甚以至汗大出。查舌质淡，苔薄腻而滑，脉沉弦。诊系寒气内结，阳气不运。寒则凝泣，热则流通。寒者热之，是为正治。曾投理中汤，药力尚轻，若不胜病，非大乌头煎不可，故先小其量以消息之。乌头用4.5g，以药房蜜煎不便，盖蜜煎者缓其毒也，权以黑豆、甘草以代之。2剂后，腹痛未作，汗亦未出，知药症相符，乌头加至9g。4剂后复诊，腹痛已止，只腹部微有不适而已。第见腻苔已化，舌转嫩红，弦脉缓和，知沉寒病冷得乌头大热之品，焕然冰释矣。病者月余痊愈出院。［魏龙骧．续医案四则．新医药学杂志，1978，（12）：14－16］

**2. 强直性脊柱炎** 患者，33岁，男性。20岁（1984年）开始出现腰痛，并逐渐向背部扩散。26岁被诊断为强直性脊柱炎，予以NSAIDs治疗。本次就诊时，自觉腰背部钝痛，安静或同一姿势持续时加重。右膝关节疼痛，畏寒，心胸部有不适感，双侧腹直肌紧张。电温针刺激30分钟后，有明显凉感。体瘦、手脚多汗，二便正常，舌暗红、边有齿痕，舌苔偏干呈黄白色，脉弦浮偏大。X线片所见，双侧骶髂关节强直。先予芍药甘草附子汤、知柏地黄丸、桂芍知母汤均未改善，改用乌头汤（乌头由2g/d渐增至4g/d）后症状逐渐改善。VAS 评分由 8.0 降至 4.0、ADL 评分由 7.0 降至 4.0、CRP 由 19mg/L 降至 9mg/L。患者背部僵硬、睡眠等症状均明显好转。[引网宏彰．乌头剂治疗强直性脊柱炎．国外医学．中医中药分册，2005，27（4）：224]

**【临证提要】** 乌头煎出自《金匮要略》中："腹痛，脉弦而紧，弦则卫气不行，即恶寒，紧则不欲食，邪正相搏，即为寒疝。寒疝绕脐痛，若发则白汗出，手足厥冷，其脉沉紧者，大乌头煎主之。"临床多用于阳虚而又阴寒内盛之证，可用于消化系统疾病所致的腹痛，还可用于治疗与痛痹有关的风湿性关节炎，强直性脊柱炎等。

## 当归生姜羊肉汤

**【组成】** 当归三两　生姜五两　羊肉一斤

**【用法】** 上三味，以水八升，煮取三升，温服七合，日三服。若寒多者加生姜成一斤；痛多而呕者加橘皮二两，白术一两。加生姜者亦加水五升，煮取三升二合，服之。

**【功用】** 养血散寒。

**【主治】** 寒疝腹中痛，及胁痛里急者，当归生姜羊肉汤主之。（第十　18）

产后腹中绞痛，当归生姜羊肉汤主之；并治腹中寒疝，虚劳不足（第二十一　4）

**【方解】** 本方证为血虚内寒的寒疝。方中当归、生姜活血养血散寒；羊肉温补填精。诸药合用养血散寒而止痛。

**【方论】** 尤怡：此治寒多而血虚者之法，血虚则脉不荣，寒多则脉绌急，故腹胁痛而里急也。当归、生姜温血散寒，羊肉补虚益血也。（《金匮要略心典》）

**【临床应用】**

**1. 产后身痛**　王某，女性，27 岁，1999 年 3 月 10 日初诊。患者 2 个月前生产时失血过多，致身体虚弱，动则汗出。产后 2 周又不慎受风寒，开始感觉四肢关节酸痛怕冷，继之遍身关节酸痛，肢体麻木，以下肢为重，多方治疗效果不佳而来诊。诊见患者精神不振、面色萎黄，舌质淡红少苔，脉细而无力。检查未发现异常体征。辨证为产后气血双亏，风寒乘虚而入，痹阻脉络，筋脉关节失养。治以补血益气、温经散寒、通络止痛。方用当归生姜羊肉汤加味，服 10 剂后诸症消失而愈。随访半年未复发。[杨洪安，邢秀云，安良毅．当归生姜羊肉汤加味治疗产后身痛 96 例．中国民间疗法，2004，12（2）：30]

**2. 消化性溃疡**　李某，男，38 岁，农民。2001 年 11 月 6 日初诊，患者胃脘疼痛2年，遇寒或空腹加重，得温进食则减，时常口泛清水，自觉胃部有冷气不散。曾经X线钡餐透视，诊为十二指肠球部溃疡。长期服用中西药物，时缓时发，且本人时因农活所累，饮食欠规律，病终未除。刻诊见舌淡胖有齿痕，双脉细弱。辨证为中阳不足，寒凝胃腑。治拟补虚温胃散寒为法，药用当归生姜羊肉汤原方，处方：当归15g，羊肉250g，生姜100g。羊肉切碎，煮至肉烂去当归食用，每日1剂，10剂。服药1剂，即感胃部温暖，服10剂后冷痛皆消。后方中生姜改为20g，连服30天病愈，至今未发。[宋传荣.当归生姜羊肉汤治验举隅.江苏中医药，2005，26（7）：32]

**3. 小儿腹泻**　阎某，男，3岁。1990年3月9日诊。近3个月来，每日腹泻数十次，入夜更甚，腹泻清水或完谷不化之物，中西药尽无效。诊见面色萎黄，神疲倦怠，唇白舌淡苔白，指纹淡，四肢不温。为脾肾阳虚型腹泻。予当归5g，生姜10g，羊肉30g。放砂锅内加水500ml煎煮，以羊肉熟烂为度，吃肉喝汤。每日1剂，3天病愈。[冯文明，王改芝，冯金安，高友才.当归生姜羊肉汤治小儿腹泻.四川中医，1992，(3)：24]

**4. 胃脘痛**　张某，男，35岁，2004年10月17日初诊。患胃脘痛多年，遇寒则甚，平素喜热饮热食，稍进寒凉之品，胃脘部即觉不适，常以热水袋敷于胃脘处，可稍缓解。诊见患者消瘦，面色暗淡无华，舌质偏胖偏暗，苔薄白，脉沉迟无力。四诊合参，属脾胃虚寒。因其面色舌质皆偏暗，虑其病久有瘀滞，踌躇再三，投以当归生姜羊肉汤：当归50g，生姜100g，羊肉300g，三物同煮，肉熟后弃渣喝汤。连服4剂后再诊，患者精神转好，胃脘部寒冷之感大减，舌脉均见起色。遂减其量，处方：当归30g，生姜60g，羊肉200g，再服3剂，诸症若失。恐其再犯，嘱再服3剂以善其后。[马国珍.当归生姜羊肉汤治验举隅.河南中医，2007，27（11）：15]

**5. 痛经**　张某，女，22岁，学生，2003年12月8日初诊。每逢月经来潮之前即少腹疼痛，痛势剧烈，得热稍减，经量少，色暗有瘀块，待行经后痛势渐减。诊见形体较胖，面色青白，畏寒，舌质暗淡，脉沉迟。证属阳虚血寒，瘀阻胞宫。投以当归生姜羊肉汤：当归50g，生姜120g，羊肉400g。连服3剂，畏寒症状减轻，后因煎药不便，改用生山楂30g，红糖30g，泡水代茶常饮，饮至下次月经来潮，疼痛消失。[马国珍.当归生姜羊肉汤治验举隅.河南中医，2007，27（11）：15]

**6. 感冒**　魏某，男，40岁，2003年11月27日初诊。平素体质较差，极易感冒，反复不愈，本次感冒已2月余。诊见畏风，怕冷，面色苍白，腰痛，肢倦，手足不温，气短，口不渴，舌淡，脉细弱。证属阳气不足，卫外无力。予当归生姜羊肉汤加味：当归15g，生姜60g，羊肉200g，黄芪30g，淫羊藿15g，嘱服3剂。3剂后再诊，见精神转佳，怕冷畏风减轻，气短消失，其他诸症均有减轻。效不更方，又按原方服3剂，病若失。后又配玉屏风散一料，嘱患者坚持服用2月，以防再发。［马国珍．当归生姜羊肉汤治验举隅．河南中医，2007，27（11）：15］

**7. 虚寒咳嗽** 刘某，男，36岁，干部。形体素盛，因应酬频繁，不善摄生，偶患咳嗽吐血来诊。余视其面色微赤，脉数而芤，经透视及化验检查后，考虑为支气管炎，给以抗菌药物及止血药物静脉输液治疗7天，血已得止，但仍时有咳嗽，病未痊愈便执意不再治疗。3月后咳嗽严重来诊，望其身形清瘦，神气支离，咳嗽微喘，常咳清痰，四肢清冷，里急不舒，饮食日减，面色㿠白，小便清长，畏寒，脉象沉细迟缓，舌质淡，苔白。断为失血后未善慎养，迁延日久致气血虚寒，将近损怯之候，遂用温中益气，润肺止咳之剂数投，并辅以抗菌消炎，能量支持等西药并用，竟无显效。余终以当归生姜羊肉汤治之，方：当归60g、生姜片30g、羊肉500g，文火炖烂服之。次日告曰，此方较前诸方获效最大，精神体力似觉大振，身体亦感清爽。又嘱再进数服，咳嗽畏冷里急诸症步步消退，至十数服，竟获痊愈。［高大硕．当归生姜羊肉汤治疗虚寒咳嗽举隅．时珍国药研究，1997，8（1）：88］

**8. 多发性神经炎** 周某某，男，35岁。1971年1月16日诊。患者双侧手足及臀部感酸麻似虫行，疼痛如针刺，反复发作3年余，加重月余。其病每于秋末冬初辄发，如是者已3年余，稍遇寒冷即需穿戴棉鞋、棉手套。1970年12月14日野营拉练后，发展至臀部亦感酸麻、疼痛，曾经多家医院治疗罔效。诊见舌质淡、苔薄白，脉沉细。西医诊断：多发性神经炎。中医诊断：皮痹合并肌痹。治用当归生姜羊肉汤加味：肉桂5g，当归30g，生姜50g，羊肉250g，党参、炙黄芪各25g，赤白芍各10g，川芎6g，鸡血藤20g。煎服法：先将羊肉洗净，煨汤，将上药纳入汤液，文火煎，早晚各服1次。3剂。服头煎后，自觉臀部酸麻疼痛减轻，3剂服完，症状基本消失。嘱再服3剂以资巩固。后随访3年内未复发。［张宏吉．当归生姜羊肉汤加味治疗多发性神经炎．浙江中医杂志，1997，（4）：177］

**9. 闭经** 李某，女，19岁，未婚，务农。1984年12月由其母陪伴前来就诊。主诉：冬季经水不潮3年。患者15岁时月事初潮，50天左右一行。色淡、量少，一日即净。至16岁，每逢入冬寒冷之时则信水不至，待来年春暖花开之际月经方来。停经期间，白带淋漓、质清稀，周身困倦、乏力。诊时：经水50余天未行，面色萎黄，畏寒、身冷，四肢不温，诉其脐下时时有凉气、若置冰霜，大便溏薄，舌淡、苔薄白，脉沉细。此乃血虚寒凝之症，治宜补血温中。方用当归生姜羊肉汤：当归50g，生姜100g，羊肉半斤。用法：上三味，加水2500ml。煎取1000ml，每次温服250ml，日服2次。服药两天，面色华润，自觉有力，畏寒身冷小腹寒凉消失，手足转温，白带减少。复服8

天，月经来潮。随嘱月经净后20天，继服上药6天，以资巩固。后经随访，病告痊愈。[刘爱国．当归生姜羊肉汤治愈冬季闭经二例．国医论坛，1989，(2)：49]

**10. 肠道易激综合征** 吴某，女，42岁，职工，2002年2月13日初诊。患者反复腹泻3年，日泻下3~4次不等，大便夹有黏液，腹痛肠鸣，曾做过纤维结肠镜及多次粪便检查，诊为肠道易激综合征，服用多种抗生素及止泻药，效果不明显。诊见神疲乏力，腹部隐痛，喜温喜按，舌淡润，脉沉弱。辨证为脾胃虚寒，气机凝滞，因多方治疗效果不佳，患者对治疗信心不足，谓药已难愈其病。如有验方，可再一试。遂书当归生姜羊肉汤，处方：当归15g，羊肉250g，生姜20g，每日1剂，连服15天，药后诸症明显减轻，后断续常服本方，3月病愈。[宋传荣．当归生姜羊肉汤治验举隅．江苏中医药，2005，26(7)：32]

**11. 枕大神经痛** 张某，男，30岁，工人，2002年8月5日初诊。患者夏日每逢下夜班时，习惯用冷水冲洗头，1年前冲洗后即感头痛不适，逐日加重，疼痛位于右侧枕部，呈钝痛，受寒则剧，有时雨淋头部便即刻发作。曾在多家医院治疗，诊为枕大神经痛，但收效甚微。刻诊：头部活动受限，右侧枕部疼痛，精神不振，面色无华，舌淡边有瘀点，脉沉。辨证为寒湿外袭，阳气痹阻，拟散寒祛湿，通络止痛为法。以温散活血通络中药治疗多日，效果不显，遂改当归生姜羊肉汤加味，处方：当归15g，羊肉250g，生姜200g，川芎20g。热服药后头部保暖，取微汗。服药期间避风寒，服药5剂，疼痛明显减轻，月余，疼痛全消。[宋传荣．当归生姜羊肉汤治验举隅．江苏中医药，2005，26(7)：32]

**【临证提要】**当归生姜羊肉汤有温中、散寒、补虚之功，故对血虚致寒之寒疝、虚劳、产后腹痛均有治疗作用。在临床上的应用更加广泛，中医辨证但凡有血虚致寒之征，尽可用之，如产后身痛、消化性溃疡、痛经、多发性神经炎、枕大神经痛等。

## 乌头桂枝汤

**【组成】**乌头　桂枝汤

**【用法】**上一味，以蜜二斤，煎减半，去滓，以桂枝汤五合解之，令得一升后。初服二合，不知，即服三合，又不知，复加至五合，其知者如醉状，得吐者为中病。

**【功用】**温经散寒，通阳宣痹。

**【主治】**寒疝腹中痛，逆冷，手足不仁，若身疼痛，灸刺诸药不能治，抵

当乌头桂枝汤主之。（第十 19）

**【方解】** 方中乌头大辛大热，祛散沉寒；桂枝助阳通络，解肌发表；白芍固腠理和血脉，二者一治卫强，一治营弱，散中有收，发中有补，使表邪得解，营卫调和；生姜辛温，既助桂枝辛散表邪又和胃止呕；大枣益气补中；甘草合桂枝则辛甘化阳以实卫，合白芍则酸甘化阴以和营。

**【方论】** 徐彬：起于寒疝腹痛而至逆冷，手足不仁，则阳气大痹，加以身疼痛，营卫俱不和，更灸刺诸药不能治，是或攻其内或攻其外，邪气牵制不服，故以乌头攻寒为主，而合桂枝全汤以和营卫。所谓七分治里，三分治表也。（《金匮要略论注》）

**【临床应用】**

**1. 寒疝腹痛** 袁某，青年农妇，体甚健，经期准。一日，少腹大痛，筋脉拘急而未少安，虽按亦不住，服行经调气药不止，迁延十余日，病益增剧。迎余治之。其脉沉紧，头身痛，肢厥冷，有时汗出，舌润，口不渴，吐清水，不发热而恶寒，脐以下痛，痛剧冷汗出，常觉有冷气向阴户冲去，痛处喜热敷。此由阴气积于内，寒气搏结而不散，脏腑衰弱，风冷邪气相击，则腹痛里急，而成纯阴无阳之寒疝。窃思该妇经期如常，不属于血凝气滞，亦非伤冷食积，从其脉紧肢厥而知为表里俱寒，而有类于《金匮》之寒疝。其谓："腹痛，脉弦而紧，弦则卫气不行，即恶寒；紧则不欲食，邪正相搏，即为寒疝。"……本病症状虽与上引《金匮》原文略有出入，而阴寒积痛则属一致。处以乌头桂枝汤：制乌头12g，桂枝18g，芍药12g，甘草6g，大枣6枚，生姜3片。水煎，兑蜜服。上药连进2剂，痛减厥回，汗止人安。换方当归四逆加吴茱萸生姜汤，以温通经络，清除余寒，病竟愈。［赵守真．治验回忆录．北京：人民卫生出版社，1962：76］

**2. 尿石症** 黄某某，女，40岁。患者因发作性右侧腰痛，伴小腹放射痛1天入院。查：舌暗红，苔白，脉沉。左侧肾区叩痛明显。B超：右肾盂内1.7cm×1.6cm液性暗区，可见0.8cm强回声光团。尿常规：镜下血尿。诊断：右肾结石并肾积水，当时给阿托品0.5mg止痛。并服中药：附子15g、桂枝15g、白芍10g、牛膝15g、王不留行20g、木香10g、乌药10g，胡桃仁20g。服药1剂，腰痛减轻。6剂后排出尿石0.6cm×0.7cm。腰痛及少腹疼痛消失。B超未见异常。［王德步，丰建武．乌头桂枝汤加减治疗尿石症42例．内蒙古中医药，1998：15］

**3. 痔疮** 杜某某，女，32岁，2006年3月17日就诊。主诉：痔核呈环状脱出肛门外，不能还纳3天。肛门周围肿胀，痔核嵌顿，色紫红，痔表面轻度糜烂、渗出，疼痛剧烈，触痛敏感。直肠指诊未触及实质性肿块。诊断：嵌顿痔。治疗：乌头桂枝汤方熏洗如上法，每日1剂。1天痛止，4天后肛门周围肿胀全部消失，为巩固疗效，继用1剂熏洗。随访3个月未再复发。［邓艳霞．乌头桂枝汤熏洗治疗嵌顿痔43例．中医外治杂志，2008，17（3）：20］

**4. 腰腿痛** 张某某，男，54岁，1984年12月8日就诊。2个月前出差山东等地，因劳累受寒后致腰腿痛复发，下肢畏寒如冰样感，每晚12时至凌晨4时疼痛剧烈，转侧不利，难以忍受，需服用去痛片或下床活动片刻，痛方能略有缓解。人消瘦，面色无华，舌质淡，苔薄白，脉弦紧。证属寒痹，此系阳气虚衰，气血凝滞所致，治以温阳通滞，方用当归四逆汤加味：当归、桂枝、芍药、木通、牛膝、杜仲各10g，干姜6g，细辛4.5g，大枣5枚。服药3剂后，腰腿痛明显减轻，疼痛仅局限于小腿外侧，前方加制附子20g（先煎）。服药5剂，腰腿痛基本消失，行走自如。［张建华．寒痹治验三则．安徽中医学院学报，1986，5（1）：41］

**5. 强直性脊柱炎** 患者，24岁，男性。1992年（14岁）开始出现左髋关节痛，2年后被诊断为强直性脊柱炎，治疗以NSAIDs。渐出现其他关节和背部疼痛，炎症反应持续阳性，2001年用甲氨蝶呤治疗效果亦不明显。2002年10月入院治疗，患者自觉背痛，食欲不振，大便2天1次如兔粪状。体瘦、面色苍白、自汗。舌红偏干覆地图状白苔，脉浮数弱。X线片所见，右侧骶髂关节的关节裂隙强直，提示为骶髂关节炎。因患者疼痛明显，属于有自汗倾向的表虚证，给予乌头桂枝汤，乌头由1.0g/d逐渐增至4.0g/d。服药1个月后疼痛减轻，3个月后氯索洛芬减量，6个月后炎症反应明显改善，疼痛评分由6.9降至1.8。乌头桂枝汤治疗1年后效果持续存在。［引网宏彰．乌头剂治疗强直性脊柱炎．国外医学·中医中药分册，2005，27（4）：224－225］

**【临证提要】**乌头桂枝汤为寒病兼表证而设，以乌头为主药，镇痛显著，作用迅捷，常用于治疗寒病剧痛，关节骨痛或腹部绞痛等，但必须辨证准确，方不致误。风寒邪痹阻，营卫不和为其主要病机，关节疼痛、屈伸不利、遇寒则急、手足不温或麻木不仁、舌苔薄白、脉弦紧等为本方的主症。

# 五脏风寒积聚病脉证并治第十一

## 旋覆花汤

【组成】旋覆花三两　葱十四茎　新绛少许

【用法】上三味，以水三升，煮取一升，顿服之。

【功用】行气活血，通阳散结。

【主治】肝着，其人常欲蹈其胸上，先未苦时，但欲饮热，旋覆花汤主之。（第十一　7）

寸口脉弦而大，弦则为减，大则为芤，减则为寒，芤则为虚，虚寒相搏，此名曰革，妇人则半产漏下，旋覆花汤主之。（第二十二　11）

【方解】方中旋覆花微咸性温，舒郁宽胸，善通肝络而行气散结降逆，助以葱十四茎，芳香宣浊开痹，辛温通阳散结，更以少许新绛行血而散瘀。

【方论】尤怡：肝脏气血郁滞，着而不行，故名肝着。然肝虽着，而气反注于肺，所谓横之病也，故其人常欲蹈其胸上。胸者肺之位，蹈之欲使气内鼓而出肝邪，以肺犹橐，抑之则气反出也。先未苦时，但欲饮热者，欲着之气，得热则行，迨既着则亦无益矣。旋覆花咸温下气散结，新绛和其血，葱叶通其阳，结散阳通，气血以和，而肝着愈，肝愈而肺亦和矣。（《金匮要略心典》）

【临床应用】

**1. 肝着**　刘某某，女，24 岁。素来情怀抑郁不舒，患右胁胀痛，胸满有 2 年之久，迭经医治，屡用逍遥、越鞠疏肝解郁之药而不效。近几日胁痛频发，势如针刺而不移动，以手击其痛处能使疼痛减缓。兼见呕吐痰涎，而又欲热饮，饮后暂时心胸为之宽许。舌质暗，苔薄白，脉来细弦。刘老诊为“肝着”之证，投旋覆花汤加味。旋覆花 10g（包煎），茜草 12g，青葱管 10g，合欢皮 12g，柏子仁 10g，丝瓜络 20g，当归 10g，紫降香 10g，红花 10g。服药 3 剂，疼痛不发。

**按**　《金匮要略·五脏风寒积聚病脉证并治》云：“肝着，其人常欲蹈其胸上，先未苦时，但欲饮热，旋覆花汤主之。”“肝着”为肝失疏泄，气血郁滞，肝络瘀积不通所致。辨识本证当着眼于以下两点：一是“其人常欲蹈其胸上”，二是“但欲饮热”。本案患者胁痛欲以手击其胁间，且热饮后胸胁暂宽，符合“肝着”病之证候特点，故用旋覆花汤加味治疗。原方由旋覆花、新绛、葱白三味组成，功专下气散结，疏肝利肺，活血通络。新绛为茜草所染，药店无售，临床常以茜草，或红花代之。本案加降香以助旋覆花下气散结。加当归、丝瓜络以助茜草活血化瘀通络。加合欢皮、柏子仁既能疏肝郁以理气，又能养肝血以安神。诸药合用，俾使肝升肺降，气机调和，血络通畅，则诸症可解。叶天士所用“通络法”，其基本方即为“旋覆花汤”，临床用于“久病入络”之证，每取良效。[陈明，刘燕华，李方．刘渡舟验案精选．北京：学苑出版社，2007：79－80]

**2. 左下肺炎**　王某，男，47岁，2004年2月初诊。自诉于2003年10月劳作后不慎受凉而咳嗽，逐渐加剧。经多家医院西医常规抗炎治疗，未见明显好转。后改服中药，先后以麻杏石甘汤、泻白散、苏子降气汤之类加减，至今未愈。近来咳嗽频剧，咳血色痰，偶兼黄稠块状痰，伴有胸痛，胸闷气短，心烦口苦。舌黯红，苔薄黄，脉弦数。胸片提示：左下肺纹理增粗、紊乱，边界模糊。西医诊断为左下肺炎。中医辨证属气血痹阻、痰浊郁肺，予旋覆花汤加减：旋覆花、茜草、栀子、陈皮、前胡、风化硝各10g，葱白（3根）、黄芩、桑白皮、南沙参、瓜蒌皮各15g、炙甘草6g，药后症减，守方调治6剂，康复如常。胸片复查：左下肺部感染灶基本吸收。[左明晏，许从莲，杨毅．旋覆花汤临床应用举隅．湖北中医杂志，2008，30（1）：49]

**3. 胸腔积液**　覃某，男，30岁，于2006年9月初诊。诉2006年3月曾有左侧胸部外伤史。6月在家饮酒后突发左侧胸痛，咳则加重。胸片检查提示：左侧胸腔积液。给予胸穿抽液减压，并行胸水生化等检查，未见异常。诊断为外伤性胸腔积液。经抗感染、多次抽水减压等治疗数周后，左侧胸腔仍见中等量积液，而求治于中医。刻见：左侧胸痛，咳则加重，胸闷心慌，舌质黯，苔黄腻，脉弦。诊为悬饮。证属痰饮阻络、络气不通，治以行气通阳、活血利水。予旋覆花汤加减：旋覆花、茜草、醋柴胡、炒枳壳、冬瓜皮、当归、香附各10g、葱白（3根），生牡蛎、泽泻、丹参、通草、路路通各15g，服2剂后，左侧胸痛、胸闷、咳嗽等诸症减轻，守方5剂告愈，复查胸片提示未见异常。[左明晏，许从莲，杨毅．旋覆花汤临床应用举隅．湖北中医杂志，2008，30（1）：49]

**4. 肋间神经炎**　龙某，女，49岁，2003年2月就诊。自诉右侧第3、4前肋下缘闪电样疼痛，反复发作2年，西医诊为肋间神经炎，常因劳累和情绪激动诱发，发作持续时间短则数秒，长则持续10余分钟。平素口服镇痛剂、维生素B等西药少效。本次因劳累诱发，口服西药无效来诊。症见：右侧前胸呈闪电样疼痛，无胸闷、心慌。舌质黯，苔白，脉细弱。诊为胁痛。

证属气血亏虚，瘀血阻络，不通则痛。予旋覆花汤加减：旋覆花、茜草、柴胡、薄荷、炒枳壳、当归须、郁金、川芎、党参、丹参各10g，葱白（3根），炙甘草6g，服3剂后，诸症悉愈。守方调治10剂，至今无复发。［左明晏，许从莲，杨毅．旋覆花汤临床应用举隅．湖北中医杂志，2008，30（1）：49－50］

**5. 噎膈** 王某，男，65岁，1998年12月8日初诊。因患中段食管癌与周围血管粘连而不能行手术，经西医放、化疗治疗，仍不能控制病情发展，开始尚能进半流质饮食，后来汤水不入。舌瘀暗、苔白腻、部分剥落，脉沉涩。诊为噎膈。证属痰瘀互结，胃阴亏虚。治宜益气养阴，散结通络。处方：旋覆花、䗪虫、人参各10g，葱茎6g，茜草15g，蜈蚣2条，生地黄20g。水煎服，每天1剂。为防止患者吐药，第1剂药每次仅一服。殊知患者自服药后即感胸中舒畅，竟未吐。服5剂后可进流质饮食。舌尖略红、舌体瘀暗、苔白腻、剥落减少，脉涩。续服上方30剂，患者可服半流质饮食，嘱再服30剂停药。7月后家属告知，患者未发生进食梗阻情况。［李波，邢红梅，江立军．旋覆花汤新用．新中医，2002，34（12）：60］

**6. 偏头痛** 吴某，男，38岁，农民，1996年3月20号就诊。自诉患左侧头痛10年，曾服中西药，病情时轻时重。刻诊：左侧头痛如锥刺，痛甚牵及两目上引巅顶部，胸闷，口苦，舌边黯，苔薄黄，脉弦数。证属肝风上扰、久痛络瘀，治宜清肝熄风，化瘀通络，方拟旋覆花汤加味：旋覆花10g（布包煎），茜草10g，青葱管5根，丹参15g，钩藤15g，菊花10g，僵蚕10g。3剂。复诊：服药后，头痛减轻，仍感头晕而胀，口苦，舌红，苔黄，脉弦数。原方减青葱管加天麻、白蒺藜各10g，服4剂痊愈。随访近4年未复发。［张寿华．旋覆花汤在内科中的运用．湖南中医药导报，2003，9（10）：19］

**7. 臌胀** 湛某，男，13岁，学生。1999年5月就诊。患者于2年前患急性黄疸型肝炎，经治疗后症状好转，未曾介意。近半年来，因感腹胀，纳差，乏力到当地医院检查，诊断为肝硬化腹水，经服中西药月余无效。刻诊：脘腹胀大，青筋暴露，形体消瘦，食少恶心，面色萎黄，小便短少，大便干燥，舌暗红，苔黄滑，脉小弦滑。证属肝郁络瘀、湿热阻滞，治宜：清热祛湿、舒肝通络。方拟旋覆花汤加味：旋覆花6g（布包煎），茜草10g，青葱管5根，丹参12g，泽泻12g，泽兰10g，郁金10g，鸡内金6g，佩兰6g，三七粉3g（冲服），白花蛇舌草15g，5剂。复诊：服上方后，腹胀减轻，小便增多，食欲增加，舌红苔黄滑，脉弦滑。原方去三七、青葱管，加茯苓12g、生牡蛎15g、红花5g，以补肝渗湿软坚逐瘀，续服30余剂，症状消失，迄今未复发。［张寿华．旋覆花汤在内科中的运用．湖南中医药导报，2003，9（10）：19］

**8. 胃脘痛** 黄某，48岁，农民，1997年4月8号就诊。患者自1996年8月开始，自感胃脘疼痛，时轻时重，服中西药物病情好转。近半年来，胃脘疼痛加重，呕吐酸水。刻诊：胃脘刺痛，常觉灼热，反酸嘈杂，食后痛甚，口苦，大便干燥，舌红苔黄滑，脉弦滑数。证属肝火横逆犯及胃腑，湿热中阻，久病络瘀。治宜平肝和胃、化湿畅中、活络止痛。方拟旋覆花汤加味：旋覆花6g（布包煎），茜草10g，葱管5根，丹参12g，代赭石15g，吴茱萸2g，黄连6g，川楝子10g，蒲公英15g，佩兰6g，佛手6g，大黄5g。3剂。复诊，服药后，胃脘灼痛已减，大便日行2次，饮食增加，恶心反酸已止，仍口苦、口干。舌红，苔黄滑。原方去代赭石、青葱管、大黄，加九香虫6g，以疏肝散郁，续服5剂，症状消失，迄今未复发。[张寿华．旋覆花汤在内科中的运用．湖南中医药导报，2003，9（10）：20]

**9. 面瘫** 吴某，女，50岁，农民。1999年8月6号就诊。患者素罹肝风眩晕，于20天前因感受冷风所袭，遂感面部麻木，口眼向左歪斜，口角流涎。刻诊：右眼不能闭合，牙关紧合，伸舌咀嚼困难。服牵正散加荆芥、防风、白芷1周，始则微效，续服则症状如故，舌质暗红，苔黄滑，脉弦滑数。证属外风所袭，引动肝风，挟有瘀浊，阻遏面络。治宜祛风化痰、活血通络。拟旋覆花汤加味：旋覆花6g（布包煎），茜草10g，青葱管5根，丹参15g，红花6g，忍冬藤20g，桑枝20g，全蝎5g，橘络6g，4剂。复诊：服4剂后，口眼歪斜好转，口角已不流涎，舌稍能伸出，舌略暗，舌红苔黄，脉弦滑。原方去葱管，加当归10g，以养营和血，续服5剂，痊愈。[张寿华．旋覆花汤在内科中的运用．湖南中医药导报，2003，9（10）：20]

**【临证提要】**《金匮要略》记载："肝着，其人常欲蹈其胸上，先未苦时，但欲饮热，旋覆花汤主之。"可知"肝着"是肝脏受邪而疏泄失职，其经脉气血瘀滞，着而不行所致。症见胸胁部痞闷不舒，甚或胀痛、刺痛。患者性格内向，肝气郁结，不得疏泄，气郁导致血滞，故胁肋疼痛。以手按揉可使气机舒展，气机通利则舒，故喜温按。张仲景以旋覆花汤论治肝着证，此方具有疏肝解郁，活血通络之功，临床加减运用广泛，凡属营气痹塞，经脉瘀阻的内科杂证，均可运用本方治疗。

## 甘姜苓术汤

**【组成】**甘草　白术各二两　干姜　茯苓各四两

**【用法】**上四味，以水四升，煮取三升，分温三服，腰中即温。

**【功用】**温肾散寒，健脾利湿。

**【主治】**肾着之病，其人身体重，腰中冷，如坐水中，形如水状，反不渴，小便自利，饮食如故，病属下焦，身劳汗出，衣里冷湿，久久得之，腰

以下冷痛，腹重如带五千钱，甘姜苓术汤主之。（第十一 16）

【方解】方中干姜配甘草以温中散寒，茯苓配白术以健脾除湿。

【方论】尤怡：肾受冷湿，着而不去，则为肾着，身重，腰中冷，如坐水中，腰下冷痛，腹重如带五千钱，皆冷湿着肾，而阳气不化之征也。不渴，上无热也。小便自利，寒在下也。饮食如故，胃无病也，故曰病属下焦。身劳汗出，衣里冷湿，久久得之，盖所谓清湿袭虚，病起于下者也。然其病不在肾之中脏，而在肾之外腑，故其治法，不在温肾以散寒，而在燠土以胜水。甘、姜、苓、术。辛温甘淡。本非肾药。名肾着者。原其病也。（《金匮要略心典》）

【临床应用】

**1. 鹤膝风** 刘某某，男，35岁。半年前左膝扭伤，经治好转，逢天气骤变，顿感酸痛。3月前，左膝肿大，酸楚重着，步履艰难。县医院诊断为风湿性关节炎，经治疗无明显好转，症见面色苍白，左膝肿大，酸重而痛，按之柔软似有积液，皮色如常，左腿难以屈伸，小便清长，大便时溏，脉沉细，舌淡，苔白腻。证属寒湿留滞经络。药用：茯苓、白术各20g，干姜15g，甘草10g，牛膝30g。另用七香散（即乳香、木香、丁香、山柰、甘松、白芷、肉桂各等份研末）撒膏上贴敷。5剂后，肿痛减，左腿屈伸好转，二便已调，脉稍有力，苔白腻减退，前方加鸡血藤30g，连服10剂，膝肿消，面色红润，步履轻松。又服10剂后，追访1年未发。［李加保．甘姜苓术汤临证新用．医药世界，2006，（7）：184］

**2. 痰饮** 王某某，女，50岁，农民。素有咳嗽史，近日天气变冷而发作频繁，咳甚不能平卧，时泛清涎，纳少怯冷，痰如泡沫清稀，便溏，曾服小青龙汤无效。脉滑小，苔白微腻。病属痰饮，当温化寒湿，和胃化饮。药用：干姜、茯苓、白术、姜半夏各5g，陈皮10g，甘草3g。5剂后咳嗽减半，纳食转佳，滴涎泡沫消失，大便成形，前方加党参15g。7剂后，诸症悉除。［李加保．甘姜苓术汤临证新用．医药世界，2006，（7）：184］

**3. 久泻** 王某某，男，46岁，教师。慢性腹泻已6年，每于天亮前少腹胀满，脐下隐痛，肠鸣辘辘，大便溏薄，挟有积液，或完谷不化，日行多次，形瘦言微，面白无华，稍进油腻则腹泻。曾服中、西药收效甚微。脉沉细无力，舌淡苔白。此为脾肾阳虚，药用：干姜、炮姜各15g，白术、炒山药各30g，茯苓、木香各10g，甘草5g。7剂后，泄泻次数减少，鸡鸣时腹泻，腹痛减。但仍便溏。药已对症，效不更方。前方加炒党参20g，连服10剂，腹泻腹痛除，大便日行1～2次，已成形，胃纳大振，稍进油腻不泻。嘱服香砂六君子汤1个月。随访半年而再未复发。［李加保．甘姜苓术汤临证新用．医药世界，2006，（7）：184］

**4. 头晕** 赵某某，女，39岁，农民。头晕，目眩，如坐舟车已2年，时常发作，每次发作历时1周，3日前头晕，恶心呕吐，面色苍白，欲泛痰涎，急送医院住院5日转轻，出院后头晕又作。症见头晕，不欲饮食，恶心呕吐，小便清长，大便时溏，脉沉迟而细弦，苔白腻，证属脾胃虚弱，水湿不化，升降失常。药用：干姜6g、白术、茯苓、姜半夏各15g，甘草3g、吴茱萸5g。5剂后饮食进，呕吐止，痰涎消，眩晕止，前方加炒党参15g，又进3剂痊愈。[李加保．甘姜苓术汤临证新用．医药世界，2006，(7)：184]

**5. 流涎** 韩某某，女，8岁。患儿4岁时腹泻1个月，以后口角流涎。经多方治疗时好时犯。患儿痛苦不堪，家长急无良方，白天需换口罩围脖十余次，夜用厚毛巾围于领下。见患儿面容消瘦，口角略红微烂，流涎清稀，大便时溏，并挟有不消化物，唇舌淡，苔白而微腻，脉沉小。药用：干姜、鸡内金、茯苓各6g，党参、白术、炒山药各10g，甘草3g，5剂，并用吴茱萸为末成小饼贴足心涌泉穴固定，每日1次，5日后诸症均减，夜可不用厚毛巾围于领下。续服5剂，流涎止，纳食增，大便如常，2年后随访未再复发。[李加保．甘姜苓术汤临证新用．医药世界，2006，(7)：184]

**6. 水肿** 患者，女，42岁，农民，2002年7月5日初诊。患者双下肢浮肿月余，初始较轻，逐渐加重，小便减少，伴脘腹胀闷，纳谷不香，肢倦乏力，舌质淡，苔白滑，脉沉缓。经B超检查肝、胆、肾及小便常规检查均未见异常。辨证属脾阳虚，运化无权，水湿内停。治以温阳健脾、利水消肿。药用：茯苓30g，炒白术15g，干姜9g，桂枝9g，泽泻9g，大腹皮12g，车前子（包）15g，炙甘草6g。每日1剂，水煎服。服上方5剂，水肿大消，惟腹胀纳差，上方去泽泻，加炒莱菔子12g、炒麦芽12g，再服5剂，病情告愈。随访至今未复发。[翟凤荣，王云光．甘姜苓术汤临床应用举隅．中国中医药信息杂志，2006，13(3)：83]

**7. 带下** 白某某，女，38岁。体肥而白带反多，且有秽浊气味。久治不愈。视之皆为治湿热之药。切其脉沉缓，视其苔白滑不燥。疏方：白术30g，干姜14g，茯苓30g，炙甘草10g。服至5剂，白带减少大半，至10剂则痊愈。进修学生张君不解，问曰：带为湿浊之邪，味臭秽自是“湿热”所变。先生竟用“肾着汤”之温燥而又反加重干姜之剂量，而不知其理为何也？刘老曰：其人脉沉缓是为阴，是为寒湿，寒湿带下味秽，乃湿郁阳气而使之然也。今方去其寒湿则使下焦阳气不为湿邪所著，是以带止而味亦自除也。[陈明，刘燕华，李方．刘渡舟验案精选．北京：学苑出版社，2007：164]

**8. 身半汗出** 男，43岁，1992年7月3日初诊。患者每在安静状态下，右半身体（以鼻脐为正中线）自头至足出汗，活动及精神高度集中时感觉不明显。入冬及夏天吹风扇时感觉右半身凉冷，但覆被反汗出，如接触凉水右半身冷感明显加强，夏天都用温水沐浴。曾经用谷维素及维生素类等治疗少效。病历 4 年余。刻诊：周身汗出，但右半身汗冷，肤冷，不敢以右侧身体正对风扇，口不渴，二便正常，舌淡胖、苔白，脉濡细。证属中阳不足，寒湿内困，阳气不布。治拟温中散寒，甘姜苓术汤加味：炙甘草 15g，炮姜 15g，焦白术 15g，生白术 15g，茯苓 10g，肉桂末 5g（冲）。7 剂。二诊（7 月 11 日）：述右半身仍稍有汗出，被覆时汗出仍明显，但吹风扇不觉凉冷。上方加炙黄芪 15g、防风 10g，7 剂。并予吴茱萸 3g 研细末于睡前合生姜捣泥外敷右涌泉穴。三诊（7 月 20 日）：述全身无明显不适，吹风扇及洗冷水澡皆如常。随访 6 年余无复发。[徐永红．甘姜苓术汤的临床运用心得．江西中医药，2001，32(6)：30]

**9. 腰腿痛** 迟某，男，50 岁。其病为腰腿、两足酸痛，恶寒怕冷，行路则觉两腿发沉。切其脉沉缓无力，视其舌硕大，苔则白滑。沉为阴脉，属少阴阳气虚也；缓为湿脉，属太阴脾阳不振也。本证为《金匮》所述“肾着”之病，为疏：茯苓 30g，白术 15g，干姜 14g，炙甘草 10g。此方服至 12 剂，则两足变热，恶寒怕冷与行路酸沉，疼痛之症皆愈。[陈明，刘燕华，李方．刘渡舟验案精选．北京：学苑出版社，2007：142]

**【临证提要】**《金匮要略心典》云：“肾受冷湿，着而不去，则为肾着，其治法不在温肾以散寒，而在燠土以胜水。”甘、姜、苓、术辛温甘淡，其善能温振脾阳、散寒祛湿，即燠土以胜水，故用其治疗肾着病。临床凡见脾阳虚、温运失司、水湿偏盛，均可用甘姜苓术汤治疗，然而各病又不完全相同，所以需随证加减。腹泻可加肉豆蔻、吴茱萸，加党参健脾益气；水肿可加桂枝温阳化气，加泽泻、大腹皮、车前子利水消肿，使水湿从小便而去；内有痰饮可加半夏、砂仁、陈皮、生姜理气和中降逆，加泽泻、车前子利水渗湿；带下可加党参、山药、苍术健脾燥湿，加附子、菟丝子、杜仲温补脾肾，加海螵蛸收涩止带。另外，在临床治疗过程中，可加上麻黄散寒通阳，白芥子除湿通滞；或加桂枝、牛膝温经通络；或加续断、杜仲、桑寄生补肾壮腰；或加附子温肾祛寒；或加菟丝子、补骨脂助阳散寒。另外在预防本病发生方面，可配合针灸、按摩、理疗、拔火罐、膏贴、药物熏洗等方法，防止受凉及坐卧湿地，避免劳欲太过。

# 痰饮咳嗽病脉证并治第十二

## 甘遂半夏汤

**【组成】** 甘遂大者，三枚　半夏十二枚，以水一升，煮取半升，去滓　芍药五枚　甘草如指大一枚，炙

**【用法】** 上四味，以水二升，煮取半升，去滓，以蜜半升，和药汁煎取八合，顿服之。

**【功用】** 涤痰逐饮。

**【主治】** 病者脉伏，其人欲自利，利反快，虽利，心下续坚满，此为留饮欲去故也，甘遂半夏汤主之。（第十二　18）

**【方解】** 本方以甘遂攻逐水饮为君，臣以半夏散结去水，佐芍药、甘草、白蜜酸收甘缓以安中，但甘草与甘遂相反而同用者，取其相反相成，俾激发留饮得以尽去。

**【方论】** 脉伏者，有留饮也。其人欲自利，利反快者，所留之饮从利而减也。虽利，心下坚满者，未尽之饮，复注心下也。然虽未尽而有欲去之热，故以甘遂，半夏因其势而导之。甘草与甘遂相反，而同用之者，盖欲其一战而留饮尽去，因相激而相成也。芍药、白蜜，不特安中，抑缓药毒耳。（《金匮要略心典》）

**【临床应用】**

**1. 留饮**　吴孚先医案：吴孚先治西商王某，气体甚厚，病留饮，得利反快，心下积坚满，鼻色鲜明，脉沉。此留饮欲去而不能尽去也，用甘遂、半夏、白芍，加白蜜5匙顿服，前症悉痊。或问：甘遂与甘草其性相反，用之无害而反奏效，何也？曰：正取其性之相反，使自相攻击，以成疏瀹决排之功。

**按**　本案甘遂半夏汤证备，又“气体甚厚”“鼻色鲜明”，可任攻逐。[魏之琇．续名医类案．北京：人民卫生出版社，1982：396]

**2. 肺心病腹水**　徐某某，女，46岁。患肺源性心脏病伴腹水已年余。用强心利尿剂后，病反加剧。症见胸满腹胀，四肢水肿，喉间痰鸣，心悸而烦不得卧，气短欲绝，面色晦暗，唇周发绀，二便不通，不食不饥，口不渴，

舌胖淡，苔润，脉弦而结代。证属脾肾两虚，痰饮内阻，元气欲脱。拟甘遂半夏汤化裁：人参15g，甘草3g煎汤，送服甘遂蜜丸（即本方）3g。服后4小时下大便3次，先下黑粒状，继下浆糊样便，小便亦通，胸满肢肿，痰鸣等症均已见轻，呼吸好转，颜面转微白，唇周淡红，胃纳好转。翌日，投木香12g，人参15g，甘草3g煎汤，吞服甘遂蜜丸3g。服后2便畅通，继以8味丸固本，经治月余，诸症消失，至今6年，未复发。[李炳勤．甘遂半夏汤治疗肺心病腹水．四川中医，1984，(1)：25]

**3. 腹壁脂肪增多症** 蒋某某，女，32岁。患者腹部逐渐增大已4个月，经中西药治疗无效而转外地某医院。诊时见：腹部膨隆，大如妊娠8个月，按之松软如棉絮，自觉胀闷不舒，沉重乏力，神疲嗜睡，纳减便溏，经闭3个月，白带量多，质清稀而有腥味，小便清长，舌淡苔白腻，脉沉滑。证属脾虚失运，痰湿内停。治以健脾涤痰，方用甘遂半夏汤加减。甘遂9g，半夏9g，白芍9g，炙甘草9g，白术12g，茯苓18g。3剂。药后腹胀大为减轻，精神转佳，食纳增加，白带减少，惟大便溏泻反剧，泻下之物黏腻如鱼冻，余无不适。原方继进3剂，腹胀大已减2/3，余症俱觉好转，大便仍间有黏腻物，脉沉滑，原方再进3剂。2年后，患者至某医院分娩遇见，谓药后健如常人，腹大全消，带止经行，尔后怀孕。[刘俊楠．古方今用一则．江西中医药，1982，(3)：47]

**4. 慢性支气管炎** 倪某，男，29岁，1976年入冬即咳，缠绵不愈，神疲纳呆，夜卧不安。1977年2月3日来诊，病情恶化，咳喘弥甚，痰出清白，咳则牵及右胁作痛，时发寒热。证属寒饮久留，气为滞塞，胸胁络阻，阳失宣发。看来此证非一般止咳药能为功，乃用甘遂半夏汤以祛痰逐饮，企其饮去络通，咳止疼止。

处方：甘遂6g（面里煨，冲服），半夏15g，白芍15g，甘草9g。

后三味水煎，取汁约250ml，加甘遂末，搅匀，温服60ml，日三服，夜一服。2月5日又诊，药后无不适，病情好转，原方继用1剂。2月7日三诊，咳已，疼止，饮食如常，病愈。[高乐众．从甘遂半夏汤的使用看“十八反”、“十九畏”．山东中医学院学报，1978，(4)：61]

**5. 胃脘痛** 张女小菊，14岁。前以伤食胀满作痛，服平胃散加山楂、神曲、谷麦芽之类得愈。未期月，胃又胀痛而呕，有上下走痛感觉，但便后可稍减，再付前方则不验，辗转半年未愈。夏月不远百里来治，且曰：“胃脘痛，绵绵无休止，间作阵痛，痛则苦不堪言，手不可近。服破血行气药不惟不减，且至不欲食，是可治否？”问曰：“痛处有鸣声否？”则曰：“有之”。此病既非气血凝滞，亦非食停中焦，而为痰疾作痛，即《金匮》之留饮证也。盖其痰饮停于胃而不及于胸胁，则非十枣汤所宜，若从其胃胀痛而利反快而言，又当以甘遂半夏汤主之。是方半夏温胃散痰，甘遂逐水。又恐甘遂药力过峻，佐白蜜、甘草之甘以缓其势，复用芍药之苦以安中。虽甘遂、甘草相反，而实则相激以相成，盖欲其一战而逐尽留饮也。服后痛转剧，顷刻下利数行，痛胀遂减，再剂全瘳。

**按** 胃脘胀痛，利后得减，服小道制品无效。赵氏以其痛处有鸣声，断为胃内有留饮，直接用甘遂半夏汤以逐之。[赵守真．治验回忆录．北京：人民卫生出版社，1962：32]

**6. 神经性腹泻** 高某，女，32岁，1968年5月，因产后体弱缺乳，自用民间方红糖、蜂蜜、猪油各四两，和温顿服，由于三物过腻，勉强服下2/3，其后即患腹泻。医院诊为神经性腹泻，中西医治疗未效。1971年3月4日初诊。面色苍白无华，消瘦羸弱，轻度浮肿，体倦神怠，晨起即泻。日三五行，腹泻时无痛感，心下满痛，辘辘有声，短气，口干不欲饮，恶心不吐，身半以上自汗，头部尤著。脉沉伏，右脉似有似无，微细已极，左脉略兼细滑之象，苔白滑，当时误以为此证久泻脱阴伤阳，即用六君子汤加减，重用人参，以为中气复健，证或可挽，不料服后转剧。

复诊：药后心下满痛益增，腹泻加剧，达日十余行。留饮致泻者有五：一其正固虚，然必有留饮未去，故补其正，反助其邪，所谓虚不受补也。二则心下满痛拒按，是留饮结聚成实。三则口虽干不欲饮，属饮阻气化，津不上潮。四则身半以上自汗，属蓄饮阻隔，阳不下通，徒蒸于上。五则脉沉伏而左兼细滑，是伏为饮阻，滑为有余，里当有所除，细询患者，泻后反觉轻松，心下满痛亦得略减，继则腹满如故，如此反复作病，痛苦非常。本例病情符合本条文所述，甘遂半夏汤主之。

处方：甘草10g，半夏10g，白芍15g，甘遂3.5g，蜂蜜150g　1剂。

先煎甘草，半夏，白芍，取汤100ml合蜜，将甘遂末兑入，再大火煎沸，空腹顿服。

三诊：药后腹微痛，心下鸣响加剧，2小时后速泻7～8次，排出脓水样便，泻后痛楚悉去，自觉3年来从未如此轻松，后竟不泻，调养1月康复。[衣宸寰．久泻、急痧及瘀血发狂等症治验．上海中医药杂志，1980，(3)：17]

**7. 肾积水** 于某，男，43岁，1991年12月13日初诊。主诉腰部酸痛，遇冷则甚，遇热则缓1月，伴肉眼血尿2次，偶有尿急、频、痛感。查体右肾区叩击痛阳性。右下腹压痛阳性，尿常规：蛋白（++），隐血（+），尿常规：红细胞散在视野，超声显示右肾下极结石，0.1cm×1.2cm左右大小，右肾中等量积水，右输尿管中断见0.7cm×0.9cm结石，腹平片亦提示右输尿管相同大小样结石。舌质暗，苔薄白，脉紧。诊断为：尿路结石，右肾积水。即甘遂半夏汤加减：醋制甘遂末1.4g（冲），制半夏、白芍药、炙甘草、桂枝各10g，茯苓、白术、白蜜（兑入调服）、荆芥穗、牛膝各15g。3剂，服后症状有所减轻，再投 4 剂，诸症大减，惟觉尿痛略有加重，且有欲尿而不利感觉，上方加桔梗 15g，续投 3 剂，同时嘱其多饮水，服后，自觉阴茎根部尿路有异物感，再投 4 剂，当服至第 2 煎时，尿量增多，排出 0.7cm×0.9cm×0.7cm 左右大小棕褐色结石 1 块。又接服 3 剂，诸症皆无，复查超声显示肾积水消失，肾内结石无变化，为善其后，嘱其续服肾气丸 1 周，日 3 次，每次 1 丸，3 个月后复查超声未复发。[霍玉森．甘遂半夏汤为主治疗肾积水 19 例．黑龙江中医药，1995，(5)：36－37]

**8. 脑积液伴癫痫** 曹某，男，59 岁。某航空工业学校职工，1993 年 3 月 15 日初诊。主诉：头痛半年，伴癫痫发作 3 月。病员半年前始现头晕痛，持续不止，因病情不重，故未予治疗。3 月前突然发生昏倒，不省人事，四肢时有抽搐，口中冒出白沫，约有 5 分钟之久。病员苏醒后感精神疲惫，四肢倦怠，头晕头痛加重，遂送本市某医科大学附属医院诊治。经 CT 检查，诊断为右颞叶硬腭下积液（约 6mm×6mm），第 3～5 颈椎骨质增生。治疗用大仑丁 0.1g，每日早晚各服 1 次，以控制其癫痫发作。但服药后，仍然每周有 2～3 次癫痫发作，每次 3～5 分钟左右，并伴有头晕头痛，恶心呕吐，失眠烦躁，记忆减退。遂前来我院求治于李老。患者现症状如前，饮食尚可，二便调，舌质红，苔白，脉沉。诊断为癫痫，由痰饮上逆所致。李老认为，该病员体质比较壮实，病程较短，病情较重。病属实证，可先攻逐痰饮，用《金匮要略》之甘遂半夏汤。

处方：甘遂 3g（另包单煎兑服），法半夏 20g，白芍 10g，炙甘草 6g，水煎，蜂蜜兑入药汁口服，每 2 日 1 剂。

3 月 22 日复诊：服上方后，病员稍感脘腹不适，时有腹痛，每日泻下稀水 2～5 次，未见呕吐。现服完 3 剂，病员自觉头晕头痛减轻，服药期间未有癫痫发作，但仍有时呕恶，失眠心烦。舌质红，苔薄白，脉沉。《素问·五常政大论》云："大毒治病，十去其六。"今用甘遂半夏汤既已中病，恐大毒之性烈，反伤正气而致他疾，故暂缓攻逐，改用化痰利湿之品，以图缓治，用二陈汤加减。处方：茺蔚子 15g，车前子 15g，白芥子 10g，薏苡仁 30g，茯苓 15g，萆薢 20g，茵陈 20g，法半夏 20g，枳实 15g，甘草 10g，水煎服。3 月 29 日复诊：患者 2 周未发癫痫，自觉时有头晕头痛，现睡眠较好，二便调，饮食好，舌红苔白，脉沉。李老曰：病人自觉症状虽减，但脑部积液尚未能尽除。病员体质壮实，仍可再度攻逐。故再用甘遂半夏汤。此后复诊，李老嘱以上述攻逐，化痰利湿二法交替使用，连续治疗 2 月，患者癫痫一直未发作，精神好，余正常。建议病员复查 CT，但病员自认为其病已愈，未做检查。[钟枢才．李仲愚教授治疗脑积液伴癫痫 1 例．成都中医药大学学报，1997，20（1）：15]

**【临证提要】** 本方乃治疗留饮的主方，方中的甘遂与甘草属于后世"十八反”用药禁忌之一，故临床应用本方应严格把握病机与主证。本方适于饮邪久留，邪盛体实的急顽重症，现代临床多用于结核性胸膜炎，湿性肋膜炎，胸腔积液，心包积液等病，服本方后大便当泻下黏腻如鱼冻样物。

## 木防己汤

【组成】木防己三两　石膏十二枚，如鸡子大　桂枝二两　人参四两

【用法】上四味，以水六升，煮取二升，分温再服。

【功用】行气散饮。

【主治】膈间支饮，其人喘满，心下痞坚，面色黧黑，其脉沉紧，得之数十日，医吐下之不愈，木防己汤主之。（第十二　24）

【方解】是方防己，桂枝一苦一辛，行水饮而散结气，可使心下痞坚消散；石膏辛凉以清郁热，其性沉降，可以镇饮邪之上逆；人参扶正补虚。药只四味，邪正兼顾，攻补兼施，面面俱到。

【方论】支饮上为喘满，而下为痞坚，则不特碍其肺，抑且滞其胃矣。面色黧黑者，胃中成聚，营卫不行也。脉浮紧者为外寒，沉紧者为里实。里实可下，而饮气之实，非常法可下；痰饮可吐，而饮之在心下者，非吐可去，宜其得之数十日，医吐下之而不愈也。木防己、桂枝，一苦一辛，并能行水气而散结气，而痞坚之处，必有伏阳，吐下之余，定无完气，书不尽言，而意可会也。故又以石膏治热，人参益虚，于法可谓密矣。（《金匮要略心典》

【临床应用】

**1. 膈间支饮**　刘翁茂名，年近古稀，酷嗜酒，体肥胖，精神奕奕，以为期颐之寿可至。讵意其长子在1946年秋因经商折阅，忧郁以死，家境日转恶化，胸襟以而不舒，发生咳嗽，每晨须吐痰数口，膈上始宽，但仍嗜酒，借资排遣。昨日饮于邻居，饮酒过量而大吐，遂病胸膈痞痛，时吐涎沫。医用涤痰汤有时稍安，旋又复作，渐至面色黧黑，喘满不宁，邀余诊治。翁于吾为近戚，义不可却，买舟同往，至则鱼更三跃矣。翁见唏嘘泣下，娓娓谈往事不休。诊脉沉弦无力，自言膈间胀痛，吐痰略松，已数日未饮酒，食亦不思，夜间口干燥，心烦难寐，如之何而可？吾再三审视，按其心下似痛非痛，随有痰涎吐出；再从其脉沉弦与胸胀痛而论，实为痰饮弥漫胸胃之间而作痛。又从病理分析，其人嗜酒则湿多，湿停于胃而不化，水冲于肺则做喘，阴不降则阳不升，水湿泛滥故面色黧黑，湿以久郁而化热，津不布故口渴。统而言之，乃脾湿不运，上郁于肺所致。若言治理，如用小陷胸汤清热化痰，则

鲜健脾利水之功；如用苓桂术甘汤温阳燥湿，则乏清热之力；欲求其化痰利水清热诸作用俱备，莫若《金匮》之木防己汤。方中防己转运胸中之水以下行，喘气可平；湿久热郁，则有石膏以清之；又恐胃气之伤，阳气之弱，故配以人参益气，桂枝温阳，以补救石膏，防己偏寒而助成其用，乃一攻补兼施之良法，极切合于本证者。

处方：防已、党参各12g，石膏18g，桂枝6g，另加茯苓15g，增强燥脾利水功能而大其效。

3剂喘平，夜能成寐，舌现和润，胸膈略舒，痰吐亦少，尚不思食。复于前方中去石膏增佛手、砂仁、鸡内金调气开胃。又4剂各证递减，食亦知味，精神转佳，惟膈间略有不适而已。吾以事不能久留，书《外台》茯苓饮调理而归。［赵守真．治验回忆录．北京：人民卫生出版社，1962：22］

**2. 心源性肝硬化腹水** 耿某，女，38岁。气短心悸数十年，喘咳气短不能平卧，全身浮肿，腹大如鼓2年，某院诊为风湿性心脏病，心力衰竭，心源性肝硬化腹水，住院治疗1年多，虽然气短心悸好转，但腹胀、浮肿、紫绀不减，后请某医以真武汤、实脾饮加减治疗，诸症非但不减，反见口渴加重。审其全身浮肿，腹胀如鼓，有青筋暴露，面颊、口唇、手足均紫暗而冷，呼吸困难，不能平卧，舌质紫暗，舌苔黄厚而干，脉虚大紧数而促或兼结涩。综合脉症，诊为水饮阻滞，心阳亏损，瘀血凝结，肺胃郁热之证。为木防己汤加味化饮散结，活血清热。

处方：防己10g，桂枝19g，人参10g，石膏15g，茯苓10g，杏仁10g，苍术12g，川牛膝12g。

服药4剂，腹胀，浮肿，气短均改善，纳食增加。继服30剂，腹水消失，浮肿，紫绀，气短等症亦大减，乃按上方继服1月，诸症大部消失。［朱进忠．木防己汤的临床应用．山西中医，1989，(4)：24－25］

**3. 尿毒症** 某女，成年，慢性肾炎多年，近月来症情加剧，1周来昏迷不醒，烦躁不堪，虽经多方挽救，未能苏醒，血压170～190/100～120mmHg。面色黧黑，痰如拽锯，吸粗，有尿味，口干齿槁，苔浊秽黏，舌质淡胖，边有深痕若裙边，脉弦硬大，此属正虚邪实，痰浊内蒙重症。急当涤痰开窍，扶正达邪。

先吞服苏合香丸一粒。

川桂枝9g，木防己18g，石膏30g，吉林参9g，水煎服。

服丸后，吐出白色稠痰碗许，神识似清。汤药服后，竟得平静入睡，血压下降，醒后即索粥食。

**按** 于本案足见本方化痰去饮之力甚大。用于正虚痰饮内盛之侯甚佳。［金寿山．《金匮要略》选讲——痰饮、咳嗽讲稿．新医药学杂志，1975，(11)：49］

**4. 热痹** 冯某，女，50岁，家属，1978年2月16日初诊。自述多关节发热肿胀疼痛，走窜不定，天阴刮风痛剧，尤以两手指关节和左膝关节为甚。伴心烦不眠，口渴欲饮，小便黄。检查；膝关节扪之有热痛，皮色不红，舌红，苔心黄腻，脉滑数。化验检查：白细胞 $12.6\times10^9$/L，血沉54mm/h，抗"O"825单位，类风湿因子试验阴性。证属寒湿之邪，郁久化热，湿热痹阻经络，流注关节，发为热痹。治以养阴清络，化湿除痹。方用木防己汤加味：

木防己12g，生石膏15～30g，桂枝12g，党参10g，生地30～45g，知母12g，地龙15g，生薏苡仁30～60g。每日1剂水煎服。之后方中加入忍冬藤30g。

连服30余剂，诸症渐除，复查血沉等项指标均恢复正常。［谢长彦．守用经方治疗痹症三例．国医论坛，1990，(1)：16］

**5. 足痿** 朱某，男，74岁，1982年11月6日初诊。两足困重肿胀，步履艰难20余天。上月初始感腰骶酸痛，继则两足无力，行走困难，渐见胫膝肿胀，按之凹陷，自觉麻木因重。5年前腰以下受挤压伤，每逢天气变化，常感膝软足胀，某市医院曾诊断为外伤性关节炎。初发时，休息后可缓解，此次屡用中西药效不显，且感头晕牙痛，夜寐不佳，纳少便结，口渴喜凉。舌红苔薄白腻，脉弦迟。患者高年脾肾俱虚，浊阴乘虚内踞，郁而化热，成湿热足痿，故治以清热利湿通络，佐以健脾益气。处方：防已、牛膝、丹皮、桂枝各6g，生石膏24g，薏苡仁15g，党参、白术、赤芍、泽泻、木瓜各10g。

服3剂下肢活动稍有劲，诸症亦减轻，继用上方加减服用1周余，能步履外出。［牟重临．《金匮》木防己汤临床新用．陕西中医，1989，(7)：27］

**6. 淋巴结肿大** 朱某，男，17岁，1975年9月17日初诊。1月前感冒后发现右项有一肿块，初如豌豆，渐大如小核桃，伴发热，当地医院诊为淋巴结肿大（待查），经抗菌消炎等西医治疗，肿块不消。转中医行气解郁，化痰软坚之剂不效。症见患者右项肿块2.0cm×1.5cm，质偏硬，皮色不变，推之可动，稍有压痛，体温37.7℃，肢体酸胀，小便短少，大便干结，口渴，舌偏红苔薄白，脉沉细而滑。血沉：37mm/h。此乃属风湿痰火互郁，寒热虚实交错，治当寒温并进，补泻兼施。

方用：防已、连翘、浙贝、茯苓各10g，生石膏、太子参各15g，桂枝、玄明粉各4g。

4剂服后，热退身舒，便顺尿畅，肿块消其大半，质变软，去玄明粉，加郁金8g，又进3剂肿块消而诸症已，血沉降至10mm/h，半年后未见复发。［牟重临．《金匮》木防己汤临床新用．陕西中医，1989，(7)：27］

**7. 肺气肿** 徐某，女，59岁，1973年12月10日初诊。有慢性喘咳史近20年，遇天寒或劳累则增剧，近几年来症状加重，伴见心悸，足肿。8天前因外感而发热气喘，咳吐痰涎质稠，渐加重，难以平卧。诊其面肿色苍，神疲懒言，唇指青紫，心下痞闷，纳减肢凉，两足浮肿，按之没指，便结尿少，口渴欲饮，舌红苔薄腻，脉弦细数。体温37.6℃，查血象：白细胞10.6×$10^9$/L，中性粒细胞0.78，淋巴细胞0.22。X线提示：肺气肿，右心影扩大。中医辨为肺胀，气虚饮停，邪热壅肺，乃邪盛正衰之危重之候，治当标本两顾。处方：桂枝、防己、黄芩、葶苈子、半夏各9g，生石膏24g，白朝鲜参6g，茯苓、车前子各12g，陈皮6g，赤芍15g，甘草4.5g。

服5剂后，热清，气喘痰咳均减。上方去陈皮、芍药，加麦冬、五味子各9g。1周后症状基本控制，继合补脾益肾之味调治月余，逐渐恢复。[牟重临.《金匮》木防己汤临床新用.陕西中医，1989，(7)：27]

**8. 下肢血栓性静脉炎** 药某，女，57岁。慢性肝炎腹满胁痛数年，最近5个月来，突然发现左下肢浮肿日渐加剧，热痛而行动不便，某院诊为静脉炎，住院治疗3个多月无效。审其证，除下肢浮肿、疼痛、发热、行动不便外，并见心下痞坚，咳嗽气短，口干口苦，舌苔黄白而腻，脉沉紧。综合脉症，诊为膈下痰饮阻隔，湿热蕴结脉络所致，故拟木防己汤散痞坚除湿热。

处方：防己10g，党参10g，桂枝10g，生石膏15g，茯苓10g，芒硝4g。

服药6剂，浮肿热痛及心下痞坚之症均大减；继服10剂，浮肿疼痛消失，乃以上方19剂善其后。[朱进忠.木防己汤的临床应用.山西中医，1989，(4)：24]

**9. 糖尿病（消渴）** 葛某，男30岁。4个多月来，口渴多饮，消食易饥，疲乏无力，日渐消瘦，自发病至今，体重已由70kg降至49kg。某院诊为糖尿病，住院3个月，医予胰岛素和中药人参白虎汤及养阴生津之剂无效。审其除口渴多饮，消瘦乏力外，并见胃脘痞满，心悸，舌苔薄白而干，脉弦紧。综合脉症，诊为肺胃俱热，中焦痰湿，津液匮乏证，为拟清热生津，化饮开结。木防已汤加减。

处方：防已10g，桂枝10g，牡蛎10g，生石膏18g，杏仁10g，玄参18g，党参15g。

服药4剂，口渴乏力顿减，继服6剂，口渴基本消失，食欲恢复正常，精神大增，尿糖亦由（++++）降至（±），乃以其为丸调理而愈。[朱进忠医案.山西中医，1989，(4)：24]

**10. 脑动脉硬化，高血压（眩晕）** 李某，男，70岁。素有高血压，近日来眩晕发作，曾服镇肝熄风汤乏效，体质肥胖，面部浮肿，面色萎黄，精神不振，头晕目胀，时有恶寒，纳差欲呕，口渴欲饮，走路不稳，两足酸楚无力，小便赤少，大便正常，舌红，苔薄黄腻，脉小滑，尺脉无力。检查：慢性病容，肺部无异常发现，左心室轻度扩大，主动脉瓣第二心音亢进，眼底检查有动脉硬化，血压210/110mmHg，总胆固醇增高，面部及足可见凹陷性水肿。诊为动脉硬化，高血压。中医辨证为眩晕，肾虚饮热上逆，宜补肾化饮，泄热将逆，木防己汤合二仙汤加减。

防己 15g，党参 15g，生石膏 15g，当归 9g，巴戟天 9g，桂枝 9g，知母 9g，仙茅 12g，仙灵脾 12g，牛膝 30g，茯苓皮 30g，7 剂。

服 7 剂后，畏寒口渴已除，面足浮肿渐退。前方减桂枝、石膏，服 10 剂后，血压降至 150/90mmHg，嘱间日吞服当归丸 12g，连服半年。［沈敏南．木防己汤的临床应用和体会．成都中医学院学报，1979，(3)：74］

**11. 重度浅表性胃炎** 齐某，女，58 岁，农民。2003 年 3 月 3 日初诊。主诉胃部硬满，咳嗽气喘 3 月余，初起过食黏凉食物，而后受寒引起感冒，咳甚，吐稀白痰量多，并呕吐多次，终吐清水。经服用西药和输液后，热退，惟咳吐痰不减，后又过食柿饼，渐成胃脘部硬满，表现为不食则气短，胃内空虚，稍进食后则胸闷作喘，胃部硬满胀滞堵坠，按之略痛。胃肠中常有鸣响，从不腹泻。自服消食成药半月余，胃内堵胀感略轻即重，持续 3 月余不愈，自己怀疑胃中生物，经胃镜检查，诊为重度浅表性胃炎。患者素患慢性支气管炎，习惯性便秘。望其面色晦暗，触其胃部有拳大硬块，舌质黯淡，苔白腻，脉沉缓滑。方拟木防己汤加味，行水散结，通阳化气。

处方：防己 12g，桂枝 30g，党参 10g，生石膏 30g，杏仁 9g，半夏 12g，生姜 3 片，枳壳 10g，莱菔子 10g，4 剂。

药后自觉咳喘明显好转，胃部硬满略减，大便未通。原方去生石膏、杏仁，加芒硝 10g，茯苓 15g，牡丹皮 10g，牛膝 12g，佛手 10g，继服 6 剂。小便渐多，大便解下，便后轻快，脘胀明显减轻，食欲增，惟觉乏力，前方加黄芪 12g，白术 10g，继服 4 剂，诸症大部分消失。以参苓白术丸善其后。［马晓峰．《金匮》木防己汤临床应用举隅．天津中医药，2004，21（3）：21］

**12. 渗出性胸膜炎（支饮）** 李某，女，成年。发热咳嗽胸痛，X 线透视提示左下渗出性胸膜炎。身热 38℃，汗泄，面赤，舌苔白滑，脉细滑。饮流胁下，先予小柴胡汤加青蒿、鳖甲、白芥子。5 剂后，身热渐退，仍感咳喘，有汗胸痞，口干，苔白滑舌边红，脉小弦，拟用木防己汤加味治之。

川桂枝 9g，木防己 12g，石膏 15g，党参 12g，银柴胡 9g，黄郁金 9g，白芥子 9g，青蒿 30g，鳖甲 30g，黄芩 9g。

**按** 陆渊雷认为本方可治胸膜炎及胸水，本案即是其例。饮邪内停，上为喘咳，下为痞满，方以防己、桂枝一苦一辛，并能行水气而散结气，又以石膏治热，人参补虚，复加柴、芩、青蒿、鳖甲以清虚热，郁金、白芥子开郁化痰，合苦辛通泄，扶正达邪为一方也。［《经方应用》．宁夏人民出版社，1981：158］

**【临证提要】**本方属于寒热并行，补利兼施的方子。最适于病程较长，实中有虚，寒饮夹热病情复杂者，常见喘息咳嗽，甚至不能平卧，胸闷，心下痞坚，心悸，面色黧黑，舌淡苔白腻，或白厚，黄腻，脉沉紧等证候。

## 木防己去石膏加茯苓芒硝汤

**【组成】**木防己　桂枝各二两　人参　茯苓各四两　芒硝三合

**【用法】**上五味，以水六升，煮取二升，去滓，纳芒硝，再煎服，分温再服，微利则愈。

**【功用】**通阳利水，软坚补虚。

**【主治】**膈间支饮，其人喘满，心下痞坚，面色黧黑，其脉沉紧。得之数十日。医吐下之不愈，木防己汤主之。虚者即愈，实者三日复发，复与不愈者，宜木防己汤去石膏加茯苓芒硝汤主之。（第十二　24）

**【方解】**膈间支饮，心下痞坚结实，与木防己汤不愈者，宜于原方去石膏之大寒，以其但清郁热，不能去坚实之饮邪。再加茯苓甘淡，引饮下行；芒硝咸寒，软坚散结，以去心下痞坚。如此，膈间支饮乃由胃中下走小肠、大肠，但得微利则愈。

**【方论】**其虚者外虽痞坚，而中无结聚，即水去气行而愈；其实者中实有物，气暂行而复聚，故三日复发也。魏氏曰：后方去石膏加芒硝者，以其既散复聚，则有坚定之物，留作包囊，故以坚投坚而不破者，即以软投坚而即破也。加茯苓者，亦引饮下行之用耳。（《金匮要略心典》）

**【临床应用】**

**水气**　张志民医案：张女士，1940 年 5 月 2 日诊。小产之后，腹胀大，系正虚水气内停，月经照行，脉沉弦，舌苔黄白相兼，大便时闭，治当益气利水。宜木防已去石膏加茯苓芒硝汤。

木防已 9g，桂枝 12g，甘草 9g，党参 9g，赤白茯苓各 12g，芒硝 9g，白术 12g，冬葵子 12g，杏仁 12g，冬瓜子 12g。

服药 5 剂，二便微利，腹胀大减，惟睡时仍有水声辘辘作响，脉弦，苔白，当再益气利水。上方去芒硝、冬葵子、冬瓜子，加生薏苡仁 12g。再服 5 剂而愈。

**按**　本案患者小产之后，正虚水气内停，腹部胀大。且大便时闭，邪无出路。故方用木防已，赤白苓，白术，冬葵子，冬瓜子，利水从前阴而出；芒硝泻下，从后阴而出，桂枝通阳，助膀胱气化；杏仁开上，即所以泄下；复有党参益气，甘草和中。利水而不伤正气。复诊腹胀大减，故于前方去芒硝、冬葵子、冬瓜子等通利之品，加生薏苡仁健脾利水，以善其后。［何任，等编著．金匮方百家医案评议．浙江科学技术出版社，1991：208］

**【临证提要】**本方与木防己汤皆属于寒热并行，补利兼施的方子。最适于病程较长，实中有虚，寒饮夹热病情复杂者，常见喘息咳嗽，甚至不能平卧，胸闷，心下痞坚，心悸，面色黧黑，舌淡苔白腻，或白厚，黄腻，脉沉紧等证候。

## 泽泻汤

**【组成】**泽泻五两　白术二两

**【用法】**上二味，以水二升，煮取一升，分温再服。

**【功用】**升清降浊，健脾利水。

**【主治】**心下有支饮，其人苦冒眩，泽泻汤主之。（第十二　25）

**【方解】**本方重用泽泻为君药，泻心下潴留之水饮，从小便而去；臣以少量白术补土制水，使饮邪不致复聚。

**【方论】**水饮之邪，上乘清阳之位，则为冒眩。冒者，昏冒而神不清，如有物冒蔽之也；眩者，目眩转而乍见玄黑也。泽泻泻水气，白术补土气以胜水也。高鼓峰云："心下有水饮，格其心火不能下行，而但上冲头目也。"亦通。（《金匮要略心典》）

**【临床应用】**

**1. 梅尼埃病（眩晕）**　赵某，男，57岁，1985年9月28日入院。患者自觉四周及自身在旋转，反复发作已7天，并伴有头重，耳鸣，胸闷，恶心，呕吐，时有水平性眼球震颤。舌质淡红，苔白后腻，脉弦滑。甘油实验（+），诊为梅尼埃病。

拟泽泻70g，白术30g。

2剂后诸症均消。效不更方，再进3剂巩固出院。后改用散剂：泽泻240g，白术80g，研细末，每服5g，每日2次。随访至今未复发。［饶云中．泽泻汤治疗美尼尔氏征42例．浙江中医杂志，1991，(3)：110］

**2. 冒眩**　朱某，男，50岁，湖北潜江县人。头目冒眩，终日昏昏沉沉，如在云雾之中。两眼懒睁，双手颤抖，不能握笔写字。迭经中西医治疗，病无起色，颇以为苦。视其舌肥大异常，苔白滑而根部略腻，切其脉弦软。疏《金匮》泽泻汤：泽泻24g，白术12g。

服第一煎，未见任何反应。患者对其家属说：此方药仅两味，吾早已虑其无效，今果然矣。孰料第二煎后，覆杯未久，顿觉周身与前胸后背濈濈汗出，以手拭汗而黏，自觉头清目爽，身感轻快之至，又服3剂，继出微汗少许，久困之疾从此而愈。

**按**　《内经》云："阳气者，精则养神，柔则养筋。"心下有支饮，清阳被遏，不能养神，则头目冒眩，懒于睁眼；阳气不充于筋脉，则两手发颤。舌体胖大异常，为心脾气虚，水饮浸渍于上的一个征候。当急渗在上之水势，兼祟中州之土气，以泽泻汤单刀直入，使饮去阳达，药专力宏，其效力捷。[陈明，刘燕华，李方．刘渡舟临证精选．北京：学苑出版社，2007：83]

**3. 心律失常（怔忡）**　张某，男，69岁，农民。1972年11月12日初诊。主诉：10年前患浮肿病后，常有心慌心悸之感，若饮食偶有不适，下肢即轻度浮肿，四肢乏力。西医诊为"心律失常"。观其面色㿠白，舌淡体胖，苔薄白，脉濡缓，有结代，心音低钝，心率80次/分，律不齐。证属脾虚湿滞，遏阻心阳之怔忡。虑其家庭累赘大，且服药不便，遂处以泽泻汤加味，意在健脾温阳利湿，改散剂缓进，不图速效。处以：泽泻120g，白术120g，桂枝45g，共为细末，日2次，每次开水送下7～9g。患者服药20天后，证有好转，浮肿全消，心率78次/分，律整，脉力尚可，惟舌质尚淡，食少，说明脾虚尚未完全恢复，故继拟泽泻汤加重白术用量。

处方：泽泻90g，白术120g。

服法如前，尽剂后心律整，食纳增，无心悸不适。随访数载，一如常人。

**按**　水停心下，遏阻心阳，致发怔忡。病久饮恋，以散剂缓图之较好。[赵安业，罗华云，赵体浩．赵清理临证心得选．河南中医，1982，(2)：25－28]

**4. 头痛**　沙某，女，19岁，知青。患者于1974年下乡，在新郑农村劳动期间，曾多次汗后用冷水洗头，以致头痛绵绵不休，久治不愈，于1976年9月回郑求治。主诉：自幼体弱，食欲欠佳，下乡期间，食欲尚无增进，然通过体力劳动，体力似有增加，仍瘦弱面黄，肢困乏力，舌淡苔白，脉弱无力，头痛如裹。证属脾虚湿遏所致之头痛。素体脾虚，又受外湿，欲用发散之品以止其痛，但湿尚存，加之脾虚不运，湿何能祛，痛焉能止？故法当健脾祛湿，拟泽泻汤加川芎、甘草以治之，症情单纯，不需多味。

处以：泽泻15g，白术15g，川芎9g，甘草3g，3剂，水煎服。

二诊：头痛已减，嘱其再进3剂。病愈。

**按**　汗出受风寒，水湿内生，遏阻阳络。致头痛绵绵不休。若继用发散，则风去湿存，其病难愈，以泽泻汤渗利水湿，祟土健脾，以绝后患。[赵安业，罗华云，赵体浩．赵清理临证心得选．河南中医，1982，(2)：25－28]

**5. 喜唾**　燕某，女，10岁，学生。1982年7月12日就诊。患者喜唾1年。诊其形神俱佳，苔脉如常。余无所苦。询之，曰：不吐则唾液增多，亦无五味之变。嘱其忍住，须臾则清唾盈口，视之实乃清水。乃易《金匮》泽泻汤为散治之。处方：泽泻60g，焦白术20g，共研细末，开水送服，每次10g，日服2次。

1料药尽，吐唾减少，但觉口干，恐有渗利燥湿太过之嫌，减量续服，2料药尽，喜唾竟止。[魏以伦．经方应用体会．江苏中医杂志，1984，(4)：8]

**6. 尿频尿急** 戴某，女，21岁，农民。1977年3月17日诊：尿频尿急，口流清涎，头目眩晕，脉沉涩，舌红少苔，系"忍溺入房"，肾失开阖之权，膀胱气化失司所致。拟泽泻汤加味：泽泻15g，白术10g，怀牛膝5g。水煎分2次温服。3剂痊愈，翌年生一小孩。[余希彭．运用"泽泻汤"一得．四川中医，1986，(5)：20]

**7. 化脓性中耳炎** 蒋某，男，17岁。双侧耳道流脓3年余，时好时发，感冒后加重，多方医治无效。处方：白术50g，泽泻25g，柴胡10g。1剂后症状明显减轻，续进5剂，痊愈。随访2年，未复发。[张大成．《金匮》泽泻汤治疗化脓性中耳炎．四川中医，1983，(6)：32]

**8. 体虚感冒** 李某，男，54岁，中学教师，1987年8月18日就诊。自述多年来经常反复感冒，服用过各种感冒药，只缓解症状，药停后旋即复发。常出现头痛，鼻塞，流涕，恶风，发热等感冒症状，苦不堪言。诊见形体消瘦，气短乏力，饮食量少，舌淡红苔薄白，脉浮数无力。诊断为体虚感冒（营卫不和）。

泽泻20g，焦白术15g，牛膝10g，每日1剂，用1500ml开水泡于保温瓶中频频饮尽。10日为一疗程。

上方治疗2个疗程，各种症状消失，随访3年未再发生感冒，体质也明显增强。[何耀铺．泽泻汤加味防治体虚反复感冒85例疗效观察．国医治坛，1992，(4)：14]

**9. 左侧睾丸肿胀疼痛（水疝）** 李某，男，10岁，1992年7月21日初诊。患儿左侧睾丸肿胀疼痛20余天，经德州某医院外科诊断为鞘膜积液，因拒绝手术，前来就诊。症见右侧睾丸正常，左侧比右侧大2倍，皮色光亮，触之圆滑柔软，无硬结，稍按即呼痛，透光试验（－），伴见心情急躁，舌体胖苔薄白，脉象滑。证属水湿凝聚，治宜利水渗湿，行气散结。方用泽泻汤加味。

泽泻30g，白术18g，乌药15g，川楝子9g，橘核12g，荔枝核12g。

水煎取药汁400ml，每日1剂，分3次服。另取芒硝60g，苦参30g开水浸渍后，热敷并洗浴睾丸，每日2次。上方加减，服至15剂（外用5剂）双侧睾丸等大，诸症消失。[李其信．泽泻汤新用．中医函授通讯，1997，16（2）：25]

**10. 自汗** 夏某，男，45岁。1991年8月20日初诊。患者自汗2年余，并易感冒，病情日渐加重。曾服玉屏风散等方药，终未治愈。症见时时汗出，恶风怕冷，因汗多每日换衣2~3次，头沉重，身倦乏力，小便短少，舌胖质淡红，苔薄，脉象弦缓，证属脾肾失调，膀胱气化不利。治宜滋肾补脾，通利小便。方用泽泻汤加味。药用：泽泻20g，白术15g，知母15g，黄柏12g，肉桂3g。水煎服，每日1剂。药进3剂，尿量增多，汗出减少，余症均减。上方继服5剂，诸症消失，病告痊愈，随访1年未复发。[李其信．泽泻汤新用．中医函授通讯，1997；16（2）：25]

**【临证提要】**本方应用于梅尼埃病、颈椎病眩晕、内耳性眩晕、先天性脑积水、水肿、自汗、水疝、湿疹等属水饮所致者效佳，还可用于治疗高脂血症等疾病。其辨证要点为：突然发作的头晕目眩，如坐舟车，甚至卧床不起，伴有恶心呕吐，且多呕吐涎沫，头重如裹；舌淡胖大异常，或边有齿痕，苔白滑或白腻，脉弦滑或濡滑。

## 厚朴大黄汤

**【组成】**厚朴一尺　大黄六两　枳实四枚

**【用法】**上三味，以水五升，煮取二升，分温再服。

**【功用】**疏导肠胃，荡涤实邪。

**【主治】**支饮胸满者，厚朴大黄汤主之。（第十二　26）

**【方解】**本方重用厚朴、大黄在于治痰饮结实，有开痞满，通大便的功效。病在上而治下，因肺与大肠相表里。三药合用，通腑泄热，则肺气得降而胸满喘息自除。

**【方论】**凡仲景方，多一味，减一药，与分两之更重轻，则异其名，异其治，有如转丸者。若此三味，加芒硝则谓之大承气，治内热腹实满之甚；无芒硝，则谓之小承气，治内热之微甚；厚朴多，则谓之厚朴三物汤，治热痛而闭。今三味以大黄多，名厚朴大黄汤，而治是证。上三药皆治实热而用之。（《金匮玉函经衍义》）

**【临床应用】**

**1. 慢性支气管炎并感染（痰饮夹腹实）**　韩某，女，60岁。患者自20年前即患咳喘，每年冬季加重，于10天前开始因家务劳累汗出着凉，咳喘加重，终日咳吐稀痰，量多。近二三天来，痰量增加，胸满憋加重，并兼见腹胀，大便三日未排，不能进食，难以平卧，邀余诊治，患者面部似有浮肿，但按之并无压痕，呈咳喘面容，舌苔薄黄，脉象弦滑有力。两肺布干啰音，两肺底有少许湿啰音。肝脾未触及，下肢无可陷性水肿。随诊为“慢性支气管炎合并感染”。证属痰饮腑实，遂以厚朴大黄汤合苓甘五味姜辛夏仁汤。

厚朴 18g，大黄 10g，枳实 10g，茯苓 14g，甘草 6g，五味子 10g，干姜 6g，细辛 5g，半夏 12g，杏仁 10g。

上方服 1 剂后，大便得通，腹胀胸闷，咳喘症状明显减轻，服用 4 剂后，胸懑腹胀消失，咳喘已减大半，且可平卧，舌苔转为薄白，脉象仍滑，遂改用二陈汤加减治其痰。［王占玺．张钟景药法研究．北京：科学技术文献出版社，1984：598］

**2. 哮喘急性发作** 何某，男，71 岁，村民。初诊：1988 年 5 月 22 日下午 3 时。反复咳喘 27 年。10 天前因逢气候变冷而受凉，初起咳嗽，吐痰清稀量多，继则气喘，胸部满闷如窒，不能平卧，全身浮肿、心悸、小便短少、纳差乏力，在当地卫生院经中西药物治疗罔效，遂转诊于我院。诊见：端坐呼吸、张口抬肩、喘息气粗、精神疲惫、面目浮肿、面色青紫、口唇发绀、颈脉怒张，虚里搏动应手急促，双下肢按之没指，舌淡红、舌苔白，脉弦数，病系支饮，证属痰饮壅迫肺胸，治予宣通肺气，逐饮祛痰。投厚朴大黄汤：厚朴 30g，生大黄 16g，枳实 4 枚。1 剂。

次日复诊。患者诉昨日下午 6 时煎服中药 1 次（量约 150ml）。前半夜胸满渐止，喘促大减，并解水样大便五次，量约三痰盂，余症减轻，后半夜能平卧入睡。诊见；面转喜色，精神欠佳，面目微浮，呼吸平稳，双下肢按之稍没指，舌淡红苔薄白，脉缓微弦。此饮去大半，肺气已通，已非原方所宜，乃转住院部改服六君子汤加减健脾和胃，杜绝痰饮之源，调治 2 周，症状消失出院。［刘伟．《金匮要略》厚朴大黄汤证辨识．北京中医学院学报，1989，12（1）：23］

**【临证提要】**本方可用于饮邪壅肺，兼胃肠实热内结之证，其证除见咳喘，短气不得卧，咳痰清稀量多，胸中懑闷外，必然具备腹胀，大便秘结，其舌苔或白或黄腻，脉弦有力。

## 小半夏汤

**【组成】**半夏一升　生姜半斤

**【用法】**上二味，以水七升，煮取一升半，分温再服。

**【功用】**和胃止呕，散饮降逆。

**【主治】**呕家本渴，渴者为欲解，今反不渴，心下有支饮故也，小半夏汤主之。（第十二　28）

黄疸病小便色不变，欲自利，腹满而喘，不可除热，热除必哕，哕者，小半夏汤主之。（第十五　20）

诸呕吐，谷不得下者，小半夏汤主之。（第十七　12）

【方解】本方用生半夏降逆止呕，生姜和胃散痞。

【方论】此为饮多而呕者言，渴者饮从呕去，故欲解。若不渴，则知其支饮仍在，而呕亦未止。半夏味辛性燥，辛可散结，燥能蠲饮。生姜制半夏之悍，且以散逆止呕也。(《金匮要略心典》)

【临床应用】

**1. 呕吐案** 刘某，男，52岁，干部。近3日因呕吐清水痰涎，胸闷少食，胃痛，并伴头晕心悸而就诊。苔白腻，脉滑。诊断为痰饮内阻。处方：半夏、生姜各30g，陈皮、茯苓、桂枝、白术各12g，川厚朴10g。服3剂而愈，后随访，未见复发。[廖明柱．小半夏汤临床应用拾萃．湖北中医杂志，1995，17(3)：12-13]

**2. 反胃** 李某，女，34岁，农民。患者有胃病史，时发时止，近来经常食后倒饱，嗳气，胸闷不舒，呕吐痰涎，食后半日即吐，或早食暮吐，久吐不止，气怯神疲，口燥唇干，大便秘结，舌红，脉细，诊为气虚津伤。处方：半夏、生姜各24g，人参12g，广木香、丁香、竹茹、旋覆花各9g，代赭石末、白蜜各30g（兑服）。

服4剂。呕吐大减，大便恢复正常。守前方，再加川厚朴9g，当归12g。服3剂，呕吐，疼痛基本消失，二便正常，六脉和缓。[廖明柱．小半夏汤临床应用拾萃．湖北中医杂志，1995，17(3)：12-13]

**3. 呃逆** 张某，男，22岁，教师。患者10日前发生呃逆，逐渐加剧，现呃逆频频，胃脘胀闷隐痛，纳食减少，时吐酸水，口苦而干，头痛头胀，舌质淡肿带青，脉濡细。病乃因起居失宜，情绪不舒，以致肝气挟痰，逆阻中州，胃失和降。处方：半夏，生姜各12g，丁香，竹茹，旋覆花（包），柿蒂各6g，代赭石末30g（先煎），陈皮，黄连各6g。

服3剂而愈。[廖明柱．小半夏汤临床应用拾萃．湖北中医杂志，1995，17(3)：12-13]

**4. 妊娠恶阻** 王某，女，24岁，职员。妊娠3月，呕吐痰涎月余，脘闷不思饮食，精神萎靡，口淡不欲饮，心悸气促，疲乏无力，舌胖苔白而腻，脉滑。诊断为痰滞中焦。处方：半夏，生姜24g，茯苓、陈皮、藿香各12g。服3剂而愈。[廖明柱．小半夏汤临床应用拾萃．湖北中医杂志，1995，17(3)：12-13]

**5. 化疗后呕吐** 男性，患者龙某，68岁。该患者因双下肢浮肿20天伴腹胀大8天就诊。门诊以腹水待诊收入住院。经B超、CT、MRI检查。肝、脾、胰、肾及腹腔实质器官均未查见占位病灶，心肺X线正常，腹水查见大量癌细胞。既往有糖尿病史8年，长期服玉泉丸、优降糖、降糖灵等药，后经全市专家大会诊，诊断为大肠癌晚期。决定行卡铂腹腔内注射600mg/次。2~3周后重复1次。第一次注射后半小时即现恶心，呕吐清涎及胃内容物，甚至水谷不下，面色苍黄，气短神疲，脉滑，舌淡苔白稍干，口苦，予生半夏20g，生姜30g，黄连6g，苏叶、麦冬各15g煎服，服后呕止，守方4日，精神好转，全身症状减轻，停用小半夏汤后2日，又现恶心欲吐，复用原方，恶心乃止。半月后行第二次腹腔内注射，一天中呕吐10余次，用前方后呕吐恶心消失。2月后用吗特灵1000mg静滴，恶心呕吐又起，气短懒言。语声不续，舌淡红，苔薄白，脉细弱，仍以小半夏汤加西洋参、黄芪、麦冬煎服，呕吐停止，服数剂后精神好转。[廖明柱．小半夏汤临床应用拾萃．湖北中医杂志，1995，17（3）：12－13]

**6. 内耳眩晕症** 王某某，女，53岁，退休工人，1963年5月10日初诊。眩晕3天，呕吐频繁，呕吐物俱是清水涎沫，量多盈盆，合目卧床，稍转动便感觉天旋地转。自述每年要发数次，每次发作长达月余，痛苦不堪，西医诊断为“内耳眩晕症”。刻诊见形体肥胖，苔薄白而腻，脉沉软滑。此水饮停胃，浊邪僭上，清窍不清。法当和胃化饮，饮化浊降则诸症自除。处方：制半夏12g，生姜10g。2剂。5月13日复诊：眩晕、呕吐均止。原方加茯苓12g。续服2剂。并予丸方（二陈汤加白术，姜汁泛丸）常服，以求巩固。追访2年，未发作。[陈嘉栋，姚立丹，陈苏．眩晕十则．中医杂志，1980，（7）：16]

**【临证提要】** 小半夏汤为止呕之祖方、主方，原用于痰饮所致的呕吐，现代医家用本方治疗诸多原因引起的呕吐，如梅尼埃病，急慢性胃炎，肝炎，胰腺炎，尿毒症以及妊娠期呕吐，神经性呕吐等。如呕吐剧烈者，可加生姜汁或旋覆花；兼脾胃虚弱者，可加党参、白术；中焦有寒者，可加干姜、丁香；夹有微热者，可加竹茹、黄连。

## 防己椒目葶苈大黄丸

**【组成】** 防己　椒目　葶苈熬　大黄各一两

**【用法】** 上四味，末之，蜜丸如梧子大，先食饮服一丸，日三服，稍增，口中有津液。渴者，加芒硝半两。

**【功用】** 分消水饮，导邪下行。

**【主治】** 腹满，口舌干燥，此肠间有水气，己椒苈黄丸主之。（第十二　29）

**【方解】** 本方防己、椒目、葶苈辛宣苦泄，导水从小便而出；大黄泄可去闭，逐水从大肠而去。四药合用，使肠间水气从二便分消而去，水去则腹满消；水去津生，则口干舌燥自解。若服药后反加口渴，则为饮阻气结，故加芒硝以软坚破结。

**【方论】** 水既聚于下，则无复润于上，是以肠间有水气而口舌反干燥也。

后虽有水饮之人，只足以益下趋之势，口燥不除而腹满益甚矣。防己疗水湿，利大小便，椒目治腹满，去十二种水气，葶苈、大黄泄以去其闭也。渴者知胃热甚，故加芒硝。经云：热淫于内，治以咸寒也。（《金匮要略心典》）

【临床应用】

**1. 原发性不孕症** 赵某，29岁。1985年6月13日初诊。自诉婚后5年未孕。月经周期延后，经期腹痛，小腹发凉，行走时腹内似水声吱吱作响，面黄形瘦，纳谷不香，舌胖苔腻滑，脉沉细弦。检阅前医处方，皆以健脾祛痰，养血为治，均未见效。遂投己椒苈黄汤加味逐水治之。

防己12g，椒目30g，大黄15g（单包后下），木香12g，枳壳12g，茵陈15g，泽泻15g，芒硝12g（单包药汁烊化服），葶苈子20g。

水煎服，6剂，每日1剂。药后，泻下半痰盂米水样便，行走时腹内响声未作，脉沉减轻，转以参苓白术散加减调理。

党参12g，白术12g，扁豆15g，陈皮12g，山药15g，甘草10g，砂仁12g，茯苓12g，桔梗10g，木香10g，川芎15g，干姜15g，良姜12g，小茴香12g。

水煎服，6剂，每日1剂。6剂药毕，饮食大增，月经按期而至，次月怀孕，生有一子现已上学。［侯成钦，单清勇．己椒苈黄汤临床应用3则．湖南中医杂志，1997，13（5）：41］

**2. 腹胀** 薛某，女，41岁。1978年6月初诊。患者于1968年盛夏劳动后，一次吃数支冰棍，随后出现胃脘痛。继而腹部胀大，身体消瘦，不能坚持正常工作。先后2次以肠功能紊乱收住院治疗，服疏肝健脾方药数百剂，效果不显。延余诊治，症见：腹大如鼓，腹胀，口渴而不欲饮，每日进食200g左右，食后肠鸣，沥沥有声。大便每日2~3次，呈细条状，难以解出。半年经行一次，量少色淡。舌质淡，苔白滑，两脉弦缓。此乃饮邪内结，中阳被遏，饮留肠间，拟己椒苈黄汤用其苦辛宣降，前后分消。防己、椒目各10g，葶苈子9g，大黄6g。服3剂后，矢气频频，大便通畅而量多，腹胀稍减轻。守原方再进3剂，腹胀大减，未闻腹鸣，饮食渐增，口渴欲饮，病有向愈之势，停药注意饮食，调理月余，病渐愈。［孙德华．经方治验两则．辽宁中医杂志，1987，（2）：34］

**3. 胃肠神经官能症** 张某，男，37岁，农民。因觉腹中肠鸣如雷鸣，大便时结时溏，溏便时夹白色黏液，每天1~3次，便结时大便如羊粪，3天1次，夜难成寐。肠镜、大便常规及B超等检查，未见异常。诊见：形瘦，面色晦滞，神情忧郁，诉腹中有气走动，腹中肠鸣，难寐多梦，大便秘结，小便黄，口苦，舌质红，尖有红点，苔黄白相间，薄而少津，脉弦数。证属饮停肠道，气机不畅，伴心经郁火，热扰心神。治当利水化饮行气，佐以清心宁神。用己椒苈黄丸加减为主治疗。

处方：防已、麦冬、葶苈子各10g，茯苓30g，大黄、枳壳、厚朴各8g，酸枣仁20g，合欢皮15g，黄连、花椒、甘草各6g。

每天1剂，复煎，分2次温服。辅以安定片每次2.5mg，每天2次，服3天。3天后，大便已通，肠鸣明显减缓，睡眠稍好，情绪较开朗，守方再进3剂，自觉肠鸣消失，睡眠渐好。后间服温胆汤加酸枣仁、龙骨等3月后已能从事正常的工作。［林懿才．已椒苈黄丸加减治疗痰饮型胃肠神经官能症82例．新中医，2000，32（6）：27］

**4. 肺心病心衰** 杨某，男，61岁，农民。1983年6月中旬初诊。双下肢水肿10余天。患者正值麦收，过度劳累，10余天前出现双脚背部浮肿，按之凹陷，劳动活动后自觉胸闷憋气喘促，未引起重视，也未检查及治疗，此情况持续10余天，近几天自觉双脚背部水肿加重至膝下，按之凹陷，活动后胸闷憋气，咳嗽痰不多，纳差，大便略干，小便少，不发热。查体：口唇轻度紫绀，桶状胸，双肺底可闻及小水泡音，心率90次/分，律齐，肝肋下2cm，质软，双下肢膝以下水肿。心电图示肺性P波，电轴右偏。诊断：慢支炎，肺气肿，肺心病心衰轻度。舌质暗红苔黄微腻，脉弦滑。既往气管炎病史30余年。治宜清热利水，泻肺平喘。

处方：汉防已15g，川椒目12g，葶苈子30g，大黄6g，车前子30g（包），泽泻30g，桑白皮15g，白茅根30g，黄芩15g。

水煎3剂。服药3天，水肿明显减轻，胸闷憋气喘促好转，再进6剂水肿消退，舌苔由厚转薄黄，继服前方3剂巩固疗效。［杜武勋．已椒苈黄丸临床应用．吉林中医，1996，（1）：29］

**5. 肝硬化腹水（臌胀）** 宿某，男，65岁，1995年4月初诊。患者因感冒咳喘诊为肺炎，经输液抗菌消炎治疗1周，咳喘逐渐好转，但又逐渐出现双下肢水肿，纳呆腹胀，腹部逐渐增大。3天内腹围增加约10cm，转入我科住院治疗。查体：左肺下部可闻及小水泡音，心率85次/分，律齐，腹膨隆如蛙状，移动性浊音阳性，腹壁无静脉曲张，双下肢水肿。胸片示左下肺炎。B超示肝硬化腹水大量。舌质暗红苔黄略厚，脉弦滑。西药以抗菌消炎利尿对症治疗。中药以行气活血，利水消肿。

处方：汉防已15g，川椒目12g，葶苈子30g，大黄12g，槟榔12g，车前子30g（包煎），川芎15g，郁金15g，泽泻15g，猪苓15g，茯苓30g，大腹皮15g。服药5剂，腹泻日3次，上方去大黄、槟榔，服药10剂，双下肢水肿明显消退，舌质暗红少苔，于前方加生地30g、麦冬15g继服10剂，双下肢水肿消退，舌质暗红苔转薄白腹部凹陷，B超示少量腹水，继前方加减腹水消退。［杜武勋．已椒苈黄丸临床应用．吉林中医药，1996，（1）：29］

**6. 嗜睡** 刘某，女，52岁，干部。1989年1月初诊。嗜睡2年余。患者近2年来无明显诱因而经常自觉精神萎靡，困倦思睡，病初未在意，后逐渐发展，有时开会、看书、看电视时很快入睡并且鼾声如雷。查体：身体肥胖，面白虚浮，双肺（－），心率80次/分，腹部（－），双下肢不肿。心电图示：心肌缺血。血生化检查血脂增高。血流变示血液黏度增高。脑CT未发现异常。纳可，大便有时2～3日1次，舌质淡暗体胖，苔白腻滑，脉沉滑。治宜活血利湿，开窍醒神。

处方：汉防己15g，葶苈子15g，大黄12g，川椒目12g，远志12g，石菖蒲15g，苍白术各12g，泽泻30g，益母草15g，茯苓30g，郁金15g，车前子30g（单包），桂枝6g。服药6剂，困倦思睡如前，自觉精神好转，脉沉取乏力。此方加黄芪30g。再进6剂，困倦思睡较前改善，体力增加，大便稀溏黏腻日2次，前方加陈皮12g。此方共加减服药2月。睡眠基本正常，且体重较前减5kg。［杜武勋．己椒苈黄丸临床应用．吉林中医药，1996，(1)：29］

**7. 胸腔积液** 王某，男，35岁，干部。1993年5月初诊。1月前因暴饮酒后遭淋雨受凉觉周身不适，发热，曾在保健室按感冒治疗4天后症状未好转，体温38℃，咳嗽并感胸闷憋气活动后加重。后转西医院检查确诊结核性胸膜炎，右侧胸水大量，给抗结核治疗并曾抽取胸水约800ml，当时症状减轻。20余天后患者又感胸闷憋气加重，胸片示右侧胸水至第5肋间，并伴盗汗，五心烦热，乏力。不愿再进行胸腔穿刺。找余诊治。舌质红苔白微黄，脉沉细。治宜清热利水，泻浊蠲饮佐以养阴。

处方：葶苈子30g，大黄9g，川椒目12g，防己15g，茯苓30g，功劳叶10g，百部10g，大枣10枚，地骨皮15g，黄芩12g，车前草30g，连翘15g，泽泻30g，青蒿15g，麦冬12g，五味子12g。12剂，自觉胸闷憋气减轻。继用前方加减共2月余，诸症消失。胸片示胸水消失。上方去大黄，嘱2日1剂，再服1月，巩固疗效。［杜武勋．己椒苈黄丸临床应用．吉林中医药，1996，(1)：29］

**8. 痰饮经闭** 刘氏，年35岁，因患闭经，延医数人，有按瘀血论治者，有从血亏论治者，有从气血双虚而治者，医治年余，经未行而身体日衰。患者素体健壮，曾因怒气而逐渐食少，形瘦腹大，经闭，腹内辘辘有声，对坐即能听到。自言腹满甚，口干舌燥，舌淡苔薄白，双手脉均沉细而弦。脉症合参，证属痰饮阻经。给予己椒苈黄丸方。

处方：防己10g，川椒目15g，炒葶苈子10g，大黄10g（后入）。

水煎服2剂。服药后当晚泻下痰液水一瓷脸盆余，泻后除感乏力外，反有腹中舒适与饥饿感，脉弦象亦减。余曰：药已中病，隔日再服1剂。二诊，患者2次泻下后（第二次泻之痰水为前次的一半）身感舒适，饮食增加。宗“衰其大半而止”之旨，嘱停药后以饮食调养。月后随访，经血已通，康复如

前。[刘露祥．痰饮经闭．山东中医学院学报，1980，(1)：54]

**9. 幽门不全梗阻** 王某，男，45岁。因呕吐伴脘腹疼痛5天入院。既往有胃溃疡病史10年，间断服雷尼替丁等药。5天前因暴饮暴食后，出现呕吐伴脘腹胀满，时有疼痛，多在晚间发生，呕吐物为隔餐食物，甚则呕吐清水痰涎。入院时诊见：恶心呕吐，脘腹胀满，时有疼痛，肠间沥沥有声，口舌干燥，口渴，大便秘结，小便短黄。舌苔黄腻，脉沉弦有力。查体：形体壮实，脘腹压痛，可见胃蠕动波及胃型，并有震水音。X线钡餐证明幽门不全梗阻存在。因患者不愿手术，故留住内科保守治疗。证属痰饮水走肠间，饮热互结，气机升降失常之实证。治当逐饮荡热，前后分消，行气散结。方用己椒苈黄丸加味：椒目6g，葶苈子、防己、大黄（后入）、芒硝（冲）、厚朴、枳实各10g，代赭石（先煎）20g。嘱流质饮食。1剂后大便通，呕吐减少，再2剂诸症消失，后改用疏肝健脾和胃调治而愈。随访未见复发。[张国玱．从痰饮论治顽固性呕吐心得．浙江中医杂志，1998，(6)：275]

**10. 咯血** 何某某，女，68岁，1995年3月20日初诊。心悸，喘急气急，咳嗽咯血8年余，痰中常带血丝，若劳累复感寒邪后，触发咳喘加重，多咯吐鲜血。查体呈二尖瓣面容，心尖搏动短促，有舒张期震颤。听诊心率82次/分，心尖区第一心音亢进，第二心音后有开瓣音及舒张期滚筒样杂音。西医诊断为二尖瓣狭窄。症见面色苍白虚浮，咳喘气急，咯吐鲜血，心悸，口舌干燥。小便短赤，大便秘结5日未行，舌苔黄腻，脉促无力。X线检查示：左心房明显增大，肺动脉段突出，左右肺动脉增宽。右心室增大，左心室不大，构成"梨状"心影。超声心动图：M型超声心动图中，二尖瓣前叶曲线呈"城墙样"改变，前后叶同向。此乃肠道腑气不通，肺失宣降，水留邪郁，久咳伤络则咯血，属寒热错杂之证。治宜清热通腑，回阳固正，兼以止血化痰。药用：防己9g，炙甘草、干姜、制附子各12g，葶苈子、椒目、大黄各6g，三七（冲服）3g，茯苓30g。上药浓煎频服，第二日咯血减轻，惟痰中仍带有血丝，余症均减，上方又服4剂，咯血止，咳喘亦减，后以益气养血之品以善其后。喘咳咯血均愈。[唐祖宣．唐祖宣己椒苈黄丸经验．湖南中医杂志，2009，25(5)：37]

**11. 肺性脑病（昏迷）** 赵某某，男，55岁，于1996年6月16日初诊。有肺心病史10余年。近半年来咳逆喘促，时呈昏迷状态。西医诊断为呼吸性酸中毒，静脉注射葡萄糖、碳酸氢钠等，症状缓解片刻，旋即恢复原状。诊见面色青黑，呼吸急促，喉中痰鸣，呈阵发性神志模糊，心悸，四肢厥冷，二便闭结，舌质紫，苔黄腻，脉细数，动而中止。查体肺部听诊有哮鸣音和湿啰音。检查：血pH降低，$CO_2$分压升高。此属痰热结聚，正虚阳衰，肺失宣降，清浊易位之证。治宜化痰降逆，扶正回阳。药用：防己、炙甘草各

15g，茯苓30g、党参21g、制附子、干姜各12g，葶苈子、椒目各4.5g，大黄9g（后下）。服药后便黑色脓液样粪小半盂，神志略清，四肢转温，继以上方加减连续服用1周，神志清醒，咳喘减轻，继以纳气温肾之剂调治好转。[唐祖宣．唐祖宣已椒苈黄丸经验．湖南中医杂志，2009，25（5）：37]

**12. 其他** 黄少华先生在临床上改已椒苈黄丸为汤，曾经治疗脑积水，心包积液，肾积水等脏器积水病例，取得满意效果。[李玲玲、黄少华．用已椒苈黄汤治验3则．中医杂志，2001，42（4）：206－207]

樊方桂用已椒苈黄丸加味治疗血吸虫病肝硬化腹水36例，其中显效12例，好转18例，无效6例。其中以疗程短，无气滞血瘀表现者效果最好。[樊方桂．已椒苈黄丸加味治疗血吸虫病肝硬化腹水36例．湖南中医杂志，1994，10（2）：35]

王军报道加味已椒苈黄汤（基本方：防已15g，椒目10g，葶苈子12g，大黄10g，黄芪20g，桂枝10g，白术12g，茯苓12g，泽泻12g，甘草6g）治疗慢性肾炎73例，完全缓解18例，基本缓解26例，好转23例，无效6例，总有效率91.8%。[王军．加味已椒苈黄汤治疗慢性肾炎73例．河南中医，1994，14（6）：372－373]

**【临证提要】**本方属前后分消之剂，只适于饮邪内结，腑气不通之实证，如果是脾胃虚弱，饮邪停滞者，又当禁用。故临床多用此方治疗肝硬化腹水，心包积液，肺心病心衰，肾炎水肿等。此方之妙在于缓消水饮，以扶阳气，口中津液得生，则气化得行，饮病可愈。

## 小半夏加茯苓汤

**【组成】**半夏一升　生姜半斤　茯苓三两

**【用法】**上三味，以水七升，煮取一升五合，分温再服。

**【功用】**和胃止呕，引水下行。

**【主治】**卒呕吐，心下痞，膈间有水，眩悸者，小半夏加茯苓汤主之。（第十二　30）

先渴后呕，为水停心下，此属饮家，小半夏加茯苓汤主之。（第十二　41）

**【方解】**本方用生半夏降逆止呕，生姜和胃散痞，加茯苓导水下行，以定眩悸。

**【方论】**饮气逆于胃则呕吐；滞于气则心下痞；凌于心则悸；蔽于阳则眩。半夏、生姜止呕降逆，加茯苓去其水也。（《金匮要略心典》）

**【临床应用】**

**1. 水气呕吐** 付金生，时当暑月，天气亢燥，饮水过多，得胸痛病，大汗呕吐不止。视之口不渴，脉不躁，投以温胃之剂，胸痛遂愈，而呕吐未除，自汗头眩加甚。再以温胃方加黄芪与服，服后亦不见效，惟汗出抹拭不逮，稍动则眩晕难支，心下悸动，举家咸以为脱，吾许以1剂立愈。半夏15g，茯苓9g，生姜1片。令即煎服，少顷汗收呕止，头眩心悸顿除。

**按** 饮水过多，消化不及，停于心下，蕴郁胸脯，而致胸痛，汗出，呕吐不止。虽无阳热见证，但继用温胃，饮邪不能尽去，唯宜小半夏加茯苓汤降逆止呕，导水下行，竟1剂呕止，其效如神。(《谢映庐医案》)

**2. 痰饮呕吐** 朱左，停饮凝痰，聚于胃府，胃府之气，升多降少，五十日辄呕粘痰涎水，二便不利，脉象沉弦。夫痰之与津，本属同类，清气化，则津随气布而上供；津气不化，则液滞为痰而中阻。气之化与不化，悉视阳之转运如何，所以《金匮》有饮家当以温药和之之例也。然刚燥之药，多服劫阴；攻逐之剂，正虚难任，惟有分其清浊，使清津上升，浊液下降，虽难霍愈，或可减轻耳。

制半夏6g，云茯苓24g，老生姜3g。来复丹3g，药汁送下。

**按** 痰饮聚于胃府，胃气上逆，辄呕痰水，宜小半夏加茯苓汤冶之。加用来复丹，以促阳气来复也。(《张聿青医案·卷七》)

**3. 胃脘痛** 格桑某，女30岁，牧民。患者饮食生冷诱发胃脘痛。1973年9月12日来诊。症见：胃脘痛，打嗝，吐清水痰涎，畏寒，痛时喜温熨按，腹胀，食欲减退，反酸嗳气，口不渴喜热饮，舌苔白，脉微沉紧。此为过食生冷，寒积于中，阳气不振，寒邪犯胃所致。治宜温胃散寒，祛痰止痛，引水下行。

处方：半夏40g（先煎半小时），茯苓30g，生姜30g。

二诊：9月16日，服药4剂后，诸症全部消失而愈。为巩固疗效，继服2剂，病情稳定，追访5年未见复发。[王子德．小半夏加茯苓汤临床运用探讨．四川中医，1983，(2)：26]

**4. 神经性呕吐** 姜某，女，33岁，1986年5月3日来诊。呕吐1年余，或在饭前，或在饭后，或进食即吐，或夜间而呕，发作无时。吐物或为未尽消化之食物，或为清水痰涎。曾于哈市医院做多项检查，除轻度胃下垂外，未见其他异常，诊为神经性呕吐，但中西药物屡用乏效。刻诊：体质瘦弱，面色苍白，纳减，体倦，头晕心悸，脘腹部痞闷不舒，中下腹时肠鸣，舌质淡红，苔白腻，脉弦细。证属胃失和降，痰饮内停。治宜降逆和胃化痰，拟小半夏加茯苓汤与之。

半夏30g，生姜25g（切片），茯苓20g（半夏温水浸30分钟后，去水，合诸药共煎）徐服。药下呕吐即大为减轻，仅进5剂，呕吐肠鸣诸症悉止。[李华．经方临证偶拾．河南中医，1996，(1)：21]

【临证提要】本证为支饮之一证。以呕为主症，伴有心下痞满，头目昏眩，心悸。由水停心下，支结膈间所致。本证较小半夏汤证饮停为重，故加茯苓以健脾利水，并可宁心止眩，一举数得。

## 桂苓五味甘草汤

【组成】桂枝　茯苓四两　五味半升　甘草三两，炙

【用法】上四味，以水八升，煮取三升，去滓，分温三服。

【功用】平冲降逆，通阳利水。

【主治】青龙汤下已，多唾口燥，寸脉沉，尺脉微，手足厥逆，气从小腹上冲胸咽，手足痹，其面翕热如醉状，因复下流阴股，小便难，时复冒者，与茯苓桂枝五味甘草汤，治其气冲。（第十二　36）

【方解】桂枝、甘草辛甘化阳，以平冲气；配茯苓引逆气下行；用五味子收敛耗散之气，使浮阳不致上浮。

【方论】服青龙汤已，设其人下实不虚，则邪解而病除，若虚则麻黄，细辛辛甘温散之品，虽能发越外邪，亦易动人冲气。冲气，冲脉之气也，冲脉起于下焦，挟肾脉上行至喉咙，多唾口燥，气冲胸咽，面热如醉，皆冲气上入之候也。寸沉尺微，手足厥而痹者，厥气上行，而阳气不治也；下流阴股，小便难，时复冒者，冲气不归，而仍上逆也。茯苓、桂枝，能抑冲气使之下行；然逆气非敛不降，故以五味之酸敛其气；土浓则阴火自伏，故以甘草之甘补其中也。（《金匮要略心典》）

【临床应用】

**1. 冲气病**　张某，女，45岁，农民。因情志因素致阵发性脐下悸3月，每日发作1~2次。发作时自觉从少腹有气上冲，胸闷喉痒，唇麻齿抖，语言不利，面色潮红。并有冷气下行，足冷腿软，步履艰难。近1月来症状加剧，头痛畏光，视力减退。发作完毕，一如常人。苔薄白，脉滑数有力。此属冲气上逆，治拟平冲降气。服桂苓五味甘草汤15剂，诸症消失。[赵建萍．桂苓五味甘草汤临床新用．甘肃中医，2002，15（6）：12-13]

**2. 癔病（气厥）**　刘某，女，56岁，农民。每因生气出现脐下悸，惊恐气短，四肢发冷，遂即昏倒，小便失禁，甚时每日发作3~4次，历时已有半年，苔薄白，脉滑数有力。西医曾诊断为“癔病”。辨证为气机逆乱，蒙蔽清窍，发为气厥。服本方24剂病即告愈。[赵建萍．桂苓五味甘草汤临床新用．甘肃中医，2002，15（6）：12-13]

**3. 哮喘**　张某，女，23岁，农民。哮喘3年，四季发作，发时不能平

卧，咳喘不止，自觉有气自腹上冲，胸闷气短，肺部可闻及干湿性啰音，苔白腻，脉滑数。证属冲气上逆，肺失肃降。以原方加莱菔子 15g，炒杏仁 9g，共服 20 剂，哮喘止。［赵建萍．桂苓五味甘草汤临床新用．甘肃中医，2002，15（6）：12－13］

**4. 慢性支气管炎** 何某，女，58 岁，慢支病史 6 年，每于夏秋之际发作，咳嗽气短并伴心前区疼痛。喘作时自觉腹部气上冲，苔白，脉滑数。X 线诊断：肺气肿，肺心病。原方加紫菀 12g，款冬花 12g，炙皂角 6g，服 15 剂后，喘咳止，心前区疼痛消失。［赵建萍．桂苓五味甘草汤临床新用．甘肃中医，2002，15（6）：12－13］

**5. 胃痛** 杨某，女，17 岁，农民。胃痛 1 年，伴胸中之气上冲咽喉，直达巅顶，咽胀头晕痛，身颤齿抖，手足逆冷，舌苔白，脉滑数。证属冲气犯胃，予服原方 7 剂而收功。［赵建萍．桂苓五味甘草汤临床新用．甘肃中医，2002，15（6）：12－13］

**【临证提要】**本方可用于因阳虚水停，引发冲气上逆的一些症状，其脉症可见咳嗽、唾痰涎、自觉气从小腹上冲胸咽、面部翕然如醉状、手足冷或麻木不仁、小便难、舌质淡、苔白腻或白滑，脉沉而微。

## 苓甘五味姜辛汤

**【组成】**茯苓四两　甘草三两　干姜三两　细辛三两　五味半升

**【用法】**上五味，以水八升，煮取三升，去滓，温服半升，日三。

**【功用】**温肺散寒，化饮止咳。

**【主治】**冲气即低，而反更咳胸满者，用桂苓五味甘草汤，去桂加干姜，细辛，以治其咳满。（第十二　37）

**【方解】**干姜配细辛温肺化饮；茯苓健脾利水；五味收敛久咳耗散之肺气。

**【方论】**服前汤已，冲气即低，而反更咳胸满者，下焦冲逆之气既伏，而肺中伏匿之寒饮续出也，故去桂枝之辛而导气，加干姜、细辛之辛而入肺者，合茯苓、五味、甘草，消饮驱寒，以泄满止咳也。（《金匮要略心典》）

**【临床应用】**

**1. 寒哮** 薛某，男，55 岁，干部。患支气管哮喘 15 年，每由气候反常而诱发，每次发作即用西药青霉素、氨茶碱、激素控制。1993 年 12 月 3 日因牙痛自服牛黄解毒丸后哮喘发作。用西药治疗 3 天，哮喘未能缓解，两肺哮鸣音有增无减。据其舌淡苔白，痰白清稀，及服凉药诱发等情况，诊断为寒哮，遂停用西药，予苓甘五味姜辛汤：茯苓15g，甘草6g，五味子10g，干姜12g，细辛9g。水煎服。服1剂即明显好转，继进1剂喘平，两肺听诊哮鸣音消失。[孙恩贵．苓甘五味姜辛汤治疗寒哮．山西中医，1994，(6)：36]

**2. 支气管炎（咳喘）** 刘某某，男，33岁。1987年3月10日诊。患咳嗽、气紧、胸闷半年余，经透视诊断为支气管炎。屡服中西药，其效不佳。症见：咳嗽痰多，清稀色白，胸闷不适，气紧，不能平卧，口渴喜热饮，四肢不温，背心冷，得温则咳嗽缓解，舌苔白滑，脉弦滑。此乃寒痰蓄肺，肺气失宣。治以散寒肃肺，涤痰蠲饮。药用茯苓15g，干姜、苏子各10g，五味子、细辛各6g，甘草3g。水煎服，一日1剂。服上方3剂后，症状减其大半。继服3剂，症状全部消失，惟感食欲不振、气短、乏力。以益气健脾，实卫固表治之：党参、茯苓各15g，黄芪24g，防风、白术各10g，甘草3g。连服3剂，痊愈。[徐兴亮．苓甘五味姜辛汤临床运用体会．四川中医，1990，(7)：10]

**【临证提要】**本方可以治疗寒饮蕴肺而体质偏虚之人出现的咳喘症，其证候特点可见咳嗽，气喘，胸闷，痰多色白而清晰，背寒喜暖，苔多白滑，脉多弦迟。

## 桂苓五味甘草去桂加姜辛夏汤

**【组成】**茯苓四两　甘草二两　细辛二两　干姜二两　五味子　半夏各半升

**【用法】**上六味，以水八升，煮取三升，去滓，温服半升，日三。

**【功用】**温肺散寒，化饮降逆。

**【主治】**咳满即止，而更复渴，冲气复发者，以细辛、干姜为热药也。服之当遂渴，而渴反止者，为支饮也。支饮者法当冒，冒者必呕，呕者，复纳半夏以去其水。(第十二 38)

**【方解】**干姜、细辛温肺化饮；茯苓健脾渗湿；五味子收敛肺气；半夏化饮止呕；甘草调和诸药。

**【方论】**冲脉之火，得表药以发之则动，得热药以逼之亦动。而辛热气味，既能劫夺胃中之阴，亦能布散积饮之气。仲景以为渴而冲气动者，自当治其冲气，不渴而冒与呕者，则当治其水饮，故纳半夏以去其水。而所以治渴而冲气动者，惜未之及也。约而言之，冲气为麻黄所发者，治之如桂、苓、五味、甘草，从其气而导之矣。其为姜辛所发者，则宜甘淡咸寒，益其阴以引之，亦自然之道也，若更用桂枝，必捍格不下，即下亦必复冲，所以然者，伤其阴故也。(《金匮要略心典》)

【临床应用】

**肺心病并发心衰** 屠某，男，54岁。1981年2月18日诊。患肺心病已10年，近日又感寒复发。症见恶寒喘咳痰鸣，面色灰暗，白睛布满血丝，唇舌青紫，双下肢水肿，胸腹痞满，痰稀量多，舌苔滑腻，脉弦数。此为阳虚饮停，气滞血瘀。治宜温阳化饮，宣肺平喘。

处方：附子（先煎）、杏仁各15g，茯苓25g，炙甘草、干姜、细辛各10g，五味子6g，法半夏12g，葶苈（包煎）、厚朴各10g。

服1剂后，恶寒去，喘咳减轻。上方去葶苈，加人参10g，车前仁30g（包煎）。服4剂后，水肿全消，唇舌暗红，但动则心悸，咳吐白稠痰，食欲欠佳，脉弦缓，苔白腻。治以益气健脾化痰。用六君子汤加三子养亲汤服2剂后，食量增进，喘咳已除。乃用金水六君煎加红花、赤芍，人参蛤蚧散和金匮肾气丸善后。2年后随访，身体健康无复发。[张汇泉．苓甘五味姜辛半夏汤治疗肺心病．四川中医，1985，(12)：24]

【临证提要】本方可用于阳虚兼寒饮蕴肺之证，其脉症可见咳嗽，气喘，咯吐清稀白痰，胸闷脘痞，苔白滑脉弦滑等。

## 苓甘五味加姜辛半夏杏仁汤

【组成】茯苓四两　甘草三两　五味半升　干姜三两　细辛三两　半夏半升　杏仁半升去皮尖

【用法】上七味，以水一斗，煮取三升，去滓，温服半升，日三。

【功用】温肺散寒，化饮降逆，宣利肺气。

【主治】水去呕止，其人形肿者，加杏仁主之。其证应纳麻黄，以其人遂痹，故不纳之。若逆而纳之者必厥，所以然者，以其人血虚，麻黄发其阳故也。（第十二　39）

【方解】杏仁宣利肺气，利水消肿；半夏、细辛、干姜温化水饮；茯苓健脾渗湿；五味子收敛肺气；甘草调和诸药。

【方论】水在胃者，为冒，为呕；水在肺者，为喘，为肿。呕止而形肿者，胃气和而肺壅未通也，是惟麻黄可以通之。而血虚之人，阳气无偶，发之最易厥脱，麻黄不可用矣，杏仁味辛能散，味苦能发，力虽不及，与证适宜也。（《金匮要略心典》）

【临床应用】

**1. 咳吐涎沫** 叶瑞初君，丽华公司化妆部。初诊：二月十七日。咳延四月，时吐涎沫，脉右三部弦，当降其冲气。茯苓三钱，生甘草一钱，五味子一钱，干姜钱半，细辛一钱，制半夏四钱，杏仁四钱。二诊：二月十九日。两进苓甘五味姜辛半夏杏仁汤，咳已略平，惟涎沫较多，咳时痰不易出，宜与原方加桔梗。茯苓三钱，生草一钱，五味子五分，干姜一钱，细辛六分，制半夏三钱，光杏仁四钱，桔梗四钱。［曹颖甫．经方实验录．上海：上海科学技术出版社，1979：52］

**2. 咳嗽** 黄某，女，38 岁，1966 年 2 月 12 日初诊。咳嗽已半月不愈，咳吐白痰，咽痒胸闷，口干不思饮，鼻流清涕，颜面浮肿，大便溏稀，日 1～2 行，舌苔白腻，脉滑右寸浮。

此属寒饮内盛，外溢于表之证，治以温中化饮，稍佐解表，与苓甘五味姜辛夏杏汤：茯苓 12g，炙甘草 10g，细辛 6g，干姜 6g，五味子 10g，清半夏 12g，杏仁 15g。

结果：上药服 1 剂，咳即止，3 剂后浮肿消，他症也渐好转。（冯世纶．经方传真（修订版）．北京：中国中医药出版社，2008：246）

**【临证提要】**本方主治素体阳虚，寒饮内结，肺失宣降所致咳喘者，常见咳嗽，胸闷，或有颜面、肢体浮肿，舌淡苔白，脉弦等。

本方用杏仁宣降肺气，而不用麻黄宣肺利水消肿者，是因为患者已有气血虚手足痹的现象，恐麻黄发散太过而致阳气损伤，变生他证。

## 苓甘五味加姜辛半杏大黄汤

**【组成】**茯苓四两　甘草三两　五味半升　干姜三两　细辛三两　半夏半升　杏仁半升　大黄三两

**【用法】**上八味，以水一斗，煮取三升，去滓，温服半升，日三。

**【功用】**温肺化饮，兼苦寒泄热。

**【主治】**若面热如醉，此为胃热上冲熏其面，加大黄以利之。（第十二　40）

**【方解】**苓甘五味加姜辛杏汤温肺化饮，宣利肺气；大黄苦寒泄热，降胃气。

**【方论】**水饮有挟阴之寒者，亦有挟阳之热者，若面热如醉，则为胃热随经上冲之证，胃之脉上行于面故也，即于消饮药中，加大黄以下其热。与冲气上逆，其面翕热如醉者不同，冲气上行者，病属下焦阴中之阳，故以酸温止之，此属中焦阳明之阳，故以苦寒下之。（《金匮要略心典》）

**【临床应用】**

**1. 咳喘** 王某，女，55 岁，营业员，于 1977 年 5 月来门诊。主症：咳嗽喘累，临冬复发，冬至加重，惊蛰减轻，如此反复发作 10 余年。曾于市属某医院多次住院治疗，诊为“①慢性支气管炎，②阻塞性肺气肿，③肺心病?”经西药治疗，当时好转，如遇外邪病又复发，家人为之苦恼。此次复发，除上述症状外，面热如醉，大便3日未解，即有解者，大便如羊矢状。每解便之后，喘累加重，脉细数，舌苔薄白，质红津乏。据此脉证，系水饮犯肺，通调失司，故大便秘，以苓甘五味加姜辛半杏大黄汤泄热消饮治之。药用：茯苓15g，甘草3g，五味子9g，干姜9g，细辛3g，半夏9g，杏仁12g，大黄12g（泡开水冲服），加全瓜蒌18g。

服1剂后，大便已解，面热如醉消失。前方去大黄，加北沙参24g，再服1剂各症均减。后以生脉地黄丸调其善后而愈。［刘立新．学习《金匮》用小青龙及其变方治喘咳的体会．成都中医学院学报，1982，(2)：41］

**2. 癫痫**　樊淡报道以苓甘五味加姜辛半杏大黄汤治疗癫痫大发作102例，其中缓解（发作完全控制，追访2年无复发者）27例；显效（发作症状、时间、次数均挫减50%以上者）54例；好转15例，无效6例，总有效率94.5%。［樊淡．苓甘五味加姜辛半杏大黄汤治疗癫痫大发作102例小结．国医论坛，1988，(2)：31］

**【临证提要】**本方可用于寒饮蕴肺兼胃热而体虚者，症见咳喘，胸满，呕吐，面热如醉，大便秘结，腹满，舌苔黄腻，脉沉弦等。

桂苓五味甘草汤、苓甘五味姜辛汤、桂苓五味甘草去桂加姜辛夏汤、苓甘五味加姜辛半夏杏仁汤、苓甘五味加姜辛半杏大黄汤五方，是为患支饮而又体虚者，服用辛温发散之小青龙汤后变证迭出的治疗方。

桂苓五味甘草汤证属支饮上盛而下焦阳虚，服小青龙汤温散后，发越阳气而引动冲气，虚阳上浮，属虚。以手足厥逆，气从少腹上冲胸咽，面翕热如醉，小便难，时时眩晕，无呕吐为主症。苓甘五味姜辛汤证为服桂苓五味甘草汤后冲气已平但支饮又发，以咳嗽胸满加剧为特征。桂苓五味甘草汤去桂枝加姜辛夏汤证属饮邪内盛，水气有余而逆，以呕吐、口不渴、头晕目眩为主症。苓甘五味加姜辛半夏杏仁汤证为水饮迫于肺，肺卫之气壅滞不通，以头面肢体浮肿，胸闷气喘为主症。苓甘五味加姜辛半杏大黄汤证为水饮内停，胃热随经上冲于面，以面赤口干，咳嗽胸满呕吐为主症，依其加大黄推之，尚应有大便干结。

# 消渴小便不利淋病脉证治第十三

## 栝楼瞿麦丸

**【组成】** 栝楼根二两　茯苓　山药各三两　附子一枚，炮　瞿麦一两

**【用法】** 上五味，末之，炼蜜丸如梧子大，饮服三丸，日三服。不知，增至七八丸，以小便利，腹中温为知。

**【功用】** 温阳利水，润燥止渴。

**【主治】** 小便不利者，有水气，其人若渴，用栝楼瞿麦丸主之。（第十三10）

**【方解】** 本方君以附子温阳化气，消下积之冷；臣以栝楼根、山药润燥生津，滋上浮之焰，佐茯苓健脾渗利水饮，瞿麦渗湿利尿，导水于下；诸药合用，温阳润燥，相反相成，并行不悖，则阳渐回，津自生。

**【方论】** 此下焦阳弱气冷，而水气不行之证，故以附子益阳气，茯苓、瞿麦行水气。观方后云"腹中温为知"可以推矣。其人若渴，则是水寒偏结于下，而燥火独聚于上，故更以薯蓣、栝楼根，除热生津液也。夫上浮之焰，非滋不熄；下积之阴，非暖不消；而寒润辛温，并行不悖，此方为良法矣。欲求变通者，须于此三复焉。（《金匮要略心典》）

**【临床应用】**

**1. 糖尿病**　罗某，女，72岁，1996年11月19日初诊。口渴，尿多伴尿中大量泡沫半年。诊时述口渴喜热饮，量多，每日约3000～4500ml，同时尿量明显增多并含大量泡沫，排尿时有不爽利感，颜色较清亮。食欲尚正常，食量无明显改变。全身畏寒，伴有腰膝酸软，外阴瘙痒。查尿糖（+++），空腹血糖8.9mmol/L。诊断为糖尿病。患者要求中药治疗。查舌质淡、苔白，脉沉细无力。辨证为阴阳两虚之下寒上燥证。予栝楼瞿麦丸治疗。

处方：栝楼根30g，瞿麦20g，山药45g，茯苓30g，附子45g（先熬，去麻味），蛇床子20g（包熬）。

水煎服，每日3次。服药2剂后，口渴开始减轻，尿量亦随之减少，尿中泡沫不似以前严重。药中病机，效不更方，再进10剂，上述症状大部分消失。上方附子减为30g继续治疗，前后共进30余剂，一切症状消失，复查尿

糖阴性，血糖降至正常（4.8mmol/L）。遂以栝楼根30g，瞿麦15g，山药30g，茯苓15g，附子20g（先熬，去麻味）巩固治疗1月，2次复查血糖正常，尿糖阴性而停药。随访1年未复发。[刘登祥．栝楼瞿麦丸加味治疗糖尿病27例．四川中医，1999，17（1）：24]

**2. 胆囊炎（胁痛兼消渴）** 宿某，女，56岁，已婚，农民，1986年6月13日初诊。主诉右胁下疼痛3个月，伴口苦多饮10余天。曾做B超示："胆囊炎"，在家用"利胆片"、"庆大霉素"等治疗，胁痛减轻，但口苦、咽干加重。近10余天来，口渴，喝水甚多。每晚约喝3暖瓶水后仍不解渴，查尿糖（-）。诊见舌暗红苔薄黄，脉沉弦。细问小便稍黄而不利，余忆《金匮》："小便不利者，有水气，其人若渴，栝楼瞿麦丸主之。"此乃少阳枢机不利，三焦气化受阻所致。

处方：栝楼根15g，瞿麦12g，茯苓15g，山药15g，熟附子6g。

水煎服，2剂后。自觉胁痛减，口苦咽干亦差。继服2剂。苦渴已解，随访10年，未发。[王善海．张梅医案．福建中医药，1998，（6）：29]

**3. 肾炎（水肿）** 张某，男，30岁，售货员。1985年10月6日初诊。3年前头面及下肢浮肿，腰痛，小便不利，时有尿频，诊为"肾炎"。经治病情得到控制，然未有明显缓解，尿蛋白持续在（+++～++++），颗粒管型（++），红细胞、白细胞一般在15～20。现症口渴喜热饮，渴甚时夜不能寐，头面及下肢浮肿，小便不畅，腰酸痛，腰及小腹部畏寒凉，身倦乏力，大便溏。脉沉细尺弱，舌淡红，苔白乏津。面色㿠白少泽，按小腹部凉。尿常规：蛋白、颗粒管型（++），白细胞15～20，红细胞7～8。

诊断：水肿，腰痛（脾肾阳虚水气内停）。

立法：温肾土，化气利水消肿。

处方：栝楼瞿麦丸加减。

天花粉24g，瞿麦15g，石韦15g，枸杞15g，附子9g，茯苓12g，山药15g，白术15g，黄芪15g，菟丝子15g

上方服至15剂后，查尿常规：蛋白（±），红细胞0～1，颗粒管型偶见，口渴大减；腰酸腹冷，小便不利亦有所减轻，仍时有颜面肢体胀感。继服本方加服桂附地黄丸，服至3个月，诸症消失。尿常规：蛋白（-）～微量，白细胞0，颗粒管型等消失，追访半年病情稳定。[丁小燕．栝楼瞿麦丸异病同治的体会．北京中医，1992，（6）：39-40]

**4. 泌尿系感染（淋证）** 王某，女，82岁，家庭妇女。1986年11月8日初诊。3年前因腰痛，小便频急痛而到医院就诊，诊为急性泌尿系感染，经中药治疗有所缓解，但时作时休，入冬以来复作。现尿时不甚赤涩，但淋沥不尽，间有尿急尿痛，下肢酸软，身倦疲惫，腰酸痛，小腹部自觉灼热而痛，但按之冷，口渴不能饮冷，大便不畅。舌质淡，苔薄乏津，脉沉弦。尿常规蛋白（++），白细胞15~20，红细胞10~15。

诊断：淋证（肾阳不足，膀胱湿热）。

立法：温补肾阳，利水通淋。

处方：栝楼瞿麦丸加味。

瞿麦24g，石韦15g，车前子（包煎）15g，附子12g，山药15g，茯苓15g，天花粉12g，萹蓄12g，白芍12g，甘草6g。

3日后复诊，尿淋沥不尽，下肢酸软，腰痛腹冷明显减轻，口渴减。尿常规：蛋白微量，白细胞1~3，红细胞0~1，上皮少量，继服本方，1个月后改服桂附地黄丸以巩固疗效，追访半年，未发作。［丁小燕．栝楼瞿麦丸异病同治的体会．北京中医杂志，1992，(5)：39-40］

**5. 带下症** 予某，女，48岁，干部。1986年11月2日初诊。1年来，带下量多，质稀薄色淡，有时亦夹有黄带无秽味，腰酸腿沉，小腹怕凉，尿频，口渴甚，但不能饮，大便溏薄，月经前后不定期半年，经水量少色淡无瘀块。面色苍黄，脉沉左关弦、尺弱，舌质淡暗，苔白腻。诊断：带下症（下焦阳虚，脾湿下注，津不上布）。

立法：温补脾肾，祛湿止带。

处方：栝楼瞿麦丸加味。

白术30g，茯苓12g，山药30g，天花粉12g，瞿麦9g，附子9g，当归9g，煅龙牡各18g。

5剂后，腰酸腹冷、白带多、口渴等明显减轻，继服10剂，以上诸症消失，带下痊愈。又连服3个月，月经期亦基本正常，月经量多色红，半年后因他病来诊，曰：带下病未见发作。［丁小燕．栝楼瞿麦丸异病同治的体会．北京中医杂志，1992，(5)：39-40］

**6. 糖尿病合并肾病型水肿** 卢某，女，45岁。1995年5月4日来诊。罹患糖尿病7年余，患者全身浮肿，大量蛋白尿，反复发作3年有余，西医诊断为糖尿病合并肾病型水肿，曾多次住院治疗，用过利尿剂及中草药。本次就诊前因患感冒症状加重，经按上述疗法医治无效，延余诊治。诊时全身浮肿，皮肤有裂纹，腹部胀满，两膝至踝部浮肿明亮，按之没指，凹陷，不易起，腰部酸重，手足不温，口苦渴，不欲饮，尿频短、清白，面色灰暗，舌苔白滑，舌质淡，边现齿痕，脉沉弱。尿检：蛋白（+++），红细胞（+），白细胞1~3，上皮细胞（+），尿糖（++），颗粒管型0~5，酮体（+），空腹血糖：8.2mmol/L。血生化：尿素氮15.1mmol/L；二氧化碳结合力：15.2mmol/L，治以温肾化气，润燥生津，佐以化瘀利水。

处方：茯苓30g，天花粉20g，瞿麦20g，附子20g（先煎），山药15g，泽兰15g，泽泻15g，桂枝30g，益母草50g，黄芪30g，车前子15g，大腹皮15g，白茅根50g。

水煎服，日服2次。上方连服9剂后，全身浮肿悉退，腹部胀满消失，腰酸重好转，口渴显减，舌苔薄白，脉沉缓无力，易用玉液汤（张锡纯方）健脾益气，补益肾阴，冀以巩固疗效，图治其本。

处方：山药20g，黄芪30g，知母15g，鸡内金15g，五味子5g，天花粉15g，山茱萸15g，苍术15g，玄参15g，陈皮15g，生地30g，牡丹皮15g。

连服30剂，诸症悉除，复查尿8项阴性，血生化正常，空腹血糖7.0mmol/L，嘱其继续服用糖尿病药，经随访5年未复发，且一直坚持。[王燕桐．栝楼瞿麦丸加味治疗糖尿病合并肾病型高度水肿2例．吉林中医药，2001，(6)：58]

**7. 遗尿** 陈某某，男，7岁。1980年2月5日诊。素体虚弱平时惯有遗溺，近来食欲欠佳，口渴引饮。小便短濒，夜间遗溺2~3次，面色㿠白，神倦乏力，舌质淡，脉细迟。

遂予天花粉、枸杞子各6g，翟麦、补骨脂各5g，怀山药15g，茯苓、黄芪、巴戟天各10g，炮附子3g。

服5剂后，遗溺次数减少，渴止，原方加菟丝子5g。续进5剂，遗溺停止，症状改善。[陈传钗．栝蒌瞿麦丸治疗遗尿．浙江中医杂志，1985，(3)：113]

**8. 产后阴户内收** 李某，女，26岁，农民。产后六七日，下利腹胀，大便带脓性黏液。前医用白头翁汤加阿胶、甘草治之，本为正治。但服药半月，虽利止，而后出现全身性水肿，不能食，小便不利，口渴而饮不多，卧床不起，病势严重。家人惊叹，谓月后伤寒，必有一险。旋即邀余诊治。病者自述："解溲时下身内收难受"。症见全身浮肿，腹部胀大，额面㿠白，口唇淡暗，舌质胖嫩，苔薄淡白，脉象沉细而微。证属脾肾虚寒，治当温肾益脾，利水消肿。选《金匮要略》栝楼瞿麦丸加味，处方：天花粉15g，附子15g（先煎），山药30g，瞿麦18g，茯苓30g，肉桂6g，水煎服。

1剂后，小便通；2剂尽，小便利，始能食；3剂尽，肿全消，能自下床，惟精神尚差；4剂则以参苓白术散加附子调理半月而完全复康。[刘德成．栝楼瞿麦丸治疗产后阴户内收．四川中医，1983，(2)：38]

**【临证提要】**本方证属体虚寒而见小便不利、腹水或下肢重者。在上可兼眩晕、烦热、失眠，在下可有畏寒、肢冷、腹冷、腰以下肿，脉沉等。对阳虚气化不利，水停不行，上喘、中胀、下癃的慢性肾炎，尿毒症，心源性水肿，产后水肿，石淋及前列腺肥大所致的癃闭，小便不利尤效。

## 蒲灰散

【组成】蒲灰七分　滑石三分

【用法】上二味，杵为散，饮服方寸匕，日三服。

【功用】清热利湿，通利小便。

【主治】小便不利，蒲灰散主之，滑石白鱼散、茯苓戎盐汤并主之。（第十三　11）

【方解】本方由蒲黄、滑石二药组成。蒲黄凉血，化瘀，止血，利尿，滑石利水通淋，清热祛湿，二药合用可清热利尿，消瘀活血止血。

【方论】蒲，香蒲也。宁原云“香蒲去湿热，利小便，合滑石为清利小便之正法也。”（《金匮要略心典》）

【临床应用】

**1. 水肿**　王一仁在广益医院治病，有钱姓男子，腹如鼓，股大如五斗瓮，臂如车轴之心，头面皆肿，遍体如冰，气咻咻若不续，见者皆曰必死。一仁商于刘仲华，取药房中干菖蒲一巨捆，炽炭焚之，得灰半斤，随用滑石和研，用麻油调涂遍体，以开水调服 3g，日 3 服。明日肿减大半，一仁见有效，益厚涂之，改服 6g，日 3 服。3 日而肿全消，饮食谈笑如常人。乃知经方之妙，不可思议也。［曹颖甫．金匮发微．北京：学苑出版社，2008：135］

**按**　以此案观之，蒲灰散利水之功甚佳，蒲灰，为大叶菖蒲烧灰。

**2. 茎中灼热抽痛**　李某某，男，46 岁，1995 年 8 月 14 日初诊。1 年多来尿道内阵发性灼热抽痛，发作无规律，有时呈一过性。有时达 30 分钟左右。平时有腰膝酸困，偶有梦遗。经多次尿检验，前列腺检查未见异常。曾服西药抗菌消炎及中药龙胆泻肝丸、导赤散等，症状反复发作，终未消失。此次茎中灼热抽痛已月余，发作时灼热难耐，心情烦躁，夜寐不安，而小便时并无涩滞不畅感，口渴饮水不多，纳食尚可。查舌暗红，苔薄黄，脉弦略数。鉴于前已数用清利而效不著，辨为湿热下注，血络瘀阻。选用蒲灰散加味：

蒲黄 12g（包煎），滑石 30g（包煎），木通 6g，甘草梢 10g，丹皮 12g。

5 剂，每日 1 剂，水煎服。药后茎中灼痛大减，仍心烦少寐，口渴不欲饮，舌暗苔薄欠津。上方加生地、白芍各 15g，琥珀 3g（研冲），以凉血护阴，除烦安神，且琥珀有行瘀通淋作用。如此出入 10 余剂，患者茎内灼痛消失，仍口渴，腰困，舌暗苔少，脉弦细。给予知柏地黄丸惆理，半年后随访未再发作。［李成河．蒲灰散治验 2 则．山西中医，1997，13（6）：27－28］

**3. 经期浮肿** 刘某某，女，38 岁，1996 年 6 月 20 日初诊。患者每逢经期则下肢浮肿 3 年余，近半年来经期浮肿加重，伴身重乏力，不思饮食，不能坚持上班。曾经妇科、泌尿科等检查，未见器质性病变。肿时服西药利尿药肿虽退而乏力更甚。也曾服中药但用药时症状减轻，至下次经来则复肿如初。此次来诊适值经前 2～3 天，面肢浮肿，两小腿肿甚，按之凹陷，手足发冷。曾用五苓散、《傅青主女科》健固汤等。查舌质暗，体略胖，苔腻，脉濡数。思前用方药健脾利水似已对证，因何症状反复；再细问经期见症：小腹坠胀，经来量少色紫且质稠有块，伴排尿前股内抽憋，尿后余沥感。反复揣度，始悟此系湿热蕴结下焦，日久血分壅瘀，影响气化所致，当用清利行瘀调经。结合水肿，经行不畅，四末发冷及舌脉所见，忆及《金匮要略》"厥而皮水者，蒲灰散主之"，药用：蒲黄 12g（包煎），泽兰 12g，益母草 30g，防己 12g，车前子 20g（包煎），赤芍 15g。3 剂，每日 1 剂，水煎服。

6 月 24 日二诊：服药中经血来潮，血色暗红量较前次多。小腹坠胀，股内抽憋减轻，小便量多，肿势减轻，苔腻稍退。为防行瘀太过，原方去赤芍，泽兰、益母草减量续服 4 剂。6 月 30 日三诊：药后经尽肿退，尿后余沥消失，手足转温，仍乏力厌食，舌暗苔薄，脉濡缓，湿去瘀行而脾虚之象已著，给予归芍六君子汤调理。连续观察 2 个周期，仅在经期下肢轻度浮肿，乏力，余症未复发。用健脾益气利水调理巩固 3 个月经周期而水肿未再复发。［李成河．蒲灰散治验 2 则．山西中医，1997，13（6）：27－28］

**4. 血淋** 郑姓，男，32 岁。患者 5 天来，发热，体温 38.3℃，口渴思饮，小便不畅，尿色深黄，有时夹有血尿，尿痛、尿频、少腹拘急。脉象滑数，舌苔黄腻。尿常规检查：红细胞（＋＋＋＋），脓细胞少量。病乃湿热下注，膀胱不利，邪在血分。治当清热利尿，佐以通淋化窍。方拟蒲灰导赤散加味。

处方：蒲黄 3g，滑石 12g，生地 20g，木通 5g，竹叶 10g，甘草 5g，小蓟 15g。

连服 4 剂，发热渐退，体温 37.3℃，小便比前通畅，血尿已止。尿检：红细胞（＋）。湿热渐去，膀胱通利，原方去木通，加藕节，再服 3 剂，小便清利，邪热退清，病即痊愈。［张谷才．从《金匮》方来谈瘀血的治疗．辽宁中医杂志，1980，（7）：2］

**5. 血精** 患者某男，38 岁，干部。1987 年 12 月 7 日就诊。主诉：连续数次性交后发现，其精液皆为暗红色，且浑浊不清，又发现于小便之末做提肛动作时，余沥亦为暗红色之浑浊液，并伴有尿急尿频，尿意不尽，尿黄赤而短等症。诊见有：面色不华，舌质红，有散在瘀点，舌苔黄腻，根部尤甚，脉弦而数，尺现滑象。此乃湿热下注，热瘀互结之血精症。治宜清利湿热，化瘀活血，凉血止血。拟蒲灰散加减。处方：生蒲黄 70g，滑石 10g，炒山栀 30g，赤芍 30g，当归 30g，生地 10，木通 30g，赤茯苓 30g，生甘草 30g。共为细末，每次 15g，水煎连渣服之，日 3 次。

上药分 6 天服完后，尿急尿颇，尿意不尽等明显缓解，尿色转为淡黄，余沥偶见白浊，舌质较前转淡，黄腻之苔转薄。效机大见，仍宗原意治之。处方：生蒲黄 280g，滑石 120g，炒山栀 120g。共为细末，每次 10g，水煎连渣服之，日 3 次。按法施治 2 周后，诸症悉除，精液清稀如常。嘱其节房事，停药观察。近 1 年未见复发。[范立金．蒲灰散加味治愈血精一例．中医杂志，1989，(4)：46]

**6. 急性黄疸型肝炎** 孟某，女，54 岁，农民，1985 年 6 月 15 日诊。肝功能检查：黄疸指数 25 单位，谷丙转氨酶 320 单位（正常值 40 单位以下），麝浊 21 单位（正常值 6 单位以下），西医诊断为急性黄疸型肝炎。症见面目俱黄，四肢酸软，脘闷胁痛，厌油腻，恶心，不思饮食，口苦而干，大便如常，小便赤短，舌质黯红，苔黄厚而腻，脉弦数有力。证属阳黄，湿热蕴结，以热邪偏重，拟蒲灰散加清热燥湿，理气活血之品。

处方：生蒲黄 25g，滑石 20g，苦参 12g，栀子 9g，黄芩 9g，川楝子 12g，丹参 18g，郁金 15g，枳壳 9g，车前子 20g，水煎服，每日 1 剂。

服上方 10 剂，黄疸消退，胃纳增加，脘闷胁痛大减，舌苔薄黄微腻。肝功能检查：黄疸指数 5 单位，谷丙转氨酶正常，麝浊 9 单位。效不更方，上方每两日服 1 剂，减其制以巩固疗效。1985 年 7 月 5 日（治疗 20 日）自觉症状消失，查肝功能均正常。经回访，10 月底第三次查肝功能未见异常。[于世良．浅谈蒲灰散治疗急性黄疸型肝炎．河北中医，1989，(2)：9]

**7. 膏淋** 邱某，女，28 岁，农民。主诉：小便混浊如米泔，排尿时尿道口热涩疼痛，痛势放散至小腹及两股侧，尿时淋沥不畅，舌质红，苔白根腻，脉数。素来嗜食辛辣食物，湿热久蕴，结于下焦，气化不行，致尿色混浊，排尿淋沥，热涩疼痛。诊断为湿热久蕴下焦之膏淋，宜利水通淋，清化湿热。用蒲灰散加三妙：蒲黄 24g，滑石 24g，苍术 10g，黄柏 12g，牛膝 12g，连服 7 剂而取效。[郑大正．《金匮》蒲灰散的应用．云南中医学院学报，1986，9 (1)：31]

**8. 其他**

(1) 史宏用蒲灰散合白头翁汤化裁治疗淋菌性尿道炎 36 例，结果痊愈 21 例，有效 12 例，无效 3 例。总有效率 91.67%。治愈病例中有 10 例经 1 年随访，未见复发。[史宏．蒲灰散合白头翁汤化裁治疗淋菌性尿道炎 36 例．广西中医药，1997，20 (3) 16－17]

(2) 严娟用蒲灰散加味煎剂治疗老年性尿路感染 68 例。结果治愈 54 例，好转 10 例，无效 4 例，总有效率 94.1%，优于对照组 65% 的有效率。[严娟，朱梅．蒲灰散加味治疗老年性尿路感染临床疗效观察．中国校医，1998，12 (6)：449－450]

【临证提要】凡是具有小便不利，茎中疼痛而有浮肿，腹胀等症状者，用蒲灰散比较合适。该方多用于治疗膀胱湿热又有瘀血所致小便不利证，现多用于热淋，如细菌性尿道炎、急性肾盂肾炎等。

## 茯苓戎盐汤

【组成】茯苓半斤　白术二两　戎盐弹丸大，一枚

【用法】上三味，先将茯苓，白术煎成，入戎盐，再煎，分温三服。

【功用】补脾益肾，清湿利热。

【主治】小便不利，蒲灰散主之，滑石白鱼散、茯苓戎盐汤并主之。（第十三　11）

【方解】本方茯苓、白术补脾利湿，戎盐（大青盐）咸寒清热，助肾益精，故可治疗脾肾两虚，兼有湿热的小便不利。

【方论】《纲目》：戎盐即青盐，咸寒入肾，以润下之性，而就渗利之职，为驱除阴分水湿之法也。

【临床应用】

**淋证**　文某，男，40岁，业农，于1958年7月前来就诊。自诉从3月份起，小便微涩，点滴而出，至4月上旬溺时疼痛，痛引脐中，前医投以五淋散连服5剂无效。诊其脉缓，独尺部细数，饮食正常。予踌躇良久，忽忆及《金匮要略》淋病篇有云“淋之为病，小便如粟状，痛引脐中”等语，但有症状未立治法。又第二节云：苦渴者，瓜蒌瞿麦丸主之。但此病不渴，小便频数，经查阅余无言《金匮释义》曰：不渴者茯苓戎盐汤主之，滑石白鱼散并主之。遂将两方加减变通，处方如下：茯苓24g，白术6g，戎盐6g，化滑石18g，去发灰、白鱼，易鸡皮6g，冬葵子9g。

嘱患者连服8剂，日服1剂，每剂2煎，每次放青盐3g，煎成1小碗，每碗2次分服，忌鱼腥腻滞、辛辣之物。据患者自述吃完8剂后，中午时忽觉小便解至中途突有气由尿道中冲射而出，尿如涌泉，遂痛止神爽，病即若失。再诊其脉已缓和，尺部仍有弦数，此系阴亏之象，继以猪苓汤合芍药甘草汤育阴利小便而愈。［贺昌．膀胱结石治验3例．江西中医药，1959，(10)：30］

【临证提要】戎盐，即青盐，味咸性寒，有治溺血、吐血、助水脏、益精气之功。本方主要用于尿后余沥不尽，小便不黄，刺痛不明显，饮食减少，身体瘦弱，心下悸，腰膝酸软，四肢无力，舌淡苔白等症。

蒲灰散、滑石白鱼散、茯苓戎盐汤三方并治小便不利，而其侧重不同。蒲灰散，主治湿胜热郁之小便不利；滑石白鱼散，为水与血并结膀胱之方治也；茯苓戎盐汤，为膏淋、血淋阻塞水道通治之方。

# 水气病脉证并治第十四

## 越婢汤

【组成】麻黄六两　石膏半斤　生姜三两　大枣十五枚　甘草二两

【用法】上五味，以水六升，先煮麻黄，去上沫，纳诸药，煮取三升，分温三服。恶风者，加附子一枚，炮；风水加术四两。

【功用】发越水气，清解郁热。

【主治】风水，恶风，一身悉肿，脉浮不渴，续自汗出，无大热，越婢汤主之。（第十四　23）

【方解】本方君以麻黄宣散水湿；臣以石膏发越水气，清解郁热；佐以生姜、甘草、大枣调和营卫，补益中气，使邪去而正不伤。恶风者加附子，以汗多伤阳，附子有温经化气，复阳止汗之力；水湿过剩，再加白术健脾除湿，表里同治，以增加消退水肿的作用。

【方论】麻黄之发阳气十倍防己。乃反减黄芪之实表，增石膏之辛寒，何耶？脉浮不渴句或作脉浮而渴，渴者热之内炽，汗为热逼，与表虚出汗不同，故得以石膏清热，麻黄散肿，而无事兼固其表耶。（《金匮要略心典》）

【临床应用】

**1. 肾炎水肿**　胡希恕医案：佟某，男，63岁，初诊日期1965年7月6日。因慢性肾炎住某医院，治疗3个月效果不佳，尿蛋白波动在（+）~（+++），无奈要求服中药治疗。近症：四肢及颜面皆肿，皮肤灰黑，复大脐平，纳差，小便量少，汗出不恶寒，舌苔白腻，脉沉细。此属水饮内停，外邪郁表，郁久化热，与越婢汤方：麻黄12g，生姜10g，大枣4枚，炙甘草6g，生石膏45g。

上药服2剂，小便即增多，喜进饮食，继服20余剂，浮肿、腹水消，尿蛋白（-），病愈出院。［冯世纶，等．经方传真（修订版）．北京：中国中医药出版社，2008第2版：93］

**2. 急性支气管炎**　刘某，女，35岁，教师。发热，咳嗽，咳黄痰，胸闷气急4天，体温最高达39℃，舌苔黄腻，脉数有力。查体：两肺散在哮鸣音。胸透：两肺纹理增重。辨证：风热壅盛，肺气上逆。治宜宣肺平喘，止咳化痰。

麻黄15g，百膏15g，甘草6g，前胡12g，桔梗12g，黄芩12g，杏仁9g，桑白皮5g，鱼腥草30g。

共服10剂，诸症悉平。[李跃进．越婢汤治验2则．河北中医，1998，20（4）：5]

**3. 肝硬化（臌胀）** 李某，男，48岁，1999年10月6日初诊。主诉：腹胀、尿少、下肢浮肿间作2年，加重1月。患者2年前因劳累后出现腹胀，神疲乏力，尿黄少。某医院诊断为：肝炎后肝硬化。住院后经输注白蛋白，口服氢氯噻嗪、安体舒通等治疗，腹水消失，症状减轻出院。1月后上症复作，转求中医治疗。曾服小柴胡汤、胃苓汤、枳术散等，同时间断抽取腹水，输注白蛋白，口服利尿药，症状反复发作。1月前因饮食不节，情志不舒，症状加剧，经多方求治无效来诊。诊见：腹胀如鼓，青筋显露，双下肢可凹性水肿，尿少色黄，大便燥结，形寒肢冷，舌紫暗，苔厚腻水滑，脉沉细涩。慢性病容，心肺未见异常，肝未触及，肝区叩击痛，腹壁静脉曲张，脾大至脐，质软无结节，移动性浊音存在，腹围110cm，双膝关节以下高度可凹性水肿。B超检查示：肝脏大小正常，表面粗糙，肝实质回声增强增粗，门静脉内径1.4cm，脾大，大量腹水。肝功能检查：谷丙转氨酶120U，白蛋白26g/L，总蛋白56g/L。乙肝两对半：HBsAg（+），HBeAb（+），HBcAb（+）。肾功能、电解质、血尿便常规、心电图、X线胸片均正常。胃镜检查示：食道静脉曲张（中度）。西医诊断：肝炎后肝硬化。中医诊断：臌胀，证属肝郁脾虚，肾阳衰微，水湿内聚。治以温肾健脾，疏肝活血，利水消肿。

处方：麻黄、生姜、附子各15g，石膏、炙甘草、白芥子、牵牛子、柴胡、赤芍、鳖甲、槟榔各10g，白术、泽兰、桃仁、大腹皮各30g，车前子20g，大枣6枚。

每天1剂，水煎服。服3剂后大便通泻4次，小便畅利，微汗出。服7剂后腹胀明显减轻，下肢水肿消退，腹围缩小至98cm。坚持服药1月余，腹水消失，下肢水肿亦消退，腹围缩至80cm。B超复查腹水消失。建议患者行食道静脉硬化或套扎治疗，因患者自身原因未予治疗。以上方改汤为散，每服6g，每天3次，随访2年未发。后患者于2003年秋收劳累，进食坚硬食物导致上消化道大出血，未及抢救而死亡。[曹生有．越婢汤加味治疗肝硬化．新中医，2009，41（11）：129－131]

**4. 甲状腺功能减退症（水肿）** 阮某，女，52岁，2002年3月5日初诊。主诉：疲乏、畏寒、无汗、周身渐进性水肿近1年。患者1年前因情志不调而出现神疲乏力、纳差、少言懒动，在当地卫生院曾以感冒经治疗1月余无效，且全身发紧，水肿后经检查甲状腺功能：血清促甲状腺素（TSH）36U/L；$T_4$ 47nmol/L；$T_3$ 0.8nmol/L。诊为甲状腺功能减退症。曾以甲状腺素片，中药金匮肾气汤、羌活胜湿汤、阳和汤加减等治疗半年余，症状无明显改善而来诊。诊见：周身呈非可凹性水肿，畏寒无汗，手足不温，乏力懒言、便秘、纳差、皮肤干燥粗糙，舌淡青胖，边有齿痕，脉沉迟。心电图、血尿便常规均正常，B超检查示：肝、胆、脾、双肾、输尿管均无异常。西医诊断：甲状腺功能减退症；黏液性水肿。中医诊断：水肿，证属脾肾阳虚，水湿内停。治以温肾健脾，逐水利湿。

处方：麻黄、石膏各20g，生姜、附子、桂枝各15g，白术、泽兰、桃仁各30g，车前子18g，白芥子10g，细辛9g，通草6g，大枣12枚。

每天1剂，水煎服。西药维持服甲状腺素片。服7剂后，周身汗出，大便通畅，小便清利，畏寒水肿有所减轻。连服60余剂，诸症消失，仍维持服甲状腺素片。复查：TSH 9U/L，$T_4$123nmol/L，$T_3$ 1.8nmol/L。随访3年无复发。[曹生有．越婢汤治疗特发性水肿81例．新中医，2005，37（4）：76－77]

**【临证提要】**越婢汤加减以宣肺利水，对急性肾炎有较好疗效。临床可加连翘、益母草、生姜皮、茯苓加强清热利水消肿之功。若扁桃体肿大疼痛者可加射干、土牛膝；咳嗽可加杏仁、前胡；小便少者加车前子、牛膝。

## 防己茯苓汤

**【组成】**防己三两　黄芪三两　桂枝三两　茯苓六两　甘草二两

**【用法】**上五味，以水六升，煮取二升，分温三服。

**【功用】**健脾益肺，行水化湿。

**【主治】**皮水为病，四肢肿，水气在皮肤中，四肢聂聂动者，防己茯苓汤主之。（第十四　24）

**【方解】**君以防己，茯苓利水祛湿，臣以黄芪生用达表，益气利水，佐以桂枝与茯苓相配则通阳利水，从小便而出，甘草益气健脾，俾土旺制水，且可调和诸药

**【方论】**皮中水气，浸淫四末，而壅遏卫气，气水相逐，则四肢聂聂动也。防己，茯苓善驱水气，桂枝得茯苓，则不发表而反行水，且合黄芪、甘草，助表中之气，以行防己、茯苓之力也。（《金匮要略心典》）

**【临床应用】**

**1. 水肿**　男，28岁。病浮肿1年，时轻时重，用过西药，也用过中药健脾、温肾、发汗、利尿法等，效果不明显。当我会诊时，全身浮肿，腹大腰粗，小便短黄，脉象弦滑，舌质嫩红，苔薄白，没有脾肾阳虚的证候。进一

步观察，腹大按之不坚，叩之不实，胸膈不闷，能食，食后不作胀，大便每天1次，很少矢气，说明水不在里而在肌表。因此考虑到《金匮要略》上所说的“风水”和“皮水”，这2个证候都是水在肌表，但风水有外感风寒症状，皮水则否。所以不拟采用麻黄加术汤和越婢加术汤发汗，而用防己茯苓汤行气利尿。诚然，皮水也可用发汗法，但久病已经用过发汗，不宜再伤卫气。

处方：汉防己、生黄芪、带皮茯苓各15g，桂枝6g，炙甘草3g，生姜2片，红枣3枚。

用黄芪协助防己，桂枝协助茯苓、甘草、姜、枣调和营卫，一同走表，通阳气以行水，使之仍从小便徘出。服2剂后，小便渐增，即以原方加减，约半个月证状完全消失。

**按** 本案全身浮肿，腹大腰粗，小便短黄，但其腹按之不坚，叩之不实，胸膈不闷，能食不胀，此水不在里，而在肌表。患者并无外感风寒症状，故又决非风水，而是皮水。服用防己茯苓汤通阳行水，小便渐增，其他症状亦随之渐消，实属良方。［秦伯未．谦斋医学讲稿．上海科学技术出版社，1978：155－156］

**2. 妊娠性水肿（子胀）** 刘某，女，28岁，农民，妊娠7个半月，全身浮肿已2月余，开始踝部、下肢浮肿明显，继而全身浮肿，下肢为剧。曾在其他医院诊断为妊高征，服用多种利尿降压药效果不佳。于2002年7月8日来我院就诊。见面色㿠白，全身浮肿，下肢为剧，皮肤光亮，按之如泥，血压20.0/12.0kPa（150/90mmHg），伴头晕心悸，胸闷纳呆，尿少便溏，舌淡润，苔白腻。辨证属脾虚子肿，治宜健脾利水。用防己茯苓汤合白术散加减：防己、茯苓、白术、桂枝、麻黄各10g，黄芪、木香、独活各6g。服药3剂后肿消症减，再服5剂后水肿全消，后足月顺产一男婴。［王卫红．防己茯苓汤临床应用举隅．河南中医，2005，25（7）：47］

**3. 肝硬化腹水（臌胀）** 周某，男，62岁，农民，1985年12月10日诊。自诉患肝炎5年，近月余腹胀，纳呆，尿少，下肢肿。刻诊：面色黧黑，左颧及前颈有血痣4枚，形体消瘦，腹大有水，脉沉弦，舌淡紫苔薄白。查肝功能：黄疸指数6单位，麝浊>20单位，麝絮（+++），锌浊>20单位，谷丙转氨酶<40单位，白、球蛋白比值为2.10/5.20。HBsAg阳性。尿检：尿蛋白（+），红细胞（++）。B超探测：肝剑突下4cm，肋缘下2cm，余（-）。西医诊断：肝性腹水，肝肾综合征。此属脾失健运，肾摄无权，气虚血滞，水湿停留。治宜健脾益肾，活血导水。

拟防已、桂枝、红花各10g，黄芪、茯苓、泽兰各30g，灯心3g，济生肾气丸20g（分2次以药汤送服）。上方服30剂，腹水消失，仅两足微肿，饮食增加，二便如常，精神明显好转。继以归身、熟地、丹参、巴戟天等加入方内，服药半载，诸症悉退，久病获痊。1986年7月12日复查肝功能各项均达正常值，白球蛋白比值为3.85/2.10，尿检无异常。停药观察2年，情况一直良好。[海崇熙．防己茯苓汤加味治验四则．国医论坛，1989，(2)：18－19]

**4. 肌肉瞤动** 杨某某，女，53岁，农民。1985年10月12日就诊。患者近2年来常感四肢肌肉阵发性跳动，心烦不安，失眠多梦。来诊见：形体肥胖，面白脸肿，肢体肌肉瞤动，时作时止，甚则筋惕肉瞤，纳差乏力，小便短少。动则汗出，下肢轻度浮肿，舌质淡，苔薄白，脉沉弦，证属脾虚水泛，饮阻阳遏。治宜健脾制水，通阳化气。方用防己茯苓汤加味：防己15g，桂枝10g，茯苓30g，黄芪20g，炙甘草6g，附子、白术各10g，水煎服。

服药5剂小便增多，瞤动大减，继服5剂，诸症咸安。改以六君子汤调治逾旬，以防饮邪复聚。[张明亚．《金匮要略》经方应用．黑龙江中医药，1989，(4)：33]

**5. 肥胖** 丁某某，女，46岁，1979年3月16日诊。自诉近年来身体奇胖，伴有倦惰，头晕，胸闷稍劳则喘，行动艰难，经闭14个月。诊得身长158cm，体重90.5kg，肥胖对称，腹壁厚实，血压160/100mmHg，脉象弦滑，舌淡边有齿痕，苔白滑。此属脾阳虚衰，水停血闭。治宜益气利水，兼通血分。

拟防己、桂枝、红花各10g，茯苓、黄芪、马鞭草各30g，炙甘草5g。

服10剂，遇劳则喘闷减，月事通，头晕及倦惰亦有好转。原方减红花、马鞭草，加荷叶、泽泻、陈皮各10g，服30剂，腹壁柔软，体重及血压均有下降，症状基本消失。继以原方每周服5剂，约半年共服药180余剂，诸症悉除，体重下降至72kg，血压稳定在120/90mmHg，身体轻便，行动自如，停药观察2年，疗效巩固。[海崇熙．防己茯苓汤加味治验四则．国医论坛，1989，(2)：18]

**6. 泄泻** 彭某某，男，23岁，商人，1982年11月1日诊。素健。去秋贪食瓜果患泄泻，愈后屡有反复。刻诊：面目虚浮，足胫水肿，日泻3～5次，无腹痛及脓血，便呈水样，尿短少。舌淡胖苔白，脉濡缓。证属脾胃不健，输泄无权，水湿内聚为患。治宜培补中州，分利水谷。拟防己、桂枝、黄芪、车前子各10g，土炒陈皮、炙甘草各6g。

上方服5剂，小便转清长，大便渐实，便次减少。继服5剂，水泻止，肿胀消，食增病痊。后随访1年，末见反复。[海崇熙．防己茯苓汤加味治验四则．国医论坛，1989，(2)：19]

**7. 热痹** 熊某某，50岁，女。右下肢酸胀痛2年，近3个月来右膝关节肿胀灼痛，行走困难，骨科诊断为关节炎，经用保泰松、消炎痛及中药无效。

接诊时见患者面目浮肿苍黄，右膝明显肿胀灼热，活动受限。尿黄口苦，舌红苔淡黄薄腻，脉沉细弦数。血沉、抗“O”、尿检均正常。辨证风湿热痹。立法：祛风止痛，燥湿清热，益气利水。处方为防已茯苓汤合四妙散：防己15g，茯苓20g，黄芪20g，白术10g，苍术10g，黄柏10g，牛膝15g，薏苡仁30g，金毛狗脊10g。

服10剂浮肿疼痛均明显减轻，再服10剂灼热消失，行走尚可，能上班工作，后陆续再进10余剂巩固疗效，2年未见复发。［徐克明．应用防己茯苓汤的经验体会．江西中医药，1981，(4)，43］

**8. 痛风性关节炎** 刘友章以防己茯苓汤加减治疗痛风性关节炎26例。显效12例，好转54例，无效0例，总有效率100%，优于西医对照组总有效率92%。［刘友章．防己茯苓汤加减治疗痛风性关节炎疗效观察．现代中西医结合杂志，2005，14（15）：1976－1977］

**【临证提要】**本方功能通阳化气，利水消肿。故凡慢性肾炎，肝硬化腹水，营养不良性水肿，尿毒症，关节炎，心源性水肿等属阳气不宣，水气泛于肌肤者，症见面黄食少，便溏，肢体浮肿，小便少，心悸，四肢关节肿痛等，均可以本方加减治疗。

本方与防己黄芪汤均为治疗水肿病的常用方剂，本方重用茯苓，利水消肿之力较强，故用于浮肿较重之皮水病。而防己黄芪汤多用于风水病表气虚证。

## 越婢加术汤

**【组成】**麻黄六两　石膏半斤　生姜三两　大枣十五枚　甘草二两　白术四两

**【用法】**上六味，以水六升，先煮麻黄，去上沫，纳诸药，煮取三升，分温三服

**【功用】**疏风清热，调和营卫。

**【主治】**里水者，一身面目黄肿，其脉沉，小便不利，故令病水。假如小便自利，此亡津液，故令渴也。越婢加术汤主之。(第十四　5)

里水，越婢加术汤主之；甘草麻黄汤亦主之。(第十四　25)

**【方解】**君以麻黄发散风湿，白术健脾除湿，二者相合并行表里之湿；臣以石膏清郁热；佐使姜、枣、草调和营卫，健运脾胃。

**【方论】**越婢加术，是治其水，非治其渴也。以其身面悉肿，故取麻黄之发表。以其肿而且黄，知其湿中有热，故取石膏之清热，与白术之除湿。不

然，则渴而小便利者，而顾犯不可发汗之戒耶。或云：此治小便利，黄肿未去者之法。越婢散肌表之水，白术止渴生津也。亦通。（《金匮要略心典》）

【临床应用】

**1. 水肿** 胡希恕医案：宋某，男，19 岁，1966 年 3 月 18 日初诊。半月来发热，服 APC 热不退，渐出现眼睑浮肿，经某医院检查尿蛋白（+++），红细胞满视野，管型 2～4/HP，嘱住院治疗。因无钱，经人介绍而来门诊治疗。症见：头面及四肢浮肿，头痛发热 38℃～38.5℃，小便少，甚则一日一行，苔白腻，脉沉滑。此属外寒里饮、饮郁化热，治以解表利水、佐以清热，与越婢加术汤：麻黄 12g，生姜 10g，大枣 4 枚，炙甘草 6g，生石膏 45g，苍术 12g。结果：上药服 2 剂后，浮肿大减，尿量增多，3 剂后肿全消，6 剂后尿蛋白减为（+）。因出现腰痛，合服柴胡桂枝干姜汤，不及 1 个月，尿蛋白即转为阴性。休息 1 个月后参加工作。1966 年 12 月 6 日复查尿常规全部正常。[冯世纶，等编著．经方传真（修订版）．北京：学苑出版社，2008 年第 2 版：95]

**2. 水疱** 高某，男，44 岁。患者周身起大小不等的水疱已 4 个多月，虽经治愈，但外出见风即发。全身水疱大小不等，透明，疱破后流水清稀，微痒，上半身较多。身体健壮，食欲正常，脉大有力，舌红润苔少。此乃外风里水，风水相搏，壅于皮肤而发为水疱。治以散风清热，宣肺行水，用越婢加术汤。服 1 剂夜尿增多，继服 6 剂而愈，未再复发。[杨培生．越婢加术汤的临床运用．河南中医，1984，(4)：25]

**3. 角膜炎** 患者，41 岁，女，初诊于 1974 年 3 月。

病历：患者于 19 年前接受了右眼手术。以后看电灯时有像虹的七色光，头痛。被诊断为青光眼又一次接受手术，手术后有眼角膜混浊，结膜红，充血，眼球疼痛。怕光而不敢出去，常流眼泪和有眼屎。眼睛疲劳，全身倦怠。经过十几年，结果右眼的视力几乎等于零。

现症：体格矮小，稍肥胖，虚胖状。脸色一般，脉平，无舌苔，血压 130/80mmHg，两眼睑结膜充血，以右眼严重，角膜混浊，像只死眼。

《金匮要略》水气门记有“里水者，一身面目黄肿”，中风门记有“治肉极（目翳，角翳）……腠理开，汗大泄”。本患者属水毒体质，两眼结膜充血、流泪、怕光，相当于此条文。因而用《金匮要略》越婢加术汤治疗。服 14 日后长年苦脑的怕光消除，服 40 日后右眼视力稍能看见。5 月 22 日来我院时结膜充血减少，视力恢复很多，10 月 30 日来我院时患者说服药前的怕光、流泪、眼屎多、眼疲劳现象全部消失，右眼视力全部恢复，实在太感谢了。虽然此例不能认为痊愈，但从其恢复情况来看，疗效显著。[《汉方的临床》，1974 年 12 月：352]

**4. 慢性阻塞性肺气肿（肺胀）** 王某，男，76 岁，因“反复咳嗽咯痰

20年，复发加重伴喘息，双下肢水肿1周”入院，查体：精神差，体型偏瘦，端坐位，急性病容，口唇紫绀，颈静脉充盈，双下肺可闻及湿鸣音。咳嗽、咯痰、色黄黏稠。纳呆，舌质暗红，少苔，脉浮数。西医诊断：①慢性阻塞性肺疾病急性发作；②Ⅱ型呼吸衰竭；③右心衰。中医诊断：①肺胀（痰热蕴肺）；②肺阴虚。治疗：支气管舒张剂，利尿剂，糖皮质激素，抗生素及无创呼吸机辅助通气等。经治5天后，喘息缓解，纳差，双下肢水肿减轻。停用糖皮质激素，其余治疗不变。病程中患者乏力，食欲不振。第14天夜间病情加重，喘憋欲死，立即给予氨茶碱、糖皮质激素静脉推注后缓解。次日予糖皮质激素维持静滴。并给予越婢加术汤3剂：麻黄9g，石膏18g，生姜9g，白术20g，甘草5g，大枣5枚。

每日1剂，水煎服，不定时服。并逐渐减少糖皮质激素用量。3天后患者食欲增加，乏力减轻，精神明显好转，舌质红，苔微白，脉缓。继续以上治疗，20天后病情好转，要求出院。[李东方．越脾加术汤治疗慢性阻塞性肺疾病急性发作1例．吉林中医药，2009，29（4）：322]

**5. 氨苄青霉素过敏（药毒）** 高某，女，40岁，本院主管中药师。因“膀胱炎”住入内二科，注射氨苄青霉素后，面部呈凹陷性浮肿、泛黄、有点片状红斑，全身瘙痒，腰酸腿软，纳差尿少，少腹胀满，苔薄白腻，脉沉滑。法宜宣肺运中利湿，予越婢加术汤。麻黄、生姜各9g，生石膏30g，白术10g，大枣10枚，生甘草10g。

服3付后诸症基本消失。[姚建国．越婢加术汤治疗氨苄青霉素过敏．新疆中医药，1995，(1)：58]

**6. 蔬菜日光性皮炎** 刘某，女，31岁。于1988年5月3日因吃灰灰菜后2小时到田间劳动，次日晨即感到面部浮肿，两手背发痒、发紧，鼻尖部有一如黄豆大之血疱。白细胞$7.1\times10^9/L$，中性粒细胞0.64，淋巴细胞0.36。小便化验未见异常。诊为蔬菜日光性皮炎。投用越婢加术汤5剂后面部及两手背浮肿消退，鼻尖部血疱亦渐吸收而痊愈。随访2个月未复发。[涂纪昌．越婢加术汤治蔬菜日光性皮炎．中医杂志，1990，3（3）：42]

**7. 泌尿系疾病** 纪人兰以本方治疗泌尿系疾病取得满意疗效。其中24例患者中，男22例，女2例；年龄最小9岁，最大51岁。本组病例急性肾盂肾炎5例，慢性肾盂肾炎急发8例，尿路感染9例，肾结石2例。全部病例均经血、尿常规检查确诊。其中并经B超检查，发现有肾结石2例，肾积水1例。全部病例均用越婢加术汤加减治疗。血尿明显加白茅根，腰痛甚者加杜仲，气虚乏力加黄芪，阳虚水肿严重加黑附子。急性期日服1剂，病情缓解后2日1剂。结果24例患者经上法治疗，均症状消失，血、尿检查正常。其中排出结石2例，排出尿道息肉1例。肾积水治疗1例。[纪人兰．越婢加术汤治疗泌

尿系统疾病的体会. 云南中医中药杂志，1997，18（6）：13］

**【临证提要】**里水，指四水之一“皮水”。本篇第一条云：“皮水，其脉亦浮，外证胕肿，按之没指，不恶风，其腹如鼓，不渴，当发其汗。”其水之成，乃脾气虚弱，不能运化水湿；肺气不宣，通调水道失职，水湿泛滥于肌肤而成。临床以面目、肌肤水肿，小便不利为主症。至于其“脉浮”、“脉沉”，当视病情而论。初病，邪在表，其脉多浮；病进，水气盛，其脉多沉。对于皮水，治从太阴，以宣肺行水，健脾利湿为法，宜越婢加术汤。方用越婢汤宣肺行水，加白术以健脾渗利水湿。今多用于治疗急性肾炎水肿或慢性肾炎急性发作。

## 甘草麻黄汤

**【组成】**甘草二两　麻黄四两

**【用法】**上二味，以水五升，先煮麻黄，去上沫，纳甘草，煮取三升，温服一升，重覆汗出，不汗，再服。慎风寒。

**【功用】**解表发汗，利水除湿。

**【主治】**里水越婢加术汤主之；甘草麻黄汤亦主之。（第十四　25）

**【方解】**本方重用麻黄发表出汗，外行水气，益以甘草和中，且缓麻黄辛温燥烈之性。二药相伍，使水气从汗而解。

**【方论】**水火而上注，且卫气自密，包水而不汗者，则可径性任麻黄，而不必以石膏镇其发越，但用甘草托之、缓之，而已足矣。故亦主之也。（清·高学山《高注金匮要略》）

**【临床应用】**

**风水**　王某，男3岁，1983年10月27日由儿童医院转来本院。患儿1周前发热，咽痛经治疗热退，因汗出过多，其母用凉毛巾揩之，次日下午，患者脸、睑部出现浮肿，到某医院确诊为急性肾炎。用西药效微，转本院中医诊治。症见睑为卧蚕，全身浮肿，头面、下肢尤甚，其睾丸肿大如小杯，尿2日来几闭，不欲饮食，呼呼作喘，《金匮》云“气强则为水”，“风气相击”，治以：麻黄15g，甘草15g。水煎，频频而少喂。患儿家长每10分钟喂一勺，半剂尽，尿道口淋滴尿液，半小时后，第一次排尿（300ml），又隔45分钟，第二次排尿（700ml），此时喘促减，余嘱尽剂，夜间服5~6次，次日清晨，其肿大消，身漬漬汗出，该培土利湿剂善后。［顾正龙. 提壶揭盖法治疗风水关格. 中医药研究，1984，（1）：22］

**【临证提要】**本方证以水湿浸渍于肌里，阳气郁阻为主要病机。主要症见：皮水无汗，口不渴，小便不利，苔白滑，脉沉。麻黄能上宣肺气，下伐肾邪，外发皮毛之汗，内驱脏腑之湿，故仲景于水气病用之为主药。

## 黄芪芍药桂枝苦酒汤

**【组成】**黄芪五两　芍药三两　桂枝三两

**【用法】**上三味，以苦酒一升，水七升，相和，煮取三升，温服一升，当心烦，服至六七日乃解；若心烦不止者，以苦酒阻故也。

**【功用】**调和营卫，散水除湿。

**【主治】**问曰：黄汗之为病，身体肿，发热汗出而渴，状如风水，汗沾衣，色正黄如柏汁，脉自沉，何从得之？师曰：以汗出入水中浴，水从汗孔入得之，宜芪芍桂酒汤主之。（第十四　28）

**【方解】**本方桂枝、芍药调和营卫，配苦酒以增强泄营中郁热的作用；黄芪实卫走表祛湿，使营卫和调，水湿得去，卫气得行，营热得泄，诸症可解。

**【方论】**黄汗之病，与风水相似，但风水脉浮，而黄汗脉沉，风水恶风，而黄汗不恶风为异，其汗沾衣色正黄如柏汁，则黄汗之所独也。风水为风气外合水气，黄汗为水气内遏热气，热被水遏，水与热得，交蒸互郁，汗液则黄。黄芪、桂枝、芍药行阳益阴，得酒则气益和而行愈周，盖欲使营卫大行，而邪气毕达耳。云苦酒阻者，欲行而未得遽行，久积药力，乃自行耳，故曰服至六七日乃解。（《金匮要略心典》）

**【临床应用】**

**1. 黄汗**　李某某，女性，30岁，工人。因长期低热来门诊治疗，屡经西医检查未见任何器质性病变，经服中药未效。症见口渴，出黄汗，恶风，虚极无力，下肢肿重，舌苔薄白，脉沉细。查黄疸指数正常，身体皮肤无黄染。此为黄汗表虚津伤甚者，拟黄芪芍桂苦酒汤。生黄芪15g，芍药10g，桂枝10g，米醋30g。上药服6剂，诸症尽去。

**按**　于本案可知黄汗虽汗出色黄，但皮肤无黄染，与黄疸迥然不同，故仲景将其列于水气篇而不列于黄疸篇，用意尤深。［胡希恕．黄汗刍议．北京中医，1983，(4)：7］

**2. 黄肿**　周某，女，48岁，1979年6月初诊。去年深秋，劳动后在小河中洗澡，受凉后引起全身发黄浮肿，为凹陷性，四肢无力，两小腿发凉怕冷，上身出汗，下身不出汗，汗发黄，内衣汗浸后呈淡黄色，腰部经常窜痛，烦躁，下午低热，小便不利。检查：肝脾未触及，心肺听诊无异常，血、尿常规化验正常，黄疸指数4单位。脉沉紧，舌苔薄白。服芪芍桂枝苦酒汤，黄芪30g，桂枝18g，白芍18g。水2茶杯，米醋半茶杯。头煎煮取1杯。二煎时加水2杯，煮取1杯，合汁，分2份，早晚各1次。共服6剂，全身浮肿消退，皮肤颜色转正常，纳食增加。［刘景祺．黄汗三例．山东中医学院学报，1980，(2)：55］

**【临证提要】**本方多用于慢性肾炎，内分泌紊乱偏于表虚多汗者。汗多者加浮小麦、煅龙骨固表止汗；气虚甚者加党参、黄芪益气固摄；肿甚者加车前子、茯苓通利水道；小便不利色黄者加滑石、泽泻利尿除湿；烦热者加栀子、黄连清热除烦。

## 桂枝加黄芪汤

**【组成】**桂枝　芍药各三两　甘草二两　生姜二两　大枣十枚　黄芪二两

**【用法】**上六味，以水八升。煮取三升，温服一升，须臾饮热稀粥一升余，以助药力，温服取微汗；若不汗，更服。

**【功用】**调和营卫，益气除湿。

**【主治】**黄汗之病，两胫自冷；假令发热，此属历节。食已汗出，又身尝暮盗汗出者，此劳气也。若汗出已反发热者，久久其身必甲错；发热不止者，必生恶疮。若身重，汗出已辄轻者，久久必身瞤，瞤即胸中痛，又从腰以上汗出，下无汗，腰髋弛痛，如有物在皮中状，剧者不能食，身疼重，烦躁，小便不利，此为黄汗，桂枝加黄芪汤主之。(第十四　29)

诸病黄家，但利其小便；假令脉浮，当以汗解之，宜桂枝加黄芪汤主之。(第十五　16)

**【方解】**桂枝汤解肌发汗，散湿消肿，调和营卫；湿阻营卫，卫气郁遏，故加黄芪二两助卫固表，使水湿得散而表气不伤。

**【方论】**方为黄汗之确症耳，主桂枝加黄芪汤者，本为水寒激伏其卫气，故主行阳解表之桂枝汤以发之，本为卫虚而表气不摄，遂致汗出而气血两伤，故加补气之黄芪，趁便固之，一补一散之中，而具剿抚并行，攻守兼备之道矣。(清·高学山《高注金匮要略》)

**【临床应用】**

**1. 黄汗**　韩某，女性41岁，哈尔滨人，以肝硬变来门诊求治。其爱人是西医，检查详尽，诊断肝硬变已确信无疑。其人面色黧黑，胸胁窜痛，肝脾肿大，腰胯痛重，行动困难，必有人扶持，苔白腻，脉沉细，黄疸指数、胆红素皆无异常，皮肤、巩膜无黄染。曾经多年服中西药不效，特来京求治。初因未注意黄汗，数与舒肝和血药不效。后见其衣领黄染，细问：乃知其患病以来即不断汗出恶风，内衣每日更换，每日黄染，遂以调和营卫，益气固表以止汗祛黄为法，与桂枝加黄芪汤治之：桂枝10g，白芍10g，炙甘草6g，生姜10g，大枣4枚，生黄芪10g。嘱其温服之，并饮热稀粥，盖被取微汗。

上药服3剂，汗出身痛减，服6剂汗止，能自己行走，继依证治肝病乃逐渐恢复健康，返回原籍。2年后特来告知仍如常人。

**按** 本例是肝硬变并见黄汗之证，黄汗不去，则肝病长期治疗不效，提示了仲景学说的“先表后里”治则的正确性、重要性。也提示医者必须掌握黄汗的证治。因本患者有汗出恶风，身痛身重等，为桂枝汤的适应证，故治疗以桂枝汤调和营卫。因表虚湿踞，故加黄芪益气固表，使营卫协和，正气固于皮表，汗止湿消，黄汗自除，是为黄汗的正证和正治的方法。［胡希恕．黄汗刍议．北京中医，1983，(4)：7］

**2. 汗孔痛** 马某，女，36岁。1978年6月26日初诊。自诉1977年4月生产后第四天做输卵管结扎手术，阴道出血，几经调治，月余方止。但周身发肿，发胀，动则汗出，出汗时汗孔部如针刺样疼痛，汗后疼痛缓解。始则诸症较轻，以后逐渐加重，虽经多方治疗，疗效不显。

患者体胖，如浮肿状，但肌肤按之无凹陷，皮色淡黄发亮，汗液黏腻，有多处汗毛部位可见微微下陷的小凹窝，以肩、背、胸、腹、上肢为明显。发热，微恶风寒，气微喘，时而心烦、恶心、身觉沉重、乏力，诸症皆多在午后增重。口不干渴，饮食一般，大便如常，小便微黄，舌质淡嫩稍胖，苔薄白，脉浮虚且滑。证属产后失血，气血两虚，腠理不密，复又外感风邪，致使营卫失和，卫郁而不能行水，汗湿留滞于肌肤。湿性黏滞，气滞血瘀。诸症由斯而生。出汗乃湿浊有外泄之机，因湿外泄不畅，故出汗时汗孔如针刺样疼痛，汗出则积湿稍去，气血通畅，汗孔疼痛亦随之暂时缓解。拟解肌驱风，疏表散湿，调和营卫，参考《金匮》治黄汗之法。

拟方：嫩桂枝9g，杭白芍9g，荆芥穗6g，生黄芪12g，炙甘草6g，生姜4g，大枣3枚，3剂，水煎服。

1978年6月30日二诊：药后汗孔疼痛明显减轻，身已不觉发胀，精神较前为佳，但午后仍有发热，汗后恶风寒犹存。舌淡胖，苔薄白，脉虚滑。仍守前方3剂。［工隽田．桂枝加黄芪汤治疗汗孔痛．河南中医，1985，(2)：22］

**3. 荨麻疹（风疹）** 刘某某，男，21岁。2004年7月外出游玩遇雨，不慎周身被雨淋透，数小时才赶回家更衣。当晚即觉背部作痒，用手搔之，没多时即出现铜钱大扁平风团数枚，用热水袋外敷后消失。第2天晚间前胸后背同时作痒，随即布满风团，瘙痒难忍。当晚急诊，静脉推注葡萄糖酸钙1支，疹即消失。此后疹起周身，尤以胸背为甚，昼轻夜重，反复发作。2004年11月曾住院治疗1个月，疹全消后出院，1周后又复发如前，再次入院治疗，因未能控制而加用泼尼松治疗半月，仍未能控制。于2005年1月转中医治疗。舌苔簿白。舌尖略红，脉浮。辨证：风湿袭表，营卫不和。治宜调和营卫，祛风除湿。药用：桂枝10g，白芍10g，生姜20g，大枣6枚，生甘草6g，生黄芪15g，皂角刺15g，地肤子20g，蝉蜕10g。水煎，每日1剂，分2次温服。

药进4剂，疹消大半，又进5剂而全消。再进5剂以巩固疗效，随访2年，未见复发。［叶贺平．桂枝加黄芪汤在皮肤科的应用．实用中医内科杂志，2006，20（6）：630］

**4. 表虚感冒** 某某，男，67岁。经常感冒，往往一二月连接不断，症状仅见鼻塞咳嗽，头面多汗，稍感疲劳。曾服玉屏风散，半个月来亦无效果。我用桂枝汤加黄芪，服后自觉体力增强，感冒随之减少。此证同样用黄芪而收效不同，理由很简单。桂枝汤调和营卫，加强黄芪固表，是加强正气以御邪。玉屏风散治虚人受邪，邪恋不解，目的在于益气祛邪。一般认为黄芪和防风相畏相使，黄芪得防风，不虑其固邪，防风得黄芪，不虑其散表，实际上散中寓补，补中寓疏，不等于扶正固表。正因为此，如果本无表邪，常服防风疏散，反而给予外邪侵袭的机会。［秦伯未．谦斋医学讲稿．上海科学技术出版社，1978：140］

**5. 泛发型神经性皮炎** 董某某，女，48岁。有神经性皮炎病史8个月。现左侧颈部有5cm×3cm大小苔藓样皮损区2块，双下肢小腿伸侧丘疹散布，皮损区之皮肤变粗变厚，瘙痒难忍，尤以夜间为甚，痒甚时难以入睡。皮损区搔破后留有血痂。曾内服多种西药，外用肤轻松等治疗半年，症状未见明显好转，也曾服中药祛风、止痒除湿剂20多剂，仍无效。2005年8月前来诊治。时时恶风，两便调，舌苔薄白。舌涨胖，脉细。辨证：营卫失调，气虚有风。治宜调和营卫，益气祛风。药用：桂枝10g，白芍10g，炙甘草10g，干姜10g，生黄芪15g，生白术15g，皂角刺15g，地肤子20g，蝉蜕10g。

水煎，每日1剂，分2次温服。药进4剂，瘙痒明显好转，10剂后瘙痒消失，共服上方20多剂，原神经性皮炎损伤区大部分血痂脱落。留有色素斑，随访5年，未复发。［叶贺平．桂枝加黄芪汤在皮肤科的应用．实用中医内科杂志，2006，20（6）：630］

**6. 心动过缓（心悸）** 患者王某，女，51岁，干部。因心悸气短，自汗，头晕乏力2个月，于1996年5月18日来院诊治。普通心电图提示心动过缓，48次/分，心肌呈缺血性改变。诊其脉左脉细而迟，右脉迟而弦，舌质淡红有瘀点，苔薄白。诊断：怔忡。此乃心脏虚损，气虚无力鼓动，阳虚无以温煦，心神失摄所致。治以调和营卫，扶阳通营。方用桂枝加黄芪汤加味。

处方：黄芪30g，桂枝20g，白芍20g，炙甘草6g，红参10g，当归12g，枣仁20g，制附子10g，细辛5g，苏木10g，生姜20g，大枣6枚。

一诊5剂，服后自觉症状好转，汗出、乏力减。又连续五诊，服药25剂，自觉症状消失，精神振作，心率54次/分。后又相继服药2月余，心率62次/分，心肌缺血改善，普通心电图提示为正常心电图。至今健康，病未复发。[刘学向．桂枝加黄芪汤加味治疗冠心病心律失常．河南中医，1999，19（1）：17]

**7. 频发室性早搏** 患者张某，男，48岁，工人。1997年4月16日因胸闷、心悸、气短到某医院就诊，普通心电图提示频发室性早搏，心肌呈缺血性改变。诊断：冠心病，频发室性早搏。患者因不愿住院，欲服中药来院诊治。诊其脉结代小数，舌淡红有瘀点，苔薄白微腻。诊断：怔忡。此乃心脏虚损，心气（阳）不足，心血瘀阻，心神失常，神失所摄而致。治以调和营卫，扶阳通营，重镇安神。方用桂枝加黄芪汤加味。

处方：黄芪30g，桂枝20g，白芍20g，炙甘草6g，红参10g，当归20g，苏木20g，枣仁20g，合欢皮20g，龙齿30g，磁石30g，水蛭10g，刘寄奴12g，生姜10g，大枣6枚。

服药5剂，胸闷稍减，服药15剂精神振作，自觉症状明显改善，早搏次数明显减少。又相继用此方增减治疗3月余，普通心电图提示窦性心律，正常心电图。病后随访，身体健康，恢复正常工作。[刘学向．桂枝加黄芪汤加味治疗冠心病心律失常．河南中医，1999，19（1）：17]

**8. 心房纤颤（怔忡）** 患者赵某，男，72岁，离休干部。1996年7月5日因脑梗死后遗症、帕金森病、心房纤颤用西药治疗效果欠佳来院诊治。患者精神萎疲，表情淡漠，面容憔悴，口角流涎，语言难出，肢体震颤，尤以上肢为重，行走困难，常需搀扶。普通心电图提示：心房纤颤，心肌呈缺血改变。六脉弦坚，动而时止，舌淡红，苔薄白微滑。诊断：①中风后遗症；②怔忡。此乃心损、肾损，肾不化精，精不化气，心气（阳）更虚，神无所依，心神失摄。治当调和营卫，滋肾补阳，重镇安神。方用桂枝加黄芪汤加味。

处方：黄芪30g，桂枝20g，白芍20g，炙甘草6g，红参10g，当归15g，熟地黄30g，枸杞子30g，菟丝子12g，肉桂5g，制附子10g，龙齿30g，磁石30g，苏木12g，水蛭6g，生姜10g，大枣6枚。10剂，水煎服。服后精神稍有好转，上肢震颤似有减轻，普通心电图提示窦性心律。后又相继间断治疗2年后，精神明显好转，口不流涎，语言清亮，走路较稳，肢体震颤缓解，房颤基本控制。[刘学向．桂枝加黄芪汤加味治疗冠心病心律失常．河南中医，1999，19（1）：17]

**9. 反复呼吸道感染** 许斌用桂枝加黄芪汤联合乌体林斯治疗反复呼吸道感染86例，其中显效39例，有效36例，无效11例，总有效率87.2%。[许

斌．桂枝加黄芪汤联合乌体林斯治疗反复呼吸道感染86例．中国社区医师，2006，22（16）：49］

**【临证提要】**本方证主要病机是营卫失和，表气已虚而邪气稽留肌表。《金匮》中主要用于治疗黄汗病及黄疸病兼表气虚者。现在临床还将之用于感冒、皮肤病、风湿病等属于营卫失和，表气虚者。

由于黄汗多是湿热内蕴，临床在使用本方治疗黄汗时，常根据具体病情酌加茵陈、栀子、大黄、黄柏、茯苓、防己、滑石、通草、白鲜皮等，以增清热利湿之功。

## 桂枝去芍药加麻黄细辛附子汤

**【组成】**桂枝三两　生姜三两　甘草二两　大枣十二枚　麻黄　细辛各二两　附子一枚，炮

**【用法】**上七味，以水七升，煮麻黄，去上沫，纳诸药，煮取二升，分温三服，当汗出，如虫行皮中，即愈。

**【功用】**温阳散寒，宣散水饮。

**【主治】**气分，心下坚大如盘，边如旋杯，水饮所作。桂枝去芍药加麻黄细辛附子汤主之。（第十四　31）

**【方解】**本方附子、桂枝、生姜、甘草、大枣辛甘助阳，补火燠土以化水饮；又加麻黄温散于外，附子、细辛温煦于里，通彻表里，从而使阳气振奋，大气运转，寒饮内蠲，表寒外散。

**【方论】**气分即寒气乘阳之虚，而结于气者，心下坚大如盘，边如旋盘，其势亦已甚矣。然不直攻其气，而以辛甘温药，行阳以化气，视后人之袭用枳、朴、香、砂者，工拙悬殊矣。云当汗出如虫行皮中者，盖欲使既结之阳，复行周身而愈也。（《金匮要略心典》）

**【临床应用】**

**1. 肺源性心脏病**　一妪，61岁，夙患肺源性心脏病，3个月前，因咳喘、心悸、腹水而住院治疗月余，诸恙均已平复。近因受寒、劳累，诸恙复作，咳喘较剧，夜难平卧，心下坚满，按之如盘如杯，腹大如鼓，下肢浮肿，小便不多，面色灰滞。舌质衬紫，苔薄，脉沉细，心阳不振，大气不运，水邪停聚不化，予桂枝去芍药加麻黄附子细辛汤原方，连进5帖，咳喘遂平，心下坚满已软，腹水较退，但下肢依然浮肿。续予原方加黄芪、防己、椒目，连进8帖，腹水退净，下肢浮肿亦消十之七八，再以温阳益气，调补心肾之剂以善其后。

**按** 本案所现诸候，水气所为也，用桂枝去芍加麻辛附子汤获佳效，足见本方实着眼于气而收效于水。[朱良春．对《金匮》两个方证之我看．江苏中医药，1982，(5)：35]

**2. 风湿性心脏病（心痹）** 张某，女，65岁，2003年3月初诊。患风湿性心脏病10年，常规服用西药治疗，病情尚平稳。1月前因受凉诱发胸闷心悸，咳嗽咯痰，气促，心下坚满，乏力多汗，腹胀纳差，小便减少，舌淡暗，苔腻，脉沉弦。查体：半卧位，面白无华，口唇紫绀，心率100次/分，心律不规则，颈静脉怒张，腹饱满，肝脾触诊不满意，下肢浮肿。胸片提示肺部感染，胸水少量；心动超声提示二尖瓣重度狭窄伴关闭不全，三尖瓣中度关闭不全；B超示腹水少量。经积极强心、利尿、扩血管、营养心肌及中药宽胸理气，活血利水等治疗半月，疗效欠佳，后用桂枝去芍药加麻黄细辛附子汤加减治疗。

处方：桂枝10g，生姜10片，炙甘草10g，大枣10枚，麻黄6g，附子10g，细辛5g，川芎10g，郁金30g，益母草50g，车前子30g，黄芪30g，山茱萸15g。

服药7剂后，病情明显好转。再以上方出入治疗半月，病情基本稳定。继以益气养心，活血行气之剂善后。[包祖晓．桂枝去芍药加麻黄细辛附子汤在心肺急症中的应用．中国医药学报，2004，19（11）：678]

**3. 风湿性关节炎（痹证）** 胡某，女，22岁，1978年元月7日初诊。遍体关节游走性疼痛3年，夏已秋微，入冬尤甚，得热则减，受寒转剧。经西医诊断为“风湿性关节炎”，中西诸法治疗1年未效。余诊见患者面色黧黑，形体清瘦，恶风，虽重棉裹体也感形寒怯冷，胸闷不适，偶有心悸怔忡，头目昏眩之感，舌淡，苔薄白，脉浮紧，沉按无力。证属风寒之邪侵袭阳虚之体，留滞经络骨节，且有内舍于心之征兆。治拟祛风散寒，温阳益气。方投桂枝去芍药加麻黄细辛附子汤加减。

桂技、羌活、独活、生姜各10g，麻黄4g、炙甘草、豨莶草、鹿衔草各20g，制附子30g（先煎1小时），细辛6g，红枣10枚。5剂。

二诊时疼痛减半，不甚畏寒。惟偶感心悸、头晕。前方去豨莶草、麻黄，加黄芪20g、党参15g。7剂。三诊：疼痛业已向愈，上方去羌活、独活，增炙甘草为30g，减附子为10g，加当归10g、丹参15g，以祛风散寒，通络止痛，温阳益气之法善后，巩固疗效。[胡国俊．桂枝去芍药加麻黄细辛附子汤的临床应用．新中医，1987，(4)：41]

**4. 阳虚感寒（感冒）** 陈某某，男，35岁，1984年4月2日初诊。素体阳虚，常罹感冒。入春以来，感冒月余未愈，迭进感冒灵、克感敏、速效伤风胶囊及疏风解表之中药煎剂，未效。转诊余时已40余日，仍感头身疼痛，终日洒淅恶寒无汗，四末不温。咳痰清稀，纳谷欠佳，溲颜色白且长。舌淡润，苔薄白，脉浮弱。此乃肾阳亏虚，卫外失固，寒邪外袭而留恋不解也，亟宜温助肾阳，辛甘发散为治。方投桂枝去芍药加麻黄细辛附子汤。桂枝10g，麻黄4.5g，细辛3g，制附子、炙甘草各6g，生姜5片，红枣3枚。3剂。二诊时恶寒减，四末温，药中肯綮，原方继服2剂即愈。［胡国俊．桂枝去芍药加麻黄细辛附子汤的临床应用．新中医，1987，（4）：41］

**5. 心悸** 王某，男，70岁，农民。自诉：心悸3年，加重半年，口唇紫绀，四肢不温，于1969年10月入院就诊。初诊：心悸不安，面色萎黄，口唇紫绀，四肢冷过肘膝，夜间睡眠不宁，常喃喃自语，唤之易醒，舌苔薄白而润，质紫淡，体胖嫩，食欲不振，心下如物堵塞，夜尿频数，右胁肋隐痛，脉结代。诊断：心悸（心肾阳衰，阴寒凝结）。分析：四肢为清阳之末，心肾阳虚，阳气不能温煦，则四肢厥冷过肘膝；阳气虚衰，无力鼓动血脉则心悸、脉结代；脾阳不运，气机不利，则见心下痞塞、胁疼，不思饮食、失眠；喃喃自语为心阳不足所致；舌体胖嫩苔白，夜尿频数，为命门火衰之象。治则：益气通阳散寒。处方：桂枝12g，甘草10g，生姜10g，大枣6枚，麻黄3g，细辛3g，附子12g（先煎）。二诊：服上方3付，心慌稍定，下肢觉温，余症同前，加桂枝、附子各至15g，2剂。三诊：服后心慌心悸已止，睡眠已安，精神好转，四肢已温，继用上方2剂。四诊：诸症悉除，建议停药休息，饮食调养。［张万第，周尚今．桂枝去芍药加麻辛附子汤的临床运用．河南中医，1983，（5）：31～32］

**6. 水肿** 周某，男，72岁，桐柏县人。自诉：虽已年迈，身体健康，能坚持劳动。2月前开始下肢浮肿，四肢无力，活动后加重，伴心慌心下饱满，食欲不振，时有恶心呕吐。于1971年3月就诊。初诊：面部虚肿，下肢肿甚，按之凹陷不起，阴囊水肿，下肢厥冷，不思饮食，心下痞闷不舒，按之不疼，夜间尿频，大便稍溏，舌苔白滑，质淡红，脉沉迟。诊断：水肿（脾肾阳虚，水湿泛滥）。分析：体内水液代谢，依靠肾阳蒸化，脾的转输和肺气通调；今肾阳衰，蒸化无权；脾阳虚，无所转输，肺气虚，而失通调水道之能，以致水湿泛滥，全身水肿。阳虚失煦则肢冷；水气凌心则心悸；中阳不运则脘痞不思食。脉沉迟，苔白质淡均为肾阳亏虚之象。治则：温肾助阳，宣散水气。

处方：桂枝10g，甘草6g，麻黄5g，细辛3g，附子15g（先煎），生姜10g，大枣4枚。

二诊：上方服2剂后，阴囊及下肢水肿明显减轻，精神好转；脉沉迟但稍有力。上方附子加至30g（先煎30分钟），再服2剂。

三诊：水肿消失，四肢转温，食欲增进，嘱其注意休息，低盐饮食，以

防复发。［张万第，周尚今．桂枝去芍药加麻辛附子汤的临床运用．河南中医，1983，(5)：31～32］

**7. 肝硬化腹水（鼓胀）** 丁某，男，43岁。胁痛3年，腹臌胀3个月，经检查诊为"肝硬化腹水"，屡用利水诸法不效。就诊时见：腹大如鼓，短气撑急，肠鸣辘辘，肢冷便溏，小便短少。舌质淡，苔薄白，脉沉细。诊为阳虚气滞，血瘀水停。

处方：桂枝10g，生麻黄6g，生姜10g，甘草6g，大枣6枚，细辛6g，熟附子10g，丹参30g，白术10g，三棱6g。

服药30剂，腹水消退，诸症随之而减，后以疏肝健脾之法，做丸善后。

**按** 清·陈修园先生潜心临证，对桂枝去芍加麻辛附子汤证颇有心悟，云此证"略露出其膨胀机倪，令人寻译其旨于言外"。根据刘老治腹水之经验，凡是大便溏薄下利，脉弦或脉沉，腹满以"心下"为界的，则用本方治疗，每用必验；腹胀而两胁痞坚的，则用柴胡桂枝干姜汤，其效甚捷；腹胀居中而且利益甚的，用理中汤，服至腹中热时，则胀立消；若小腹胀甚，尿少而欲出不能，则用真武汤，附子可制大其服，则尿出胀消。［陈明，刘燕华，李方．刘渡舟验案精选．北京：学苑出版社，2008：72－75］

**【临证提要】**本方证病机是阳虚寒凝，水饮稽留于心下。现临床常用于感冒，肺源性心脏病，风湿性心脏病，慢性气管炎等证属本方证者。另适当加味可治疗阳虚阴凝的肝硬化腹水、肝肾综合征等见本方证者。

## 枳术汤

**【组成】**枳实七枚　白术二两

**【用法】**上二味，以水五升，煮取三升，分温三服，腹中软，即当散也。

**【功用】**行气散结，补脾制水。

**【主治】**心下坚大如盘，边如旋盘，水饮所作，枳术汤主之。（第十四　32）

**【方解】**本方枳实苦以降泄，消痞行水，白术补脾气，化水湿，消中兼补，使气行饮化，则心下痞坚得以消散。

**【方论】**上脘结硬如盘，边旋如杯，谓时大时小，水气所作，非有形食滞也。用枳实以破结气，白术以除水湿，温服三服，则腹软结开而硬消矣。此方君枳实，是以泻为主也。然一缓一急，一补一泻，其用不同，只此多寡转换之间耳。（《医宗金鉴》）

**【临床应用】**

**1. 心下坚满** 患者冯某，女，50岁。1973年4月10日初诊。心下坚满如大盘已4年。视其局部皮色不变，而略高于四周腹壁，触之聂聂而动，面无病色，月经尚正常，脉沉滑。脉沉主里，滑为水气内停。据脉证拟用《金匮》枳术汤，行气散结，健脾消水。处方：炒枳实12g，白术12g。4剂。

4月14日复诊：已觉心下舒软，与四周腹壁平。继服上方4剂，病瘥。［李鲤．学用仲景方治验四则．河南中医，1982，(1)：43－44］

**2. 肺心病水肿** 王延凡医案：秦某，女，63岁。1991年5月20日初诊。慢性支气管炎25年，半年前出现足踝水肿，渐及颜面，反复发作，逐渐加重，西医诊断为肺心病水肿。经治疗无效，转诊于余，刻诊：水肿上及腰腹，上气喘急，咳嗽频吐白沫，时吐清水，脘部坚满，舌苔水滑，脉沉细弦滑。予枳术汤加味。枳实60g，白术40g，腹皮20g。

5剂，复诊水肿渐消，脘部柔软，咳喘大减。予：枳实、白术、淮山药、薏苡仁各30g，制附子10g。7剂。服后水肿全消，余症亦轻，病情稳定，再予六君子丸4瓶服，随访1年未复发。［陈明《金匮名医验案精选》］

**3. 胃下垂** 谢某，男，48岁，农民。1990年10月初诊。近年来脘腹胀满，食后为甚，自觉心窝下按之有坚实感。时有肠鸣，大便或艰或稀。苔白，脉细涩。当地医院X线钡餐检诊为慢性线表性胃炎、胃下垂。诊毕，何老辨证为：脾胃虚弱，水饮痞结。盖心下胃也，胃气虚弱，升降乏力，运化失司，遂致水饮痞结于心下所致。病与《金匮·水气病脉证并治》"心下坚，大如盘，边如旋盘，水饮所作，枳术汤主之"方证相合。治宜行气消痞健脾化饮，枳术汤主之。处方：枳实15g，土炒白术20g。服药7剂，症状减轻。28剂后，病已十去其九。再予原方加补中益气丸30g（包煎）。继服半月而收全功。［金国梁．何任研究和运用仲景方一席谈．江苏中医，1994，15（7）：4］

**4. 脱肛** 李某，男，10岁。1981年5月5日初诊。患儿素体较差，2月前患腹泻，跑步时发生脱肛。现每次大便时或稍微运动脱肛即发，不能自收，需用手托回，感下腹窘迫，坠痛难忍。令其大便，视之肛脱出10cm许，红肿充血。面色㿠白，腹胀纳差，大便稀薄，舌淡苔薄腻，脉濡。曾服补中益气丸2盒，反致肛出坠痛加重，可能是补益升提太过，湿滞中焦不化之故。思其枳实大剂量可治内脏下垂，又能行气消痞，若配以健脾化湿之白术，升陷之升麻，正合脾气下陷，湿滞中焦之病机。处方：枳实20g，白术15g，升麻3g，水煎服。

二诊：上方服后，频频矢气，腹胀大碱，下腹及肛周坠痛感消失，脱肛次数减少。效不更方，改汤为散：枳实、土炒白术各120g，升麻10g，研细，日3次，每次6g，开水送服。1月后随访，脱肛泄均愈，食量增加，恢复如常。［王吉善．枳术汤临床新用．陕西中医，1989，10（3）：123－124］

**5. 胃柿石** 何某，男，68岁。1983年1月12日初诊。3月前因口渴吃鲜柿子5枚，至夜胃痛大作。服用西药及肌内注射止痛针，服中药攻下，疗效不佳，疑为胃癌，前往县医院做胃镜及切片检查，诊为胃柿石病，建议手术，家属虑其年高而不允。症见心下痞硬，按之则痛，可触及一鸡蛋大包块，固定不移，饮食不思，身体羸瘦，面色暗晦，倦怠无力，频吐清水，大便不畅，脉沉涩，舌紫苔腻，尖有瘀斑。证属积聚。思前医已用承气攻下，邪未去而正已伤，宜用枳术汤加味行气消痞，化积止痛，调养脾胃。处方：枳实20g，白术15g，鸡内金（冲）10g，元胡12g，莪术10g，连服3剂。

二诊：胃胀痛减轻，饮食增加，药之收效，守上方再进5剂。

三诊：胃转隐痛，仍感满闷不适，手触包块较前变软，病有转机，宜扶正祛邪，标本兼顾，改汤为丸。处方：枳实75g，土炒白术、鸡内金、黑木耳各150g，蜂蜜450g，前4味研细，炼蜜为丸，每丸10g，每日3次，每次1丸，开水送服。

上方服用过程中，大便先后排出指头大黑色坚硬之物十余块，胃胀胃痛随之消失，饮食恢复，身体好转。经胃复查，柿石消失，胃肠功能正常。[王吉善．枳术汤临床新用．陕西中医，1989，10（3）：123－124]

**6. 心悸** 吴某，女，21岁。1977年8月16日诊。2月前因口渴，饮凉水一大碗，即感心窝部跳动，日发2～3次，服用安定药无效，又自购天王补心丹3盒，服后悸动更甚，反增心下痞满之症。近日病情加重，日发作5～6次，自感心下悸动慌闷难忍，脘腹痞胀，恶心欲吐，泛吐清水，食纳无味，精神欠佳，苔滑腻，脉沉缓，详审此证，当为水饮内阻，中焦失运所致。法当健脾化饮，温阳利水，方用枳术汤加味。

处方：枳实、桂枝各15g，白术20g，茯苓18g，2剂，水煎服。

二诊：悸动减轻，小便增多，但仍感腹胀不舒，纳食不香。此乃余邪未尽，脾气未复之故。处方：枳实60g，白术（土炒）120g，研细末，每日3次，每次10g，姜水送服。服后1月随访，心下动悸消失而告愈。[王吉善．枳术汤临床新用．陕西中医，1989，10（3）：123－124]

**7. 新生儿黄疸（胎疸）** 李某，女，15天。1983年4月13日即诊。其母述生下后5天即见尿布黄染、目黄、皮肤黄，未治疗，近日加重，症见目黄、身黄、小便黄，黄色鲜明，啼哭不休，时有呕吐，腹部胀满，便稀，纹青紫，燥烦不安，诊为阳黄，投茵陈蒿汤2剂。

二诊：黄略退，小便多，但呕吐，不乳，腹胀腹泻等脾胃病证加重。细思仲景“夫治未病者，见肝之病，知肝传脾，当先实脾”之言和小儿脾常不足的生理特点，脾胃病证的加重是忽视了“实脾”而引起的，总结失败教训，重新确定治以调脾胃为主，兼以清热利湿。

处方：枳实3g，白术8g，茵陈6g，栀子4g，大枣2枚，水煎服，2剂。

上药服完，黄疸消退，腹满减轻，乳食增加，大便转干，继服上方2剂而愈。［王吉善．枳术汤临床新用．陕西中医，1989，10（3）：123－124］

**8. 习惯性便秘** 患者李某，男，68岁。大便坚硬干结如羊粪球，甚则肛门疼痛，肛裂夹血已16余年。近2年来，上述症状加重，大便4～6天一次，便结，排便费力，每次排便时间约1小时余。伴头晕、心悸、失眠、心烦口干，面无华色，舌质少津苔薄，脉细弱。曾用番泻叶、开塞露等，效欠佳。即服加味枳术汤。处方：白术80g，枳实、麦冬各12g，当归、肉苁蓉各30g，熟地20g，首乌15g，陈皮18g，砂仁6g（后下）。

每日1剂。服药1个月，便秘已除，大便每日1次，每次排便10分钟左右。随访3个月未见复发。［杜英汉．加味枳术汤在治疗老年习惯性便秘中的应用．四川中医，2003，21（6）：41］

**9. 脂肪肝** 韩某，男性，45岁，干部，2001年11月3日初诊。自述：肝区时有不适。无明显疼痛，上腹部胀闷。食欲不振，易疲乏，有时有头晕，大、小便正常，睡眠尚可，舌质淡红，苔薄腻，脉细弦；谷丙转氨酶139IU/L，血清总胆固醇8.1mmol/L，甘油三酯3.2mmol/L。B超检查示为脂肪肝。治宜疏肝利胆，健脾化湿，祛痰散结，方用枳术汤合升降散。

处方：枳实40g，生白术20g，蝉蜕6g，僵蚕10g，生大黄6g，姜黄10g。

每日1剂，水煎服。服用半月，自觉症状减轻，谷丙转氨酶、血清总胆固醇、甘油三酯化验稍有下降，继服1个月后，自觉症状消失，谷丙转氨酶、血清总胆固醇、甘油三酯化验正常。再服半月。B超复查：脂肪肝消失。［王珏．枳术汤合升降散治疗脂肪肝42例．江西中医药，2002，33（4）：11］

**10. 完全性幽门梗阻** 李某，男，12岁，1990年3月9日诊。呕吐12天，辗转数医，经静脉输液、灌肠、胃肠减压及中药承气汤等治疗无效，饮水或少进饮食即吐，不入不吐，胃脘痞胀而不拒按，已2周未大便，小便正常。消化道钡餐造影提示：幽门完全性梗阻。西医建议手术治疗，家属求余一试。查舌质淡红，苔腻，脉缓滑。证属脾虚不运，中焦痞塞，胃腑不能受纳水谷。治宜健脾和胃，调理气机。投枳术汤加味。处方：枳实15g，白术20g，莱菔子12g，砂仁9g，槟榔15g，连翘9g。

1剂水煎，少饮频服，不使呕吐。12小时后下如枣样硬便4粒，继下稀溏便约1000ml，便后腹胀减，服稀粥200ml而未再呕吐。后改服补中益气汤2剂调理，呕吐一直未作，大便通畅，X线钡餐造影复查幽门通过顺利，病告痊愈。［倪海军．枳术汤加味治疗完全性幽门梗阻36例．国医论坛，1998，13（4）：11］

**11. 小儿发热** 罗某，男，6岁，1992年4月12日初诊。患儿5天前因发热经西医输液抗炎治疗3天，一度热减，但很快热复原样，伴腹痛，2日未大便，要求中药治疗。查体温39.2℃，腹胀如鼓，压痛，无包块，微汗出，口渴，但不欲饮，舌红，苔黄腻。本病属正（脾胃）虚，邪（食积和外邪）实，治宜消食理脾行气兼清里热。药用枳术汤加减。处方：枳实12g、白术、莱菔子各7g，川厚朴、黄芩各8g，大黄4g。

2剂后腹痛减，大便已行，腹胀已基本消失；体温37.8℃。纳呆，伴咳嗽。此时大邪已去，脾气未健兼有余热，用上方加减：白术10g，枳实6g，淮山药12g，太子参、黄芩各8g，砂仁5g。又服2剂后热退，饮食渐增，面黄唇淡，时有头汗出。治宜健脾益气，用六君子汤、补中益气汤加减治疗数周病告痊愈。[朱启文．枳术汤治疗小儿发热50例．湖北中医杂志，1997，19（2）：26]

**12. 高脂血症性脂肪肝** 周修通认为脂肪肝是由多种疾病和病因引起的肝脏脂肪性变。属中医学积聚胁痛、痰浊、瘀血的范畴。中医学认为，脂肪肝产生主要责之于肝脾肾三脏，因膏粱厚味，或酒湿痰食太过所致的高脂血症脂肪肝，有脾失健运，水湿内停，或湿聚生热，热结为痰，以致肝失疏泄，土壅木郁，痰瘀交阻的病机。其以加味枳术汤治疗高脂血症性脂肪肝49例，总有效率达88%，与西药组作对照观察，有着非常显著性差异（$P<0.01$）。加味枳术汤，具有疏肝健脾，补肾活血，祛湿化痰的作用，能有效调节血脂和改善肝功能，不失为治疗脂肪肝的有效方法。[周修通．加味枳术汤治疗高脂血症性脂肪肝49例．辽宁中医杂志，2001，28（7）：406]

**13. 糖尿病胃轻瘫** 周嘉鹤用加味枳术汤治疗2型糖尿病胃轻瘫40例，并与西药多潘立酮治疗组相对照。结果治疗组显效23例，有效12例，无效5例，总有效率87.5%。对照组30例，显效9例，有效10例，无效11例，总有效率63.3%。[周嘉鹤．加味枳术汤治疗2型糖尿病胃轻瘫40例．福建中医药，2004，35（3）：22－23]

**14. 功能性消化不良** 刘春生、刘宗银将医院院门诊消化内科就诊的132例功能性消化不良患者，按随机数字表法分为2组。治疗组72例口服加味枳术汤，对照组60例口服多潘立酮，观察上腹胀、上腹痛、早饱、嗳气四大主症，并记录临床治疗前后的变化。结果：治疗组总有效率94.5%，对照组总有效率73.3%。结论：加味枳术汤治疗FD疗效显著。[刘春生，刘宗银．加味枳术汤治疗功能性消化不良72例．四川中医，2005，23（1）50]

**15. 肺源性心脏病合并低钾血症致腹胀** 郭春林，等以枳术汤（枳实25g，白术30g，1剂/天）治疗肺源性心脏病合并低钾血症致腹胀44例。服药7天后患者血钾平均浓度由3.2mmol/L上升至4.1mmol/L。此时腹胀明显减轻，胃肠蠕动接近正常，继而食欲好转，一般情况改善。[郭春林，马国珍，王福．枳术汤治疗肺源性心脏病合并低钾血症致腹胀44例．中西医结合实用临床急救，1995，2（4）：176]

**【临证提要】**本方主治气滞水停之证。脾虚气滞，失于转输，水湿内停。

其特征是心下痞满而坚。故应行气消痞为治。本方枳实用量倍于白术，意在以消为主，寓补于消之中。后世张元素从此汤方中化出枳术丸方，将白术用量倍于枳实，以补为主，寓消于补，并改汤为丸，意在缓消，用于脾虚气滞，饮食停聚之证，与本证之水气交阻不同，应当区别。

# 黄疸病脉证治第十五

## 硝石矾石散

【组成】硝石　矾石烧，等份

【用法】上二味，为散，以大麦粥汁，和服方寸匕，日三服。病随大小便去，小便正黄，大便正黑，是候也。

【功用】消瘀散结，清热化湿。

【主治】黄家日晡所发热，而反恶寒，此为女劳得之。膀胱急，少腹满，身尽黄，额上黑，足下热，因作黑疸。其腹胀如水状，大便必黑，时溏，此女劳之病，非水也。腹满者难治。硝石矾石散主之。（第十五　14）

【方解】本方硝石即火硝，性味苦寒，能入血分以消坚积；矾石即绿矾，性味酸寒，亦入血分破瘀燥湿；用大麦粥和服取其甘平养胃，缓硝、矾之峻猛。

【方论】硝石咸寒除热，矾石除痼热在骨髓，骨与肾合，用以清肾热也。大麦粥和服，恐伤胃也。（《金匮要略心典》）

【临床应用】

**1. 早期肝硬化（女劳疸）**　薛姓，男，32岁。去夏患黄疸性肝炎，经用清热利湿药治疗黄疸消褪，病后失调导致肝区胀痛，常服舒肝理气药，疼痛稍轻。至冬再度出现黄疸，仍用中药调治。久服清热利湿退黄诸药，黄疸始终不褪，有时虽褪亦不尽。今春黄疸加深，经某医院检查，确诊为早期肝硬化。用西药治疗一个时期，症状末见减轻，面色灰滞而黑，巩膜黄染，食少，便溏，有时呈灰黯色，脘腹胀满，肝区胀痛不舒；有时牙龈出血。舌质右边有紫斑，舌苔白腻。此《金匮》之女劳疸。病因湿热内蕴，熏蒸为黄疸，疸日久不愈，邪由气分进入血分，血瘀湿滞内郁为病。治当化瘀燥湿。仿硝石矾石散法汤散并进，以希速效。若见腹水则不可治。

处方：明矾3g，硝石3g，研细胶囊装，分3次服，大麦粥汤送下。柴胡5g，鳖甲15g（先煎），白芍10g，桃仁6g，红花6g，白术12g，茯苓、牛膝各10g，茵陈12g。

1日1剂连服15剂，黄疸渐退，面色灰黑渐转灰滞，脘腹胁部胀痛减轻，饮食增多。瘀湿有消退之机，脾气有来复之象。原方既效，当加减继服，再进20剂，疸基本消退，面色灰滞，渐转红润，腹胁胀痛轻微，大便正常，食欲如常。血瘀湿滞，渐化将尽，脾气健运，病情日趋稳定，改用鳖甲煎丸与硝石矾石散常服，以善其后。嘱注意饮食起居，防病反复。［张谷才．从《金匮》方来谈瘀血的治疗．辽宁中医杂志，1980，(7)：2］

**2. 肝内结石** 黎某，女，37岁，农民，右上腹阵发性绞痛1年，加剧7天，于1994年6月7日来我院门诊求治。患者主诉1年前始起右上腹阵发性绞痛，有时胁痛彻背，经B超确诊为肝内结石。每次发作均在当地给予抗感染及对症处理，可缓解疼痛，就诊前因情绪不畅致右上腹疼痛，呈阵发性绞痛，伴胸闷脘痞，嗳气，两胁胀痛不舒，舌红苔薄黄，脉弦。B超检查提示肝内多发性结石，最大直径约0.9cm。中医辨证属肝郁气滞型，予硝石矾石散加味，每日1剂，服药3剂后疼痛缓解，连续守方治疗近2个月，B超复查提示结石消失，随访至今未再发作。［李长春．硝石矾石散治疗胆结石128例．湖北中医杂志，1996，18 (2)：42－43］

**3. 胆结石** 李某，男，38岁，于1990年4月就诊于我门诊。自述右胁腹部胀痛2年余，加重半个月，胃脘胀满痞闷，痛连右胁背，每喝酒或高脂餐复发，舌质紫暗，苔薄黄，脉弦滑数。B超提示：肝内胆管结石和胆囊结石。患者呈慢性病容，体质消瘦，面色晦暗，毛发稀疏，血压16/10.7kPa（120/80mmHg），脉搏78次/分，体温36℃，心肺（－），腹软，右胁轻度压痛，墨菲征（+），肝脾未触及，化验血常规（－），肝功（－），诊断：胁痛（胆结石）。治则：清利肝胆，化瘀排石。处方：火硝、皂矾等份为末，每服5g，大枣15枚，金钱草30g，煎汤送服，日3次。

嘱咐病人服药后，宜多喝水，多活动。倘大便黑绿色属药物所致，坚持用药2个半月，排石60余块，症状消失，B超复查证实结石已经消除。［丁庆学，田河水硝石矾石散治疗胆石症体会．甘肃中医，1994，7 (3)：22］

**【临证提要】**临证凡黄疸久治不愈，诸如迁延性肝炎、慢性肝炎、肝硬化腹水等，症见黄疸反复不退，腹胀满，大便时溏或呈黑色，面色灰滞，巩膜黄染，舌质有紫斑，牙龈出血，苔白腻等，或面色晦暗，肝脾肿大属瘀血夹湿热者，皆可使用本方为主加减治疗。

## 栀子大黄汤

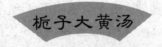

**【组成】**栀子十四枚　大黄一两　枳实五枚　豉一升

【用法】上四味，以水六升，煮取二升，分温三服。

【功用】清热利湿通便。

【主治】酒黄疸，心中懊侬或热痛，栀子大黄汤主之。（第十五　15）

【方解】本方为清解实热，利湿通便之剂。方中大黄清热导滞；枳实除满散结，以去肠胃之湿热积滞；栀子泻火除烦，泄热利湿；豆豉清热除烦。栀子、豆豉又善于清胸中之郁热，故本方对实热郁蒸于胃脘者较宜。

【方论】酒热内结，心神昏乱，作懊侬，甚则热痛。栀子、香豉，皆能治心中懊侬，大黄荡涤实热，枳实破结逐停，去宿积也。《伤寒论》阳明无汗，小便不利，心中懊侬者，身必发黄，是知热甚于内者，皆能成是病，非独酒也。（赵以德《金匮玉函经二注》）

【临床应用】

**1. 酒疸**　万某某，64岁。此人好饮酒，数斤不醉，适至六月暑湿当令，又饮酒过量，遂致黄疸重症。壮热不退，面目遍身色如老橘，口渴思饮，大小便不利，日渐沉重，卧床不起。六脉沉实而数，舌苔黄燥。察其致病之由，参以脉症，知系湿热阳黄重症也。阳黄症宜清解，因仿仲景茵陈蒿加大黄栀子汤主之。处方：茵陈30g，生绵纹9g，川朴4.5g，炒黑山栀9g，汉木通4.5g。连进2剂，二便均通，黄亦消褪，脉象亦较前柔和。依照原方减去木通，加茯苓9g，六一散12g（包煎），续进2剂。至4日黄疸已褪过半，但年高气弱，不宜过于攻伐，因照原方减去大黄，加薏苡仁12g。又服4剂，未10日而黄疸逐渐痊愈矣。（《重印全国名医验案类编》177页）

**2. 食复**　陈慎吾老母，90岁。外感发热，发汗后热更甚，他医视其年迈气虚以小建中汤甘温除热，热益盛，诊其脉弦细数，苔白而干，与小柴胡加石膏1剂，热退。第3天因过食厚味而复高热，心烦，口渴，腹胀，大便干，苔白而干，脉细数。此证为阳明余热与新邪相加，属栀子大黄汤的适应证：淡豆豉18g，大黄6g，枳实10g，栀子10g。结果：上药服1剂而愈，嘱慎饮食，未再复发。［冯世纶．经方传真（修订版）：胡希恕经方理论与实践．北京：中国中医药出版社，2008：148］

**3. 复发性口腔溃疡**　张某，女，51岁。1997年7月5日初诊。3年前患口腔黏膜溃疡后即反复发作，期间曾服用中药及多种维生素并外用溃疡膜，虽治疗期间略有好转，但不久即又行发作，反复迁延不愈已3年。刻诊可见口颊黏膜、软腭及舌面散在分布黄豆大小溃疡多处，溃疡表面覆盖有黄色假膜，周缘充血明显而形成环状红晕，灼痛难忍，难以进食，大便干燥难解，心烦口渴，夜卧不宁。舌红苔黄腻，脉滑数。给予栀子大黄汤加味内服，处方：栀子10g、枳实10g、大黄（后下）6g、黄芩10g、青黛（包煎）3g、合欢皮10g、麦冬10g、菖蒲10g、乌梅10g、甘草5g。同时予以0.5%的普鲁卡因50ml，令其每日饭前以10ml含漱3分钟。经上述方法治1个疗程，溃疡全部愈合。为巩固疗效，守方继续治疗2个疗程，随访至今未见复发。［陆守昌，谢光．栀子大黄汤治疗复发性口腔溃疡30例．甘肃中医学院学报，1999，16（4）：35－36］

**【临证提要】** 本方功能泄热除烦，利湿退黄，用于治疗湿热黄疸，热重湿轻，症见身黄如橘子色，心烦口渴者。亦可用于治疗热邪上扰胸膈、心神，而兼有腑气不通者，症见心胸烦满者。

## 茵陈五苓散

**【组成】** 茵陈蒿末十分　五苓散方见痰饮中，五分

**【用法】** 上二物和，先食饮方寸匕，日三服。

**【功用】** 泄湿清热退黄。

**【主治】** 黄疸病，茵陈五苓散主之。（第十五　18）

**【方解】** 本方为除湿退黄之剂。方中茵陈蒿能清热利湿除黄，五苓散功能化气利水，健脾胜湿。诸药合用，湿热黄疸中湿偏盛者，用之甚效。

**【方论】** 黄疸从湿得之，此固尽人知之，治湿不利小便非其治，此亦尽人知之。五苓散可利寻常之湿，不能治湿热交阻之黄疸，倍茵陈则湿热俱去矣。先食饮服者，恐药力为食饮所阻故也。（曹颖甫《金匮发微》）

**【临床应用】**

**1. 黄疸**　姜某某，男，26岁。久居山洼之地，又值春雨连绵，雨渍衣湿，劳而汗出，内外交杂，遂成黄疸。前医用清热利湿退黄之剂，经治月余，毫无功效，几欲不支。就诊时，黄疸指数85单位，转氨酶高达500单位。察其全身舌黄而暗，面色晦滞如垢。问其二便，大便溏，日行二三次，小便甚少。全身虚浮似肿，神疲短气，无汗而身凉。视舌质淡，苔白而腻，诊脉沉迟。脉证合参，辨为寒湿阴黄之证。治宜温阳化湿退黄。疏方：茵陈30g，茯苓15g，泽泻10g，白术15g，桂枝10g，猪苓10g，附子10g，干姜6g。初服日进两剂，3天后诸症好转。继则日服1剂，3周痊愈。化验检查：各项指标均为正常。

**按**　本案辨证属阴黄范畴，治当健脾利湿，褪黄消疸。方以茵陈蒿为主药，本品无论阳黄、阴黄，皆可施用。用五苓散温阳化气以利小便；加附子、干姜以复脾肾之阳气，阳气一复，则寒湿之邪自散。临床上，刘老常用本方治疗慢性病毒性肝炎、黄疸型肝炎、肝硬化之属于寒湿内阻者，服之即效，颇称得心应手。［陈明，刘燕华，李方．刘渡舟验案精选．北京：学苑出版社，2007：62－63］

**2. 糖尿病早期** 李某，男，45岁，2008年10月初诊。症见：脘腹胀满，头身困重，形体肥胖，小便黄赤，大便黏腻不爽，口干口苦，舌红苔腻，脉滑数。检查：糖耐量减低。查空腹血糖波动在8～9mmol/L。因患者要求中医治疗，暂不予以降糖药物。中医辨证：湿聚生痰，湿热内蕴。治以清热利湿健脾。处方以茵陈五苓散加减：茵陈30g，泽泻15g，猪苓15g，白术10g，桂枝6g，法半夏15g，陈皮10g，虎杖10g，黄芩10g，车前子15g。服用7剂后，患者症状明显好转，无大便黏腻，口干口苦好转，前方去虎杖、黄芩，15剂后诸症基本消失。续以上方加工成丸治疗2个月，查空腹血糖波动在7～8mmol/L，餐后血糖波动在9.0～9.5mmol/L。嘱其定期复诊，检测血糖及糖化血红蛋白。［杨剑东．茵陈五苓散治疗早期糖尿病经验总结．江西中医药，2012，43（1）：26－27］

**3. 末梢神经炎** 徐某某，女性，56岁，1990年12月初诊。自诉20年前，因患泌尿系感染服用呋喃坦啶1周后，手足指节疼痛，渐及肘膝遂至肢端感觉异样，诊为“末梢神经炎”西药治疗，未获小愈。来诊时，肢端至肘膝浮肿、麻木不仁，皮下犹如蚁行，手不能握物，四末清冷，遇热反甚，头皮浮肿，按之凹陷，发疏皮亮，行走不便。舌体胖大有齿痕，苔滑腻、脉象缓滑，纳呆腹胀，溲便清调，据脉论证，乃脾胃虚弱，化源不足，寒湿乘虚而入，浸渍肌肤经络所致，投以茵陈五苓散加减为治。茵陈15g，茯苓20g，猪苓10g，泽泻15g，白术15g，桑枝25g，羌活10g，秦艽10g，葛根15g，灵仙15g，防风10g，忍冬藤20g。嘱服3剂。二诊，病家欢喜来告3剂服尽，浮肿已消，手足略有知觉、遂于上方去茵陈，加丝瓜络10g，钩藤15g，嘱服10剂。三诊来曰：浮肿已消、手足知觉基本如常，身轻神爽。遂于原方去茵陈，加菟丝子15g，枸杞子15g，以善其后，随访半年余未再复发。［宋立群，邹存信，高丽君．茵陈五苓散治多发性神经炎案按．中医药学报，1992，（3）：50］

**4. 盗汗** 刘某某，男，20岁，工人，1987年8月23日初诊。盗汗3月，伴见四肢困倦，纳呆，小便黄等症。在县人民医院诊治，药数10剂，疗效不佳，求医于我处。症见睡则汗出，寐则汗止，身体困倦，不思饮食，小便短赤，舌红苔黄腻脉滑。属湿热内蕴之盗汗，治以清热利湿为主。方用茵陈五苓散加减。处方：茵陈15g，白术10g，茯苓15g，猪苓10g，泽泻10g，小蓟10g，车前子15g，焦栀子10g，滑石30g，甘草5g，水煎服。服药2剂，汗出竟止。原方去栀子、茵陈、滑石，加扁豆、陈皮、佩兰，服3剂后，其他症状亦除。［陈兵跃，陈良秀．茵陈五苓散加减治疗盗汗62例．国医论坛，1989，（4）：17］

**5. 慢性前列腺炎** 某患者，35岁，2009年9月1日初诊。患前列腺炎6个月，起初用西药（具体不详）治疗，效果差。因平素脾胃较弱而继发胃脘不适，恶心、呕吐，口苦，大便不成形，尿频，尿分叉，会阴部轻度灼热感，舌质淡红、有齿痕，苔黄腻，脉滑按之少力。西医诊断：慢性前列腺炎。中医诊断：小便不利。治则：健脾利湿清热。茵陈五苓散加减：茵陈15g，茯苓30g，猪苓15g，泽泻10g，炒白术15g，桂枝10g，黄柏10g，滑石20g。7剂，水煎服，日1剂。二诊：2009年9月19日。诉服药1剂后，尿频、尿分叉减轻，3剂则口苦消失，小便症状消失，7剂则大便成形。上方继服7剂，诸症消失，巩固治疗2周，停药检查，前列腺炎痊愈。[班光国．茵陈五苓散加减治疗慢性前列腺炎23列．山东中医杂志，30（4）：237－238]

**6. 急性肾炎** 谢某，女，11岁，1998年7月4日就诊。症见：颜面及双下肢浮，倦怠乏力，小便短少，舌质淡，苔白腻，脉濡缓。尿检：红细胞（±）、白细胞（+）、蛋白（+），颗粒管型（++）。中医辨证：湿邪困脾，水液停留。治以渗湿利水消肿。处方：猪苓、茯苓、泽泻各12g，陈皮、厚朴、防己各9g，姜皮、白术各6g，石韦、白茅根各15g，茵陈18g。服药7剂，浮肿明显消退，余症减轻。效不更方，前方调治14剂，症状消失，尿检正常。再用上药水泛为丸治疗1个月，随访半年未复发。[张双斌．茵陈五苓散临床应用举隅．湖北中医学院学报，2000，2（2）：44]

**7. 高脂血症** 患者，男，47岁。1999年8月初诊，自述头痛，头晕半年，伴多痰，口淡纳呆，上腹痞满，健忘嗜睡，易疲倦，舌体胖大，舌淡苔白腻，脉弦滑。实验室检查：血CH7.6mmol/L，TG 2.85mmol/L；B超示轻度脂肪肝。中医辨证为脾阳不足，痰湿中阻，治以健脾利湿。方用茵陈五苓散加味：茵陈50g、泽泻20g、茯苓15g、猪苓12g、炒白术9g、桔梗6g、炒薏苡仁30g、生山楂15g、陈皮9g、砂仁6g、白豆蔻6g、甘草6g，水煎500ml，每日早晚分服一半，嘱忌酒烟，低脂饮食，服用6天后复诊诸症减轻，胃纳好转，继以上方加减服用2个月，临床症状、体征消失。1999年11月复查血CG、TG均正常，B超示肝胆未异常，随访3年未复发。[刘亚来，于庆春，于俊英．茵陈五苓散治疗高脂血症患者21例疗效观察．山东医药，2004，44（22）：77]

**8. 高热不退** 丁某某，男，58岁。1985年10月2日诊。患不明原因高热已2月，医院注射“先锋五号”等多种抗生素治疗1月余罔效。经肺部扫描检查怀疑肺癌。近3天来情况恶化，不思饮食，体温高达39.2℃～40.1℃。刻诊：面红唇焦，消瘦神倦，呻吟不已。上半身出冷汗，扪之肤热灼手，口渴不多饮，胃脘闷胀，恶心痰黏，便干溲黄。舌苔腻厚稍黄，边齿印，脉洪数。用茵陈五苓散加味：桂枝6g，生白术10g，猪苓、泽泻、姜竹茹、茵陈各12g，番泻叶2g。水煎服。1剂后，咯出许多黑灰色黏痰，浑身出汗，热度直线下降，服第2剂时，因是冷药，引起胃脘不适，恶心呕吐，热度回升至37.8℃～38℃。但精神转佳，略思饮食。舌苔白腻，脉象缓和。再予原方去番泻叶，加陈皮6g。3剂后，热退尽，胃脘闷胀消失，饮食较好。继服数剂后，体温已在36.5℃~37℃。病愈出院。半年后随访，情况良好。[汤强宝：茵陈五苓散治愈高热不退．四川中医，1986，(10)：16]

**9. 急性肠炎** 沈某，男，61岁，1998年4月21日就诊。症见：泄泻清稀便，4~5次/天，呕吐，腹痛，纳呆，苔薄白腻，脉濡。查大便常规：白细胞（+）。中医辨证：寒邪伤脏，健运失司。治以温中健脾利湿。处方：茯苓、白术、泽泻、猪苓、木瓜各12g，藿香、桂枝各9g，蔻仁、砂仁各6g，茵陈24g。3剂告愈。[张双斌．茵陈五苓散临床应用举隅．湖北中医学院学报，2000，2(2)：44]

**【临证提要】**本方功能清热利湿退黄，对肝炎等原因引起的黄疸，症见身黄，目黄，小便黄少，色泽鲜明如橘子色，形寒发热，肢体困倦，腹满，食欲不振，苔腻等，辨证属湿热内蕴，湿重于热的阳黄证，均有较好的治疗效果。另，加减化裁后亦可用于其他证型的黄疸。

本方与茵陈蒿汤、栀子大黄汤、大黄硝石汤均常用于湿热黄疸的治疗。一般病位偏上，热重于湿者，用栀子大黄汤；湿热俱盛，病在中焦，宜用茵陈蒿汤；病情急重，里热成实，病位偏于中下者，用大黄硝石汤；湿偏盛者，用茵陈五苓散。

## 大黄硝石汤

**【组成】**大黄　黄柏　硝石各四两　栀子十五枚

**【用法】**上四味，以水六升，煮取二升，去滓。纳硝，更煮取一升，顿服。

**【功用】**通腑泄热，苦寒通下。

**【主治】**黄疸腹满，小便不利而赤，自汗出，此为表和里实，当下之，宜大黄硝石汤。(第十五　19)

**【方解】**栀子、黄柏清里泄热兼以燥湿，大黄、硝石攻下瘀热，四味合用清热通腑。

**【方论】**腹满小便不利而赤为里实，自汗出为表和，大黄硝石亦下热去实之法。视栀子大黄及茵陈蒿汤较猛也。(《金匮要略心典》)

**【临床应用】**

**1. 黄疸** 郭某，男，48岁，工人。门诊就诊。患者开始发热，恶寒，头眩恶心，继而但热不寒，惟头汗出，心下烦闷，口干渴欲饮，下腹胀满，两胁下胀拒按，大便4日未解，一身面目尽黄，光亮有泽，小便短少，如栀子汁，脉滑数有力。肝功能：黄疸指数52，硫酸锌浊度22单位，谷丙转氨酶

480单位，脉症合参，系热瘀于内，湿热熏蒸，热盛于湿之“阳黄”。遂投大黄硝石汤合茵陈蒿汤，清泄胆胃湿热更佐茯苓、扁豆淡渗利湿健脾。

方用：茵陈18g，栀子18g，大黄9g，黄柏9g，芒硝9g，茯苓18g，扁豆18g。

服5剂后，大便通利，小便转淡黄，腹部微胀，其他证情亦有好转。肝功能化验检查：黄疸指数7单位，硫酸锌15单位，谷丙转氨酶185单位。上方微事增损，去芒硝、大黄，加柴胡6g，胆草5g，以平肝、泄热、勿使乘土，续服8剂。三诊，诸症已愈，以栀子柏皮汤合参苓白术散，清余邪而调脾胃，续眼5剂善后，半月后访已上班工作。［李哲夫．黄疸湿热辨．湖北中医杂志，1981，（6）：27］

**2. 郁冒战汗** 罗某某，男，31岁。1979年12月2日初诊。患者间歇发热，头痛甚剧。自觉头及胸中为热气充塞，烦闷胀迫不堪，喘促气逆，胸痞欲呕，昏冒酩酊；甚则反复颠倒，呼叫如狂。继而身瞤头摇，大汗涌出而热退神清。如此反复发作已月余。唇焦，鼻黑，目赤，渴不欲饮，腹硬满，大便难，小便黄浊不利，足下恶风，舌质深红，有裂纹，苔黄厚腻而燥，中有黑苔，脉沉滑数。曾服西药，无效。辨证：内热泄而复壅，必是气机有所抑遏，不得宣畅。喘呕烦热诸症，可随汗出而减，知肺气末致闭塞，病根不在上焦。腹满便难，是中焦腑实之象；郁冒战汗，乃壅热蓄极而达之兆；渴不欲饮，胸痞苔腻，小便不利，属湿浊内蕴之候；此阳明湿热壅盛，结聚成实之证。实邪中阻则升降气郁，致热闭于上而足下恶风。湿热胶结黏滞，难以随汗外散，故汗，热起伏，辗转发作。汗多伤津，可使燥结益坚；腑实不除，势必遏气化热，更使汗多津耗。患者唇焦鼻黑舌裂，已濒肺胃津涸，病从燥化之境。非峻下急夺，荡其瘀垢，不足以泄热存津，解其困厄。《金匮》曰：“黄疸腹满，小便不利而赤，自汗出，此为表和里实，当下之，宜大黄硝石汤。”此证虽无身黄症状，但病机与之相同，故治法亦可相通。处方：大黄12g（后下），硝石12g（后下），黄柏12g，生山栀子12g。急煎顿服。

服药2剂，得下利，质稠恶臭，中有黑色粪块若干。烦热除，腹满去，喘呕定，汗止神安。改用栀子柏皮汤台猪苓汤方。服6剂，小便畅行，身热尽除。再书方：芦根30g，天花粉15g，淡竹叶9g，浮小麦30g，生甘草12g。煎服代茶。逾4月随访，患者云：已遵嘱戒酒，远肥甘厚味，病末再复。［王晓萌．经方治验案例三则．河南中医，1985，（3）：16］

**【临证提要】** 本方清泄之力峻猛，因而患者有腹部胀满疼痛，大便秘结，小便短赤，舌红苔黄，脉象滑数有力，方可使用。本方在临床上主要用于治疗热盛里实的黄疸重症。

# 惊悸吐衄下血胸满瘀血病脉证治第十六

## 半夏麻黄丸

**【组成】**半夏　麻黄等份

**【用法】**上二味，末之，炼蜜和丸，小豆大，饮服三丸，日三服。

**【功用】**通阿定悸，蠲饮降逆。

**【主治】**心下悸者，半夏麻黄丸主之。（第十六　13）

**【方解】**水饮内停，上凌于心，心阳被遏，出现心下悸动。故以麻黄宣发太阳之气而泄水，半夏蠲饮降逆，以达宣通阳气，除饮降逆之功效。用作丸剂，以缓缓图之之义，以防阳气宣通太过。

**【方论】**太阳寒水内陷，水气凌心则心下悸，此非可漫以镇心之治也。皮毛不开，则水气之在表者不去；浊阴失降，则水气之在里者不出。半夏麻黄丸用生半夏以去水，生麻黄以发汗，不治悸而悸当自定，所以用丸者，欲其缓以攻之。（曹颖甫《金匮发微》）

此治饮气抑其阳气者之法，半夏蠲饮气，麻黄发阳气，妙在作丸与服，缓以图之。则麻黄之辛甘，不能发越津气，而但升引阳气。即半夏之苦辛，亦不特蠲除饮气，而并和养中气。非仲景神明善变者，其孰能与于此哉。（尤怡《金匮要略心典》）

**【临床应用】**

**1. 心悸**　顾某，男，58 岁。患者夙有慢性支气管炎，入冬以来，自感心窝部悸动不宁，久不减轻，脉滑苔白。心电图检查尚属正常。宜蠲饮治之。姜半夏、生麻黄各 30g。上两味各研细末和匀，装入胶囊中。每次服 2 丸，蜜糖冲水吞服，1 日 3 次，胶丸服完后，心下悸动已瘥。又续配一方，以巩固治疗。［何若苹．半夏麻黄丸的临床应用．浙江中医杂志．1988，（4）：178］

**2. 心下痞**　喻某，女，47 岁。自述病已 2 个月，食少，腹胀，胃脘痞满不适，曾在院外服药 10 余剂，未见明显好转，即来我处求治。诊见形体偏胖，脘痞不舒，得食加剧，按之软，时呕清水，气短息促，二便正常，舌质淡红，苔薄白，脉沉缓。此为饮邪内阻，脾阳不运之证。方用半夏麻黄丸加味：半夏 10g，麻黄 9g，茯苓 15g，白术 12g，炮干姜 9g，炙甘草 6g。服 2 剂，脘痞减轻，呕吐已止，余证同前。前方加炒扁豆12g，炒麦芽12g，炒谷芽12g。又服2剂，基本痊愈。前方加陈皮12g，党参15g，砂仁6g，6剂。共为末，炼蜜为丸，早晚各服10g。2个月后追访，病已痊愈。［周建国．应用《金匮》半夏麻黄丸的体会．成都中医学院学报，1987，(3)：32］

**【临证提要】**本方为水饮内停致悸之证治。临证多伴见胸脘满闷、咳吐清痰涎沫等脾胃虚弱，饮停于胃之证。现临床多用于治疗水邪上逆引起的心脏病等。

## 柏叶汤

**【组成】**柏叶　干姜各三两　艾三把

**【用法】**上三味，以水五升，取马通汁一升，合煮，取一升，分温再服。

**【主治】**吐血不止者，柏叶汤主之。（第十六　14）

**【功用】**温中目止血。

**【方解】**方中侧柏叶苦涩，微寒，其气清降，能折其上逆之势以收敛止血。干姜辛热，温中止血；艾叶苦辛温，温经止血，二药合用，能振奋阳气以摄血。马通汁能引血下行以止血。全方寒热并用，阴阳互济，相辅相成，而偏于温中，为治疗虚寒性吐血的代表方剂。

马通汁即马粪绞汁，临床多以童便代之。干姜、艾叶用焦艾叶、炮姜炭止血效果更佳。

**【方论】**仁斋《直指》云：血遏热则宣行，故止血多用凉药；然亦有气虚协寒，阴阳不相为守，营气虚散，血亦错行者，此干姜、艾叶之所以用也。而血既上溢，其浮盛之势，又非温药所能御者，故以柏叶抑止使降，马通引之使下，则妄行之血顺而能下，下而能守也。（尤怡《金匮要略心典》）

此重“不止”二字，是诸寒凉止血药皆不应矣。吐血本由阳虚，不能导血归经；然血亡而阴亏，故以柏叶之最养阴者为君，艾叶走经为臣，而以干姜温胃为佐，马通导火使下为使。愚意无马通，童便亦得。（徐彬《金匮要略论注》）

**【临床应用】**

**1. 咯血（肺结核）**　唐某，女，42岁。肺结核史5年。此次因咯血而入院。经抗痨、止血治疗20天，虽有好转，但仍咯血痰，血色不泽有块，胸闷不舒，神疲乏力，纳呆，浮肿，面潮红，便溏，舌质淡红，边有瘀斑及齿痕，苔白而润，脉虚数不任按。辨证为气随血脱，气虚有寒，瘀血阻滞。投方：炒柏叶30g，炒艾叶、茜草根、炙甘草各10g，姜炭、阿胶各12g，黄芪24g，马通汁50ml。服药3剂，咯血止，诸症改善。又上方去茜草根，加党参24g，

续服4剂后，抗痨治疗2个月后出院。[陈维初．经方治验3则．国医论坛，1996，11（5）：18]

**2. 吐血（胃溃疡）** 段某某，男，38岁，干部，1960年10月1日初诊。旧有胃溃疡病，并有胃出血史，前20日大便检查潜血阳性，近因过度疲劳，加之公出逢大雨受冷，饮葡萄酒一杯后，突然发生吐血不止，精神萎靡，急送某医院检查为胃出血，经住院治疗2日，大口吐血仍不止，恐慌导致胃穿孔，决定立即施行手术，迟则将失去手术机会，而患者家属不同意，半夜后请蒲老处一方止血。蒲老曰：吐血已两昼夜，若未穿孔，尚可以服药止之，询其原因由受寒饮酒致血上溢，未可以凉药止血，宜用《金匮要略》侧柏叶汤，温通胃阳，消瘀止血。

处方：侧柏叶9g，炮干姜6g，艾叶6g，浓煎取汁，兑童便60ml，频频服之。次晨往诊，吐血渐止，脉沉细涩，舌质淡，无苔，原方再进，加西洋参12g益气摄血，三七（研末吞）6g，止血消瘀，频频服之。

次日复诊，血止，神安欲寐，知饥思食，并转矢气，脉两寸微，关尺沉弱，舌质淡无苔，此乃气弱血虚之象，但在大失血之后，脉证相符为吉，治宜温运脾阳，并养荣血，佐以消瘀，主以理中汤。加归、芍补血，佐以三七消瘀。服后微有头晕耳鸣，脉细数，此为虚热上冲所致，于前方内加入地骨皮6g，藕节9g，浓煎取汁，仍兑童便60ml续服。

复诊：诸证悉平，脉亦缓和，纳谷增加，但转矢气而无大便，继宜益气补血，养阴润燥兼消瘀之剂。

处方：白人参9g，柏子仁6g，肉苁蓉12g，火麻仁12g（打），甜当归6g，藕节15g，新会皮3g，山楂肉3g。

浓煎取汁，清阿胶12g（烊化）和童便60ml内入，分4次温服。服后宿粪渐下，食眠俱佳，大便检查潜血阻性，嘱其停药，以饮食调养，逐渐恢复健康。

**按** 本例旧有胃损之症，素不饮酒，骤因受寒饮酒，寒热相攻，致血上溢，非热极吐血可比，故主以温降之法，采用侧柏叶汤。柏叶轻清，气香味甘，能清热止血，佐以姜、艾辛温，合以童便咸寒降逆消瘀，温通清降并行，故服后血即渐止。再剂加三七、洋参，益气消瘀止血，因而得以避免手术，给我们很大的启发。继以理中法温运脾阳，盖因脾胃为中州之司，而甘温有固血之用。服后微见头晕耳鸣，知其虚热上冲，则佐以地骨皮凉血不滞，藕节通络消瘀，使以童便降火，服后诸症悉平，脉和睡安。终以益气补血，滋阴润燥而善其后。蒲老指出：此非热邪传经迫血妄行，故不用寒凉止血之法。若不知其所因，误用寒凉，必然血凝气阻而危殆立至。[高辉远，等．蒲辅周医案．北京：人民卫生出版社，2005：34－35]

**3. 功能性子宫出血** 李氏报道使用本方加味治疗40例功能性子宫出血。一般资料：年龄最小17岁，最大56岁；23例经妇科检查无明显器质性病变，24例使用西药无明显效果而采用本方治疗。治疗方法：基本方：侧柏叶12g，艾叶6g，炮姜3g。水煎服，日1剂，10日1个疗程。加减：气虚加黄芪、党参、白术；血虚加熟地、阿胶；血热加生地、丹皮，重用侧柏叶；胁痛及小腹胀痛者加柴胡、香附；腰痛、四肢无力者加菟丝子、川续断。治疗效果：服药最少3剂，最多20剂，痊愈29例，显效8例，无效3例。［李秀芝，马力行．柏叶汤加味治疗子宫出血40例临床观察．医学理论与实践，1993，6（11）：27－28］

**4. 手足多汗** 王某，女，21岁，2010年5月16日初诊。患者自诉手足心出汗2年，汗质清冷，四季如此。冬日手脚冰凉，且手足越凉，出汗越多。1个月前从开封到成都工作后手足心出汗加重，影响工作，特来就诊。患者在开封时亦曾多方治疗，不效。现症见：手足心汗出，触之潮湿，患者自觉出冷汗，但触之不冷，余无不适；苔白腻，脉沉缓少力。诊为湿邪阻滞证，水液不循常道，予苓桂术甘汤加温胆汤加减治疗，开水道以期导水归于正途。方药：茯苓30g，桂枝15g，白术15g，枳实15g，陈皮20g，法半夏15g，炙甘草6g，泽泻20g，3剂，日1剂，水煎服。5月28日复诊：诉前方已服用6剂，手足心汗出无明显变化，症如前述，脉沉缓，苔白腻。前方无效，治当改弦更张。试从调和营卫着手，拟柏叶汤合桂枝加龙骨牡蛎汤治之。侧柏叶30g，干姜30g，艾叶15g，桂枝15g，白芍15g，煅龙骨30g，煅牡蛎30g，炙甘草6g，3剂，日1剂，水煎服。6月30日，患者介绍其同事来诊，得知前方服2剂已汗止。后患者陆续介绍其同事来就诊，询知手足心汗出已愈，距今2个月未发。［陈甲秀，吴均华．经方运用二则．河南中医，2011，31（2）：123－124］

**【临证提要】** 本方多用于治疗虚寒性的出血证，阴虚火盛迫血妄行者，不可用之。现在多用于上消化道出血，咯血，便血，女性月经量多，崩漏下血等临床辨证属虚寒者。

## 黄土汤

**【组成】** 甘草　干地黄　白术　附子炮　阿胶　黄芩各三两　灶中黄土半斤

**【用法】** 上七味，以水八升，煮取三升，分温二服。

**【功用】** 温阳健脾，养血止血。

**【主治】** 下血，先便后血，此远血也，黄土汤主之。（第十六　15）

**【方解】** 方中灶心土辛温而涩，温脾阳以收涩止血；附子、白术温阳健脾，扶脾阳以复统摄之功。阿胶、生地滋养阴血而止血，既可补已损之阴血，又可监制附子、白术之温燥。黄芩苦寒，既能止血，有防止热药动血。甘草调和诸药，且益气和中。

全方寒热并用，刚柔相济，标本兼顾，温阳而不伤阴动血，滋阴而不腻滞碍阳。诸药合用，共奏温阳健脾，养血止血之功。

**【方论】** 脾寒不能统血，则下陷而便血……黄土汤方治，温凉并进，以血之下泄，久久必生燥热也，故用地黄、黄芩、阿胶以润而清之；以脾脏之虚寒下陷也，故用甘草、白术以补虚，炮附子以散寒，更用灶中黄土以去湿，而其血当止。（曹颖甫《金匮发微》）

黄土温燥入脾，合白术、附子以复健行之气，阿胶、生地黄、甘草以益脱竭之血，而又虑辛温之品，转为血病之厉，故又以黄芩之苦寒，防其太过，所谓有制之师也。（尤怡《金匮要略心典》）

**【临床应用】**

**1. 上消化道出血** 陈氏报道应用黄土汤加减治疗上消化道出血113例。方药为：灶心土30g，炙甘草3g，生地12g，炒白术、阿胶各10g，熟附子6～10g，黄芩10g，白及6～10g，海螵蛸15g。随症加减：呕血者加制半夏、旋覆花各10g，代赭石15～30g；气虚者加党参10g，黄芪12～15g；出血多者加地榆15g，三七粉3g；有热象者去附子。观察113例，全部止血，大便潜血转阴平均5.3天。[陈妙峰．应用黄土汤治疗上消化道出血体会——附113例临床观察．辽宁中医杂志，1987，2：20]

**2. 十二指肠球部溃疡** 黄土汤加味治疗十二指肠球部溃疡出血患者36例，痊愈24例，显效6例，有效5例，总有效率97%。大便潜血转阴平均7.1天。方药组成：灶心土30g，甘草6g，干地黄9g，炒白术12g，阿胶9g，炮附子4.5g，黄芩9g，炮姜炭9g，花蕊石15g，补骨脂9g，仙鹤草30g。

典型病例：顾某，男，52岁，因呕血伴黑便1天，于1992年10月10日入院。患者既往有胃病史12年，自1983年起反复出血3次，经胃镜检查为“十二指肠球部溃疡”。1天前因进食感胃脘部隐痛，即解黑便2次，量约500g，并呕吐咖啡色样液体约50ml，遂来住院治疗。今晨又排黑便1次，量少不成形。觉头晕乏力，动则汗出。查体：T 37℃，P86次/分，R21次/分，BP14/8kPa（105/60mmHg）。神清，面色少华，心肺（－），肝脾未触及，中上腹压痛，肠鸣音活跃，舌淡红苔薄脉细。实验室检查：大便隐血（＋＋＋＋），Hb9.1g%。诊断：十二指肠球部溃疡并出血。急投黄土汤加味治疗。4剂后，大便隐血试验连续3次阴性，为巩固疗效，继服上方加调理药，症状消失，住院24天痊愈出院，Hb升到10g%。[旦开蓉．黄土汤治疗十二指肠球部溃疡36例．黑龙江中医药，1996，(3)：16]

**3. 漏下（早期流产）** 赵某某，女，婚后初孕，患早期流产出血不止，索方求治，书加味黄土汤。熟地黄60g，龙眼肉30g，当归12g，黄芪18g，白术9g，附子9g，甘草9g，黄芩9g，鹿角胶30g，伏龙肝12g。予之数剂而愈，后生一女。二孕后又显流产先兆，又服前方数剂得保无恙。两女均甚健。［中医研究院西苑医院．赵锡武医疗经验．北京：人民卫生出版社，1980］

**4. 更年期子宫出血** 马某，45岁，家妇。经血非时即下，少则十几日，多则月余，血量时多时少，每以凉血止血药取效一时，但时逾3年，终未根治。此次因阴道出血42天，量少色淡，兼有面部虚浮，面色萎黄，掌心烦热，腹痛喜温，恶寒体倦，舌淡少苔，脉沉弱。西医诊断为更年期子宫出血。中医辨为脾阳虚衰，阴虚火旺，冲任不固。治以黄土汤：灶心土100g（水煎代汁纳余药），甘草6g，生地30g，焦白术12g，阿胶15g，附子10g，黄芩12g，日1剂，3剂后血止，上方减生地、黄芩用量，续服9剂，追访半年，月经正常。［洵美．黄土汤治疗更年期功血病．山西中医，1994，10（6）：30］

**5. 便血（胃溃疡）** 李某某，女，46岁，工人。1971年6月4日初诊。素有溃疡病，胃脘剧痛，近半月来，大便次数多，如柏油，隐血强阳性，四肢不温，面色苍黄，脉细无力，苔白，治拟温健脾土并止血。

炙甘草9g，白术12g，伏龙肝30g，干地黄15g，制附子4.5g，炒阿胶12g，黄芩9g，党参9g，白及9g，三七粉3g（分吞）。5剂。

药后便次减少，便色转正常，续予调治，隐血转阴。

**按** 本案病人由于中阳不振，统血无权，故投黄土汤原方温阳健脾，滋养阴血。再加党参补气摄血，三七、白及祛瘀止血，确有良效。［何任，张志民，连建伟．金匮方百家医案评议．杭州：浙江科学技术出版社，1991：284］

**6. 吐涎** 李某，女，52岁。1年来口中涎水不断，经中西医治疗效微。就诊时见：体瘦，面萎黄，舌淡苔白，舌面水津满布，口淡无味，吐涎清稀，纳呆乏力，六脉细沉，重按无力。辨证属脾阳不振，中州虚寒，水湿不化。治当温中健脾。以黄土汤加减：灶心土50g（水煎代汁纳余药），炙甘草9g，生地12g，炒白术30g，阿胶12g，制附子5g，佩兰15g，椒目9g，进3剂，口涎减少，食纳健，原方继进5剂，病去身安，随访未再发。［李永清．黄土汤临证验案举隅．国医论坛，1994，9（1）：15］

**7. 久泻** 赵某，男，30岁。主诉：反复泄泻4年。自诉几年来大便不成形，饮食不慎尤其是进食寒凉油腻之品则大便溏薄，甚者完谷不化，无里急后重、便脓血，日3~4次；时时脘腹疼痛，喜温喜揉，泻前伴有肠鸣，泻后稍舒。观其消瘦体形，面色黄白，询其畏冷喜温，纳少，神疲乏力，触其四肢不温，舌淡苔白滑，脉沉缓。辨证为中焦阳虚，脾失运化。施以黄土汤加减：灶心黄土30g，制附子6g，炒白术12g，阿胶珠10g，熟地黄9g，黄芩炭

9g，党参15g，干姜片6g，肉豆蔻9g，补骨脂9g，茯苓15g，炙甘草6g，水煎服。药投6剂，泄泻症状较前明显好转；减阿胶、熟地用量，续投15剂，而后泄泻、纳少、四肢不温等症悉除。再以附子理中丸及补中益气丸巩固2月余收功。[苑述刚．黄土汤新用3则．成都中医药大学学报，2005，28（4）：31～33]

**8. 儿童慢性菌痢** 林氏使用本方加减治疗38例儿童慢性菌痢。一般资料：年龄5～10岁，平均6.5岁；病程6个月～2年，平均15个月。血常规检查Hb 9～10g/L者28例，Hb 6～8g/L者8例，Hb 6g/L以下者2例。大便常规检查：红细胞、白细胞均（+～+++），大便夹黏液者16例，夹脂肪滴者32例，夹不消化食渣者28例，伴腹痛、里急后重者36例。治疗方法：基本方：灶心黄土（包煎）30g，阿胶（烊）8g，黄芩8g，干地黄15g，白术6g，制附子3g，甘草2g。以上剂量适应于7岁左右儿童。大便脓血者加侧柏叶6g，槐花3g，赤芍8g，白头翁10g；大便黏液多者加木香5g，川厚朴6g，秦皮5g；夹食渣者加鸡内金4g，山楂8g，炒谷芽、炒麦芽各8g；腹痛里急后重者加木香5g，白芍10g，川厚朴4g；面色萎黄无华、体倦乏力、唇舌淡白者加北黄芪10个，白芍6g，当归3g，党参8g。服药期间忌食腥味、肥腻、生冷之品。每天1剂，30天判定疗效。治疗效果：显效28例，有效9例，无效1例，总有效率97.4%。[林武．黄土汤加减治疗儿童慢性菌痢38例体会．中医药学刊，2006，24（6）：1119]

**9. 糖尿病性腹泻** 方氏以本方为基本方治疗糖尿病性腹泻21例，临床治愈15例，显效2例，有效2例，无效2例。

典型病例：患者王某，男，56岁，2000年3月17日就诊。主诉患糖尿病5年余，间断腹泻半年，近1个月加重。平素服用达美康、六味地黄丸，多次复查空腹及餐后血糖控制尚可。1个月前因饮食过于油腻引发腹泻，日2～5次，便稀。曾服用氟哌酸及丽珠肠乐等药未见明显效果，曾查乙状结肠镜发现结肠黏膜略有脱垂，大便常规检查无异常。就诊时伴有情绪焦虑，身体略瘦，乏力，味觉降低，饮食、饮水量尚可，舌淡苔薄白，脉沉细。

治疗以黄土汤为基本方，赤石脂60g，干地黄、白术、炮附子、党参、阿胶、肉豆蔻各10g，黄芩6g。水煎服。3剂后腹泻症状缓解，大便2次/天，10剂后症状控制，大便1次/天，或隔日1次。[方秀梅．黄土汤加减治疗糖尿病性腹泻．湖北中医杂志，2002，24（6）：43]

**10. 顽固性呕吐** 王某，男，38岁。1996年2月2日初诊，患者半年前因食冷饮后呕吐，曾就诊某医院，先后处以藿香正气散、附子理中汤加减，不愈。后呕吐逐渐加重，食入即吐。食道钡剂造影及胃镜未见异常。近2日来呕吐加重。诊见：患者呕吐不止，闻食臭即吐，每次持续约10分钟，吐出物多为清水，有时干呕不止，面白少华，四肢冰冷，气短自汗，头晕心慌，舌胖大少津，脉濡弱。观其脉症，为脾胃虚寒兼胃阴损伤之证，处以黄土汤加减。灶心黄土250g（煎汤代水），炮附子20g，熟地10g，白术20g，半夏15g，干姜10g，黄芩9g，炙甘草10g，2剂。二诊，患者药后呕吐大减，已能进食，食后仍恶心，时而呕吐。药已中病，效不更方，再服2剂。1周后随访呕吐已愈，以香砂养胃丸善后。［闫宽厚．黄土汤加减治疗顽固性呕吐一例．陕西中医函授，2001，(6)：37］

**11. 产后呕吐** 刘某，26岁。2001年12月3日初诊。产后3天，在产后第2天因饮食不慎出现胃脘痛，纳差，继而食后恶心呕吐，经对症治疗后症状未减轻，症见纳呆恶心，食后呕吐，呕吐物为胃内容物，胃脘痛，用热水袋置上腹部后痛减，恶露量多色淡红，面色苍白虚浮，舌淡、苔薄白，脉沉细。诊为产后呕吐，证属脾胃虚寒，胃气不降，治以温脾养血，和胃降逆，方用黄土汤化裁：赤石脂30g，苍术12g，熟地、山药各24g，甘草5g，阿胶（烊化）、干姜、附子、旋覆花、当归、半夏各10g，代赭石30g。1剂，水煎300ml分2次温服。次日呕吐止，诸症减轻，上方再服1剂而愈。［介焕侠，张金绪．黄土汤治疗产后呕吐的体会．陕西中医，2004，25（9）：851］

**12. 慢性溃疡性结肠炎** 田氏报道以本方加减治疗慢性溃疡性结肠炎100例，总有效率98%。

典型病例：患者张某，男性，46岁。6年前无明显诱因出现腹痛、腹泻，排便3~4次/天，在某市西医医院曾用黄连素胶囊后明显好转。此后呈反复性发作，加重10天。来我院就诊。症见：腹泻、腹痛，以右下腹隐痛为主，腹鸣即泻，第1次腹泻时间多在黎明前，遇湿寒之地腹胀明显，稍食生冷或油腻食物腹泻次数即增，精神倦怠，食欲不振，面色萎黄，舌淡、苔白，脉沉细无力。查体：腹部平坦，无腹壁静脉曲张，未见肠型及明显蠕动波，左下腹有压痛，肠鸣音亢进。结肠镜下检查：黏膜苍白，水肿，血管模糊不清，表面有散在的糜烂点，充血、黏液较多，清稀。治宜：温肾健脾，涩肠止泻。用黄土汤与四神丸加减先服5剂。以上症状明显改善，后又连服2个疗程，腹痛黏液血便症状消失，大便1~2次/天，以后又服2个疗程巩固疗效，半个月后结肠镜复查，病灶已消失，肠内黏膜已明显修复正常。半年后随访，未见复发。［田颖，王中良．黄土汤加减治疗慢性溃疡性结肠炎100例．陕西中医，2004，25（1）：15~16］

**13. 紫癜** 罗氏报道使用本方加减治疗紫癜25例，其中，过敏性紫癜4例，血小板减少性紫癜21例，经治疗，痊愈23例，显著好转2例，有效率100%。

典型案例：刘某，女，22岁，1986年5月10日就诊。四肢有瘀血斑点，大如指头，小如麻豆，颜色红紫夹杂，上肢稀疏，下肢密集，每于行经前下肢瘀点加重，行经后稍轻，伴月经最多淋漓有瘀块，有时腹痛下酱色软便，手足心热，头晕心悸。舌质淡苔白，脉细数。化验检查：白细胞 $7.5\times10^9/L$，红细胞 $3.5\times10^{12}/L$，血色素8g，血小板 $60\times10^9/L$。诊断：过敏性紫癜。证属脾肾气虚，统摄失固，血不循经。治宜补肾健脾，益气养血，加强固摄。拟方：当归15g，黄芪20g，党参10g，白术15g，生地20g，阿胶15g，白芍15g，黄芩6g，附子5g，甘草5g，灶心土10g，水煎服，日1剂。连服6剂，头晕、心悸好转，腹痛便血已止，惟瘀点无变化，微有热感，上方减附子、灶心土，加丹皮、桃仁。继用6剂，头晕、心悸消失，上下肢瘀点均消减稀疏，未再发生新瘀点，月经淋漓已止。用上方前后共服30余剂，瘀点全部消失，月经恢复正常，化验复查白细胞 $9\times10^9/L$，红细胞 $4.5\times10^9/L$，血色素12g/L，血小板 $120\times10^9/L$ 病告痊愈，访无复发。[罗胜久，罗胜才．黄土汤加减治疗紫癜25例．国医论坛，1990，(6)：19]

**14. 顽固性鼻出血** 左氏报道以本方加味治疗顽固性鼻出血38例。

治疗方法：基本方：灶心土30g，黄芩10g，生地黄15g，白术10g，附子6g，阿胶6g，甘草5g。肺经热盛加牡丹皮10g、白茅根15g、桑叶10g、菊花10g、连翘10g；胃热炽盛加生石膏30g、知母10g、牡丹皮10g、大黄6g、芦根15g；肝火上逆加知母10g、黄柏10g、白芍药10g、茯苓10g、牡丹皮10g；脾不统血加茯苓10g、山药10g、当归10g、党参10g、侧柏炭10g。日1剂，水煎服。治疗结果：38例患者，治愈17例，好转21例，总有效率100%。[左立镇．黄土汤加味治疗顽固性鼻出血38例．河北中医，2010，32（2）：176]

**15. 非感染性精囊炎** 李氏报道使用本方加减治疗非感染性精囊炎35例。治疗方法：治疗组：方药组成：赤石脂、生地黄各20g，炒白术15g，炒黄芩、阿胶（烊化）、黄柏、茜草、血余炭各10g，甘草3g。加减：性欲较强者加知母10g，玄参20g；性生活后头晕者加女贞子、旱莲草各15g；性生活后腰疼者加续断15g，山茱萸10g。日1剂，水煎，分2次服．疗程为1月。对照组口服云南白药，每次0.5g，温水冲服，日3次。治疗结果：总有效率治疗组为82.8%，对照组为66.7%，统计分析提示有显著差异（$P<0.05$）。治疗前后，两组精液中红细胞数量均有减少，但治疗组减少精液红细胞数量的作用优于对照组（$P<0.01$）。[李波、崔树彦．黄土汤加减治疗非感染性精囊炎35例疗效观察．新中医，2007，39（12）：48~49]

**【临证提要】** 本方功能温脾摄血，为虚寒便血之证治。现临床多用于治疗：①脾虚寒不能摄血而引起的出血性疾病，包括上消化道出血、血尿、肺结核和支气管扩张咯血、肠结核及痔疮所致之便血、女性月经过多或崩漏下血、紫癜等；②脾虚泄泻，包括慢性菌痢、慢性肠炎、慢性溃疡性结肠炎等；③消化性溃疡。

## 泻心汤

**【组成】** 大黄二两　黄连　黄芩各一两

**【用法】** 上三味，以水三升，煮取一升，顿服之。

**【功用】** 清热泻火，凉血止血。

**【主治】** 心气不足，吐血，衄血，泻心汤主之。亦治霍乱。（第十六　17）

妇人吐涎沫，医反下之，心下即痞，当先治其吐涎沫，小青龙汤主之；涎沫止，乃治痞，泻心汤主之。（第二十二　7）

**【方解】** 方中大黄苦寒泻下胃中热邪，黄连入心而解心中郁热，黄连清上焦热邪。热邪得清，妄行之血自止。

**【方论】** 心气不足者，心中之阴气不足也。阴不足则阳独胜，血为热迫，则妄行不止矣。大黄、黄连、黄芩，泻其心之热，而血自宁。冠氏云，若心气独不足，则当不吐衄也。此乃邪热因不足而客之，故令吐衄。以苦泄其热，以苦补其心，盖一举而两得之。（《金匮要略心典》）

**【临床应用】**

**1. 半身不遂**　姜某，男，68岁。左身偏废，左手拘急难伸，不能活动，血压200/120mmHg，头目眩晕，心烦，不寐，性情急躁易怒，大便秘结，小便色黄。舌体向左歪斜，舌质红绛少津，舌苔黄而干，脉来滑数。此火动伤阴，兼有动风之证。治当泻火清热，熄风活血。疏方：大黄5g，黄芩10g，黄连10g。

服药5剂，大便畅通，头目清爽，心中烦乱顿释，血压降至170/100mmHg。复诊时，不用家人搀扶，腿脚便利。然左手之挛急未解，转方用芍药甘草汤，加羚羊角粉1.8g冲服而瘥。

**按**　本案为火动伤阴，血不柔肝，动风伤津之证。《素问·生气通天论》有“阳强不能密，阴气乃绝”之说，本证大便秘结，小便色黄，舌苔黄，脉来滑数，反映了阳热内盛；心烦不寐则为阴气内虚，水火不济之象。阴不胜阳，阳亢化风，故见血压升高，头目眩晕。火淫血脉，血被火煎耗，煽动内风，而见手挛舌歪，半身不遂。《素问·至真要大论》说：“诸热瞀瘛，皆属于火。”本证之半身不遂形似中风，其实为“火中”之证，若误用燥药祛风，则失之千里。刘老采用泻火清热，釜底抽薪之法，选用《金匮》三黄泻心汤苦寒之剂，用黄连泻心火，黄芩泻肺火。妙在大黄一味，既能通降胃中火热，又能活血逐瘀，推陈致新。若本证大便不燥而小便赤涩不利者，则改用黄连解毒汤为好。

目前临床，西医学所谓高脂血症、脑血栓、脑梗死、脑出血等病，均可使人肢体偏废，手足不仁，甚则突然昏倒，不省人事。据刘老经验，大多为“火中”范围，治当通泻火热为主，用三黄泻心汤或黄连泻心汤为中肯，如滥用温燥祛风之品，则如火上浇油而越治越重。［陈明，刘燕华，李方．刘渡舟验案精选．北京：学苑出版社，2008：86～87］

**2. 躁狂** 黄某某，男，42岁。因家庭夫妻不和睦，情志受挫，发生精神分裂症。数日来目不交睫，精神亢奋，躁动不安，胡言乱语，睁目握拳，作击人之状。口味秽臭，少腹硬满，大便一周未行。舌苔黄厚而干，脉来滑大有力。辨为火郁三焦，心胃积热之发狂，方用：大黄8g，黄连10g，黄芩10g。

服药3剂，虽有泻下，但躁狂亢奋之势仍不减轻。病重药轻，须增大其服，原方大黄剂量增至12g，泻下块状物与燥屎甚多，随之便神疲乏力，倒身便睡，醒后精神变静，与前判若两人，约1周方恢复正常。

**按** 本案为阳亢火动之实证，《内经》所谓“阳狂”是也。火盛阳亢，心胃积热，三焦不利，六腑不通，故见精神亢奋，烦躁不安等症，从其苔黄，脉滑有力，则必以泻心胃之火而下其大便为主，方用三黄泻心汤苦寒直折，泻火坚阴。若兼有腹胀疼痛，改用大承气汤其效更捷。［陈明，刘燕华，李方．刘渡舟验案精选．北京：学苑出版社，2008：45～46］

**3. 呕血** 陈某，男性，24岁，教师，1998年5月5日初诊。因前晚赴宴，饮白酒约300ml即感胃中灼热不适，回家休息至凌晨1：00许，更觉心中烦热，胃脘部灼痛，随即呕吐鲜血约200ml并伴有食物残渣，遂自服云南白药（用量不详），清晨又呕吐鲜血120ml左右，伴有少许紫暗瘀块。来诊时面容憔悴，口干口臭，喜冷饮，述大便常2～3日一行，小便短黄，舌红少津，苔黄腻，脉滑数有力。辨证为素有内热蕴结，又因过食辛燥之品致燥热炽盛、热迫血行而吐血。治以清热泻火、荡涤实热，佐以凉血止血。予三黄泻心汤加味：大黄10g，黄连10g，黄芩15g，栀子15g，白茅根30g，藕节30g，白及18g，鲜侧柏叶25g，生地30g，甘草6g。其中大黄用沸水浸泡30分钟后，兑上药煎汁凉服，每日3次，每次50ml，便下即止。翌日二诊：患者自诉服药后未再呕血，并泻下大便4次，质稀、味臭秽，心中烦渴、胃脘部疼痛减轻，上方改大黄为大黄炭6g，加天花粉20g，葛花15g，白芍30g。水煎日服3次，每次50ml。三诊：服上方2剂后，上症基本解除，微感口干，神倦，心烦，小便黄，舌淡红，苔薄黄，脉和缓有力，此为余热未尽，处以竹叶石膏汤加减2剂而病痊。［刘明君．三黄泻心汤治疗呕血．中国中医急症，2003，12（4）：379］

**4. 鼻衄** 张某某，男，35岁。患鼻衄不止，症见心烦，口渴饮冷，精神不衰，舌质红，苔黄腻，脉滑数。患者平素嗜酒成癖。四诊合参，证属肺胃火郁，治当清肺火、解郁热，投以仲景大黄黄连泻心汤。方用：大黄9g，黄连6g，黄芩9g。用开水浸泡，取汁分3次服。衄止则停服。上方服1剂，鼻衄即止。［代丽三．鼻衄三例．云南中医杂志，1980，1（1）：13］

**5. 倒经** 任某某，女。1972年7月25日初诊。月经逾期半月不行，昨忽鼻衄如注，并从口溢，因过食椒姜辛辣之物，使经血逆乱，亦由经血逆乱所致。脉数心悸，颜面潮红。急宜清降，使血下行归经。炒黄芩10g，黄连3g，制大黄6g，细生地15g，紫草、丹皮各6g，百草霜9g（包），代赭石、川牛膝、仙鹤草各10g。2剂。复诊：吐衄止。嘱忌食辛辣物，并于下次月经期前3天服原方3剂以防治。（徐荣斋医案）

**按** 本案倒经，由于偏嗜辛辣，积热于内，气血逆乱所致。正如张聿青所谓："天下无倒流之水，因风而方倒流；人身无上逆之血，因火而方逆上"。故投以泻心汤加味，清热降火，引血下行而获佳效。［何任，张志民，连建伟．金匮方百家医案评议．杭州：浙江科学技术出版社，1991：288］

**6. 恶阻吐血** 病妇王某，年30岁。妊娠2月余，病呕吐甚剧，先呕出清水，继则呕吐黄绿色黏液，恶闻食臭，仅偶可见少量稀粥，自觉胃脘部堵闷灼热，大便5日未行，小溲黄赤。自昨日晚间，突然吐血约50ml。舌质红苔黄腻，脉弦滑而数。余以为此系妊娠后胎气上逆，湿热阻滞，胃失和降，热灼血络所致。治宜清热和胃降逆止血之法，方用大黄黄连泻心汤加味。处方：大黄粉1g（分冲），黄连4.5g，黄芩6g，苏叶6g（后下），刀豆12g，半夏9g，郁金9g。2剂。水煎后少量频服。药后吐血即止，呕吐次数减少，可进少量饮食。原方再进2剂，呕吐止，饮食复常，病告痊愈而出院。后足月顺产一子，母子平安。（路志正医案）

**按** 本案恶阻吐血，以其大便不行，小溲黄赤，舌质红苔黄腻，脉弦滑数，断为胃热上冲，灼伤血络。泻心汤本可用治胃热吐血，以其正在妊娠期间，若重用大黄峻下而入血分，或恐导致堕胎之虞，故用重药轻投之法，只用大黄粉1g（分冲），合芩、连清热止血，苏叶、半夏止呕，刀豆、郁金降气。配伍得宜，是以奏效迅捷。［何任，张志民，连建伟．金匮方百家医案评议．杭州：浙江科学技术出版社，1991：288］

**7. 产后恶露不净** 朱某某，女，27岁，农民。1977年8月2日初诊。产后50余天，仍有鲜红色恶露，量少，无瘀块，口渴欲饮，大便隔日一行，艰涩难下，脉细数，舌尖红苔黄。夏令心火主气，心火炽盛，迫血妄行，治以泻心汤法。

处方：黄芩炭9g，川黄连2.4g，制大黄6g（后下），生甘草4.5g，当归炭9g，炒白芍9g，丹皮炭9g，生地炭15g，竹叶心1把。4剂。

8月6日复诊：鲜红色恶露已净，现略有白色恶露，口渴欲饮，大便仍干，脉略数，舌尖红苔薄黄，治以泻火清心，凉血止血。

处方：黄芩9g，川黄连1.8g，制大黄6g（后下），生甘草4.5g，当归炭9g，白芍炭9g，丹皮9g，白茅根30g，麦冬12g，竹叶心1把。4剂。

服药后恶露干净，诸症悉愈。（连建伟医案）

**按** 本案产后恶露不净，口渴便艰，脉细数，舌尖红苔黄，此属产后阴血不足，火热有余，夏令又为心火主气故也。方用泻心汤泻火热之有余，攻其邪实；归、芍、生地、丹皮补阴血之不足，补其正虚，且以凉血止血；又有竹叶清心，以治热淫于内；甘草泻火，且缓三黄苦寒。全方标本兼顾，邪正并治，说明产后之病，有邪则当攻邪，正虚则当扶正，决不可一味拘泥于"产后属虚"之说。[何任，张志民，连建伟．金匮方百家医案评议．杭州：浙江科学技术出版社，1991：290]

**8. 瘾疹** 患者，男，19岁，患瘾疹10年，每三五日发病1次，发作时全身灼热，奇痒难堪，痒处浮肿形隆，颜面发赤，眼球充血。伴长期便秘。诊见舌红、苔黄。予三黄泻心汤，黄芩15g，黄连8g，大黄8g。连服2周即痊愈。[李小飞．三黄泻心汤治疗隐疹1例．中国疗养医学，2010，19（10）：956]

**9. 急性胰腺炎** 吴某，男，64岁，因服油腻食物后出现腹部胀痛，呕吐半天而住院治疗。化验：血象中白细胞$21.3\times10^9$/L，中性粒细胞0.87，血淀粉酶736U，尿淀粉酶1542U。CT检查示急性胰腺炎，出血坏死型，范围广泛，伴局部脓腔形成。腹部胀满，全腹不固定的压痛，叩之鼓音，肠鸣音减弱，肝脾未扪及，舌苔薄腻，脉细数，诊为腑气不通，邪热内蕴，治疗以通腑理气泻热。药用生大黄15g，黄连3g，黄芩10g，枳实10g，厚朴6g，青皮10g，陈皮10g，制半夏10g，大腹子10g，大腹皮10g，木香15g，蒲公英30g。并用生大黄粉30g灌肠。应用大剂量通下之剂，连续排出大量粪便后腹胀痛即减轻而病情好转，用药2周后症情渐平，实验室指征基本正常。[盖云，张彤，等．叶景华活用三黄泻心汤治疗杂病举隅．辽宁中医杂志，2008，35（3）：445~446]

**10. 急性结膜炎** 葛某某，男，22岁。1987年9月18日初诊。双眼发红1月余，经点用氯霉素眼药水、磺胺眼药水效果差。刻下双眼球结膜充血明显，结膜囊内分泌物多，舌质红，脉浮数。此当属风热之邪客于肺经，当宣肺散邪，通腑泄热。处方：黄连5g，黄芩10g，生大黄10g，生麻黄5g，赤芍15g，白蒺藜10g。服3剂后双眼红赤大减，大便微溏，日更衣2次。上方减大黄量至5g，继服3剂告愈。[戴书悦，王应龙．三黄泻心汤在眼科的临床应用．黑龙江中医药，1989，（3）：48]

**11. 脱发** 某饭店余某，男，42 岁，患脂溢性脱发。每晨起则枕巾落发成片，头顶片片成秃。经人介绍，前来诊治。余问曰：头皮痒否？曰：甚痒。问：头皮溢出脂液为何味？曰：以指甲揩而嗅之，有臭味。切其脉数，视其舌红绛。乃命侍诊学生书三黄泻心汤予服。

学生不解余意，问三黄泻心汤如何能治脱发？余曰：发为血余，而主于心。其人头皮甚痒，为心有火之象。皮脂有臭味，亦为火臭寒腥之义。且脉数舌绛，非心火旺而何？心主血脉，今心火及血，则血热而不荣于毛发。发脆则脱，液多则痒，此乃头痒发脱之所因。余用三黄泻心汤泻其心火，凉其血液，坚其毛发，肃其脂液，服药后其发必不脱矣。患者果服药 3 剂，大便作泻，小便黄如柏汁，从此头痒止，发不落而病愈。[刘渡舟．漫谈三黄泻心汤及其临床应用．1987，(3)：179－180]

**12. 复发性口腔溃疡** 张氏报道以本方加味治疗复发性口腔溃疡。将 76 例患者随机分为中药治疗组和西药对照组各 38 例。治疗组发作期口服三黄泻心汤加味（黄连 6g、黄芩 12g、大黄 6g、生甘草 12g、肉桂 3g、制乳香、制没药各 10g、白及 9g、大枣 10g），加减：舌苔黄腻甚者加黄柏、薏苡仁；红肿疼痛甚者加竹叶、木通；大便干结加大黄至 9g。每日 1 剂，水煎分 2 次服。缓解期将基础方炼蜜为丸，日 3 次，每次 12g。对照组：发作期口服维生素 $B_2$ 片，每次 10mg，每日 3 次；维生素 C 片，每次 0.3g，每日 3 次。溃疡局部外敷冰硼散，日 3 次。间歇期按原量常规服用维生素 $B_2$ 和维生素 C 片。治疗结果：治疗组痊愈 15 例，有效 17 例，无效 6 例，总有效率 84.21%；对照组痊愈 9 例，有效 16 例，无效 13 例，总有效率 65.79%。两组总有效率有显著性差异（$P<0.05$）。[张秀梅．三黄泻心汤治疗复发性口腔溃疡．中国民间疗法，2010，18（7）：37]

**13. 小儿急性菌痢** 黄氏报道以本方灌肠治疗小儿急性细菌性痢疾 68 例。

一般资料：患者 128 例，男 70 例，女 58 例，平均年龄 6.8 岁。均有不同程度的发热、腹痛、黏液脓血便、大便每日十余次至数十次。大便镜检均有脓细胞及红细胞，大便培养有志贺痢疾杆菌生长。128 例随机分成治疗组 68 例与对照组 60 例。

治疗方法：治疗组采用三黄泻心汤：生大黄、黄连各 15g，黄芩 30g。煎取 150ml，常规灌肠，保留 1 小时，每日 2 次。对照组用头孢曲松钠 50～100mg/(kg·d)，静脉滴注，每日 2 次。2 组疗程 7～10 天，均未使用其他抗菌药物。

治疗结果：治疗组治愈 58 例，好转 10 例，无效 0 例。治愈率 85.3%，总有效率 100%。对照组治愈 50 例，好转 8 例，无效 2 例，治愈率 83.3%，总有效率 96.7%。两组疗效比较无显著性差异（$P>0.05$）。[黄秀君．三黄泻心

汤灌肠治疗小儿急性细菌性痢疾68例．浙江中医杂志，2005，40（4）：164]

**【临证提要】**本方证以火热内盛，迫血妄行为主要病机。症见吐血、衄血，血色鲜红，伴口渴心烦、溲赤便秘舌红苔黄，脉数有力等实热证候。又据大黄黄连泻心汤证治，可知本方尚能治疗无形邪热壅塞而致的热痞。

现临床多用于火热内盛所致的消化道出血，衄血等；以及消化系统疾病而见心下痞满证属无形邪热壅塞所致者。另有报道对火热扰心所致的躁狂等精神异常运用本方治之，也多有效验。

# 呕吐哕下利病脉证治第十七

## 猪苓散

**【组成】**猪苓　茯苓　白术各等份

**【用法】**上三味，杵为散，饮服方寸匕，日三服。

**【功用】**健脾化饮。

**【主治】**呕吐而病在膈上，后思水者，解，急与之。思水者，猪苓汤主之。（十七　13）

**【方解】**本方为饮停致呕的治疗方剂。方中二苓淡渗利水，白术健脾燥湿。配制散剂，取其"散者散也"之义，使水饮得散，中阳复运，气化水行。

**注：**本方与五苓散皆有猪苓、茯苓、白术三味药，但五苓散又有桂枝和泽泻。本方主要用于胃虚不能消水，水停心下之证；五苓散则主要用于水湿停于下焦，气化不行，水不得出的太阳蓄水证，故又加入桂枝通阳化气，泽泻渗利下焦水湿。

**【方论】**病在膈上，病膈间有痰饮也。后思水者，知饮已去，故曰欲解。即先呕却渴者，此为欲解之意。夫饮邪已去，津液暴竭，而思得水，设不得，则津亡而气亦耗，故当急与。而呕吐之余，中气未复，不能胜水，设过与之，则蓄饮方去，新饮复生，故宜猪苓散以崇土而逐水也。（《金匮要略心典》）

**【临床应用】**

**1. 肝硬化腹水**　梁氏报道使用本方化裁治疗肝硬化腹水 50 例。基本方：生白术 30 ~ 60g，猪苓、茯苓各 12 ~ 25g。气滞湿阻加柴胡疏肝散、平胃散等；泛吐清水加半夏、干姜；腹胀甚加木香、砂仁、蝼蛄、大腹皮等；夹热加白茅根、车前草；湿热蕴结加黄芩、黄连、知母、大黄、板蓝根、山栀、虎杖、茵陈等清热；气滞加枳实、厚朴、陈皮、砂仁等行气导滞；脾虚水困加香砂六君子、薏苡仁等健脾利水化湿；肝肾阳虚酌加附子理中汤、济生肾气汤；便溏加芡实、莲子、扁豆或四神汤；肝肾阴虚加入一贯煎、白茅根、冬瓜皮、葫芦瓢、车前草等养阴利水；鼻衄、齿衄加水牛角、茜草、生地等止血；肝脾大加䗪虫、水蛭、三棱、莪术、桃仁或大黄䗪虫丸；白细胞低，重用益气养血之黄芪、黄精、当归等；红细胞、血小板过低，酌加鹿角胶、阿胶、龟甲、鳖甲等。治疗结果：其中6例，观察3年以上，至今健在；1例5年后复发，复治3次最后死于腹水感染、肝肾综合征；3例1年后复发，至今带病延年；5例经治1月无效放弃治疗外，其他35例均在1年后复发，死于消化道出血，肝性脑病。经1~3个月治疗，腹水消退1级25例，腹水消退2级10例，3级10例，总有效率90%。[梁崇俊．猪苓散化裁治疗肝硬化腹水50例．四川中医，1995，2（13）：15]

**2. 妊娠恶阻** 谢某，27岁，2005年4月11日就诊。妊娠42天，进食后立即恶心呕吐4天，吐出食物，口淡多涎，喜冷饮，饮入则舒，腰酸。舌淡红，苔薄腻，脉细滑。治法：健脾温胃化饮。方剂：猪苓散加味。药物：猪苓12g，白术12g，茯苓12g，肉桂4g，杜仲10g，3剂。

2005年4月14日复诊：恶阻消失，腰痛减轻，无不适，舌脉如上。中药守上方续进4剂。

2005年4月18日三诊：吃水果之后口淡恶心4天，舌脉如上。中药守上方加吴茱萸3g，3剂。

2005年4月21日四诊：口淡，进食之后即觉恶心，无嗳气，大便溏软。舌淡红，苔薄白，脉细。治法：温胃清热，健脾化饮。方剂：猪苓散合半夏泻心汤加味。药物：猪苓12g，白术12g，茯苓12g，半夏12g，炒黄芩5g，炒黄连3g，干姜5g，炙甘草6g，党参12g，大枣6个，炒粳米30g，5剂。服药之后恶阻消失。[马大正．经方治疗妊娠恶阻验案6则．河南中医，2007，12（27）：12]

**3. 小儿单纯性消化不良** 杨氏以猪苓散加半枝莲治疗小儿单纯性消化不良。方药：猪苓10g，茯苓10g，白术10g，半枝莲20g。水煎服，日1剂。1岁以内小儿用量酌减，一般1~3剂即愈。

典型案例：杨某，女，7个月。1979年9月20日诊。患儿发病已2天，经西医诊断为小儿单纯性消化不良，曾用西药效果不佳。大便稀成蛋花状，每天十余次，小便少，伴有轻微呕吐，精神不振，舌质红苔白，脉细数，体温38℃，用此方2剂，诸证痊愈。[杨昔年．猪苓散加半枝莲治疗小儿单纯性消化不良．陕西中医，1981，2（6）：11]

**【临证提要】**本方功能健脾利水，主治胃中停饮、脾虚饮逆所致的口干多饮、饮后呕吐、吐后又渴而饮等。现代多用于治疗急慢性胃炎、胃神经官能症、神经性呕吐、肝硬化腹水、眩晕、经期水肿等症见脾虚停饮者。

## 大半夏汤

**【组成】**半夏二升，洗完用　人参三两　白蜜一升

【用法】上三味，以水一斗二升，和蜜扬之二百四十遍，煮药取半升，温服一升，余分再服。

【功用】开结降逆，补虚润燥。

【主治】胃反呕吐者，大半夏汤主之。（第十七　16）

【方解】方中重用半夏以开结降逆止呕；人参扶助正气，以补益胃气之虚；白蜜补虚、和胃、润燥，又能减缓半夏辛燥之性。方中温燥化浊与甘润补虚并用，是治疗虚寒胃反病的基本方剂。

注：本方与小半夏汤均为治疗呕吐的常用方，均以半夏为主药。但本方所治疗之呕吐为胃气虚寒不能腐熟水谷所致胃反呕吐，以朝食暮吐，暮食朝吐为主要症状；而小半夏汤所治疗的呕吐支饮上溢所致之呕吐，其呕吐以频吐清水涎沫而不渴为其特征。

【方论】胃反呕吐，则朝暮吐逆也。非特胃气败坏，并致胃汁枯竭。计惟有降逆、扶正、滋燥三法并施，庶克有济。爰用半夏止呕逆，人参扶正气，而以极甘润之白蜜与水，扬之二百四十遍，去其黏腻之质，而独取其甘润之性，使枯槁之胃得润则苏，逆上之气得甘自缓也。立法最神。（朱震亨《金匮钩玄》）

胃反而呕吐者，胃家久虚，食停气滞，旋食旋吐也。方以半夏为君者，开散寒邪，降伏逆气，洵圣药也。佐以人参补胃益气，白蜜和中润燥。服法多煮白蜜，去其寒而用其润，俾黏腻之性，流连于胃底，不速下行，而半夏、人参之功，亦可徐徐斡旋于中，其意固微矣哉。（魏荔彤《金匮要略方论本义》）

【临床应用】

**1. 青盲（青光眼）**　张某某，男，24岁，武警战士。1991年5月8日初诊。患青光眼半月余，眼痛，视力急剧下降，头痛剧烈，如束铁箍，恶心而呕吐频作，且控制不住，大便偏干。查眼压：左眼37mm$H_2O$，右眼32mm$H_2O$。舌质红，苔白腻，脉来弦滑。刘老抓住呕吐不止，脉又弦滑，辨为痰浊之邪上犯清阳之证。治当健脾和胃，化痰降浊。急疏《金匮》大半夏汤：半夏20g，生姜30g，党参12g，蜂蜜50g。于蜂蜜中加两大碗水，以勺扬之约10余分钟后煮药，温服。5月15日二诊：服药后，1周内仅呕吐1次，查眼压：左眼28mm$H_2O$，右眼26mm$H_2O$。两目充血，低头时眼胀，大便正常。舌苔白略腻，脉弦。药已奏效，守方续进7剂，患者头痛，眼胀，呕吐诸症悉除。查眼压：左眼21mm$H_2O$，右眼18mm$H_2O$，已属正常。[陈明，刘燕华，李方．刘渡舟验案精选．北京：学苑出版社，2007：181－182]

**2. 神经性呕吐**　阎某某，女，56岁，1998年7月18日初诊。患者食后即吐4年，吐物为食物及黏液，无恶心，辅助检查未发现器质性病变，经治疗呕吐未见改善。伴大便干、2日1次，舌苔白，脉弦滑、重按无力。证属脾虚不运，津停为饮。治予大半夏汤加味。处方：半夏12g，人参9g，生姜3

片，蜂蜜30g。每日1剂，水煎服。药尽2剂呕吐大减，大便干好转。继服4剂呕吐痊愈。[胡兰贵．朱进忠老中医应用大半夏汤经验举隅．山西中医，1999，15（6）：1~2]

**3. 胃溃疡恶变呕吐** 孙某，男，41岁，1998年10月19日初诊。患消化道溃疡8年，疼痛时轻时重，近1个月来胃脘部持续疼痛，虽用哌替啶疼痛也未明显减轻，反复呕吐食物黏液。上消化道钡餐造影：胃窦部及十二指肠溃疡，胃窦部溃疡恶变。舌苔薄白，脉弦紧。证属痰饮阻滞，脾虚不运，久吐伤阴。治拟化饮降逆，补脾养阴。处方：半夏15g，人参10g，生姜3片，蜂蜜30g，麦冬15g。每日1剂，水煎服。服药1小时后疼痛、呕吐缓解，2小时后疼痛消失、呕吐停止。继服1剂后患者自诉疼痛、呕吐均未发作。1个月后随访呕吐未作，胃脘部疼痛轻微偶见。[胡兰贵．朱进忠老中医应用大半夏汤经验举隅．山西中医，1999，15（6）：1~2]

**4. 幽门梗阻呕吐** 刘某某，男52岁，1999年4月21日初诊。患者数年来胃脘部经常疼痛，呕吐1年，加重4个月。吐物为黏液及食物，大便秘结、3~4日一行，胃脘灼热隐痛，舌苔白，脉虚大。上消化道钡餐造影诊断为：幽门不全梗阻。证属脾虚挟饮，久吐伤阴。处方：半夏15g，人参10g，蜂蜜60g，生姜4片。每日1剂，水煎服。服药2剂，呕吐减轻，大便正常，胃脘部仍稍感灼痛。6剂后呕吐停止，胃脘部灼热隐痛未再发作。[胡兰贵．朱进忠老中医应用大半夏汤经验举隅．山西中医，1999，15（6）：1~2]

**5. 贲门失弛缓** 唐某某，女，54岁，干部，1984年4月11日入院。主诉：食入呕吐反复发作10年，加重1月。患者1974年春患呕吐，X线钡餐检查诊为贲门失弛缓症，当时经治一度好转。尔后，每因劳累或情绪不畅时，经常反复发作。各大医院辗转治疗，收效甚微。西药山莨菪碱、东莨菪碱，中药旋覆代赭汤、吴茱萸汤、丁香透膈散等服之追遍。1月来证情加重，食入即吐，甚时茶水难入，脘痞，气短，无力，形体消瘦，面色㿠白无华。舌质淡、苔薄白，脉虚细。体检：神清，精神疲乏，营养差，贫血貌，消瘦，心肺（-），腹软，呈舟状，上腹部有轻压痛，肝脾（-）。纤维胃镜：贲门痉挛。入院诊断：顽固性贲门失弛缓症。中医辨证：呕吐日久，胃虚气逆，治以大半夏汤。制半夏30g，人参10g（另炖，兑服），白蜜10ml。3帖后，呕吐好转，能进少量流质饮食。效不更方，继进3帖，呕吐渐止，饮食大增，精神好转。继以六君子丸善后，巩固疗效。1985年6月随访：前证终未再发，饮食正常，精神饱满，体重增加，早已恢复工作。[黄福斌．大半夏汤治愈顽固性贲门失弛缓症．江苏中医杂志，1986，（11）：16]

**6. 顽固性呃逆** 熊某某，男，57岁，工人。1983年6月20日诊。

罹呃逆数月，曾做多项检查，未见器质性病变，西医诊断：胃神经官能症，服多种中西药，效果不显。近1月来逐渐加重，伴见心烦易躁，大便干结，饮食减退，神疲消瘦，舌苔白而干，脉沉细略数。此为脾之气阴两虚，胃气上逆，治以益气润燥，降逆止呃，大半夏汤加味。

半夏15g，党参12g，竹茹12g，芦根12g，枳壳9g，蜂蜜12g（冲服）。服5剂见效，30剂后呃逆痊愈。半年后随访，未见复发。［赵孟川．顽固性呃逆一例．四川中医，1986，4（1）：10］

**7. 妊娠恶阻** 陈某，女，32岁，2002年7月15日诊。孕后3个月，呕吐甚，服中西药未效。现频频呕逆，呕物酸臭，胃脘微胀，厌食，食则即吐，口微渴，不多饮，小便短赤，大便数日一行，质黏而臭，舌质微红、苔根薄黄，脉右关呈细数。乃脾虚胃热，升降失调之恶阻重症。治以和胃降逆，清热润燥。方拟大半夏汤加味。西洋参9g（另煎）、麦冬9g、法半夏15g、淡竹茹1g、蜂蜜40g（冲入）。水煎，分2次服。服药后症状消失，再用党参12g、山药20g、冰糖少许，煎汤代茶，以复胃津。服3剂后痊愈。［林瑛瑛．大半夏汤治疗妊娠恶阻体会．2005，21（7）：431］

**【临证提要】** 本方为治疗呕吐的常用方，多用于治疗胃气虚寒不能腐熟水谷的各种呕吐，以朝食暮吐、暮食朝吐为主症。临床多用于治疗幽门梗阻、贲门失弛缓、糖尿病胃轻瘫、妊娠恶阻及其他表现有顽固性呕吐的疾病。

## 大黄甘草汤

**【组成】** 大黄四两　甘草一两

**【用法】** 上二味，以水三升，煮取一升，分温再服。

**【功用】** 通腑泻热，降逆止呕。

**【主治】** 食已即吐者，大黄甘草汤主之。《外台》方又治吐水。（第十七　17）

**【方解】** 本方主治为胃肠实热呕吐，方中大黄“性沉而不浮”（《本草备要》），功能清腑泄热，使浊气下行而止呕逆。甘草和胃气，使攻下而不伤正，并减缓大黄峻烈之性。

本条所论“食已即吐”是腑气不通，积热上冲于胃，或者胃中本有实热，并不是胃中有实邪积滞。本证当还有口苦、舌红苔黄腻、大便秘结等阳明实热的表现。

**【方论】** 仲景云：病人欲吐者，不可下之，又用大黄甘草治食已即吐，何也？曰：欲吐者，其病在上，因而越之可也。而逆之使下，则必抑塞愤乱而益甚，故禁之。若既已吐矣，吐而不已，有升无降，则当逆而折之，引令下行，无速于大黄者也，故不禁也。兵法云：避其锐，击其惰，此之谓也。（王

肯堂《证治准绳·杂病·呕吐》)

【临床应用】

**1. 呕吐** 侯氏报道以本方加减治疗呕吐86例，包括外感、饮食不节、情志不节或脾胃虚弱所致者，不包括外科疾患及妊娠呕吐。基本方：大黄5g，生甘草3g，竹茹、荷梗各6g。每日1剂，水煎分2次服或频服。加减：气滞肝郁明显者加柴胡、黄芩、苏梗等；胁痛者加郁金、木香；大便不爽，舌苔厚腻者加牵牛子、槟榔片；干呕频频，心烦而热，口干，舌苔花剥加石斛、玉竹、沙参等；暑湿为患加银花、藿香等。治疗结果：痊愈57例，显效17例，有效9例，无效3例，总有效率96.5%。

典型病例：马某，女，60岁，2000年11月24日初诊。患者食入即吐3个月。遇风冷加重，腹胀痛，口干欲饮，失眠，大便干4日1行，小便量少，舌淡红苔白燥有裂纹，脉细弦。处方：生大黄5g，生甘草3g，竹茹6g，荷梗10g，苏梗、橘叶各6g，炒谷麦芽各30g。3剂。二诊，诉服前方后腹泻7次，泻下泡沫样物质，继用方药腹泻轻，现无呕吐，口苦、口干消失，脘腹微痛，腹胀轻，小便量少，纳少，舌淡红中部有裂纹、苔白而燥，脉沉。处方：苍术、厚朴、陈皮各6g，炙甘草3g，苏叶、黄连各2g，石斛10g，太子参4g，炒谷麦芽各30g，以3剂调护胃阴而后告愈。[侯绍敏．大黄甘草汤治疗呕恶86例观察．河北中医药，2001，16（4）：28]

**2. 胃火上冲呃逆** 李某，女，48岁。2001年3月5日初诊，患者因家务事与儿媳发生口角时，呃逆忽作。曾用镇静剂、解痉剂治疗无效。针天突、内关、足三里等穴，呃逆暂止，起针10分钟又作。寝食难安，苦不堪言，改服中药治疗。医者以为呃逆因口角而起，当疏肝理气。以逍遥散治之，症不减，求余诊治。刻诊：呃声响亮，连续不断，冲逆而出，口角起水疱，口唇干燥欲裂，舌质红，苔薄黄而干，口气臭秽，问及大便，素有习惯性便秘病史。此原胃肠积热，复因怒而气上，引动火邪上冲，故呃逆大作。宿便不去，腑气不通，气逆难下致久呃不止。立通腑泄热降逆为法。用大黄甘草汤治疗。首剂大黄20g，甘草10g，水煎分2次口服。当日，大便畅通，呃逆自止。再剂大黄15g，甘草15g，混合焙干研粉，每天服3g，1月后随访，习惯性便秘亦愈。[董素琴．大黄甘草汤临证治验举隅．中医研究，2003，16（1）：63－65]

**3. 腹部手术后呃逆** 杨氏报道使用本方治疗腹部手术后呃逆30例。一般资料：男性21例，女性9例。病程最短者4天，最长者11天。治疗方法：大黄甘草汤基本方：大黄10～25g，甘草5～10g，水煎服，每日1剂。如兼腹胀者加枳壳、陈皮；脾气虚者加党参、白术；呃逆频作、呃声洪亮者加代赭石、旋覆花；舌有瘀象者加鸡血藤、丹参等。治疗期间，不合用其他疗法。治疗结果：疗效判定标准如下。痊愈：经治疗呃逆停止，观察至病愈出院无复发者；无效：经治疗呃逆不减，或呃逆虽止而有复发者。结果：治愈28例（93.3%），无效2例。治愈病例中，服1剂呃逆止者18例，服2剂呃逆止者6例，服3剂呃逆止者2例。［杨福顺．大黄甘草汤治疗腹部手术后呃逆30例．中医药信息，1999（17）3：37］

**4. 有机磷农药中毒** 吴氏报道以本方配合常规洗胃抢救治疗有机磷农药中毒35例。一般资料：35例患者中，男性11例，女性24例；年龄最小者17岁，最大者62岁；均为口服有机磷农药引起急性中毒。按《内科学》第五版急性有机磷农药中毒临床表现和全血胆碱酯酶活力测定指标分级标准，轻度中毒8例，中度中毒11例，重度中毒16例。35例随机分为对照组15例，治疗组20例。2组间统计学处理，性别、年龄、服药种类、服毒量、就诊时间、症状体征、病情轻重无显著差异（$P>0.05$）。治疗方法：2组患者入院后均给予洗胃和解毒剂的应用及对症治疗。清水彻底洗胃后对照组9例胃管注入50%硫酸镁，6例20%甘露醇导泻。治疗组胃管注入大黄甘草汤（大黄50g，甘草50g，煎水400ml），患者排便后次日给予大黄15g，甘草20g，日1剂泡服，维持3天。分别观察2组排便时间、全血胆碱酯酶活力检测治标变化、阿托品用药剂量及反跳情况。治疗结果：治疗组各项指标均优于对照组，$P<0.01$。［吴继良．大黄甘草汤抢救有机磷农药中毒应用体会．实用中西医结合临床，2006，6（6）：39～40］

**5. 急性药物性肾损伤** 张氏报道用本方治疗抗肿瘤药物导致急性肾损伤10例，疗效满意。一般情况：10例患者均为肿瘤科住院患者，男性7名，女性3名，其中结肠癌3例、食道癌2例、胃癌1例、肺癌3例、肝癌1例。全部进行抗肿瘤正规化疗4～5个疗程。治疗期间，肌酐、尿素氮均超出正常范围，显示有不同程度的肾功能损害，所有病例均否认以往有慢性肾脏病史。治疗方法：大黄甘草汤组成：大黄6～10g（后下），生甘草5g，每日1剂，水煎服。尿少肢肿加桂枝10g，茯苓15g，泽泻10g，温阳利水；恶心呕吐甚加黄连3g，姜竹茹6g，砂仁3g（后下），辛开苦降，降逆止呕；面黑舌紫加川芎6g，怀牛膝10g，活血化瘀；神疲乏力加太子参15g，炙黄芪15g，枸杞子10g，益气补血；腰脊酸痛加百令胶囊4粒，每日3次，益肾壮腰。10天为1个疗程。治疗结果：治疗1个疗程后，肌酐、尿素氮水平较治疗前下降20%，2周后复查肌酐、尿素氮未见反跳。10例中，8例有效，2例无效。［张亚东，解小成，房松．大黄甘草汤治疗抗肿瘤药物性肾损害10例．中医杂志，2004，45（4）：259］

**6. 小儿厌食症** 姜氏报道以本方治疗小儿厌食症35例，取得满意疗效。一般资料：本组共35例，其中男性21例，女性14例，年龄2～6岁，病程4个月～1年。治疗前除15例伴有贫血及营养不良外，无其他并发症，并以排除其他疾病。治疗方法：大黄9g（后下），甘草5g，每日1剂，水煎分2次服。患儿服药3～8剂，全部获效，其食欲食量均明显增加，恶心呕吐消失。2月后复查，血色素及皮下脂肪均有不同程度的增加。［蒋宏伟，黄勇，于作义．大黄甘草汤治疗小儿厌食症．中国民间疗法，2000，8（2）：38］

**7. 新生儿不吮乳** 赵某，男，8天。近3日来腹部胀满，呕吐，不吮乳，烦躁面赤，舌苔微黄浊腻。证属秽热积滞肠胃，治宜清泄秽浊。处方：生大黄、甘草各3g。日1剂，频服。3剂后腹胀满消除，便通，吮乳正常。［刘兴旺，王磊．大黄甘草汤治疗新生儿疾病．浙江中医杂志，2000（2）：84］

**8. 新生儿脐疮** 余某，男，8天。脐带脱落后，见脐部潮红流水且肿，久而不愈，面赤发热，唇干。先用大黄甘草汤煎汤外洗，继用大黄、甘草、黄柏各5g（研末），外敷脐部，纱布包扎。并用大黄甘草汤加黄柏、银花各2g，水煎服。治疗4天，诸症皆消。［刘兴旺，王磊．大黄甘草汤治疗新生儿疾病．浙江中医杂志，2000（2）：84］

**9. 吐血** 范某某，男，50岁，农民，1985年9月26日初诊。病员五旬生日，亲友祝寿，饮酒过量，翌日吐血半痰盂，其色紫暗，夹有食物，胃脘部灼热胀痛，口臭心烦，大便色黑，小便黄少，舌质红，苔黄厚，脉滑数。此因酒食蕴积胃肠，热伤胃络，迫血上溢。治宜通腑泄热，清胃止血。方选大黄甘草汤加味。①大黄炭30g，甘草6g，鲜藕节100g。水煎服，日服1剂。②生大黄粉每次2g（吞服），日3次。按此方法服3天，症减血止。继以益胃汤加减治之而愈。［唐茂清．大黄甘草汤的临床运用．实用中医内科杂志，1990，4（1）：46］

**10. 紫癜** 名老中医吴光烈使用本方治疗紫癜，症见皮肤紫癜反复出现或合并尿血，头痛耳鸣，大便干结，舌质红、苔黄厚，脉数。病机为外感热邪或肝郁化火，血分热盛，血热络损，见紫癜并尿血。清·唐容川云："大黄一味，既是气药，又是血药，止血不留瘀，尤为妙药。"方中大黄清热泻下，引火下行，热去血安脉通。大黄性喜沉降，紫癜集中于上半身者，必用酒炒，借酒性以上升。甘草清热解毒，缓大黄急性。大黄习用20g，甘草5g，二药比例为4∶1。临床可加生地、白茅根以滋阴清热凉血。［周建宣．吴光烈应用大黄甘草汤的经验．中医杂志，1993，34（2）：85～86］

**【临证提要】**本方本方功能通腑泄热，和胃止呕。主治胃热上冲所致的呕吐等。现用于治疗：①胃肠有积热而导致的各种呕吐、呃逆等；②实热性的出血性疾病，如消化道出血、紫癜等；③胃肠积热表现的火热性疾病，如便秘、口疮、痤疮等。

## 茯苓泽泻汤

【组成】茯苓半斤　泽泻四两　甘草二两　桂枝二两　白术三两　生姜四两

【用法】上六味，以水一斗，煮取三升，纳泽泻，再煮取二升半，温服八合，日三服。

【功用】健脾利水，温胃化饮。

【主治】胃反，吐而渴欲饮水者，茯苓泽泻汤主之。（第十七　18）

【方解】本方是以苓桂术甘汤加泽泻、生姜组成，取仲景“病痰饮者，当以温药和之”之义。苓桂术甘汤是温阳化饮的祖方，通过健脾利水，淡渗利水和通阳化饮而治疗水饮病。本方则在其基础上加用泽泻以增强从小便渗利水湿的作用，增加生姜以止呕吐。

【方论】猪苓散治吐后饮水者，所以崇土气，胜水气也。茯苓泽泻汤治吐未已，而渴欲饮水者，以吐未已，知邪未去，则宜桂枝、甘、姜散邪气，苓、术、泽泻消水气也。（尤怡《金匮要略心典》）

吐而渴者，津液亡而胃虚燥也。饮水则水停心下，茯苓、泽泻降气行饮，白术补脾生津，此五苓散原方之意也。然胃反因脾气虚逆，故加生姜散逆，甘草和脾。又五苓散治外有微热，故用桂枝。此胃反无表热，而亦用之者，桂枝非一于攻表药也，乃彻上彻下，达表里，为通行津液、和阳散水之剂也。（李彣《金匮要略广注》）

【临床应用】

**1. 呕吐**　张某，男，48 岁。1984 年 4 月 2 日诊。自诉：以往身健无病。15 天前感冒治愈后，出现呕吐，每天吐 1 ~ 3 次，呕吐物为水食混杂，经治未愈求诊。现症：伴头晕，精神差，胃纳、大便尚正常，舌质淡胖、苔薄白、津润，脉象缓滑。此为脾虚水滞之胃反证。拟用健脾利水之法主治，方用茯苓泽泻汤加味：茯苓 15g，泽泻 20g，白术 12g，桂枝 10g，生姜 10g，甘草 3g，天麻 12g。上方服 5 剂后，呕吐停止，仅头晕未解，舌脉同上。此脾气虽复，胃气和降，但水饮未尽，风邪未除。上方加防风 12g，再进 2 剂，出微汗，头晕消失，精神欠佳。予香砂六君子丸 1 瓶分服善后。[王廷富．茯苓泽泻汤治愈胃反二例．四川中医，1986，4（8）：47 - 48]

**2. 糖尿病性胃轻瘫呕吐**　林氏报道用本方加制半夏治疗糖尿病性胃轻瘫呕吐 26 例。处方：茯苓 20g，泽泻 10g，甘草、桂枝各 6g，白术、制半夏各 9g，生姜 3 片。上腹饱胀甚者加厚朴 6g。每日 1 剂，水煎分 2 次服。在积极控制血糖的同时进行观察，10 天为 1 个疗程，一般 1 ~ 2 个疗程。结果：症状消失，胃蠕动正常为治愈，14例；胃蠕动明显改善为有效，9例，症状及胃造影无改善为无效，3例。总有效率88.47%。[林海飞. 茯苓泽泻汤治疗糖尿病性胃轻瘫26例. 浙江中医杂志，2001，36（9），381]

**3. 淤积性皮炎** 田氏报道使用本方加减治疗淤积性皮炎193例，疗效良好。一般资料：男性174例，女性19例。皮损仅发于左下肢者24例，发于右下肢者32例，双下肢均发病者137例；皮损仅见红斑、水泡、丘疹而无糜烂、溃疡者48例，糜烂、溃疡直径在1cm以内者76例，1~2cm者34例，2~3cm者17例，3~4cm者11例，4cm以上者7例。所有病例中伴有深静脉栓塞者9例。

基本方：茯苓30g、泽泻12g、桂枝6g、白术15g、干姜6g、当归10g、丹参20g、川牛膝10g、白鲜皮10g、甘草6g。肿胀较甚者加车前子10g、猪苓15g；皮损色红、灼热者加金银花20g、蒲公英15g；皮损增厚、皮色暗褐者加三棱10g、莪术10g；大便干结者去干姜加生大黄6~9g；大便溏薄者加山药30g，生薏仁30g；瘙痒剧烈者加苦参10g，蛇床子10g；气虚者加生黄芪10~30g，党参20g；血虚加鸡血藤20g，枸杞子10g；腰膝酸痛者加续断10g，桑寄生10g。治疗结果：治愈（皮损消退）78例；好转（皮损消退30%以上）101例；未愈（皮损消退不足30%者）14例。[田学文. 茯苓泽泻汤治疗淤积性皮炎193例. 河南中医，1997，17（5）：268~269]

**4. 高脂蛋白血症** 唐氏报道用本方加味治疗高脂蛋白血症49例，疗效满意。一般资料：96例患者中，男60例，女36例，随机分为治疗组49例，对照组47例。临床表现多见乏力，纳呆，胸脘痞闷，头晕，形体偏胖，舌淡苔白而润，脉滑，中医辨证为脾虚痰湿型。治疗方法：治疗组：口服茯苓泽泻汤加味。药物组成：茯苓30g、泽泻15g、桂枝9g、白术10g、生山楂30g、甘草6g、生姜3片。兼痰瘀内阻者加红花10g、丹参15g；兼脾肾阳虚者加干姜10g、炮附子10g、淫羊藿10g；兼肝气郁滞者加柴胡15g、当归10g、白芍15g。水煎服，日1剂，分早晚2次服用。对照组口服血脂康胶囊，每次0.6g，每日2次。2组均以3周为1疗程，连服2疗程后判定疗效。治疗结果：治疗组显效37例，有效9例，无效3例，总有效率93.9%；对照组显效21例，有效16例，无效10例，总有效率78.7%。2组有效率比较 $P<0.05$，有显著性差异。显效率比较，$P<0.01$，有极显著差异。[展照双，王加锋. 茯苓泽泻汤加味治疗高脂蛋白血症49例. 北京中医，2004，23（1）：24~25]

**5. 椎-基底动脉缺血性眩晕** 阎氏等报道以本方治疗椎-基底动脉缺血性眩晕。一般资料：55例患者中，男42例，女13例，36~45岁14例，46~55岁30例，56岁以上11例。所有患者均表现为突然发作性眩晕，恶心呕吐，耳蜗症状不明显，病程小于1周。其中26例伴局限性定位体征，47例分别有不同程度的高脂、高黏血症，21例有颈椎骨质增生。治疗方法：药物组成：茯苓、泽泻、石决明各30g，白术18g，天麻15g，半夏、丹参、桂枝各9g，生姜、炙甘草各6g。日1剂，水煎服。舌謇加菖蒲、郁金；肢麻㖞僻加钩藤、全蝎。眩晕症状控制后，分别治疗原发病。治疗结果：服药1周，主要症状消失者14例；服药1周，主要症状缓解，2周消失者30例；服药2周，主要症状缓解，3周消失者11例。总有效率100%。［阎丰书，刘仲喜，于敏志．茯苓泽泻汤加味治疗椎－基底动脉缺血性眩晕55例．河南中医，1993，13（1）：22］

**6. 胃下垂** 患者，男，43岁。经常胃胀，食不消化，甚者吐水带食，气短身倦，肌肉松软。吞钡试验示：胃下垂，内有大量潴留液，胃张力低，蠕动差。刻诊：面容清瘦，营养欠佳，大便不实，头眩心悸，舌胖大有齿痕，脉虚缓。

辨证：中气不足，胃内蓄饮，转输无力，阴水胀满。

治法：益气温阳，促胃化饮。

方药：茯苓泽泻汤加味。

组成：茯苓40g、泽泻30g、甘草20g、桂枝15g、白术15g、生姜30g、黄芪30g、党参20g、升麻12g、陈皮20g。1剂/日，水煎分服。

复诊：服药3剂见好，又服7剂，胃无沉坠感，振水音减少，胃脘胀满，呕吐消失，胃纳见增。此方加减治疗月余，形体康复，接近正常，但胃下垂恢复原位尚待时日，形体充盛，肌肉丰满方可恢复。故以此方制作丸剂长期服用，以求彻解。［陈锐．茯苓泽泻汤新用．中国社区医师，2011，10（21）：11］

**【临证提要】** 本方功能健脾利水，化饮止呕。主治胃有停饮、中阳不运所致的反复呕吐，渴欲饮水，愈吐愈渴，愈渴愈吐等。现代多用于治疗胃炎、慢性胃肠炎、胃神经官能症、胃窦炎、幽门水肿所致之呕吐、糖尿病性胃轻瘫、慢性肾炎水肿、低血压所致之头晕恶心、梅尼埃病等符合本方证者。

本方证与五苓散水逆消渴之病机、治法相似，但五苓散重点在于膀胱气化不行，小便不利，以致水反上逆；本方则重点在于水停在胃，中阳不运，故口渴、呕吐并见。临床须鉴别之。

## 文蛤汤

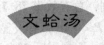

**【组成】** 文蛤五两　麻黄　甘草　生姜各三两　石膏五两　杏仁五十枚　大枣十二枚

**【用法】** 上七味，以水六升，煮取二升，温服一升，汗出即愈。

**【功用】** 清热生津，解表散邪。

【主治】吐后渴欲得水而贪饮者，文蛤汤主之；兼主微风，脉紧头痛。（十七　19）

【方解】本方用于治疗呕吐后口渴贪饮兼有表邪。方中文蛤、石膏清热生津，润燥止渴；麻黄、杏仁宣肺发表，生姜、大枣、甘草安中和营卫。诸药并行，是表解热清，则口渴自愈。

【方论】此论肺气不能输精而吐渴也。夫饮食入口，借胃腑之游溢散精，肺气之通调输布，毛脉合精，而后行气于脏腑经脉。吐后渴欲得水而贪饮者，肺气不能输布故也。文蛤，水之精也，外刚内柔，取外之坚壳，以行化皮毛之水津。石膏佐麻黄，通秋金肺胃之气；姜、枣配甘草，宣中焦水谷之精。杏子利肺气，以开窍于皮毛。毛脉合精，则水津布而吐渴解矣。此行气疏表之剂，故有微风在气分，及脉紧头痛者，亦兼主之。（张志聪《金匮要略注》）

【临床应用】

**1. 糖尿病**　朱某，男，50岁，工人。1979年2月6日初诊。患糖尿病半年余，口渴多饮，咽干舌燥，心烦不安，饥而欲食，但食而不多，全身乏力，两眼视物模糊，舌尖红，苔薄黄而干，脉偏数。查空腹血糖11.66mmol/L，尿糖（++++），眼底为早期白内障。此肺胃热盛，耗伤津液所致。治拟清热解渴，宣肺布津。方用文蛤汤加减：文蛤20条，麦冬10g，鲜石斛30g，麻黄3g，生姜1片，生石膏60g，杏仁6g，大枣2枚。上方共服20剂，上述诸症消失。复查空腹血糖4.44mmol/L，尿糖（-），原方加补肾之品，以巩固治疗，于原方加熟地30g、女贞子10g、山萸肉15g、山药20g。又服30剂，体力和精神完全恢复健康。1980年复查血糖，5.55mmol/L，尿糖（-），1981年随访，一切均好。[张笑平．金匮要略临床新解．合肥：安徽科学技术出版社，2001]

**2. 顽固性头痛**　臧氏报道文蛤汤加味治疗顽固性头痛20例。药物组成：文蛤30g（如无可用海蛤代替），麻黄10g，杏仁10g，甘草10g，生姜10片，大枣12粒，石膏20g，川芎10g，菊花10g，黄芪15g。水煎服，每天1剂。头痛缓解后改为每2天1剂，继服3剂，巩固疗效。结果：20例头痛患者最短服用15天，最长服用28天，平均用药12天后全部停用西药止痛类药，随访3~10年无1例复发，均告痊愈。[臧新开，等．文蛤汤加味治愈顽固性头痛临床分析．现代中西医结合杂志，2002，11（18）：1811]

**3. 瘾疹**　袁某某，男，37岁，教师。遍身皮肤痛痒发风疹块，以头面上肢为甚，反复发作1月余不愈，曾用西药抗过敏、镇静、注射葡萄糖酸钙以及中药疏风凉血等均不奏效。其疹形突起皮肤，时隐时发，成块大小不等，其痛痒不堪，入夜为甚，尤以遇风和入冷水之后发作突出，被暖痒可减退，皮肤稍觉热感。终日为之所苦，夜不得眠，纳食不香，烦躁不已，舌质偏红、苔白，脉浮。诊为瘾疹，乃风寒之邪外客肌表，久郁而化热。拟文蛤散治之：麻黄、杏仁各10g，炙甘草、生姜、红枣各6g，生石膏、五倍子各20g，共煎水冷服之。1剂后当晚即停止发新疹，3剂皮疹即完全隐退。原方加减继服2剂巩固疗效而痊。随访二年未发。

**按** 本案与西医学之荨麻疹类似，为常见过敏性疾患。《诸病源侯论》谓“邪气客于皮肤，复逢风寒相折，则起风疾瘾疹。”斯案患者，乃风寒之邪客于肌表，营卫失其调达，且久治不愈，郁遏化热所致，投仲景文蛤散疏散肌表之风寒佐清解郁遇之邪热，即获佳效。文蛤散一方，乃麻黄汤去桂枝加性寒酸涩、清热解毒之五倍子以及调和营卫之姜枣和清热泻火之石膏而成。从仲景原文来看，似乎无治瘾疹之意，但余据其“肉上起粟”等引申到治疗皮肤之疾，竟能如愿。[何任，张志民，连建伟．金匮方百家医案评议．杭州：浙江科学技术出版社，1991：314－315]

**【临证提要】**本方功能解表散邪，清胃止渴，适用于表邪未尽，胃有郁热而致的口渴不欲饮而烦热明显者。现代多用于治疗糖尿病、咳喘、过敏性荨麻疹、顽固性头痛等属本证者。

## 半夏干姜散

**【组成】**半夏　干姜各等份

**【用法】**上二味，杵为散，取方寸匕，浆水一升半，煎取七合，顿服之。

**【功用】**温中化饮，降逆止呕。

**【主治】**干呕，吐逆，吐涎沫，半夏干姜散主之。（第十七　20）

**【方解】**本方证中的干呕、吐逆、吐涎沫皆为中阳不足，胃中虚寒不能降浊，脾气虚寒不能散津，寒饮不化，变生痰浊所致。方中半夏降逆止呕，温化水饮；干姜温中散寒。方后注浓煎顿服，使其药力宏厚而取效迅捷。

**【方论】**干呕吐逆，胃中气逆也。吐涎沫者，上焦有寒，其口多涎也。与前条干呕吐涎沫头痛（指本篇第九条：干呕，吐涎沫头痛者，茱萸汤主之。编者注）不同。彼为厥阴阴气上逆，此是阳明寒涎逆气不下而已。故以半夏止逆消涎，干姜温中和胃，浆水甘酸，调中行气止呕逆也。（尤怡《金匮要略心典》）

干呕吐逆吐涎沫者，胃中虚寒，津液变为涎沫，虚邪非实邪可知矣。主之以半夏干姜散方，犹之小半夏汤，惟易生姜为干姜。生姜性偏上而发越，不如干姜之专功理中也，用意亦甚微也。（魏荔彤《金匮要略方论本义》）

**【临床应用】**

**口吐涎沫**　赵某某，男，38岁，宁晋县河渠村人，1969年12月1日就诊。患者患肺结核数年，曾住院数次，近又因咳血而住院，经中西医结合治疗大有好转，但在咳血尚未完全止时，于11月30日回家，因饮食不慎，随即胃脘满闷，将食物全部吐出，遂感脘部痞闷干呕，吐涎沫，口涎增多，随吐随生，而无宁时，且唾液微带甜味，吐唾多时，则现泛泛欲呕，舌淡润无苔，脉沉弱。

辨证：胃中虚寒，津液变为涎唾，生涎上逆。

仿《金匮要略·呕吐哕下利病脉证治第十七》所谓“干呕，吐涎沫，半夏干姜散主之”而治之。处方：干姜6g，半夏10g，佩兰叶12g（后入），水煎服。

经服本方后，吐涎沫已愈大半，2剂痊愈。[孙润斋．运用经方的点滴体会．河北中医，1980，(2)：67～72]

**【临证提要】** 本方原为中阳不足、寒饮停胃所致的呕吐而设。现本方多加减用于治疗急慢性胃炎，贲门、幽门痉挛，胃扩张，急性胰腺炎，慢性胆囊炎等属本方证范畴者。

## 生姜半夏汤

**【组成】** 半夏半斤　生姜汁一升

**【用法】** 上二味，以水三升，煮半夏，取二升，纳生姜汁，煮取一升半，小冷，分四服，日三夜一服。止，停后服。

**【功用】** 温中散寒，降逆化饮。

**【主治】** 病人胸中似喘不喘，似呕不呕，似哕不哕，彻心中愦愦然无奈者，生姜半夏汤主之。（第十七　21）

**【方解】** 本方与小半夏汤药味组成基本相同，但剂量轻重有别。小半夏汤重用半夏，目的是降逆化痰，消痞除满；而生姜半夏汤重用生姜汁，义在化饮散结，通降气逆。本方与半夏干姜散，一用生姜汁，一用干姜，前者的目的在于温散饮邪，后者的目的在于温中降逆止呕。

**【方论】** 生姜、半夏，辛温之气，足以散水饮而舒阳气，然待小冷服者，恐寒饮固结于中，拒热药而不纳，反致呕逆。今热药冷饮下嗌之后，冷体既消，热性便发，情且不违，而致大益，此《内经》之旨也。此方与前半夏干姜散略同，但前温中气，故用干姜，此散停饮，故用生姜；前因呕吐上逆，顿服之则药力峻猛，足以止逆降气，呕吐立除；此心中无奈，寒饮内结，难以猝消，故分四服，使胸中邪气徐徐散也。（李彣《金匮要略广注》）

【临床应用】

**1. 小儿吐奶** 陈某，男，1.5个月。1995年11月17日初诊：近3日来不欲吮奶，时吐奶，偶尔吐涎沫，昨晚哭闹甚，欲索一方，苔白，指纹淡红，遂予生姜半夏汤：半夏3g，入煎取汁，加生姜汁5ml，酌加红糖适量，分5～6次灌服，连服2日病愈。

**按** 本例患儿吐奶当为寒饮阻隔所致，应属生姜半夏汤证，考虑到婴儿难以受药，故径处该方以治之，想不到旋获著效，足见经方之妙！［张笑平．金匮要略临床新解．合肥：安徽科技出版社，2001：253］

**2. 眉棱角痛** 刘某某，男，38岁，换眉棱角痛8年，予以生姜半夏汤治之。药用生半夏30g，生姜20g，用沸水泡，代茶频服。服1剂痛减，2剂痛止。嘱再服2剂以巩固疗效。至今未发。［邓朝纲．生姜半夏汤新用．四川中医，1985，(11)：28］

**【临证提要】**本方功能宣散寒饮、舒展气机，用治寒饮搏结于胸胃而致的胸中似喘不喘，似呕不呕，似哕不哕难以名状，烦闷不堪，痛苦难忍之症。现临床加减可用于治疗头痛、急慢性胃炎、胃或贲门痉挛、胆汁反流性胃炎、食道炎、梅尼埃综合征等属本方证者。

小半夏汤、半夏干姜散、生姜半夏汤三方俱由半夏和姜组成，且三方均治寒饮内停，胃气上逆所致的呕吐，但其临床应用不完全一致。其中小半夏汤，重在降逆化饮，其证以饮为主，偏于标实。半夏干姜散温中散寒与化逆降饮共举，其证中阳不足较突出主症除“干呕，吐逆，吐涎沫”外，应还有中阳不足之见症。生姜半夏汤重用生姜汁以加强其辛开散结的作用，可知气机被遏是其主要矛盾。主症“胸中似喘不喘，似呕不呕，似哕不哕，彻心中愦愦然无奈”都是寒饮闭遏气机所致。临床使用可以之为鉴。

## 橘皮汤

**【组成】**橘皮四两　生姜半斤

**【用法】**上二味，以水七升，煮取三升，温服一升，下咽即愈。

**【功用】**理气和胃，温中降逆。

**【主治】**干呕，哕，若手足厥者，橘皮汤主之。（十七　22）

**【方解】**本证为寒实中阻，胃气上逆之呃逆，治宜散寒降逆。方中橘皮理气和胃，生姜散寒降逆，使寒邪得散，胃阳宣通，则呃逆自止。

**【方论】**干呕哕者，胃气上逆，浊阴涌泛也。肺气阻滞，郁生痰涎，遏抑清阳，不得四布，故手足厥逆。橘皮汤，橘皮、生姜，降冲逆而行瘀浊也。

（黄元御《金匮悬解》）

【临床应用】

**1. 水饮上逆** 1972年秋，某日黄昏后，余自觉有气从胃部上冲，欲呕而不得，欲呃而不能，四肢微冷，病苦难以名状。窃思此乃水饮停于中脘，阻碍气机，欲升不得，欲降不能，阳气不达于四肢之故。遂搜寻橘皮、生姜二物，各取6g许，煎汤温服。药汤下咽须臾，诸症即愈，与数分钟前判若二人，真简便良方也。（连建伟医案）

**按** 本案为饮停中脘，气机阻塞而致水气上逆，故投以橘皮汤，以橘皮降逆气，生姜散水饮，气降水消，诸症自愈。［何任，张志民，连建伟．金匮方百家医案评议．杭州：浙江科学技术出版社，1991：318－319］

**2. 颅脑术后顽固呃逆** 姜氏以针灸配合本方治疗颅脑术后呃逆4例，1例2天后呃逆停止，3例3天后呃逆停止，未复发。［姜明旭，赵霞．针刺配合橘皮汤治愈颅脑术后顽固性呃逆．山东中医杂志，2002，21（1）：48］

【临证提要】本方为胃寒气逆的呃逆而设，现代临床可用于治疗膈肌痉挛、神经性呕吐、慢性胃炎等属本方证者。

## 橘皮竹茹汤

【组成】橘皮二升　竹茹二升　大枣三十枚　生姜半斤　甘草五两　人参一两

【用法】上六味，以水一斗，煮取三升，温服一升。日三服。

【功用】降逆止呃，益气清热。

【主治】哕逆者，橘皮竹茹汤主之。（第十七　23）

【方解】本方为呃逆气虚有热的治疗主方。方中橘皮辛苦温，行气和胃以止呃；竹茹甘寒，清热安胃以止呕，二药相合，既能降逆止呕，又可清热安胃，共为君药。生姜为呕家圣药，助君药和胃降逆止呕；人参益气补中，与橘皮相合，使行中有补，同为臣药。甘草、大枣益气健脾养胃，合人参补中以疗胃虚，甘草又能调和药性，功兼佐药。

本方以甘寒之竹茹与辛温之橘皮、生姜相伍，清而不寒；以益气养胃之人参、大枣、甘草与行气和胃之橘皮相合，则补而不滞。

【方论】若但哕逆而别无兼证，则但为中气之虚，而微见胆火之上逆。中气虚则阳气不能外散，而阻于膈上，兼之胆火内郁，于是吸入之清气与之相触，遂病呃逆。方以橘皮竹茹为名者，橘皮以疏膈上停阻之气，竹茹以疏久郁之胆火，而呃逆可止矣。然呃逆之由，起于上膈不散之气，胆火之上冲，亦为此不散之气所郁，而气之所以不得外散者，实因中气之虚。故知此方橘皮、竹茹为治标，大枣、生姜、甘草、人参为治本，不然，但用橘皮、竹茹，亦足以治呃矣，既愈之后，能保其不复哕耶。（曹颖甫《金匮发微》）

胃气虚弱，虚热内迫，不能发育而输纳无权，故呃逆不止焉。人参扶元补胃虚，竹茹清热解胃郁，橘皮利气和中，甘草缓中和胃，生姜温胃口，大枣缓脾元也。俾脾胃调和，则虚热自解，而输纳有权，呃逆无不止矣。此补虚解热之剂，为胃虚热呃逆之专方。（徐灵胎《医略六书·杂病证治》）

**【临床应用】**

**1. 呃逆**　袁某某，女，24 岁。1971 年 4 月 14 日诊。诉急行汗出较多，饮冷开水，即呃逆连声，平素胃弱而饮食不多，宜养胃降逆。

橘皮 9g，淡竹茹 12g，党参 12g，炙甘草 6g，生姜 2 片，大枣 5 枚，柿蒂 6g，丁香 4.5g。本方仅服 1 剂，呃即止。（何任医案）

**按**　本案患者素体胃弱，复由饮冷，寒邪客逆中焦，胃气上逆，而致呃逆。经投橘皮竹茹汤加丁香、柿蒂，具有温胃散寒，降气止呃之效，故 1 剂即愈。［何任，张志民，连建伟．金匮方百家医案评议．杭州：浙江科学技术出版社，1991：320］

**2. 妊娠恶阻**　贾某某，30 岁。2010 年 11 月 27 日就诊。停经 52 天，呕吐加剧 2 天。患者于停经 47 天即开始出现呕恶、厌食、嗜睡。B 超示：宫内早孕。2 天前开始呕吐加剧，食入即吐，呕苦吞酸，伴头晕、胸胁胀满，口苦便结。舌红苔薄黄，脉弦滑。尿酮（+），尿蛋白（+）。此乃素体胃虚加之孕后阴血骤虚，肝气横逆，挟冲气上逆犯胃，胃失和降所致。治以清肝和胃，降逆止呕，橘皮竹茹汤加减。陈皮 12g，竹茹 6g，半夏 10g，砂仁 10g，白术 10g，茯苓 10g，黄连 6g，瓜蒌仁 12g，甘草 3g，生姜 3 片，3 剂，日 1 剂，浓煎，少量温服。二诊：服药 3 剂后，呕吐减轻，能少进饮食，大便得润，续服 2 剂。3 诊：恶心呕吐已止，尿酮检查已转阴，食纳增加，基本痊愈。［杨秀梅，郭伟光．马春芬教授治疗妊娠恶阻的经验．中国民族民间医药，2011，20（11）：127］

**3. 糖尿病胃轻瘫**　胡氏报道本方加减治疗胃轻瘫 42 例。药物橘皮 12g，竹茹 12g，大枣 5 枚，生姜 9g，甘草 6g，人参 3g。加减：胁肋胀满，嗳气频频，舌红苔黄，脉弦者减人参，加柴胡 12g、郁金 12g、黄芩 12g；头晕目眩，大便不爽，舌淡脉沉者减竹茹，加枳实 12g、瓜蒌 30g，半夏 12g；体倦懒言，喜温喜按，舌淡苔白，脉沉细者减竹茹，加黄芪 12g、白术 12g、升麻 9g。每日 1 剂，水煎 2 次取汁 400ml，分 2 次饭前 30 分钟口服。病例均先给予饮食控制，运动疗法，口服降糖药或注射胰岛素有效控制血糖。30 日为 1 个疗程。结果：42 例中显效 21 例，有效 18 例，无效 3 例，总有效率 92.86%。［胡艳

丽，等．橘皮竹茹汤加减治疗糖尿病胃轻瘫42例．河北中医，2005，27（11）：848]

**4. 碱性反流性胃炎** 71例病人随机分为2组：中药组36例，干橘皮、竹茹各20g，党参、人参各15g，甘草10g，大枣5枚。水煎服，日1剂。西药组35例，口服胃复安10mg。结果：两组分别痊愈14、12例，好转（症状明显减轻，胃底黏膜清亮透明，胃黏膜轻度充血，病灶炎症有所减轻）17、11例，无效5、12例。[李少华．橘皮竹茹汤治疗碱性反流性胃炎．中医药学报，1990，(2)：20]

**5. 百日咳** 陈某某，男，5岁，1988年10月23日诊。阵挛性咳嗽20余天，曾服中西药均无效。刻诊：痉咳阵作，发时咳嗽连声，涕泪交进，面红耳赤，夜间尤甚，每次连续20~30声后，则发出鸡鸣样吸气性吼声，呕出大量痰沫方止。视目睛充血，舌下系带潮破，舌红苔白腻薄黄，脉弦滑。查：白细胞17.5×$10^9$/L，中性粒细胞0.26，淋巴细胞0.74。胸透（－）。诊断：百日咳。证属冲脉上逆，肺胃失和。治以平冲降逆，肃肺和胃。橘皮竹茹汤加味：橘皮6g，竹茹、党参、杏仁、葶苈子各10g，生姜2片，大枣5枚，甘草3g。服6剂后，痉咳缓解，惟出汗较多，口干多饮。原方去葶苈子、党参，加桑叶、沙参各10g。续服3剂，诸症悉失，复查血象正常。[姜润林．橘皮竹茹汤治疗百日咳．四川中医，1989，(11)：8]

**6. 肾功能衰竭** 温氏报道使用本方加味治疗以恶心呕吐、腹胀厌食、头晕嗜睡为主症的急、慢性肾功能衰竭31例，其中急性13例，慢性18例。基本方：橘皮、竹茹各10g，红参须、红枣各8g，炙甘草、生姜各5g，法半夏12g，黄芪25g。日1剂，分4次服。治疗效果：按照“癃闭”，“呕吐”的疗效评定标准，治愈12例，好转17例，未愈2例。总有效率93.5%。治疗前后，BUN也有所下降。

典型病例：陈某某，男，26岁，1993年7月24日初诊。患者因面部浮肿，症状逐渐加重，10天后至全身浮肿、无尿、神志模糊、谵妄，诊断为“急性肾小球肾炎并急性肾功能衰竭”。经住院抢救，15天后病情虽有好转，但患者因经济困难，且见其全身浮肿又少尿，欲放弃治疗，找中医求治。初诊时，患者甚至模糊，时谵语，全身浮肿，下肢肿甚，按之凹陷久久不复，小便每天250ml左右，恶心，时吐清水，纳呆，舌淡胖，脉沉细数。BP21/12.4kPa（157/93mmHg），BUN28.4mmol/L，尿常规：蛋白（＋＋＋），管型1~2，RBC（＋＋），WBC（1~3）。因患者体弱病重，拟用平和清淡之橘皮竹茹汤加黄芪、白术、钩藤治之。2天后，病情稳定，呕吐大减，谵语也减，尿量稍增，家人渐增信心，嘱原方续服。再1周后来诊，神志已清，恶心呕吐已除，尿量已增至每天800~1200ml，BP19.2/12kPa（144/90mmHg），BUN17.1mmol/L，尿蛋白（＋＋）。主症已除，改用健脾固肾泄浊法调治，3

个月后病愈。［温水应．橘皮竹茹汤加味治疗肾功能衰竭31例．新中医，1996，（9）：40～41］

**7. 肿瘤化疗消化道反应** 贾氏报道使用本方治疗肿瘤化疗的消化道反应。将58例患者随机分为治疗组30例，对照组28例。治疗组给予橘皮竹茹汤结合西医常规治疗，5%葡萄糖注射液250ml，维生素$B_6$针200mg，每日静脉滴注。甲氧氯普胺针10mg，肌内注射。5%葡萄糖注射液20ml，格拉斯琼针3mg，化疗前后静脉推注。维生素$B_6$片20mg，甲氧氯普胺片10mg，每日3次，口服。联合中医辨证论治，橘皮竹茹汤加减基本方：橘皮10g，陈皮10g，淡竹茹30g，半夏10g，三棱10g，莪术10g，黄芪30g，甘草10g，大枣7枚，生姜3片。日1剂，水煎分多次频服。10天1个疗程。对照组只给予上述西药常规治疗。结果：治疗组显效12例，有效16例，无效2例，总有效率93%；对照组显效7例，有效11例，无效10例，总有效率64%。2组比较有显著性差异（$P<0.05$）。［贾淑丽．橘皮竹茹汤治疗肿瘤化疗的消化反应58例疗效观察．中医临床研究，2011，3（13）：46－48］

**8. 心律失常** 孙氏报道以本方加减治疗痰湿内结型心律失常20例。基本方：橘皮20g，竹茹、石菖蒲、瓜蒌各30g，厚朴、白术各15g，甘草10g。日1剂，水煎服，连服2周。西药予美西律，每次100mg，日3次，7天后改为每日2次，服至第14天。结果治愈13例，好转7例，总有效率100%，无不良反应及肝肾损害。［孙凯军，等．橘皮竹茹汤加减治疗心律失常20例．中医药学报，1999，（1）：11］

**【临证提要】**本方证的主要病机是气虚挟热、胃气上逆，症见呃逆、呃声低微而不连续，并伴见虚烦不安、少气口干、手足心热等热征。现在临床常用于慢性消化道疾病，或治妊娠恶阻、幽门不全梗阻及胃炎等引发的呕吐以及神经性呕吐、腹部手术后呃逆不止，属胃虚挟热之证。

## 诃黎勒散

**【组成】**诃黎勒十枚，煨

**【用法】**上一味，为散，粥饮和，顿服。

**【功用】**温涩固肠，收敛止泻。

**【主治】**气利，诃黎勒散主之。（第十七　47）

**【方解】**本方独用一味诃子，取其温涩固肠，收敛止泻之功。《本经逢原》载："诃子，苦涩降敛……煨熟固脾止泻"，《长沙药解》谓其"行结滞而收滑脱也"。以粥饮和服，则有补益胃气之功。

【方论】气利者，利而失后气也。肺主气，肺气下陷于肠中，而为气利也。诃黎勒性味苦温，主破结气而通利津液，实大肠而止肠澼下利。气化而小便痛，肠实则下利止。（张志聪《金匮要略注》）

【临床应用】

**1. 痢疾** 何某某，男，38岁。于1957年秋，患痢疾已3天，小腹疼痛，里急后重，频频登厕，排出少量纯白色冻样物，甚则虚坐努责，昼夜不停，肛门如有物塞。曾由某医诊治，处以芍药汤加减，服一剂后，反而加剧，邀家父诊治。苔白滑，脉沉带紧。问及发病前后，未曾畏冷发热，此属气痢。处《金匮》诃黎勒散：诃子十枚，煨去核，研末用米粥汤一次送服。药后肛门窘迫难忍，大便从肛门急射而出。顷刻，肛门如拔去物塞，顿觉舒适。后以调理脾胃而康复。

**按** 已故老中医杨继轩以诃黎勒散治疗气痢，曾经屡效。然治痢忌用收涩止泻之品，而诃黎勒为酸涩之品，涩肠止泻，却疗效显著，证实了《内经》中“塞因塞用”的反治之义。王肯堂《证治准绳》说：“痢不外湿热二字，所受不外阳明位，阳明为多气多血之府；湿阴邪也，湿胜于热，则邪伤阳明气分，而为白痢……”。白痢属气痢，是与血痢相对而言的。《长沙药解》中说：“金匮诃黎勒散治气利，以肝脾郁陷，二气凝塞，木郁风动，疏泄失常，而为下痢，痢则气阻而痛涩，是为气痢”。综上二说及临床经验，对该方的适应证与使用的初步认识如下：要掌握气痢的症状和严格的适应证，表证严重或里实明显者，绝不能妄投；最好单用，药单则力专，药量宜较大，常用量为十枚，相当于50g左右，1次服。现代科学研究，诃子对痢疾杆菌有较强的抑制作用，因富含鞣质，对菌痢形成的黏膜溃疡有收敛作用，诃子素有缓解平滑肌痉挛的作用，因而对痢疾起到治疗作用。［杨文辉，徐长春．《金匮》诃黎勒散临床一得．浙江中医学院学报，1980，（4）：29］

**2. 肠易激综合征** 艾某，女，35岁，2005年7月10日初诊。11年前失恋后反复腹泻，间隔时间短者1～2日，最长也不过10日，初起每日3～5次，近3年来增至10余次，大便为稀水样或黏液状，伴脐周疼痛，多以左下腹为著。每当情绪不遂时腹泻即发，泻后腹痛有所缓解，时感头晕头痛，精神抑郁或烦躁不安，经常失眠，只要忆起往事便觉腹部不适，继而少腹部隐痛，日泻下不止。近2年来常矢气频作，粪水夹气而下。经期前后不定，色暗红有凝块、量多，伴少腹、两胁、双乳胀痛。大便常规仅性状有异常改变，未培养出致病菌，X线钡餐检查小肠通过迅速，结肠可见多量积气，且有激惹现象，但肠黏膜无损伤。西医诊断为肠易激综合征，用硝苯地平、奥曲肽及香砂养胃丸等多种中、西药物治疗未效，且近1年来有加重趋势。诊见神疲倦怠，面色萎黄、左下腹钝痛，可触及乙状结肠曲。舌红少苔、两侧有隐隐瘀斑，脉弦滑属肝气乘脾，治宜抑肝扶脾、调理气机，用四逆散加味柴胡15g，芍药15g，枳实15g，炙甘草10g，当归15g，川芎10g，香附12g。水煎，早晚服1次。另用诃黎勒50g煎药汁保留灌肠治疗20天后诸症悉除，又巩固治疗10天后停药，随访2年未复发。［杨德全．四逆散内服配合诃黎勒散保留灌肠治疗久泻举隅．实用中医药杂志，2008，24（4）：256～257］

**【临证提要】**本方所治下利为中气下陷、气虚不固所致，以利下无度、滑脱不禁为特点。现在临床亦可用于治疗久泻、久痢、久咳、滑精等属于本方证者。

# 疮痈肠痈浸淫病脉证并治第十八

## 薏苡附子败酱散

**【组成】** 薏苡仁十分　附子二分　败酱五分

**【用法】** 上三味，杵为末，取方寸匕，以水二升，煎减半，顿服。

**【功用】** 温阳化湿，排脓消肿。

**【主治】** 肠痈之为病，其身甲错，腹皮急，按之濡，如肿状，腹无积聚，身无热，脉数，此为肠内有痈脓，薏苡附子败酱主之。（第十八　3）

**【方解】** 本方为治疗肠痈日久伤阳之方。方中薏苡仁性味甘淡寒，清热利湿，排脓消肿，故重用为君；败酱草辛苦寒，泻热解毒，散结排脓，尤善治热毒肠痈。与薏苡仁相配，增强排脓消痈之功，使脓溃结散痈消，是为臣药；又以附子之辛热，以行郁滞之气，既利于消肿排脓，又利于腑气运转；此外因久病损伤阳气，附子还能温助阳气。三药相合，共奏温阳化湿，消痈排脓之功。

**【方论】** 甲错，肌皮干起，如鳞甲之交错，由荣滞于中，故血燥于外也。腹皮急，按之濡，气虽外鼓，而病不在皮间也。积聚为肿胀之根，脉数为身热之侯，今腹如肿状而中无积聚，身不发热而脉反见数，非肠内有痈，荣郁成热而何？薏苡破毒肿，利肠胃为君，败酱一名苦菜，治暴热火疮，排脓破血为臣，附子则假其辛热，以行郁滞之气尔。（尤怡《金匮要略心典》）

《灵枢·痈疽》：寒邪客于经脉之中则血涩，血涩则不通，不通则卫气归之，不得复反，故痈肿。寒气化为热，热胜则腐肉，肉腐则为脓，是痈成为热，则其先则寒也。寒非得湿则不凝，薏苡附子败酱散，薏苡去湿而消滞，败酱破血而宣壅，附子温寒而散结也。（黄元御《金匮悬解》）

**【临床应用】**

**1. 慢性阑尾炎**　高某某，女，40 岁。2010 年 3 月以“下腹痛 1 年”为主诉就诊于袁教授门诊。自述感受寒邪后出现右下腹及脐下腹痛，喜按，遇冷加重。查体腹软，右下腹部可触及一条形包块，按之轻度压痛，外院腹部超声示：慢性阑尾炎。患者平素大便 1 次/日，质稀，纳可，寐差多梦，胆小易惊，体力差，小便调。舌质红、苔薄黄，脉沉滑。袁教授认为此属肠痈日久，中阳不足，气血郁滞于内，以薏苡附子败酱散为主方，药用生薏苡仁30g、制附子10g（先煎）、败酱草20g、柴胡10g、黄芩10g、半夏10g，茯苓10g、桂枝6g、熟大黄3g、党参10g、煅龙牡各30g（先煎）、生姜3片、大枣5枚（自备），水煎服，日1剂，共7剂。药后复诊，患者述腹痛明显减轻，右下腹条形包块渐小且压痛基本消失，大便略成形，寐亦转佳。效不更方，继用上方，连服7剂后改为蜜丸，继服1月余，患者腹痛全消，包块明显减小，全身症状大为改善。［宋宁，等．袁红霞应用薏苡附子败酱散治验举隅．江西中医药，2011，42（6）：21～22］

**2. 溃疡性结肠炎** 钱氏报道以本方加味治疗溃疡性结肠炎。将72例溃疡性结肠炎患者随机分为2组，治疗组36例运用薏苡附子败酱散加味治疗，对照组36例用柳氮磺胺吡啶片治疗。2组均治疗2个月后观察疗效。治疗组总有效率为77.78%，对照组总有效率为55.56%，2组比较有显著性差异（$P<0.05$）。

典型案例：陆某，男，43岁，教师。2002年9月20日就诊。反复腹痛、腹泻，排黏液、脓血便4年余，大便稀薄，每日4次以上，每遇情绪变化、饮食失调或劳累后则发，曾多次来我院就诊，均予柳氮磺胺吡啶、灭滴灵、黄连素等治疗而缓解，但仍反复发作。近1个月来症状加重，遂要求中医药治疗。刻诊：大便日行3～5次，呈稀糊状，伴黏液脓血，且有腹痛，里急后重，腹胀纳少，神疲乏力，郁闷不舒，夜寐尚可，小便尚调，舌淡红、苔薄黄腻，脉细弦。实验室检查：大便常规示：红细胞（+++），白细胞（++），大便细菌培养连续3次均无致病菌生长。血液检查示：白细胞计数$9.1\times10^9/L$，红细胞计数$4.5\times10^{12}/L$，血红蛋白128g/L，红细胞沉降率18mm/h，C－反应蛋白28mg/L。纤维结肠镜检查：乙状结肠黏膜充血、水肿，黏膜散在浅表溃疡形成，大小0.3cm×0.5cm，质软；直肠黏膜散在糜烂。病理活检：乙状结肠黏膜慢性炎症。肝功能检查正常；B超已排除腹部其他病变。西医诊断为溃疡性结肠炎，中医诊断为痢疾。中医辨证属肝郁气滞，脾胃虚弱，正虚邪恋，湿热留滞。治以清热利湿，疏肝健脾，寒热并用，凉血止血。治予薏苡附子败酱散加味：生薏苡仁、熟薏苡仁、败酱草、生黄芪各30g，全当归、地榆炭、赤石脂（煅）、白术各12g，秦皮、炒白芍、炒枳实各10g，柴胡、黄连、熟附子、炙甘草各6g。水煎服，每日1剂。连服14剂后，大便形态基本正常，日行2次，偶有腹胀，稍有便血。续用药7日后，大便正常，日行1～2次，无其他不适。遂继续以此方加减调理1个月，并嘱慎食油腻及酒、辛辣之品。2个月后复查，血液检查示：血常规、红细胞沉降率、C－反应蛋白均为正常范围；大便常规检查示：正常；纤维结肠镜检查示：结肠黏膜基本正常。后嘱服补中益气丸1个月，随访2年未复发。[钱惠泉. 薏苡附子败酱散加味治疗溃疡性结肠炎36例. 河北中医，2005，27（3）196～197]

**3. 克罗恩病** 患者，女，25岁。2007年6月25日就诊。主诉：反复右下腹疼痛伴腹泻3年余。患者于3年前因饮食不节而出现右下腹疼痛伴发热（T 39℃）、腹泻，每日3～5次，便中夹有黏液，无脓血。便常规查见白细胞。经抗感染等治疗后体温正常，但腹痛、腹泻未愈。2年前在某医院做钡剂灌肠和全消化道钡餐造影示：右半结肠、回肠末端黏膜皱襞粗乱，可见充盈缺损似呈鹅卵石状。考虑为克罗恩病。做结肠镜检查示：结肠及回肠末端可见纵行溃疡，溃疡周围黏膜增生呈鹅卵石样，肠腔狭窄，病变呈节段性分布。组织活检见大量淋巴细胞聚集。诊断为克罗恩病。给予柳氮磺胺吡啶、激素、免疫抑制剂、抗菌药物等治疗疗效欠佳。现症：右下腹胀痛，劳累后加重，并牵及肩背，大便稀溏，色褐夹有黏液，每日3～5次，伴里急后重，纳呆干呕。面白唇淡，汗出倦怠，口干不欲饮，舌质黯，苔黄微腻，脉弦细数。证属湿热蕴结、气血瘀滞。治宜清热化湿，佐以行气化瘀。方用薏苡附子败酱散加减出入：炙附子（先煎）6g，薏苡仁30g，败酱草30g，当归12g，赤白芍各9g，黄连6g，木香（后下）6g，牡丹皮9g，陈皮9g，黄柏6g，竹茹9g，甘草6g。6剂，每日1剂，水煎，分2次温服。

6月26日二诊：进药后，右下腹胀痛明显减轻，大便成形、色黄，每日1～2次，精神食欲好转，舌体微胖，苔白微腻，脉沉细数。原方去竹茹，加元胡9g、川楝子12g，莲子12g。10剂。

7月6日三诊：腹痛消失，大便成形、色黄，每日1次，精神食欲转佳，舌质黯，苔白微腻，脉沉细数。效不更方，原方调理月余，至今未复发。[程生赋，等. 薏苡附子败酱散治疗克罗恩病案例介绍. 中国中医药信息杂志，2011，18（4）：87]

**4. 肝脓肿** 钱某某，男，29岁。1988年2月6日诊。患者半月前因感冒在村医疗站治疗3天无效，仍高热（40℃左右），恶寒，汗出口渴，头身疼痛，胸腹不适。因诊断不明转某医院住院治疗，由内科转传染科再转外科。对症治疗3日后经B超提示：肝脏后叶有8.4cm×6.5cm一包块。用大量氨苄青霉素、庆大霉素等药物治疗7天后，再次B超提示：肝脓肿，其液面为13cm×12cm，病人已奄奄一息，准备输血及切开引流。因病家经济困难和畏于手术而出院，来我处诊治。刻诊：面色苍白，精神萎靡，步履艰难，神志清楚，微恶寒，四肢微冷，饮食尚可，二便自调，右六肋下有一掌大硬块，痛而拒按，伸腰则剧，舌淡苔微黑而腻，脉细数无力。投拟薏苡附子败酱散加味：薏苡仁、蒲公英、紫花地丁各50g，败酱草、冬瓜子（炒黄）各30g，红藤20g，银花15g，附子12g，桃仁、丹皮、柴胡各10g。嘱其1剂三服，昼夜各1剂。连服3天后，病衰其半。效不更方，原方再进6剂，并加强营养。药尽肿块消失，继服六君子汤加黄芪、当归数剂而愈。［赵济民．薏苡附子败酱散加味治疗肝脓肿．四川中医，1989，9（1）：26］

**5. 痢疾** 胡某，男，68岁，农民。1994年10月11日初诊。患者自诉腹痛，里急后重，便下赤白相杂脓血便15天，10天前曾在当地卫生院治疗无效，后到某市医院住院治疗10天，经补液、抗菌、支持疗法等腹痛有所减轻，大便次数减少，但便脓血依然，因经济困难自动出院，延余中医治疗。细阅前医病历及检查单据，确诊痢疾。形体消瘦，精神软弱，舌苔薄黄，脉弦带滑，大便日7~8次，赤白脓血便，里急后重，轻度腹痛，脐周轻压痛，无包块。脉症合参，症属痢疾，乃由湿热壅盛于胃肠，与气血相搏结化为脓血便。治宜清热解毒消脓，拟薏苡附子败酱汤加味：薏苡仁30g，附子6g，银花30g，丹皮10g，赤白芍各15g，山楂15g，广木香10g。服5剂后，腹痛除，里急后重大减，大便次数减少到日3~4次，仍有脓血便，但量减少，已能进食一般量。舌脉如前，再宗前方加减：薏苡仁30g，败酱草30g，附子5g，银花30g，薤白10g，丹皮10g，赤白芍各15g，柴胡10g。先后服药18剂，诸症消除，饮食起居如常，血、大便复查均已正常。［王安．薏苡附子败酱散治痢疾．浙江中医学院学报，1995，19（5）：26］

**6. 盆腔炎性包块** 张氏报道使用本方治疗盆腔炎性包块30例。基本方：败酱草、忍冬藤、白花蛇舌草各20g，红藤、冬瓜仁各30g，蒲公英、薏苡仁各15g，淡附子6g，炒黄柏、茯苓各10g。7天为1疗程，3疗程后统计疗效。结果：治愈12例，有效16例，无效2例，总有效率93.3%。

典型病例：李某，女，38岁。2004年12月9日诊。患者反复下腹疼痛2月余，诊断为“盆腔炎（盆腔炎性包块）”。西医予灭滴灵、来立信、头孢曲松等抗炎治疗10余天，腹痛虽有好转，但包块无明显变小，遂来余处要求中药治疗。就诊时为经净后3天，下腹胀痛，带下色黄，伴有异味，大便秘结。舌红、苔黄腻，脉弦数。妇科检查：外阴（-）、阴道见黄色分泌物，宫颈中度糜烂，子宫前位，常大，压痛，左附件区可及5cm×5cm包块，质中，活动度可，压痛，右附件区（-）。B超提示：盆腔炎性包块（5cm×6cm）？证属湿热痰瘀互结于胞宫，治当清热解毒利湿，祛瘀行滞，散结消痈。予薏苡附子败酱散加减：败酱草、白花蛇舌草、忍冬藤各20g，红藤、冬瓜仁各30g，蒲公英、薏苡仁各15g，淡附子、乌药各6g，炒黄柏、茯苓、炒元胡、川楝子、郁李仁、麻仁各10g。连续加减服药3个疗程后，包块完全消除，自觉症状消失，妇科检查无异常。［张绮娟．薏苡附子败酱散加减治疗盆腔炎性包块30例．浙江中医杂志，2006，4（16）：339］

**7. 卵巢囊肿** 张某，34岁，工人，1993年8月10日诊。患者1991年5

月右侧卵巢囊肿行切除术，1992 年 11 月左侧卵巢囊肿行剔除术，1993 年 7 月 26 日因少腹疼痛复查 B 超，结果又发现左侧浆液性单纯性卵巢囊肿 4cm × 3cm × 3cm 液性暗区，提示左侧卵巢囊肿。经消炎治疗 1 周，未见明显好转，恐惧再行手术而求中医药治疗。主诉下腹疼痛，入夜痛剧，白带量多，倦怠乏力，舌暗红，苔白微腻，脉细弱，证属湿热下注，气滞血瘀，瘀湿相搏，凝结而成癥积。投以基本方（生薏苡仁、熟附子、败酱草、滑石、猪苓、车前子、大腹皮、半枝莲、夏枯草、三棱、莪术、海藻、鸡内金、缩葫芦）加川楝子 12g，7 付药后，患者自我感觉良好，复查 B 超：双侧附件区均未见囊性肿物显示。为巩固疗效，守上方减滑石、车前子，加生黄芪 24g。5 付，水煎服。半年后随访，未见复发。［申伟平．薏苡附子败酱散治疗卵巢病变的体会．河南中医，1998，18（1）：20］

**8. 附件炎** 巴某某，38 岁。患附件炎 3～4 年，经常两侧少腹疼痛，受寒或劳累加重，反复发作，经久不愈。经青霉素、鱼腥草等消炎治疗，效果不佳。初诊：慢性病容，精神欠佳，虚肥，四肢不温，恶寒，附件处压痛明显。舌质淡、苔白，脉细数而无力。妇科检查及 B 超诊断为附件炎。证属阳虚寒甚，湿滞血瘀，沉疴乃困于阴寒所致。治以辛热散结、活血消肿，予薏苡附子败酱散。方用薏苡仁 30g，熟附子 15g，败酱草 20g，水煎温服。3 剂后，腹痛消失；复投 4 剂，顽疾得愈。随访 2 年，未见复发。［王树平．薏苡附子败酱散治疗附件炎．浙江中医杂志，1996，(1)：8］

**9. 前列腺炎** 朱某，男，28 岁。1986 年 4 月 2 日诊。尿频、尿急，会阴部及直肠内有沉重感，时而隐痛已 4 月，经西医前列腺液等检查，诊为“前列腺炎”，给抗生素等药物治疗，除尿频、尿急消失外，他症仍在。诊见：舌淡苔白稍腻，脉缓。证属阳气不振，寒湿瘀血互结下焦，气血运行不畅。治宜温阳祛寒、利湿、活血通络。予以薏苡附子败酱散加味：薏苡仁、败酱草各 30g，益母草、赤芍各 20g，川芎、制附子各 12g，香附、元胡各 10g，小茴香 5g，甘草 3g。服 3 剂后，症状大减。续服 6 剂，症状消失，复检前列腺液正常。随访 2 年，未复发。［倪世涛．薏苡附子败酱散加味治男科疾患．四川中医，1991，11（6）：27］

**10. 精囊炎** 陈某某，男，24 岁，已婚。1989 年 11 月 6 日诊。排出红色精液已半年，合肥某医院泌尿科诊为“精囊炎”，予抗生素、知柏地黄丸、八正散等治疗，效欠佳。现症：少腹部隐痛，排出暗红色精液。舌淡苔白厚，脉沉缓。精液镜检：红细胞（＋＋）。证属寒湿瘀血互结于下，血循失道。治宜散寒祛湿，活血宁络，止血。予以薏苡附子败酱散加味：薏苡仁、败酱草、益母草、生地各 15g，丹皮、藕节、蒲黄炭各 10g，制附子 4g，三七粉、血余炭各 3g（另冲服）。服 4 剂后，症状好转。续服 8 剂，排精色正常。后改用六

味地黄丸调理1月。随访1年，未复发。[倪世涛．薏苡附子败酱散加味治男科疾患．四川中医，1991，11（6）：27]

**11. 咳嗽** 黄某，46岁，1994年10月20日初诊。咳嗽3年，痰多，纳呆口苦，近2个月来咳嗽加重，痰色黄白相兼，痰味腥秽，气促难平卧，舌暗红、苔薄黄腻，脉细滑。辨证为湿热痰浊恋肺，将成肺痈。治疗拟清肺解毒、化痰渗湿、散结消痈，用薏苡附子败酱散加味：薏苡仁30g，败酱草15g，熟附子3g，桃仁10g，桑白皮10g，杏仁10g，法半夏10g，芦根30g，枇杷叶15g。3剂，咳减气平，能平卧，继守方加南沙参10g、瓜蒌仁10g，10剂，痰化咳止，改用健脾润肺、清热化痰之剂善后。[阳正强．薏苡附子败酱散临床新用．江西中医药，1996，（2）增刊：140～141]

**12. 湿疹** 刘氏报道以本方加减治疗亚急性湿疹56例。方剂组成：薏苡仁30g，败酱草30g，附子3g，连翘15g，丹皮12g，生地15g，当归15g。日1剂，水煎服。治疗结果：痊愈37例，显效10例，有效5例，无效4例，总有效率92.8%。[刘宏伟，贾浩．薏苡附子败酱散加减治疗亚急性湿疹56例．中医药导报，2011，17（9）：109]

齐某某，男，57岁。2010年8月初诊。患者自述无明显诱因于半年前双下肢出现湿疹，痛痒剧烈，伴局部皮肤脱屑，搔抓后流黄色疮水，且周围皮肤逐渐干燥、粗糙、肥厚，经多方治疗，病情辗转难愈，影响生活质量，遂邀余师诊治。查其舌质暗红，舌体胖大、边有齿痕，舌苔白，脉沉滑。观前医病历，祛风、清热、利湿等治法皆乏效，袁红霞教授曰："此证肌肤甲错，内有郁热，可用仲景经方薏苡附子败酱散治之。"故以生薏苡仁30g，制附子6g（先煎），败酱草30g，茜草15g，仙鹤草30g。水煎服，日1剂，共7剂。药后复诊，患者大悦，述双下肢湿疹明显减轻，痛痒感均较前好转，夜可安然入寐。查其舌苔白，故将附子加至10g，续服7剂，湿疹部位皮肤已无脱屑及流疮水，痛痒感基本消失，皮肤粗糙症状亦缓。此后随症变化，在此方基础上加减化裁，续服14剂，嘱病人注意饮食，随访至今，湿疹部位基本痊愈。[宋宁，等．袁红霞应用薏苡附子败酱散治验举隅．江西中医药，2011，42（6）：21～22]

**13. 持久性痤疮** 患者，女，28岁，超市主管。病程3年，面部以粉刺为多，炎性丘疹消退缓慢，色暗红，其素体畏冷，终年手足欠温，月经迟少色暗，精神困顿，食欲不佳，夜梦繁多，大便干结二三日一行。舌淡苔白微腻，六脉沉细。据其脉证，诊为阳气不足，湿滞瘀阻。故予加味薏苡附子败酱散治之：薏苡仁30g，败酱草30g，熟附子10g，当归10g，赤小豆30g，金银花10g，连翘10g，蜈蚣1条，生牡蛎30g。7剂，水煎服。药后患者诉大便转畅，睡眠好转，部分皮疹消退，以此方再进7剂，痤疮基本平复，嘱口服附子理中丸以善后。[李宏军．加味薏苡附子败酱散治疗女性持久性痤疮．中医临床研

究，2011，3（20）：82～83]

**14. 阑尾周围脓肿** 王氏报道以本方加味治疗阑尾周围脓肿。将118例病人随机分为2组，治疗组68例，对照组50例。2组均用头孢呋辛注射剂4.5g或头孢曲松注射剂2g，甲硝唑注射剂1g静脉滴注，1天1次，并配合支持治疗。治疗组加用中药治疗，组方：生薏苡仁30g，制附子3～6g，败酱草、红藤各15g，发热者减少附子用量；腹痛加炒白芍10g，炙甘草6g；气滞腹胀加厚朴、炒枳壳、广木香各6g；气虚乏力加生黄芪、党参各15g；后期脓肿吸收不良酌加皂角刺、三棱、丹皮各10g。水煎服，每疗程7天，治疗2个疗程后统计疗效。

结果：腹痛消失或基本缓解时间，治疗组平均3.19天，对照组4.9天，两组相比有显著性差异（$P<0.05$）。治疗组68例中治愈39例，好转29例；对照组50例中治愈6例，好转42例，无效2例，两组治愈率比较有显著性差异（$P<0.01$）。

【临证提要】本方主治肠痈患者失治误治而致的热毒积聚、肉腐化脓，症见腹部皮肤紧张，按之濡软。由于肉腐化脓，而营血内耗不能营养皮肤，故还可见到肌肤甲错等症。现在多用之为治疗阑尾炎脓已成的主方，视具体证型而加用活血化瘀、排脓解毒等药。另外，对于克罗恩病、胸腔脓肿、肝脓肿等用本方加减治疗，亦每有效验。

## 大黄牡丹汤

【组成】大黄四两　牡丹一两　桃仁五十个　瓜子半升　芒硝三合

【用法】上五味，以水六升，煮取一升，去滓，纳芒硝，再煎沸，顿服之，有脓当下，如无脓，当下血。

【功用】泻热破瘀，散结消肿。

【主治】肠痈者，少腹肿痞，按之即痛如淋，小便自调，时时发热，自汗出，复恶寒，其脉迟紧者，脓未成，可下之，大黄牡丹汤主之。（第十八　4）

【方解】本方为治疗湿热肠痈初期之方。方中大黄苦寒降泄，其泻火解毒，荡涤肠中热毒之力尤强，且能活血化瘀以通滞，最宜于热结瘀滞之内痈；桃仁苦平入血，破血逐瘀，配大黄，使泻热逐瘀、解毒散结中又能通降下行，使瘀热之邪从下而解，共用为君。芒硝清热泻下，软坚散结，协助大黄荡涤实热而泻下；丹皮凉血散瘀，消肿疗痈，助君药活血逐瘀通滞，同为臣药。冬瓜仁清肠中湿热，排脓散结消痈，善治内痈，是为佐药。

全方集苦寒泻下、清热除湿、活血散结三法而成，其中以泻下作用为强，旨在荡涤湿热瘀滞从大便而解。

**注：**本方与薏苡附子败酱散均有散结消肿之功，均用治肠痈之证。但本方组方配伍集苦寒泻下、清热除湿、消瘀散结三法，旨在下热解湿滞，化肠中瘀结，适用于湿热瘀滞搏结肠中之肠痈初起，邪正俱实者；薏苡附子败酱散组方配伍以清热解毒、排脓消肿与辛热助阳并用，旨在清热排脓消肿而不伤阳气，辛热温阳而不助热毒，用于肠痈日久，痈脓内蓄肠中热毒尚存而阳气已伤，邪滞正伤者。

**【方论】**夫肠痈之病，皆由湿热瘀聚郁结而成，病既在内，与外痈之治又自不同。然肠中既结聚不散，为肿为毒，非用下法，不能解散。故以大黄之苦寒行血，芒硝之咸寒软坚，荡涤一切湿热瘀结之毒，推之而下。桃仁入肝破血，瓜子润肺行痰，丹皮清散血分之郁热，以除不尽之余气尔。（张秉成《成方便读》）

大黄牡丹皮汤乃下方也。牡丹、桃仁泄其血络，大黄、芒硝下其结热，冬瓜子下气散热，善理阳明，而复正气。然此方虽为下药，实内消药也，故稍有脓则从下去，无脓即下出血之已被毒者，而肿消矣。（徐彬《金匮要略论注》）

**【临床应用】**

**1. 肠痈（盲肠炎）** 张某，男，30岁。病者腹痛2天，乃就诊于博济医院，欲得注射止痛针。但经诊断后，断为盲肠炎，要立刻住院开刀。病者无钱交手术费，亦怕开刀，邀为诊治。患者右下腹觉热，细按内有球形物。右足动则痛剧，乃出大黄牡丹汤与之。

生大黄12g（后下），丹皮12g，桃仁6g，冬瓜仁24g，芒硝9g（冲服）。服汤后，是晚仍痛剧，且觉球状物微隆起。

翌日再诊时，大黄改为15g，芒硝12g，其他各味略增，服后3小时乃下黑黄稀粪不少，是晚痛略减。三诊药量略减，大黄12g，芒硝9g，服后又下黑秽之粪，痛再减。四诊至七诊均依方加减，其痛渐减，球状物亦渐细，然身体疲倦无力。

第8日乃将各药减至：大黄9g，芒硝6g，丹皮9g，桃仁3g，冬瓜仁15g，另加厚朴3g。

9日晨，称昨夜痛大减，能安睡，腹饥思食。故将大黄减至9g，芒硝6g，各药亦减量。是日大便乃成条状。十诊不用大黄、芒硝。十一诊停药，进高丽参9g，细按右腹角仍有条状如笔杆者。12日再服轻量大黄牡丹汤1剂，13、14日再服高丽参9g，15日愈。［邓铁涛．试论中医治疗阑尾炎．中医杂志，1956，2（11）：561－567］

**2. 肺脓肿** 张某，男，20岁，农民。1989年4月27日初诊。1周前，发热恶寒咳痰，继则痰转黄色，右侧胸痛，咳嗽及呼吸时痛甚，经治疗无效而来我院诊治。症见面红，汗出，身热微寒，胸痛，咳出多量腥臭浓浊痰，咳嗽气急，烦躁不安，便秘。体温39℃，WBC15.6×$10^9$/L，N 0.87。胸透：右肺大片阴影，内中有乒乓球大的空洞，并有液平面存在，西医诊为右肺脓肿。舌质红，苔黄腻，脉滑数。方选大黄牡丹皮汤合《千金》苇茎汤加减：大黄15g，芒硝8g，牡丹皮10g，桃仁10g，冬瓜子15g，薏苡仁20g，苇茎30g，鱼腥草30g，黄芩12g，瓜蒌30g，枳实10g。水煎服。3剂后体温38.2℃，咳脓痰及胸痛稍减，大便利。原方芒硝减为6g，瓜蒌减为20g。服10剂后脓痰消失，体温36.8℃，略咳、乏力、食少，苔薄黄，脉细。胸透见空洞明显缩小，病变有所吸收。尚有余邪，气阴已伤，用济生桔梗汤加减善后。[黄勤，等．大黄牡丹皮汤治疗肺脓肿．河南中医，2001，21（2）：13]

**3. 急性重症胰腺炎** 沈某，男，36岁。因进食辛辣油腻食物和饮酒后突发中上腹剧痛，呈阵发性加重1天，伴呕吐5小时，入当地某医院诊治。入院时呈痛苦面容，强迫体位，全腹压痛，伴肌紧张和反跳痛，移动性浊音（+），肠鸣音消失。尿淀粉酶2600U/L，WBC17.3×$10^9$/L，N 0.81，B超诊断为：急性重症胰腺炎。经西医禁食，腹部体征无明显改善，病人出现反复高热，便秘。CT示：胰腺坏死，腹腔大量积液。因对症处理效差，于1997年11月21日请中医会诊。查面红，目微赤，呼吸气粗，咳吐大量黄痰，T 39.2℃，腹隆起，扪之紧绷感，脉沉弦数，苔焦黄燥。方用大黄牡丹汤加味：生大黄10g（后下），丹皮15g，桃仁20g，芒硝12g（冲），冬瓜子30g，败酱草30g。每日1剂，浓煎，分3次，每次40ml，经胃管注入。对症处理的西药继用。药进1剂后，泻下臭秽大便数次，诉腹痛、腹胀稍减轻，T 37.5℃。效不更方，再进6剂后，腹痛明显减轻，咳嗽缓解，痰量减少，呼吸顺畅，大便日2次，剑突下及左上腹压痛仍较明显，轻度肌紧张，无反跳痛，脉沉弦，舌红，苔黄微厚。三诊嘱不再禁食，改为清流食，原方大黄易为6g，浓煎，日3次，每次60ml，口服。再进12剂后，诉腹胀基本消失，咳嗽亦除，呼吸平畅，进食清流饮食无不适，大便日1次，腹部体征消失，移动性浊音（－），舌脉平，复查尿淀粉酶125U/L，CT显示“腹腔积液消失，胰腺形态可见”。以西药继续巩固治疗半个月，痊愈出院。[钟亮，等．大黄牡丹汤治疗急性重症胰腺炎体会．国医论坛，2000，15（1）：11－12]

**4. 足发背** 马某，78岁，因股骨颈骨折卧床半年余。10天前，右足背红热肿痛，经静滴青霉素、先锋等抗生素，5日不减。诊时见：右足背红热肿痛，边界不清，抚之灼手，形寒身热，入暮为重，大便4日未行，小便溲黄，舌红苔黄腻，脉数。辨证为内热蕴结，夹湿下注足背。以大黄牡丹汤加味：大黄6g，桃仁10g，冬瓜仁10g，丹皮10g，陈皮6g，牛膝10g，车前15g。2剂后症状减轻。续服上方4剂，肿痛消止。[尉中民，等．金匮方歌括白话解（第

二版）．北京：人民卫生出版社，2006：389］

**5. 急性盆腔炎** 张氏报道以大黄牡丹汤为基本方，临床随症加减，治疗急性盆腔炎60例，收到满意效果。组成：大黄9g，桃仁12g，冬瓜仁30g，丹皮10g，芒硝15g。加减：急性盆腔炎发热期，白细胞数增高，血沉加快，加清热解毒药，如蒲公英、败酱草、连翘、金银花等；热退，下腹疼痛和急性盆腔炎包块，加活血化瘀解毒，行气散结消肿药，如生蒲黄、五灵脂、丹参、元胡；输卵管盆腔积液，加瞿麦、薏苡仁、制乳没等。

典型病例：刘某，女，32岁，农民。1997年3月5日就诊。1周前因不完全流产行清宫术，术后第2天发热39℃，自服退热药热势不减，小腹疼痛，遂来院就诊。主诉：小腹胀痛，带下黄稠如脓，肛门重坠，欲便不得，舌质红，苔黄腻，脉滑数。妇科检查：宫颈举痛，宫体及双侧附件压痛明显；化验血常规示：WBC13.8×$10^9$/L，N0.74，L0.26；B超提示：双侧输卵管壁增厚，后穹窿积液。证属热毒内侵，湿热瘀结，气血失和。用大黄牡丹汤加败酱草15g，蒲公英15g，连翘15g，川楝子9g，金银花15g。2付药后，大便通畅，热退痛减，继服3剂后，带下色、质正常，上方去大黄、芒硝继服3剂，诸症悉除。［张丽娜．大黄牡丹汤治疗急性盆腔炎．中医研究，1999，12（3）：50］

**6. 急性重症胆系感染** 邹某，50岁，反复剑突下及右胁肋部疼痛3年，加剧伴恶寒，呕吐3天。诊见：目黄，尿黄，右胁肋痛拒按，舌质红苔黄腻，脉弦濡数。血常规示：WBC1.5×$10^9$/L，N0.45，L0.15，肝胆B超显示，胆囊壁增粗毛糙，胆囊内减多个大小不等的强光团。诊断为：胆石症并发急性胆囊炎。中医辨证为肝胆湿热。急投大黄牡丹汤加减：生大黄25g，桃仁10g，茵陈30g，柴胡15g，黄芩20g，甘草5g，3剂后热退痛止，守上方3剂疸除，后手术做胆囊取石痊愈。［罗忠福．大黄牡丹汤新用．光明中医，1999，14（1）：46］

**7. 产后腹痛** 马某某，女，25岁，农民。1977年1月13日诊：产后第16天。近2日来身热，右少腹疼痛难忍，恶露色白，无瘀块，大便2日未解，脉数而涩，苔略黄腻，边有瘀斑，此为瘀热互结下焦，治宜清热化瘀通腑，拟大黄牡丹汤化裁。

方用：生大黄4.5g（后下），赤芍9g，丹皮9g，冬瓜子12g，生薏苡仁12g，红藤15g，当归9g，红花4.5g，元胡9g，山楂炭4.5g。2剂。

患者服药后大便得解，身热腹痛皆瘥。（连建伟医案）

**按** 产妇突发身热腹痛，以其恶露未净，大便不通，脉数而涩，苔略黄腻，边有瘀斑，断为瘀热互结下焦，故以大黄牡丹汤加减清热下瘀。［何任，张志民，连建伟．金匮方百家医案评议．杭州：浙江科学技术出版社，1991：347］

**8. 丹毒** 杨某，女，36岁，因左下肢红肿热痛6天，诊断为丹毒而收入院。起病时左足背肿痛，疼痛甚，曾静脉注射青霉素，肌内注射链霉素等无效。就诊时见左小腿皮色鲜红，浮肿，按之没指，痛甚拒按，局部灼热，左踝关节肿痛，活动受限，便结，小便黄，舌质红苔薄黄，脉弦紧。患者体胖多痰湿，嗜辛辣。辨证属湿热瘀滞。治以清热燥湿，破瘀化滞。以大黄牡丹汤加减：大黄、桃仁、黄芩、黄柏、栀子、莪术、防风各10g，丹皮、白芷、紫花地丁、赤芍各15g，内服与药渣煎汁浸洗患处。用药5天后，行走自如而出院。[齐松林．大黄牡丹汤的临床应用．湖南中医药导报，1997，3（2）：97－98]

**9. 疮疖**　张氏报道用大黄牡丹汤加味治疗疮疖。大黄12g，桃仁15g，冬瓜仁12g，银花15g，菊花15g，蝉蜕12g，甘草10g，丹皮15g，赤芍15g。内服配合药渣再煎外洗患处。治疗临床病例56例，疮疖全部消退45例，消退面积80%的10例，基本消退1例。

典型病例：吴某，男，30岁，1995年8月3日就诊。近3天来，全身出现大小不等疮疖16个，大如急卵，小如粟米，红肿焮热，痛痒俱作，四肢尤甚，伴有心烦胸闷，倦怠，纳少口渴，面赤，低热，舌质红，舌苔黄厚，脉浮弦数。曾于村卫生室服复方新诺明、碳酸氢钠、泼尼松等，痛痒减轻但病灶未见减少反而有增大之象，故来本院就诊。中医辨证：此乃属暑热季节、热毒蕴蒸之疮疖，投以大黄牡丹汤加减：大黄12g，丹皮、桃仁各15g，冬瓜仁12g，赤芍、银花、菊花各15g，蝉蜕12g，甘草10g，每日1剂，分3次内服；药渣煎汤外洗患处，1日3次，给药4剂。粟米样丘疹消，较大疮肿亦平塌，低热退，余症减，舌质红，舌苔薄黄，脉浮弦。遵上方又服3剂，疮疖尽消，余症尽除。[张小燕．大黄牡丹汤治疗疮疖56例．实用中医药杂志，1998，14（12）：9]

**10. 慢性咽炎**　任氏报道对于日久难愈的咽炎，辨证属瘀热者，运用大黄牡丹汤加减治疗，疗效显著。基本方以大黄牡丹汤去芒硝加当归、川芎。痰黏不易咯出者，加天花粉；咽痒甚者，加苦参、连翘、桔梗；咽干者加玄参、麦冬、生地；自觉咽中有物，不碍吞咽者加旋覆花、苏梗、半夏、厚朴；咽痛明显者加牛蒡子、板蓝根、马勃；淋巴滤泡增加者加香附、赤芍；伴声音嘶哑者加蝉蜕。[任健．大黄牡丹汤治疗慢性咽炎．中医药研究，1999，15（4）：33]

**【临证提要】**本方是治疗急性阑尾炎的专方，肠痈未成脓、轻度化脓及阑尾周围脓肿，不论老幼、妊娠期，均可应用。另外，亦常用于肠梗阻、急性胆道感染、胆道蛔虫、胰腺炎、急性盆腔炎、输卵管结扎后感染等辨证属湿热瘀滞者。

本方适用于肠痈脓未成者，若脓已成，不宜用之，当用薏苡附子败酱散。

## 王不留行散

**【组成】** 王不留行十分，八月八日采　蒴藋细叶十分，七月七日采　桑东南根白皮十分，三月三日采　甘草十八分　川椒三分，除目及闭口者，去汗　黄芩二分　干姜二分　芍药二分　厚朴二分

**【用法】** 上九味，桑根皮以上三味，烧灰存性，勿令灰过，分别杵筛，合治之为散，服方寸匕，小疮即粉之，大疮但服之。产后亦可服。如风寒，桑东根勿取之。前三味，皆阴干百日。

**【功用】** 活血止血，消肿定痛。

**【主治】** 病金疮，王不留行散主之。（第十八　6）

**【方解】** 本方为治疗金刃所伤之外科方剂。方中王不留行走血分，祛瘀止血止痛；蒴藋细叶入血分，能清热毒，行血通经消瘀；黄芩清血热，解热毒；白芍养血敛阴，促进伤口愈合；桑白皮生肌止血；川椒、干姜助行血瘀，温运血脉；甘草补中生肌，调和诸药。

注：蒴藋，《本经》载为陆英，《本经》谓其“味苦，寒。主骨间诸痹，四肢拘挛疼酸，膝寒痛，阴痿，短气不足，脚肿”。《中华本草》载其“祛风、利湿，舒筋、活血”。

**【方论】** 此方有桑皮之润，厚朴之燥，黄芩之寒，椒、姜之热。大致金创流血，创口干燥增痛，故宜润；血去既多，湿寒停阻脾阳，故宜燥；血虚则生内热，故宜凉；血分热度以亡血而低，中阳失运，故宜温。而终以通利血脉、止金创血为要，故以王不留行、蒴藋细叶为方中主药而芍药佐之，又复用甘草以和诸药，使得通行表里，此王不留行散之大旨也。（曹颖甫《金匮发微》）

**【临床应用】**

**1. 伤口不愈合**

（1）李氏报道以本方外用于肛瘘术后创口，将100例肛瘘术后创口患者，随机分为实验组与对照组，每组各50例，实验组用凡士林纱条包裹王不留行散粉剂填塞创口；对照组仅用凡士林纱条填塞创口，连续换药，临床跟踪观察10天。结果：外用王不留行散的实验组患者创口的愈合速度，明显快于对照组（$P<0.5$）。结论：王不留行散有促进肛瘘术后创口愈合，缩短患者术后创口愈合期且无毒副作用。[李可．王不留行散促进肛瘘术后创口愈合研究．贵州省中西医结合学会肛肠学会成立暨学术研讨会论文汇编．2004：1~8]

（2）钟某，女，53岁，1997年3月17日初诊。半年前因颈椎增生而行手术，术后颈部有一小创口至今未愈合，多次局部用药及服药，效果不佳。

诊见：伤口处有渗出物，颜色暗红，时流黄水，局部疼痛，夜间加重，舌苔正常，脉细。诊为术后伤口久不愈合。证属金疮瘀毒，腐灼血脉，治宜化瘀敛疮，排脓托毒。方以王不留行散加味。处方：王不留行、蒴藋细叶、桑白皮各30g，花椒9g，黄芩、甘草、干姜、厚朴、白芍各6g，当归、牡丹皮各12g，黄芪18g，皂角刺10g。5剂，每天1剂，水煎2次兑匀，分3次服。服10剂，伤口转变为嫩红色，渗出物消失，局部轻痒。守方续服16剂，伤口愈合。[王成宝．王不留行散临床应用举隅．新中医，2007，39（5）：72]

**2. 痛风性关节炎** 朱某，男，33岁，2001年1月4日初诊。右足前内侧肿胀、疼痛、发热，服止痛药及抗生素治疗，疼痛未完全缓解，近日加重前来诊治。诊见：右足第一跖趾关节处肿胀，疼痛固定不移，且局部发热，遇寒加重，皮肤暗红、压痛明显，舌质偏红、苔薄黄，脉沉紧。检查血尿酸825μmol/L，血沉25mm/h。诊为痛风性关节炎。证属血瘀气郁，方以王不留行散加减。处方：王不留行、接骨草、桑白皮各30g，花椒9g，黄芩、干姜、厚朴、白芍各6g，炙甘草、当归、川芎、知母各12g。6剂，每天1剂，水煎，分2次服。二诊：疼痛明显减轻，守方又服6剂后，再据症加减，共服30余剂。复查尿酸、血沉等，均恢复正常。[王成宝．王不留行散临床应用举隅．新中医，2007，39（5）：72]

**3. 慢性盆腔炎** 姚某，女，35岁，1998年5月28日初诊。少腹疼痛1年余。患者时常少腹疼痛，屡用中成药及西药，用药期间有效，停药则疼痛复发，近日疼痛更甚，故转中医治疗。诊见：少腹疼痛拒按，痛处固定不移，手足心热，入夜尤甚，经期延后、夹有血块、色暗、量少，舌暗淡、苔薄，脉沉。诊为慢性盆腔炎。证属胞中瘀血，治宜活血化瘀、理气通阳。方以王不留行散加味。处方：王不留行、茹花细叶、桑白皮各30g，花椒9g，甘草、黄芩、干姜、厚朴、白芍各6g，当归、牡丹皮各12g。6剂，每天1剂，水煎2次兑匀，分3次服。二诊：疼痛基本消除，又服上方6剂。嘱其次月行经前1周左右诊治，每月服12剂，连续用药3月，病症得以解除。随访1年，腹痛未再复发。[王成宝．王不留行散临床应用举隅．新中医，2007，39（5）：72]

**4. 人工流产不全（胞宫血瘀）** 赵某，25岁，干部，1993年5月17日初诊。患者因人工流产术后阴道出血15天不止，量时多时少，色黯、有血块，小腹疼痛拒按，舌苔薄白，舌质紫黯脉涩。证属胞宫血瘀（人流不全），治法：祛瘀止血，方用王不留行散加减。方药：王不留行10g、续断10g、桑白皮15g、赤芍15g、黄芩10g、炮姜9g、川厚朴5g、䗪虫5g。水煎服，日1剂。连服5剂后排出血块3枚，血止痛除。[戴东生．王不留行散临床新用．河南中医，1997，17（1）：13～14]

**【临证提要】** 本方主要用于治疗金刃创伤所致皮肉筋脉损伤、疮疡久不收口、流血不止或肿痛等。还可用于治疗肋间神经痛、肋软骨炎以及产后胎盘滞留、恶露不尽、子宫内膜炎、附件炎、月经不调、腹痛属内有瘀血者。

## 排脓散

**【组成】** 枳实十六枚　芍药六分　桔梗二分

**【用法】** 上三味，杵为散，取鸡子黄一枚，以药散与鸡黄相等，揉和令相得，饮和服之，日一服。

**【功用】** 消肿排脓解毒。

**【主治】** 原书未载。据《金匮要略译释》，本方最适宜疮疡痈肿排脓解毒之用。

**【方解】** 方中桔梗功能排脓解毒，为排脓要药；芍药入血分，养血，与枳实相配又能活血；枳实苦寒，清热破结，理气；鸡子黄扶正安中补虚，以利于正气排脓外出。

**【方论】** 枳实苦寒，除热破滞为君，得芍药则通血，得桔梗则利气，而尤赖鸡子黄之甘润，以为排脓化毒之本也。（尤怡《金匮要略心典》）

**【临床应用】**

**1. 鼻渊**　廖某某，男，14岁，学生。1990年10月7日初诊。主诉：鼻塞，流黄浓涕已3年，常因感冒使病情复发。西医诊断为"慢性副鼻窦炎"。虽经中、西医多方治疗，效果不显，病情缠绵难愈。现症：鼻塞不通，语声重浊，嗅觉迟钝，涕黄而浓，无臭味，难以擤出，头晕不痛，眼眶易感疲劳。查体温36.8℃，舌质红、苔薄黄而腻，脉濡细滑。中医诊断：鼻渊，辨证为热壅肺窍，上犯清道。方以排脓散加味。处方如下：桔梗10g，赤白芍各9g，枳实9g，浙贝母9g，薏苡仁15g，辛夷花9g，苍耳子9g，桃仁6g，红花6g，黄芩8g，甘草3g，9剂。二诊：涕色转清，量多易出，苔薄黄，脉细滑，上方减去浙贝母、黄芩，加黄芪10g，6剂。三诊：服上方3剂后，鼻塞已通。后复因感冒，又流少量黄色鼻涕，上方去黄芪，加浙贝母9g，守此方据证加减，续服13剂后病愈。嘱其常服玉屏风散，加强锻炼，避免感冒，患者情况一直良好，随访至今未再复发。[胡建和，辜宝祥．排脓散加味治疗鼻渊．江西中医药，1993，24（5）：25]

**2. 颌下腺肿（涎石症）**　患者，72岁，男，工商业者。1972年7月7日，右颌下腺肿胀，X线见2枚小指大涎石。患者虽无化脓症状，但为了排出涎石，可使用排脓散。治疗：服排脓散后疼痛增加。服药第13天，即到了7月19日早晨洗脸时疼痛并有异物感，吐出后有涎石掉下声音。涎石如大豆的一倍大，呈纺锤形，周围粗糙。患者把涎石拿来给我看，一边感叹，一边表示感谢。

右颌下腺肿胀消失，但还遗留一个涎石。我劝他继续服排脓散。患者说排脓散要该部疼痛时才有效而暂时没有服。究竟是否是服排脓散才排出涎石的，这点还不能肯定。但的确是服排脓散后疼痛加剧涎石排得及时。［用排脓散治疗颌下腺肿．医学文选，1987，(1)：172］

**3. 急性化脓性疾病** 井木隆雄报道使用本方治疗发病1周以内的急性化脓性疾病患者25例，包括疖肿15例，牙周炎4例，其他炎症6例。使用排脓散（枳实10g，芍药6g，桔梗2g）治疗，平均服药5.2±3.5日，结果有效21例，无效2例，恶化2例。其中，疖肿15例有效12例，牙周炎4例均有效，其他疾病6例有效5例。故认为排脓散对急性化脓性疾病有效。［张志军摘译．排脓散对急性化脓性疾病的效果．国外医学·中医中药分册，1994，16（3）：29］

**【临证提要】**本方为古代外科疮痈病方，现代多用作排痰剂，可用于治疗痰黏稠难咯为主要表现的疾病，如支气管炎、支气管哮喘、肺气肿、肺脓疡等。

## 排脓汤

**【组成】**甘草二两　桔梗三两　生姜一两　大枣十枚

**【用法】**上四味，以水三升，煮取一升，温服五合，日再服。

**【功用】**解毒排脓，安中和营。

**【主治】**原书未载。

**【方解】**方中桔梗解毒排脓；甘草清热解毒，与桔梗相合，共奏解毒排脓之功；生姜、大枣建中和营，固胃气。

**注：**本方以肺痿肺痈篇的桔梗汤为底方，加生姜、大枣而成，功能辛甘和营而不燥热，是解毒排脓，安中和营的有效方剂。此方与排脓散均为排脓解毒的基本方剂，无论内痈外痈，金疮成脓者，皆可使用。但其适应证略有不同，据《金匮要略译释》，排脓散有破血排脓，消肿止痛之功，可侧重用于下部痈脓病；排脓汤苦辛甘同用，排脓解毒，安中和营为其特点，可侧重于上部痈脓病。

**【方论】**排脓汤一方，尤为缓治，盖上部胸喉之间，有欲成疮痈之机，即当急服也。甘草、桔梗，即桔梗汤，已见用肺痈病中，加以生姜、大枣，以固胃气，正盛而邪火斯易为解散也。疮痈未成者，服之则可开解，已成者，服之则可吐脓血而愈矣。（清·魏荔彤《金匮要略方论本义》）

**【临床应用】**

**久淋（脓血淋）** 续建殊录云：加州士人某者，患淋疾7年，百治无效，其友人有学医者，诊之，与汤药，兼以七宝丸、梅肉散，久服而不治，于是请治于先生。先生诊之，小腹挛急，阴头含脓，疼痛不能步行，乃作排脓汤与之，服之数日，旧疴全瘳。［陆渊雷．金匮要略今释．北京：人民卫生出版社，1955：396］

**【临证提要】** 排脓散、排脓汤二方均为排脓而设，惟排脓散以治肠痈、胃痈为主，排脓汤以治疗肺痈为主。但临床运用时，对于一般化脓性疾病如肺痈、胃痈、肠痈等，用之均可。一般多与赤小豆、桃仁、冬瓜仁等解毒排脓药同用，效果更好。

# 趺蹶手指臂肿转筋阴狐疝蛔虫病脉证治十九

## 鸡屎白散

**【组成】** 鸡屎白。

**【用法】** 上一味，为散，取方寸匕，以水六合，和，温服。

**【功用】** 化湿清热，柔筋止痉。

**【主治】** 转筋之为病，其人臂脚直，脉上下行，微弦，转筋入腹者，鸡屎白散主之。（第十九　3）

**【方解】** 鸡屎白，性寒，《别录》谓其“治转筋，利小便”；《本草纲目》载其能“下气，通利大小便，治心腹臌胀，消癥瘕”。故本方所治之转筋为湿浊化热伤阴所致。

**【方论】** 转筋之为病，风寒外袭，而下部虚热也，其人臂脚直，脉上下微弦，弦者即紧也，风寒入而隧道空虚也。直上下行，全无和柔之象，风寒入而变热，热耗其营血，而脉隧直劲也，转筋本在腨中，乃有上连少腹入腹中者，邪热上行，由肢股而入腹里，病之甚者也，主之以鸡屎白散。本草谓其利便破淋，善走下焦，入至阴之分，以之疗转筋，大约不出泄热之意耳。然此治其标病，转筋止，而其本病又当别图补虚清热之方矣。（魏荔彤《金匮要略方论本义》）

**【临床应用】**

**1. 老年抽筋症**　陈氏报道以本方治疗老年抽筋症86例，取得良好疗效。治疗方法：取鸡笼内陈年鸡粪（色白者为佳）适量置瓦上焙黄，研末，每服1g，每日早、晚各1次，红糖煲水冲服。治疗结果：86例患者中，7天治愈20例，19天治愈26例，15天治愈10例；显效22例，好转8例。总有效率100%。

典型病例：李某某，女，66岁。2003年12月6日初诊。主诉：阵发性双下肢抽筋3个月，加重1个月。患者于3个月前先开始出现了左下肢小腿部抽筋，后渐发展为双下肢小腿部抽筋，呈阵发性，以夜间多发，伴腰脊困疼，夜尿多，余无特殊不适。曾先后到市中心医院、市二院诊治，服用“钙片”、“AD丸”等补钙制剂，均不见明显效果，近1月来，上述症状加重，遂来我院就诊。症见：阵发性双下肢小腿部抽筋，伴腰脊困痛，夜尿多，舌质淡、苔白厚，脉缓。嘱其按上述治疗方法用药。3天后再诊，患者双下肢抽筋次数减少，症状减轻。再服上药7天，病愈。随访半年无复发。［陈军梅，刘世恩．鸡屎白散治疗老年抽筋症86例．四川中医，2007，25（5）：58］

**2. 破伤风** 任某，男，20岁。因伐木而被树枝刺破手指，二三日伤口愈合，但突然发热，口噤，牙关紧闭，阵发性全身痉挛，角弓反张，面呈苦笑状。急予鸡屎白9g为末，烧酒冲服，汗出后，诸症悉减，数日而愈。［曲垣瑞．鸡屎白治疗破伤风的观察．中医杂志，1962，（10）：23］

**【临证提要】**鸡屎白即鸡粪中灰白色的部分，选出焙干，研末备用。现多以黄酒冲服。本方可用于治疗腓肠肌痉挛、肌肉僵硬症、肠胃痉挛、血吸虫病腹水及其他湿热内蕴之单纯腹胀者。

## 蜘蛛散

**【组成】**蜘蛛十四枚，熬焦　桂枝半两

**【用法】**上二味为散，取八分一匕，饮和服，日再服，蜜丸亦可。

**【功用】**温经散寒，消肿散结。

**【主治】**阴狐疝气者，偏有小大，时时上下，蜘蛛散主之。（第十九　4）

**【方解】**蜘蛛归肝经，祛风、解毒、消肿、破结通利、温通下焦之寒；桂枝温阳化气，入阴以逐其寒湿之气。二药相协为伍，入厥阴破郁结，能辛温通利厥阴肝经之脉，散寒化气以治狐病。

**注：**关于方中蜘蛛的使用，历代本草均言蜘蛛有毒，《雷公炮炙论》指出："蜘蛛凡使勿用五色者，兼身上有刺毛生者，并薄小者，以上皆不堪用。须用屋面南有网，身小尻大，腹内有苍黄脓液者真也。"《全国中草药汇编》（第二版）指出选用节肢动物门蛛形纲圆蛛科大腹圆网蛛，以全虫入药，夏、秋二季，捕捉后活用或用酒喷死或用开水烫死，晒干后备用。在临床上蜘蛛散内服时可选用节肢动物门蛛形纲圆蛛科大腹圆网蛛较佳，该蜘蛛腹大色黑，性苦、寒，可祛风、消肿、解毒而主治狐疝偏坠。［杜大林，等．浅析《金匮要略》蜘蛛散的临床应用．四川中医，2011，28（6）：44－45］

**【方论】**阴狐疝气者，寒湿袭阴，而睾丸受病，或左或右，大小不同，或上或下，出没无时，故名狐疝。蜘蛛有毒，服之能令人利，合桂枝辛温入阴，而逐其寒湿之气也。（尤怡《金匮要略心典》）

**【临床应用】**

**小儿腹股沟斜疝** 袁氏报道以本方治疗小儿腹股沟斜疝55例，疗效满

意。药物组成：黑色大蜘蛛（去头足、焙干）10g、桂枝尖20g，共研粉末，过筛，瓶装密封备用。用法用量：每次每公斤体重0.25g，早晚各服1次，白开水冲服，亦可拌在奶粉或稀饭中服，连服3周为1疗程。

典型病例：朱某某，男，5岁。1964年7月10日初诊。患儿右侧少腹及阴囊部肿痛3年多，时肿时消，行立或咳嗽啼哭时肿胀更为明显，平卧后自行消失。曾在株洲、湘潭、长沙等地医院诊治，检查确诊为腹股沟斜疝，建议手术修补，患者父母只有这个带养的独子，顾虑重重，拒绝手术治疗而来我院门诊。余拟投蜘蛛散，嘱每日早晚各服1次，每次4g，白开水冲服，进药9天后取效，13天后全部消失，用力咳嗽时亦不再出现，迄今19年亦未再发。[袁宇华．蜘蛛散治疗小儿腹股沟斜疝．湖南中医杂志，1986，(2)：22－23]

**【临证提要】** 本方现代多用于治疗腹股沟斜疝，临床用之常配以疏肝理气、暖肝散结之药如元胡、香附、乌药等。

蜘蛛种类繁多，有些还有很强的毒性，临床运用之时宜用无毒或毒性很小的蜘蛛，如大黑蜘蛛、袋蜘蛛等，而不宜用有毒的花蜘蛛。

## 甘草粉蜜汤

**【组成】** 甘草二两　粉一两　蜜四两

**【用法】** 上三味，以水三升，先煮甘草，取二升，去滓，纳粉蜜，搅令和，煎如薄粥，温服一升，瘥即止。

**【功用】** 和胃，安蛔，止痛。

**【主治】** 蛔虫之为病，令人吐涎，心痛，发作有时。毒药不止，甘草粉蜜汤主之。(第十九　6)

**【方解】** 本方为治疗蛔虫病用杀虫药效果不好者。蛔虫病发作之时，如果使用了杀虫药而效果不好的，就应当和胃安蛔止痛。方中甘草、蜂蜜皆为安蛔和胃之品，蛔虫得甘则安，腹痛可止。

**注：** 关于本方中的“粉”，仲景未注明为何粉，以致后世注家争论不休。有的认为铅粉，有的认为是米粉。《千金方》、《外台》皆认为当为米粉，而赵以德、尤在泾、黄元御等都认为当为铅粉。笔者认为当为米粉。因条文中已说“毒药不止，甘草粉蜜汤主之”，可见，本方证是已经使用毒药治疗过的，那么本方中就不应再有这类毒药了。如丹波元简所说：“此方非杀虫之剂，乃不过用甘平安胃之法而使蚘安。”

**【方论】** 夫饮食入胃，胃中有热则虫动，虫动则胃缓，胃缓则廉泉开，故吐涎。蛔上入膈，故心痛。蛔闻食臭出，得食则安，故发作有时也。毒药不止者，蛔恶之不食也。蛔喜甘，故用甘草、蜜之甘，随所欲而攻之；胡粉甘寒，主杀三虫，蛔得甘则头向上而喜食，食之即死。此反佐以取之也。（赵以德《金匮玉函经二注》）

【临床应用】

**1. 胃脘痛** 一中年农村妇女以患急性胃脘痛（西医诊断十二指肠球部溃疡）收住院治疗。经检查，全身消瘦，面色不华，急腹痛病容。胃脘剧烈疼痛，痛时打滚，按之痛减，舌质胖色淡，苔薄白滑润，脉濡缓。西药给胃得宁、普鲁本辛、阿托品等解痉止痛药无效。注射吗啡、阿托品，疼痛亦不能缓解。按脾胃虚寒胃脘痛治以和胃补中，以固正气。方用《金匮要略》甘草粉蜜汤：甘草60g，米粉30g，蜂蜜120g。先煎甘草去渣，后下粉、蜜煎少许，频服，每日1剂。首剂服完疼痛大减，2剂服完疼痛完全缓解，再给小建中汤进行调理而愈，随访2年未复发。

**按** 疼痛的病理有两种，一是“不通则痛”，另一种是“不荣则痛”。前证宜用通利之法，禁用补法。后一种症候宜补养。张景岳在《质疑录·论诸痛不宜补气》中云：“凡属诸痛之虚者，不可以不补也。”甘草粉蜜汤方中，甘草能益气补中，缓急止痛，善治劳损内伤，脾气虚弱，元阳不足，肺气虚衰，其甘温平补，效与人参、黄芪同。蜂蜜功能补中，润燥止痛。米粉性味甘平，补中养脾胃。三药合用可温中补虚，缓急止痛，用治虚寒胃痛，故效。［强致和．甘草粉蜜汤治疗胃脘痛．见：孙继芬．黄河医话．北京：北京科学技术出版社，1996：58］

**2. 白细胞减少症** 杨氏报道使用本方配合黄芪注射液治疗白细胞减少症。将60例患者随机分为治疗组和对照组，每组30例。治疗方法：治疗组：甘草30g，白蜜30g，米粉适量。甘草煎水取汁，加入白蜜、米粉，搅拌成糊状。日1剂。黄芪注射液40ml，静脉滴注，日1次。对照组：口服鲨肝醇片50mg，日3次。两组均以60天为1疗程。结果：治疗组有效率为90.0%，明显优于对照组50.0%（$P<0.01$）。［杨娟芳．甘草粉蜜汤合黄芪注射液治疗白细胞减少症30例临床观察．上海中医药杂志，2007，41（6）：16－17］

**3. 蛔厥** 余曾仿《金匮要略》甘草粉蜜汤之意治愈1例蛔厥患儿。该患儿系3岁女童，因腹痛，其父给服“一粒丹”若干，腹痛转剧，呈阵发性，痛时呼号滚打，甚则气绝肢冷，并吐出蛔虫十余条。住院后一面输液以纠正水与电解质平衡，一面服中药以安蛔。处方：山药30g，甘草60g，共研为极细末，放入白蜜60g中，加水适量稀释之，令频频喂服。起初随服随吐，吐出蛔虫40余条，此后呕吐渐止，并排便数次，所排泄之物，粪便无几，悉为虫团前后经吐泻排虫共达300余条，病即告愈。［郭霭春，刘公望．急重病治验四

则. 广西中医药, 1983, 6 (4): 6-7]

**【临证提要】**本方所用之粉，历代医家有米粉、铅粉两种见解。临床运用本方时若用于养胃安蛔，用米粉；若用于诱杀蛔虫，则用铅粉。现本方多用于治疗蛔虫性腹痛、肠梗阻、胆道蛔虫症、失眠等。

# 妇人妊娠病脉证并治第二十

## 桂枝茯苓丸

**【组成】** 桂枝　茯苓　牡丹去心　桃仁去皮尖，熬　芍药各等份

**【用法】** 上五味末之，炼蜜和丸，如兔屎大，每日食前服一丸。不知，加至三丸。

**【功用】** 活血化瘀，缓消癥块。

**【主治】** 妇人宿有癥病，经断未及三月，而得漏下不止，胎动在脐上者，为癥痼害。妊娠六月动者，前三月经水利时，胎也。下血者，后断三月衃也。所以血不止者，其癥不去故也，当下其癥，桂枝茯苓丸主之。(第二十　2)

**【方解】** 是方桂枝升举阳气，以止漏血之下，茯苓淡渗其小便，使气得分而血行之力衰，牡丹、桃仁、芍药滋阴收血，俱用酸寒，血酸可收，而血凉可止也。蜜炼为丸，以缓治之。

**【方论】** 旧血所积，为宿病也。癥痼害者，宿病之气，害其胎气也。于法妊娠六月，其胎当动。今未三月，胎不当动而忽动者，特以癥痼害之之故。是六月动者胎之常，三月动者胎之变也。夫癥病之人，其经月当不利。经不利，则不能受胎。兹前三月经水适利，胞宫净而胎可结矣，胎结故经断不复下。乃未三月而血仍下，亦以癥痼害之之故。是血留养胎者其常，血下不止者其变也，要之，其癥不去，则血必不守，血不守，则胎终不安，故曰当下其癥。桂枝茯苓丸，下癥之力，颇轻且缓。盖恐峻厉之药，将并伤其胎气也。(《金匮要略心典》)

**【临床应用】**

**(一) 呼吸系统疾病**

**1. 慢性血栓栓塞性肺动脉高压（眩晕）**　瞿某某，男，56岁。2005年9月24日初诊。患者形体偏瘦，肌肤甲错，两目暗黑。胸闷、心慌、气急，眩晕甚则晕厥，神疲乏力，腹中痞胀，食欲不振，肠鸣。嘴唇紫暗，脉搏78次/分，脉重按无力。黄教授处方：桂枝20g，肉桂10g（后下），炙甘草6g，川芎10g，赤芍30g，桃仁12g，丹皮12g，茯苓20g，红枣12g。另：大黄䗪虫

丸，按说明书服用。服用一月余来复诊时见其脸色由青色转红润，精神明显好转，心慌消失，腹中痞胀减轻，凝血酶原时间由原来8月22日查的41秒减少为18.2秒（正常为11～14秒），患者服用本方加减3年余，期间住院次数明显减少。［张亮亮．桂枝茯苓丸方证研究．南京中医药大学博士学位论文，2009］

**2. 支气管哮喘**　张某，女，42岁，2005年4月13日初诊。患“支气管哮喘”已10年余，病情时轻时重，反复发作。近1个月来，每于夜间哮喘发作，需吸舒喘灵气雾剂方可缓解。患者精神紧张，睡眠不佳，晨起时口苦，近半年来月经滞后，量少色暗，舌质淡红，苔薄白，脉弦细。辨证为少阳枢机不利，肝肺气郁，瘀血内阻。拟小柴胡汤合桂枝茯苓丸加减：柴胡15g，黄芩10g，苏子15g，甘草10g，生姜10g，大枣10g，丹参 30g，桃仁10g，桂枝10g，赤芍20g，厚朴10g，杏仁10g，丹皮10g。7剂。日1剂，水煎服。药后喘息胸闷症状大减，停用舒喘灵气雾剂，惟仍感胸部不适，有气促感，精神好转，口已不苦，月经量多、色红，舌质淡红，苔薄白，脉沉细弦。改投血府逐瘀汤加减：柴胡10g，枳壳10g，杭芍10g，甘草10g，桃仁10g，红花10g，生地20g，当归10g，厚朴10g，杏仁10g。日1剂，水煎服。又服7剂，诸症消失。［周嵘．经方治哮喘验案举隅．国医论坛，2007，22（3）：7－8］

**3. 肺栓塞（胸痹）**　张某，男，79岁，1996年12月7日初诊。2年前曾患下肢血栓性静脉炎，平时较少下床活动。半月前无明显原因出现发热，伴咳嗽，咳少许白黏痰。10天后症状未见好转，且出现右胸部隐痛，咳痰带血。进一步查肺通气灌注扫描及双下肢彩色多普勒，结果显示右下肺通气与灌注不匹配，右侧动脉血流速度缓慢，可见中等絮状样回声，遂确诊为肺栓塞。因患者年事已高，且新近有十二指肠球部溃疡病史，不宜溶栓，故来我院欲行中西医结合治疗。刻见：低热，右胸部隐痛，咳嗽，咳少许白黏痰，痰中带血，口干，乏力，右下肢轻微凹陷性水肿，舌质红，苔薄黄微腻，脉沉弦。此属正气亏虚，瘀血阻肺，水湿内停。治宜益气活血，宣肺止咳，渗湿利水，予桂枝茯苓汤加味。处方：桂枝、杏仁、丹皮各9g，麻黄6g，茯苓、黄芪、鸡血藤各30g，桃仁、当归、赤芍、白芍各12g，泽泻15g。水煎服，日1剂。另予水蛭粉装胶囊，3g口服，日1次。同时给以低分子右旋糖酐300ml及丹参注射液20ml，静脉滴注，日1次。1周后不再咳血，发热退，咳嗽、胸痛减轻。守方1周，症状进一步改善。上方去麻黄、杏仁，加党参、白术各15g，红花、川芎各12g以增强益气活血之功效。再服1个月，诸症悉除，胸片、肺通气灌注扫描、彩色多普勒检查亦恢复正常。后停用西药，以中药上方加减调治6个月，并每天口服水蛭粉胶囊2g，巩固疗效。随访至今，病未复发。［王燕青，陶红卫．桂枝茯苓丸在呼吸病中的应用．陕西中医，2002，23（10）：947－948］

**4. 结核性渗出性胸膜炎（肺痨）** 刘某，女，26岁，1996年2月8日初诊。1周前受凉后出现低热，伴恶寒及轻咳嗽，自服扑热息痛及速效感冒胶囊后症状无明显改善。近3天又出现右胸部刺痛，咳嗽较前加重，就诊于某西医院，经检查诊断为结核性渗出性胸膜炎。遂求治于中医。刻诊：发热，干咳，右胸部闷胀，无明显盗汗，舌质暗、边尖有瘀斑，苔白腻，脉弦数。此属外邪犯肺，肺失宣降，水饮瘀血停于胸胁。治宜化瘀利水，宣肺止咳，取桂枝茯苓汤加味。桂枝、丹皮、旋覆花、降香各9g，白芍、桃仁、百部、杏仁、白前、郁金、车前子各12g，茯苓30g，葶苈子15g，甘草6g。水煎服，日1剂。（西药治疗略）同时在B超定位下抽出胸腔积液350ml。3天后发热退，胸部闷胀感减轻，但仍咳嗽，轻微盗汗，舌质暗，苔薄白而少，脉弦细。证兼阴虚内热。上方去葶苈子、车前子，加地骨皮、青蒿各15g以清虚热。又进12剂，咳嗽、盗汗症状消失，惟感右胸部刺痛，胸片提示胸腔积液完全消失。前方去白前，加川楝子9g，丝瓜络12g通络止痛。5天后诸症皆除。后以上方加减连续调治8个月，同时配合西药治疗。期间4次复查胸片，均示正常。［王燕青，陶红卫．桂枝茯苓丸在呼吸病中的应用．陕西中医，2002，23（10）：947－948］

**5. 慢性鼻窦炎（鼻渊）** 史某，女，19岁，学生，于2000年9月5日就诊。主诉：鼻塞流黏稠脓涕，反复发作3年，加重7天。患者3年来，经常感冒，鼻塞不通，流涕，后渐加重，分泌物变稠呈黏液脓性涕，有异味，伴有头晕脑胀，精神不振，记忆力减退，上课注意力不集中。头部沉重有压迫感，前额部时有钝痛。每遇受凉则上述症状加重。曾在某医院五官科诊治，经X线片检查提示："窦壁黏膜增厚，窦腔模糊混浊，透光度减低。"诊断为"慢性上颌窦炎"。1周前又因受凉使上述症状加重，前来就诊。查：鼻腔黏膜肿胀充血，中鼻甲肥厚，中鼻道变窄，有积脓，舌质淡红，边有瘀斑，舌苔微黄而腻，脉浮而数。中医辨证：外感风寒郁而化热，热邪壅遏肺经，循经上炎，蕴结于鼻窦，熏灼于气血，血行不畅，瘀血阻滞，郁火更甚，内腐黏膜，而成脓涕。治宜活血化瘀，清热通窍。方用桂枝茯苓丸加味：桂枝10g，茯苓10g，丹皮10g，桃仁10g，芍药10g，金银花10g，苍耳子10g，辛夷10g，白芷10g，黄芩10g，薄荷6g，甘草6g。6剂，水煎服，1日1剂。13日二诊诉，用药6剂后脓涕明显减少，鼻塞及诸症均有不同程度的好转，效不更方，依本方加减共服药18剂，诸症均消失，上课注意力集中，随访半年未见复发。［周延辉．桂枝茯苓丸加味治疗慢性鼻窦炎的体会．甘肃中医，2002，15（2）：16］

### （二）心脏疾病

**1. 冠心病心绞痛（胸痹）** 曾某，男，68岁。2000年5月就诊。主诉活动后胸闷胸痛反复发作1年，于劳累时加剧，休息后缓解，曾2次住院治疗，诊断为冠心病稳定型心绞痛，服西药后头痛，血压低，无法耐受，要求服中药治疗。刻下：心前区疼痛，遇劳加剧，发作时神疲乏力，胸闷气短，四肢发凉，时有心悸，舌质淡紫，苔薄白脉弦细。证属心气、心阳不足，血行不畅致瘀血阻络。治以益心气，通心阳，活血化瘀。方用桂枝茯苓丸加味，药用：桂枝12g，党参、茯苓、赤芍各15g，丹皮、桃仁各10g，水蛭（研末分冲）5g，炙甘草10g，5剂，水煎服，每日1剂。复诊：自觉症状改善，胸痛发作次数及时间均减少，仍感气短，神疲乏力，上方加黄芪15g，增强益气之功，连服4周，诸症消失。[陈丽芳．桂枝茯苓丸加味在心血管病中的运用．辽宁中医学院学报，2005，7（3）：235]

**2. 心肌炎（心悸）** 李某，女，36岁，1993年10月8日初诊。患者近1年来心慌时作、心烦、甚则憋气。心电图示："频发室早，偶成三联律"，诊为："心肌炎"。追溯病情，病人诉经前1周左右及行经时心慌频作并加重，行经时伴有少腹冷痛，坠胀感，经量少，色黯有块而难下，寐不安而烦，舌质淡暗，边有瘀斑，脉沉细结代。证属瘀阻血脉，心失所养。治以活血祛瘀、养血安神。方用桂枝茯苓丸加味：桂枝10g，茯苓12g，丹皮10g，桃仁10g，白芍15g，当归12g，柴胡10g，枳壳12g，炒枣仁15g，生龙骨、生牡蛎各30g，炙甘草15g，服上方6剂，月经来潮，量多，色黯有块，下之后腹痛，心悸减半，继服6剂后诸症消失。嘱病人下次行经前1周继服上方6剂，服后病人心悸未作，经色正常。3月后随访，心悸等症未复发，心电图正常。[刘学法，王燕青．桂枝茯苓丸在心血管病中的应用．中国医药学报，1997，12（1）：40-41]

### （三）消化系统疾病

**1. 肝硬化** 赵玉瑶等用桂枝茯苓丸治疗肝硬化32例。32例肝硬化患者均按照文献确诊，以代偿期为主，中医辨证属血瘀证。治疗方法：以桂枝茯苓丸（桂枝10g、茯苓30g，赤芍15g，桃仁15g，丹皮15g）为基础方。腹胀纳差甚者加鸡内金、焦三仙、厚朴，腹泻者加白术、炒山药、薏苡仁，鼻衄、齿衄者加三七粉、白茅根、仙鹤草，乏力甚者加黄芪、党参，水肿者加生山药、白术、黄芪、猪苓、泽泻，黄疸加茵陈、猪苓。水煎服，每天1剂，3个月为1个疗程。结果显效15例（47%），有效15例（47%），无效2例（6%）。碱性磷酸酶治疗前为92.4U/L，治疗后为63.8U/L，门脉内径治疗前为14.6mm，治疗后为13.22mm。且在一定程度上可回缩肿大之脾脏，治疗前脾厚44.3mm，治疗后减为36.2mm。其他肝功能指标也有相应的改善，同时胁痛、腹胀、乏力、蜘蛛痣等大多消失或减轻。[赵玉瑶，侯留法，高天旭，经方桂枝茯苓丸治疗肝硬化32例．中国中西医结合脾胃杂志，1998，6（3）：190]

**2. 肝囊肿** 姜某，男，68岁。半年前渐起右胁胀满，甚则疼痛，伴食欲减退，脘腹作胀，平卧时能扪及右胁下包块。查体：上腹部饱满，肝肋下1cm，质中，边钝，表面不平，剑突下偏右触及约7cm×4cm大小肿块，质软，边界清楚，表面光滑，脾肋下1cm。舌苔薄白腻，脉弦细。彩色超声波检查提示右肝囊肿8.0cm×4.0cm×3.0cm。给予桂枝茯苓丸加味。方药：桂枝10g，茯苓15g，桃仁15g，丹皮15g，赤芍15g，柴胡10g，香附10g，郁金10g，浙贝母10g，皂角刺10g，泽泻10g，荔枝核10g，莪术10g，甘草4g。1周后述病情好转，胁胀减轻。效不更方，守方继进，服药28剂，右上胁满明显好转，疼痛消失，食欲正常，B超复查右肝囊肿为6.0cm×3.0cm×2.0cm。原方酌情加减，续服28剂，右上胁胀满已消失，B超复查右肝囊肿已缩小至3.0cm×1.0cm×0.5cm。继续服药4周后停药，B超复查肝囊肿已消失。[曹福凯，钱峻，金小晶．桂枝茯苓丸加味治疗肝囊肿37例．湖北中医杂志，2004：26（1）：45]

**3. 溃疡性结肠炎（腹痛）** 何红权用桂枝茯苓丸加锡类散、蒲黄治疗16例溃疡性结肠炎。方药组成：桂枝、茯苓、丹皮、芍药、桃仁、生蒲黄各10g，锡类散0.5g（分吞服）。1个月为1个疗程，一般治疗1～3个疗程。结果显效5例，有效10例，无效1例，总有效率93.75%。多数患者治疗1个疗程后临床症状逐渐缓解或消失，其中腹痛改善较快，一般2～4周内基本消失，腹泻也多在2个月内消失，纤维结肠镜和病理活检复查有不同程度的改善。[何红权．桂枝茯苓丸加味治溃疡性结肠炎16例．江西中医药，1996，(2)增刊：64]

**4. 术后肠粘连** 王某某，女，28岁。工人。1992年10月2日就诊。患者2年前因行剖腹产手术，术后反复出现腹胀、腹痛，大便不畅，甚则大便秘结，3～5日一解。舌淡红、边有紫斑、苔薄白微腻、脉细涩。中医辨证：气滞血瘀，痰湿互阻。治以理气活血，化湿通腑。处方：桂枝、桃仁、丹皮、赤芍、白芍、川朴、当归各10g，茯苓、薏苡仁各20g，川芎、制大黄、枳壳、生甘草各6g。每日1剂，水煎早晚各服1次。连服14剂后腹胀痛减轻，大便较前顺畅，1～2日解1次。上方去制大黄，再服20剂后，诸症消失。[项一群．桂枝茯苓丸合四物汤治疗术后肠粘连31例．浙江中医杂志，1999，(6)：240]

**5. 阑尾周围脓肿（肠痈）** 顾玉凤用桂枝茯苓丸加味治疗阑尾周围脓肿。基础方：桂枝15g，茯苓30g，赤芍15g，丹皮15g，桃仁15g，败酱草20g，白花蛇舌草30g，牛膝6g。水煎服，1日1剂。热重者加银花20g，湿重者加薏苡仁30g，冬瓜仁20g，腹痛剧加元胡20g，台乌15g，脓肿大而硬者加炙甲珠15g，气短乏力者加黄芪30g，高热及切口感染者加大银花用量，便干难解、舌苔黄腻而黑加大黄6g。治疗33例，30例症状消失，阑尾脓肿完全吸收，药后疼痛加重，而终止服药3例。疗效最短10天，最长40余天。[顾玉凤

. 桂枝茯苓丸加味治疗阑尾周围脓肿33例．云南中医中药杂志，1999，20（5）：32］

## （四）泌尿系疾病

**1. 慢性肾炎（水肿）** 祝建华以桂枝茯苓丸治疗慢性肾炎98例。基础方：桂枝12g，茯苓12g，桃仁9g，丹皮9g，赤芍9g。身肿，心悸，腰部冷痛酸软，舌淡胖，加制附子、肉桂；身肿，神疲纳差，便溏，加干姜、白术；身肿，口燥咽干，潮热耳鸣，加龟板、熟地、山茱萸；身肿，头身困重，舌淡苔白，脉紧，加大腹皮、苍术；身肿，恶寒发热，肢节酸楚，加麻黄；身肿，头晕心悸，面色不华，加当归、熟地。每日1剂，水煎2次混合，分2次温服，水肿消退后，无明显自觉症状，或有蛋白尿，用桂枝茯苓丸，每次9g，日2次口服。治疗结果：完全缓解，临床症状体征消失，肾功能恢复正常，尿蛋白（－）71例，部分缓解，临床症状体征基本消失，肾功能基本正常，尿蛋白微量或（＋）18例，无效，病情无改善或恶化9例。一般疗程在1～3个月之间。［祝建华．桂枝茯苓丸治疗慢性肾炎98例．河南中医，1996，16（2）：17］

**2. 肾功能不全伴肾病综合征** 患者女，29岁，1987年因蛋白尿经肾活检诊断为IgA肾病。1992年2月因合并急性支气管肺炎，使肾功能不全加重而再次就诊。4月13日因肾功能不全进一步加重（Cr247.52μmol/L、BUN7.14mmo1/L）及高血压而住院，给予饮食疗法及降压治疗。从住院第10天开始给予泼尼松龙（PSL）10mg/d。因蛋白尿无减轻，从第18天开始连续3天给予甲基泼尼松龙（1g/d）。第38天（PSL治疗4周后），Cr值为442林μmol/L。住院第30天依据临床表现将住院最初给予的柴苓汤改为补中益气汤，其后又并用桂枝茯苓丸加红花、大黄，肾功能明显改善。第108天，Cr238.68μmol/L，BUN9.282mmol/L，PSL减量至20mg/d，住院110天出院。门诊随访，身体状况良好。［小暮敏明．补中益气汤与桂枝茯苓丸加红花大黄治疗慢性肾功能不全伴肾病综合征1例〔日〕．国外医学中医中药分册，1997，19（5）：36］

**3. 多囊肾** 胡某，女，55岁。经某医院诊断为多囊肾已6年，于1987年5月11日邀笔者诊治。诊见面目及下肢轻度浮肿，面色萎黄，形寒肢冷，腰背及腹部疼痛，右侧肾区稍隆起，有肿块、压痛，伴头晕失眠、乏力纳差。舌苔色白中薄黄、舌质偏黯，舌下静脉见有瘀点，脉沉弦而迟。B超检查：右侧肾区有大小不等的囊肿10多个，诊断为多囊肾。囊肿最大者约4mm×10mm，小者约2mm×5mm。遂予桂枝茯苓丸（汤）为主进治，方用桂枝、丹皮、莪术、桃仁各10g，赤白芍各12g，党参15g，茯苓、夜交藤各30g。上方服20剂后，诸恙有所好转。遂改汤剂为丸剂，方用桂枝、茯苓、丹皮、桃仁、赤芍、白芍、丹参、焦冬术各30g，莪术20g，研末炼密为丸，早晚各服5g，缓图其功。连服3个月后（期间间服益气养血之汤剂20余剂以扶元），诸恙明显好转，浮肿消退，疼痛消除，肿块消失，头晕乏力等症均有好转。经B超复查，囊肿消失。1年后随访，未见复发。［季明昌，杜洪桥．经方桂枝茯苓丸治多囊肾与输卵管积水．浙江中医杂志，1994：29（1）：33］

**4. 输尿管囊肿** 刘信奇以桂枝茯苓丸治疗输尿管囊肿。处方：桂枝、茯苓、丹皮、桃仁、芍药各12g，水煎2次温服，每日1剂，10天为1个疗程。腹胀、大便秘结者加莱菔子、大黄，恶心欲呕者加法半夏、陈皮。治疗12例，痊愈8例，显效4例，全部有效。一般服药3剂后，临床症状明显减轻，10剂后愈。［刘信奇．桂枝茯苓丸治疗输尿管囊肿12例．湖南中医杂志，1995，11（5）：53－54］

**5. 尿路结石（石淋）** 吴建华等将尿路结石患者随机分治疗组和对照组。治疗组在对照组常规补液、消炎、解痉止痛、对症的基础上，加用中药煎剂口服，以桂枝茯苓丸加味为主：桂枝10g、赤芍10g、丹皮10g、桃仁10g、茯苓15g、金钱草20g、白术10g、枳壳10g、生地12g、牛膝6g为基本方。气虚加黄芪15g、党参12g，阴虚加熟地15g、枸杞子10g，减轻桂枝用量，剧痛加川楝子10g、元胡10g，血尿加白茅根15g、小蓟10g，便秘加玄明粉10g（冲服）、大黄10g（后下）、以枳实易枳壳。1剂/天。治疗3～30天。治疗组有效率98.46%，对照组有效率88.89%。治疗组有效率明显高于对照组（$P<0.05$）。［吴建华，陈一平．桂枝茯苓丸治疗尿路结石65例疗效观察．浙江临床医学，2005，7（7）：738］

**（五）神经系统疾病**

**1. 高血压性脑出血（中风）** 狄民等用桂枝茯苓丸加减治疗高血压性脑出血。102例高血压性脑出血病例，随机分为治疗组55例，对照组47例，治疗组在常规内科治疗的基础上加用桂枝茯苓丸，基本方：桂枝10g，茯苓20g，丹皮15g，赤芍20g，桃仁10g，生大黄（后入）8～15g，生黄芪30～45g，牛膝20g，鲜竹沥1～2支（分2次冲服）。上方在应用时一般不作加减，惟舌象显示伤阴时加生地20～45g。每日1剂，水煎分2～4次服，20天为1个疗程。对照组只采用内科常规治疗。治疗结果：治疗组总有效率80.0%。对照组总有效率65.9%。［狄民，高坚．桂枝茯苓丸加减治疗高血压性脑出血55例．福建中医药，2003，34（1）：34－35］

**2. 椎－基底动脉供血不足性眩晕** 李泉红自1997年8月～2001年10月，以桂枝茯苓丸加味为主，配合西药治疗椎－基底动脉供血不足性眩晕患者58例，疗效较满意，并与单用西药治疗的30例进行对照观察。治疗组在对照组治疗基础上加服桂枝茯苓丸加味：桂枝、茯苓、丹皮、桃仁、赤芍、白芍各10g。肝阳上亢者加天麻10g、钩藤20g、石决明30g、川牛膝20g、菊花10g，痰湿较甚者加陈皮、石菖蒲、半夏各10g，气血亏虚者加黄芪20g、当归10g，肝肾阳虚者加女贞子、旱莲草各10g、枸杞20g，恶心、呕吐者加旋覆花10g、代赭石30g，肢体麻木者加怀牛膝20g、豨莶草10g、广地龙10g，颈项不舒者加葛根20g、木瓜10g。水煎，分早、晚服，每日1剂。30天为1疗程。治疗结果，治疗组58例，总有效率为91.10%。对照组30例，总有效率为73.33%。两组总有效率经统计学分析有显著性差异（$P<0.05$）。[李泉红．桂枝茯苓丸加味为主治疗眩晕58例．湖南中医杂志，2003，19（1）：40]

**3. 糖尿病周围神经病变**　廖世忠等用桂枝茯苓丸治疗糖尿病周围神经病变。病例选自门诊得到控制的非胰岛素依赖型糖尿病，临床以肢麻、疼痛、四肢乏力为主，肌电图检查伴随有四肢运动神经传导速度减慢的12例患者，作为观察对象。治疗方法：桂枝茯苓丸改作汤剂，每药各10g，每日1剂。加减法：瘀血明显加红花、川芎，痰湿重加白芥子、橘络，气阴虚加黄芪、淮山药，连服2个月。治疗期间，停用其他对神经病变有影响的药物。治疗前后观察自觉症状、血糖、血液流变学、运动神经传导速度（MNCV）的变化。结果：自觉症状明显好转5例，好转4例，无效3例，总有效率为75%。桂枝茯苓丸对肢体MNCV的改善，以尺神经为明显（$P<0.05$），提示糖尿病神经病变病人血液的高黏滞状态，可使血流缓慢，甚至瘀滞，其临床症状，与此造成的“血瘀”症有密切关系。桂枝茯苓丸对此有明显改善作用，治疗后血液流变学指标明显低于治疗前（$P<0.01$ 或 $P<0.05$）。[廖世忠，张刚．桂枝茯苓丸治疗糖尿病周围神经病变初探．江西医学院报，1995，35（3）：57—59]

### （六）妇科疾病

**1. 卵巢囊肿（腹痛）**　刘某，女，29岁。初诊2003年6月，患者婚后4年不育，两年前行右侧卵巢囊肿蒂扭转急诊手术，2003年3月B超检查，又出现左侧卵巢囊肿囊肿范围56mm×48mm。月经愆期经量少、舌苔白腻、脉迟紧。以桂枝茯苓丸加味：桂枝8g，茯苓15g，丹皮12g，赤芍12g，桃仁10g，三棱10g，莪术10g，皂刺10g，枳实10g，青皮10g，香附10g，川牛膝10g，炮穿山甲粉3g（冲服），水蛭粉3g（冲服）。1日1剂，水煎服，10天为1疗程，行经期不停药，经净后第3天复查B超：左侧卵巢囊肿范围已缩小至30mm×26mm。又继续服用1疗程，囊肿完全消失，2003年9月受孕，次年生育一男孩。[张亚平，许磊．桂枝茯苓丸加味治疗卵巢囊肿66例．现代中医药，2005，25（4）：51]

**2. 子宫肌瘤（癥瘕）**　张某，女，32岁，工人，1996年6月8日初诊。间断性腰腹胀痛5年，近2月加重，伴月经淋漓不断。曾在当地医院服用中西药无效。省某医院做B超检查：子宫60mm×20mm×98mm，内部分布欠均匀，宫内可见28mm×30mm、26mm×23mm、26mm×25mm、24mm×10mm 4

个突发性光团，边缘清。妇科内诊检查：子宫体增大，压痛明显，子宫颈被肿物压迫指向后方。诊断为“右侧附件炎并子宫肌瘤”，询其月经错后来潮量少，色暗有血块，近2月淋漓不断，腹痛时轻时重。舌质紫暗，舌边有瘀血点，苔白腻，脉沉涩。投桂枝茯苓丸改汤剂。服3剂后，腹痛大减，出血已止。连服20剂，B超复查：子宫46mm×67mm，宫内有12mm×10mm光团，诸症消失，故停药。随访1年，无不适，来年4月底生一女婴。［宋宝君等．桂枝茯苓丸加减治疗子宫肌瘤130例．中国医刊，1999，34（1）：55］

**3. 慢性盆腔炎** 韩某，女，33岁，已婚，初诊日期2000年6月12日。患者于1999年8月放置节育环后腹痛，逐渐加重，牵扯腰痛，遂将节育环取出。但腹痛并未缓解，虽经抗生素治疗，症状亦未消除。同年12月B超检查发现右下腹肿块，于1999年4月10日以慢性盆腔炎、右侧附件囊肿行剖腹探查术。术中见盆腔内有炎性渗出液约8ml，双侧卵巢囊肿行剥除术，术后抗炎治疗。但患者腹痛、腰痛始终未见明显减轻，经前、经期加重，下坠感明显，性生活后腹痛难忍。1999年10月26日B超检查：①左侧卵巢囊性包块4.1cm×4.8cm。②盆腔积液。行后穹窿穿刺术，抽出盆腔积液6ml。镜检RBC满视野，WBC5~8个。穿刺术后患者腹痛加重，故来我院门诊就诊。妇科检查：双侧附件组织增厚，压痛明显，于左后方触及4cm×4cm×3.1cm大小肿块，触痛明显。治拟活血化瘀，消瘀散结。拟方：桂枝12g，茯苓15g，牡丹皮12g，赤芍10g，桃仁10g，白芥子15g，穿山甲10g，黄芪30g，三棱、莪术各15g。上方加减，并配合理疗，共治疗2个月（服药46剂），症状及体征均恢复正常。妇科检查及B超检查：左侧附件包块消失，子宫及附件未见异常。［陈国珍．桂枝茯苓丸化裁治疗慢性盆腔炎40例．吉林中医药，2005，25（3）：28］

**4. 输卵管积水** 刘庆春等用桂枝茯苓丸加味治疗输卵管积水48例。药物组成：桂枝、茯苓、赤芍、丹皮、桃仁、泽兰、防己、穿山甲、连翘各10g，红藤、益母草各30g，蜈蚣1条，川芎、香附、熟地黄、黄芪各15g，川楝子12g，皂刺18g。每日1剂，水煎2次约500ml，睡前温服，另用药渣装入15cm×15cm大小的布袋内：放在病侧腹部，布袋上放置一热水袋，每次热敷1~2小时，10剂为1疗程。治疗1个疗程痊愈15例，2个疗程痊愈22例，3个疗程痊愈7例，好转3例，无效1例（结核性输卵管炎）。治愈率为91.67%，有效率为97.92%。［刘庆春，张惠英．桂枝茯苓丸加味治疗输卵管积水48例．实用中西医结合杂志，1997，10（10）：9］

**5. 痛经** 朴某，女，30岁，农民，1999年5月3日初诊。患者有痛经史6年，症见经前1~2天起小腹胀痛，经行时疼痛加重，小腹胀痛，得温痛减，腰骶痛，量少有黑瘀血块，血块排出后痛减，经净后疼痛消失。舌质紫黯边有瘀点，脉弦紧。此证属血凝气滞，兼见虚寒之候。治以理气化瘀，温经止痛。方用基本方党参20g，桂枝10g，赤、白芍各15g，赤、白茯苓各15g，桃仁10g，牡丹皮10g，制香附15g、当归15g，阿胶15g（烊化），益母草20g，加川芎、艾叶、元胡，忌辛辣寒冷食物，调畅情志。行经前服5剂后，行经时疼痛明显减轻，月经量略多，色红，行经后续服5剂后，下一个月经期疼痛消失。周期正常，无血块，随访至今未见复发。［金明玉，柳振宇．加味桂枝茯苓丸治疗痛经50例．长春中医学院学报，2002，18（3）：30］

**6. 闭经** 邵某，19岁，1995年4月10日初诊。现闭经4月，面色青，小腹冷痛，四末不温，腰酸，带下清稀，舌淡苔白，脉沉紧。患者4月前，曾值经期冒雨雪，感寒饮冷，经行骤止。脉证合参，乃寒湿凝滞，胞宫瘀阻。治以温宫散寒，燥湿化瘀。拟桂枝茯苓丸加减：桂枝10g，茯苓15g，桃仁8g，赤芍10g，益母草10g，炒元胡12g，艾叶10g，炮姜9g，苍术12g，小茴香10g，台乌药10g，炮穿山甲6g。服药5剂后小腹隐隐作痛，2天后经行，量少色紫，再予原方3剂。后于月经周期前2~3天，继服原方5剂，连续调治3个周期，月经以时下，经色、质、量正常，并予妇科十味片，益气养血，以资巩固，随访半年均正常。［刘国香，黄守正．桂枝茯苓丸在妇科临床应用举隅．中国医药学报，1999，14（4）：57］

**7. 经期延长** 汪某，29岁，1996年6月28日就诊。患者宫腔放环避孕3年，经期延长史1年。本次月经持续11天，量多色暗有紫块，小腹疼痛拒按，块下痛缓，头晕，乏力，舌紫暗，有瘀斑，脉细涩。乃胞宫受损，瘀血内阻，冲任不固。治宜活血化瘀，止血调经。拟桂枝茯苓丸加味，桂枝9g，茯苓15g，丹皮10g，桃仁9g，芍药12g，当归12g，炒五灵脂9g，炒蒲黄9g，茜草炭10g，荆芥炭10g，乌梅炭9g，焦山楂12g。服药3剂，腹痛遂平，血块减少，于原方去五灵脂、蒲黄、桃仁，加炙黄芪15g，熟地10g，山萸肉9g，以益气养血补肾，续服3剂而告愈。随访3月、月事如常。［刘国香，黄守正．桂枝茯苓丸在妇科临床应用举隅．中国医药学报，1999，14（4）：57］

**8. 人工流产术后子宫出血（崩漏）** 董某，30岁，1997年1月3日初诊。患者于5周前行人工流产术，术后一直出血不止，量时多时少，曾用安络血、云南白药治疗无效。诊见病人体质虚弱，面色苍白，畏寒肢冷，小腹坠胀，时而有刺痛感，近3日出血加重，每日约100~150ml，色紫有块，舌质暗，苔少，脉迟涩。中医辨证为气血两虚，气滞血瘀，血不循经。治宜补气养血，行郁化瘀。方取桂枝茯苓丸加味：炙黄芪30g，当归20g，桂枝15g，茯苓30g，赤白芍各20g，元胡15g，丹皮10g，桃仁10g，炒小茴香10g。水煎服，日1剂。4剂后下血增多，夹有大量紫黑血块，但小腹胀痛，刺痛顿减。此药已中病，又进3剂而出血渐止，腹痛全消。原方追服3剂并加服归脾丸、复方阿胶浆以善后。随访病人，言1个月后完全康复。［吕明亮，郑延

辰．桂枝茯苓丸妇科新用举隅．国医论坛，1998，13（5）：11］

**9. 宫外孕** 范道远等用桂枝茯苓丸加味治疗宫外孕。药用桂枝、茯苓、牡丹皮、赤芍、桃仁、制香附、制没药各12g，丹参40g，昆布、海藻各15g，生蒲黄10g。脾虚加党参、白术，气虚加黄芪，血虚加当归、何首乌，大便燥加大黄，腹痛腹胀加川楝子、厚朴。治疗40例，治愈39例，无效1例。［范道远，周淑英．桂枝茯苓丸加味治疗宫外孕40例．湖北中医杂志，1996：（5）：11］

**10. 死胎不下** 马某，女，26岁，农民，1990年3月25日就诊。孕6月余，3天前因劳动过度，之后胎动停止，到县保健所做产查诊断为死胎后，来我院住院治疗。经B超及妇产科检查诊断为死胎，准备做引产术，笔者乘其在术前查体的时间试用桂枝茯苓丸加味，处方：桂枝18g，茯苓、赤芍、桃仁、牛膝各15g，丹皮，红花各12g。水煎服。1剂后当晚开始宫缩，次日再服，1剂，于下午3点50分死婴娩出，免去了引产术。胎盘即完整娩出，出血不多。观察2日无异常而出院。［谭继雪，毛则先．桂枝茯苓丸下死胎临床体会．实用中医药杂志，1997，（1）：27］

**11. 多囊卵巢综合征（痛经）** 白某，女，19岁，未婚，于1998年5月初诊。素有月经后期及痛经病史，且经量少而色黑，就诊时已闭经3个月，伴口干，心烦易怒，纳差，身乏力，腰酸痛，白带多，色黄白，质稀有腥味，大便经常干燥。形体消瘦，面色无华，乳房发育差，全身汗毛重，尤以腋下和阴毛重。舌质红暗，苔白腻，脉弦滑细。腹部彩色B超提示：双侧卵巢呈多囊性增大，有数个不成熟的小卵泡。西医诊断为多囊卵巢综合征。中医诊断：闭经（气滞血瘀，冲任脉络不通，肾虚痰湿阻滞）。药用茯苓30g、桂枝10g、桃仁12g、丹皮10g、赤芍15g、菟丝子15g、仙灵脾12g、熟地15g、砂仁7g、胆南星10g、浙贝母15g、炒山甲10g、白术15g、黄芪15g、醋炒香附10g、苍术10g。水煎，每日1剂。30天为1个疗程，共服药2个多疗程后，月经来潮，有些症状明显缓解，但经量不多，周期延后，色黑，又于上方之基础随症加减间断服药6个月，现月经周期基本正常，约38~40天为1周期，每次经期约4天左右，量中等，色红。B超提示，子宫内膜较以前变薄，有滤泡－排卵－黄体变化现象。血睾酮值恢复正常水平。［宫凤兰，曲艳青．桂枝茯苓丸加味在妇科临床的应用．内蒙古中医药，2003，（6）：14－15］

**12. 输卵管不通** 李某，28岁，1996年8月就诊。自诉于1993年6月因妊娠60天行人工流产术，术后3年未孕，曾多次间断治疗。1996年2月在某院行输卵管泛影葡胺造影，示为双侧输卵管远端不通。症见：两侧少腹坠痛，经期或劳累后加重，量中等，色暗红，有血块，舌质红，苔薄白，脉细涩。妇科检查：双侧附件增粗，有压痛。基础体温、B超监测有排卵，男方精液正常。治以活血化瘀，通络散结法。药用加味桂枝茯苓丸：桂枝10g，茯苓

12g，牡丹皮10g，桃仁10g，赤芍15g，路路通12g，当归12g，穿山甲10g，夏枯草12g，王不留行15g，蒲公英30g，地丁12g，益母草12g，水煎服，每日1剂。治疗2个疗程（3个月经周期为一个疗程），于1997年4月因停经42天，查尿妊娠试验阳性，诊为早孕。于1997年12月自然分娩一女婴。[宋瑞香，施丽洁．加味桂枝茯苓丸治疗继发性输卵管炎性不孕64例．吉林中医药，2000，(5)：31]

**13. 产后尿储留（癃闭）** 王翠华等用桂枝茯苓胶囊治疗50例产后尿潴留患者，其中15例为会阴侧切分娩，35例为会阴侧切加胎吸，发生尿潴留的时间为8～12小时。取桂枝茯苓胶囊6粒，温开水送服，以后1次3粒，每日3次，连服5～7天，以巩固疗效。结果30分钟内28例能顺利排尿，服药2小时内全部患者均恢复自行排尿，其中12例仍有排尿不适感，继续服用上药后24小时内均恢复正常排尿功能。[王翠华，郝相芬．桂枝茯苓胶囊治疗顽固性产后尿潴留50例的临床观察．齐鲁护理杂志，2002，(7)：482]

**14. 乳腺增生症（乳癖）** 王某，女，29岁，2000年1月4日初诊。双乳疼痛伴肿块4年余。4年前停止哺乳后发现双乳疼痛，并叩及肿块，以月经前为重，月经干净后症状消失，未予治疗。1年后症状逐渐加重，疼痛较剧，或见刺痛，肿块增大增多，亦有颗粒结节样，质韧不坚，按之游移，触之痛甚。患者形体丰满，面现黧黑斑，询知月经后期量少，色黑有块，经血下之不畅，伴痛经，察其舌质紫暗，边见瘀斑，苔白腻，脉滑。此乃痰瘀互结，乳络不通。治拟化痰散结，活血通络。药用基本方配合调周治疗，经前期加红花10g，益母草10g，行经期加炒艾叶6g，生蒲黄10g，五灵脂10g，经后期加山药15g，苍术6g，白术12g，经间期加鹿角霜12g，菟丝子12g，炒川续断12g。经治疗3个月经周期，乳房疼痛消除，肿块消散，月经期、量、色、质正常，痛经亦愈。嘱患者继以桂枝茯苓丸进服，以资巩固。半年后随访未见复发。[戚玉华．桂枝茯苓丸加减治疗乳腺增生症110例．国医论坛，2003，18（5）：8]

### （七）男科疾病

**1. 慢性前列腺炎（淋证）** 杨某，男，49岁，1994年5月9日初诊。慢性前列腺炎病史3年，常口服西药前列康、氟哌酸等治疗鲜效，近1月症状加重。诊见：小便刺痛，短涩不畅，尿后余沥有白浊遗出，性欲减退，小腹、会阴及睾丸部重胀不适，舌质紫黯，苔黄腻，脉沉涩。前列腺液检查：卵磷脂小体显著减少，白细胞每高倍视野在10个以上。直肠指诊：前列腺增大，触痛。证属湿热瘀互结，阻塞水道。治宜清热利湿祛瘀。方用桂枝茯苓丸加味：桂枝、茯苓、桃仁、赤芍、丹皮各10g，王不留行12g，白花蛇舌草、土茯苓各30g，萆薢15g。水煎服，每日1剂。服药5剂，症状明显缓解。后守方略事增损治疗 40 天，小便顺畅，其他诸症皆失，复查前列腺液等恢复正常。随访年余未见复发。［李龙骧．桂枝茯苓丸加味治疗男科病举隅．吉林中医药，1999，（3）：46］

**2. 精索静脉曲张（不育）** 郑某，27 岁，2002 年 1 月 3 日初诊。主诉：婚后 3 年未育（排除女方因素）。症见腰酸乏力，阴囊坠胀不适，舌淡暗、苔薄白，脉细涩。体检：精索静脉曲张左侧Ⅲ？右侧 I？睾丸左侧大小正常，质地偏软，右侧正常。精液检查：量 2.5ml，液化时间 1 小时，精子密度 $15\times10^9$/ml，活动率 25%，活动力 I 级，畸形率 75%。诊断：精索静脉曲张型不育症。辨证：经脉瘀阻，精气不足。治法：祛瘀通络，益气生精。方用加味桂枝茯苓丸：桂枝、茯苓、牡丹皮、芍药、桃仁、党参各 10g，当归 12g，黄芪、何首乌各 15g，枸杞子、川牛膝各 20g，甘草 6g。每日 1 剂，水煎服。至 4 月 20 日 4 诊精液检查：量 4.5ml，液化时间 <30 分钟，精子密度 $70\times10^9$/ml，活动率 70%，活动力 IV，畸形率 25%。5 月 8 日告知女方已怀孕。［徐吉祥．加味桂枝茯苓丸治疗精索静脉曲张型不育症 269 例．陕西中医，2003：24（9）：783－785］

**3. 精子缺乏症（不育）** 苗某，男，31 岁。1995 年 2 月 8 日诊。结婚前因车祸小腹部等处受伤，经住院治疗痊愈，但偶有小腹疼痛，常牵引会阴部，用手按压睾丸也有轻微疼痛。结婚 5 年未育，其妻妇科检查正常。患者曾服补肾类中药未见好转。精液化验：精子计数 $20\times10^9$/ml，精子活动率 <10%，活动力 <30%，精子向前运动 <10%，畸形精子占 35%。证属血瘀精室，气血失畅。治以活血化瘀，兴阳通络。以桂枝茯苓丸加味：桂枝、丹皮、巴戟天各 10g，茯苓、仙灵脾各 15g，桃仁、白芍、仙茅、蛇床子各 12g，菟丝子 20g。嘱其在服药期间节制房事，累计服药 90 余剂之后，做精液检查，各项指标均在正常范围。次年其妻顺产一男婴。［王付．桂枝茯苓丸加味治疗男科杂病．浙江中医杂志，1998，（5）：225］

**4. 睾丸结节** 李某某，男，56 岁。1990 年 5 月 23 日诊。患者睾丸疼痛已 5 余年，每日疼痛约 3～5 次，每次持续 20 分钟左右，多发于夜间，曾几经住院治疗均未治愈，睾丸不红不肿，但可摸到结节状硬物，按压疼痛增剧，小便不利且常黄浊。舌下静脉怒张而紫黯，舌边有紫点，脉沉迟。证属脉络瘀阻，经气不和。治当活血化瘀，通络止痛。以桂枝茯苓丸加味：桂枝、茯苓各 15g，桃仁、丹皮、赤芍各 12g，地龙、地鳖虫、姜黄各 10g，乳香、没药各 8g，丹参 20g。5 剂后睾丸疼痛次数减为日 1～2 次，持续时间约 10 分钟。后服用本方达 40 余剂，睾丸疼痛消除，已摸不到结节。2 年后信访，一切均正常。［王付．桂枝茯苓丸加味治疗男科杂病．浙江中医杂志，1998，（5）：225］

**（八）皮肤科疾病**

**1. 黄褐斑** 刘继刚用桂枝茯苓丸加味治疗黄褐斑。基本方：桂枝 6g，丹皮9g，桃仁9g，丝瓜络12g，茯苓12g，赤芍9g，丹参30g，红花9g，薏苡仁30g，白扁豆20g，白薇12g，车前草20g，甘草6g。大便干燥加生大黄10g、炒枳壳10g，月经不调加川芎10g、益母草30g，更年期加淫羊藿15g、仙茅、山萸肉各15g。每日1剂，水煎，早晚分服。治疗40例，总有效率为85%。[刘继刚．桂枝获芬丸加味治疗黄褐斑40例小结．甘肃中医，2004，17（2）：13－14]

**2. 结节性红斑** 马某，女，28岁。1993年4月8日初诊。双小腿反复起红斑3年。每年春秋季复发加重，迄今不愈。患者否认结核病史。西医诊断为结节性红斑，曾多次用激素治疗，病情反复发作。检查：双小腿胫前见数个散在的黯红色斑块，如核桃大，中等坚，压痛。舌淡，脉沉滑。治拟通络法瘀，活血散结，方选桂枝茯苓丸加减。处方：桂枝、桃仁、赤芍、泽兰、地龙、当归尾、香附、牛膝各9g，茯苓12g，生甘草6g。先后服用28剂后，斑退痛止，病瘥。随访1年未复发。[徐旭珍．桂枝茯苓丸治疗皮肤病应用举隅．中医杂志，1996，（11）：499]

**3. 痒疹** 赵某，女，36岁。1993年11月7日初诊。双下肢结节伴瘙痒半年余。皮疹初起为扁豆大小风团样丘疹，以后风团消失，遗留黯红色坚实小丘疹，剧痒难忍，多次西药治疗好转，但停药即发。检查：双下肢见散在的绿豆及黄豆大小的黯红色结节，质坚，舌黯，脉沉细。证属风湿结毒，日久气滞血瘀，结聚不散。治拟活血散结，佐以疏风止痒，方用桂枝茯苓丸加味。处方：茯苓12g，桂枝、桃仁、赤芍、炒三棱、炒莪术、丹皮各9g，白鲜皮、苦参、土茯苓各15g，生甘草6g。7剂后痒止，皮疹变薄。效不更方，继续服用原方7剂，皮疹消退，留有色素沉着。[徐旭珍．桂枝茯苓丸治疗皮肤病应用举隅．中医杂志，1996，（11）：499]

**4. 多发性寻常疣** 何某，男，42岁。1994年1月3日初诊。左手背部疣赘3年余。曾多次用中西药抗病毒治疗未愈。检查：左手背部见6颗黄豆大小污褐色疣状物，表面粗糙不平如花蕊状。舌黯、苔腻，脉弦。西医诊断为多发性寻常疣，中医诊断为枯筋箭。治拟活血去疣，桂枝茯苓丸加减。处方：桂枝、丹皮、桃仁、赤芍、当归尾各9g，茯苓12g，薏苡仁30g，板蓝根15g，生甘草6g。7剂后皮疹全部消退。[徐旭珍．桂枝茯苓丸治疗皮肤病应用举隅．中医杂志，1996，（11）：499]

**5. 霰粒肿反复发作案** 陈某，女，25岁。2008年4月5日初诊。患者因霰粒肿反复发作就诊。从去年10月开始，双眼霰粒肿反复发作，经西医治疗，开刀切除后仍发作，2008年2月、3月两个月间开刀3次，希望服用中药调理，控制霰粒肿发作。体型中等，面部长丘疹，下肢皮肤干燥，月经周期30～40天，无痛经，无经前乳房胀痛。左下腹轻压痛，有痔疮病史。黄煌教授处方：肉桂5g，桂枝10g，赤芍15g，桃仁15g，丹皮15g，制大黄5g，怀牛膝 15g，茯苓 15g，7 剂。服药 1 周，霰粒肿未发作，自觉皮肤转白，面部丘疹减少，下肢皮肤滋润，上方共服用 1 月，期间霰粒肿未发。6 月初食榴莲后发作 1 次，原方加制大黄 10g 继服，病情有效控制，无需再经手术治疗。[张亮亮．桂枝茯苓丸方证研究．南京中医药大学博士学位论文，2009]

### （九）其他

**1. 肩周炎** 某女，59 岁，因反复右肩疼痛，活动不利 2 年，加重 1 月来诊。刻下见：右肩疼痛呈针刺感，夜间、活动及遇寒时痛剧，关节活动不利，梳头、穿衣困难。舌质暗，苔白腻，脉涩。查体：右侧肱骨结节间沟、肱二头肌长头腱沟处压痛明显，右肩上举、外展、内外旋均受限。诊断为肩痹，辨证属寒湿瘀阻。以温经除湿、适血通络为治法。拟方：桂枝 15g，茯苓 20g，丹皮 15g，赤芍 15g，桃仁 12g，姜黄 15g，绵茵陈 15g，萆薢 30g，丹参 15g，蜈蚣 2 条，全蝎 6g，炙甘草 6g。服药 14 剂后，关节疼痛减轻，活动稍改善，舌暗苔少，觉疲乏、口干。上方减赤芍、绵茵陈、萆薢、姜黄，加川续断 15g，桑寄生 30g，牛膝 18g，黄芪 30g，茯苓加至 30g。继服 30 剂。诸症明显好转，可梳头、穿衣。继续以桂枝茯苓丸、壮腰健肾丸等成药调理善后。[陈纪藩，刘清平，周彬．桂枝茯苓丸加味治疗肩周炎．中国医药学报，2003，18（8）：507－508]

**2. 神经根型颈椎病** 林昌淞应用桂枝茯苓丸加味配合外治法治疗神经根型颈椎病 60 例，内治法基础方：桂枝 10g，茯苓 20g，桃仁 12g（打碎），丹皮 15g，赤芍 15g，葛根 30g，1 剂/天，分 2 次服，15 剂为 1 疗程。分型辨证加减：寒湿型：加羌活 12g，防风 12g，蜂房 12g，川萆薢 30g，湿热型：加蜂房 12g，薏苡仁 30g，茵陈 20g，浙贝 15g，肾阳虚型：加牛膝 18g，杜仲、川续断各 15g，肾阴虚型：加六味地黄丸。外治法：（略）。治疗结果：60 例患者，总有效率 95%。[林昌松，田敏，陈纪藩，桂枝茯苓丸加味治疗神经根型颈椎病 60 例．陕西中医学院学报，2007，30（3）：29－30]

**3. 下肢深静脉血栓形成综合征** 患者，男，37 岁。1985 年从事煤矿井下作业时被矸石砸伤腰部，腰椎压缩性骨折，手术后 10 天出规左下肢水肿，对症治疗减轻后出院。1992 年 4 月出现左下肢大隐静脉曲张，1995 年 2 月 3 日，左下肢大隐静脉破裂出血，经外科局部加压包扎止血后，因不适合手术于 2 月 11 日转住中医科，诊见：左小腿肿胀发硬，大隐静脉迂曲怒张，有大片色素沉着，面积约 5cm×20cm，皮色紫黯，左小腿困痛，不耐远行，舌暗红，苔薄白，脉沉涩。彩超检查提示左下肢深部股静脉、静脉血栓形成，血流变学检查提示高黏血症，西医诊断为深静脉血栓形成综合征。辨证为寒凝血瘀，湿浊内蕴。拟温经活血、利湿通络为法，治以桂枝茯苓丸加味：桂枝 10g，茯苓 25g，桃仁 15g，赤芍 15g，牡丹皮 15g，泽兰 30g，生水蛭 10g，木瓜 30g，川牛膝15g，车前子15g（包煎）。水煎服，每日1剂，分2次温服，临睡前以药渣煎汤，熏洗患肢。30剂后左小腿肿胀减轻，肿硬之皮肤变软，皮肤出现皱褶，色素沉着范围缩小，行走后小腿困痛感改善。以此方为基本方，随症略事加减，服药3个月，左下肢水肿消失，表浅静脉轻度迂曲扩张，皮肤色素沉着基本消失，皮肤弹性好，行走无明显障碍。[陈志强．桂枝茯苓丸加味治疗深静脉血栓形成综合征50例．中医研究，2004：17（1）：44]

**【临证提要】**本方古用治素有癥瘕后又受孕者，虽为活血利水之剂，但取“有故无殒，亦无殒也”之意，有病则病受之。本方血水兼治，且用丸剂缓消癥块。现代用治各系统的各种疾病，临床辨证为血瘀水停则可酌情使用。

## 芎归胶艾汤

**【组成】**川芎二两　阿胶二两　甘草二两　艾叶三两　当归三两　芍药四两　干地黄六两

**【用法】**上七味，以水五升，清酒三升，合煮取三升，去滓，内胶，令消尽，温服一升，日三服。不差，更作。

**【功用】**调补冲任，固经安胎。

**【主治】**师曰：妇人有漏下者，有半产后因续下血都不绝者，有妊娠下血者。假令妊娠腹中痛，为胞阻，胶艾汤主之。（第二十　4）

**【方解】**方用阿胶、艾叶为君补血、温经止血，且能安胎；地黄、芍药、当归、川芎为臣养血和血；甘草调和诸药为佐；清酒温经且行药势为佐药。

**【方论】**假令妊娠而下血，腹中痛，此胞气阻滞之故也。胞气何以阻？以气虚寒也，气虚寒则血必不足而凝，凝则气愈阻而作痛。气阻血凝，则又内生虚热。血之凝者尚凝，而余血遂漏不止，甚则伤胎而动，动而竟坠。此胞中气血因虚而寒，因寒而阻，因阻而凝，因阻凝而热，因热而下血，因下血而伤胎坠孕，递及之道也。师主之以胶艾汤，用川芎行血中之凝；阿胶、甘草、当归、地黄、芍药无味全补胞血之虚；艾叶温子脏之血。寒证见者加干姜，热证见者干姜烧灰存性，温经散寒，开凝通阻，而血反止矣。干姜之加，乃注中所增，实不易之药，余治妇人经血，屡试屡效者也。故竟僭而添入方中，高明鉴焉。（清·魏荔彤《金匮要略方论本义》）

**【临床应用】**

**1. 功能性子宫出血（崩漏）**　于某某，女，40岁，1993年11月29日初诊。素来月经量多，近月余淋漓不断，某医院诊为“功能性子宫出血”。经色鲜红，质稀，头晕乏力，腰酸腿沉，口渴，口苦，便干。舌体肥大，舌边有齿痕，苔白，脉沉按之无力。此证属气血两虚兼有虚热。经云：冲为血海，任主胞胎。今冲任不固，阴血不能内守，而成漏经。治当养血止血，益气养阴调经，方用胶艾汤加味。阿胶珠12g，艾叶炭10g，川芎10g，当归15g，白芍15g，生地20g，麦冬20g，太子参18g，炙甘草10g。服7剂而血量大减，仍口苦、腰酸，大便两日一行，于上方中加火麻仁12克。又服7剂，诸症皆安。

**按** 综合本案脉证，月经不止、质稀、头晕、乏力、舌胖、脉沉无力，究为气血两虚，冲任不固，故用胶艾汤调补冲任，固经止血。又见经色鲜红、口渴，此出血日久，伤阴损津所致，故加麦冬以养阴生津也。［陈明，刘燕华，李方．刘渡舟验案精选．北京：学苑出版社，2007：161－162］

**2. 放置宫内节育器术后月经异常** 某患者，女，23岁，于2008年12月15日（产后68天）放置母体乐375 IUD，术后给予抗感染、止血的西药做预防性处理。放置后阴道开始有少量流血，腹痛不明显，于第5天流血突然增多，并伴有血块，且下腹痛甚，急来我站就诊。经B超检查显示，IUD位置居中，遂拟温经止痛，祛瘀止血之法治疗，给予加味胶艾汤。方药：阿胶（烊化）12g，艾叶（炒炭）6g，当归18g，生地黄12g，赤芍药12g，三七粉（冲）3g，茜草（炒炭）12g，蒲黄12g，五灵脂12g，马齿苋20g，侧柏叶（炒炭）12g，地榆（炒炭）12g，炙甘草4.5g。1剂/天，水煎分2次服，连服3日，阴道流血明显减少，腹痛减轻，原方加红藤12g、黄芪18g。1剂/天，水煎分2次服，连服3日，阴道流血完全停止，腹不痛。1个月后随访，月经正常，无其他不适。［李廷国．加味胶艾汤治疗放置IUD所致的月经异常68例．甘肃中医，2010，23（5）：29］

**3. 先兆流产（胎动不安）** 杨某，女，28岁，干部，1998年6月22日初诊。主诉停经3个月，末次月经3月20日来潮，昨日劳动后引起腰脊酸痛，少腹疼痛，且有下坠感。阴道大量出血，即到妇产科检查，尿妊娠试验阳性，初诊为先兆流产，医嘱卧床休息，同时肌内注射黄体酮等药，2天后血仍未止，求余用中药治疗。症见面色苍白，头晕眼花，四肢困倦，胃纳呆滞，胎动不安，少腹坠痛连及腰部，似有临盆预兆，阴道内有较多褐色血液，宫颈着色，宫底在耻骨上三横指，并稍有压痛，脉象微弱，舌苔薄白。此因劳累过度，耗伤气血，冲任虚亏，中医诊断为胎动不安（气血虚型），西医诊断为先兆流产。治以养血安胎摄血为主。方用胶艾汤加味。方药：黄芪15g，党参12g，当归身6g，生地黄10g，白芍10g，阿胶（烊化）10g，川芎2g，砂仁3g，续断15g，桑寄生12g，广艾叶炭6g，血余炭12g，苎麻根6g。共服3剂。二诊：前药服后，腹痛基本消失，阴道出血明显减少。上方去川芎加菟丝子12g，继进3剂。药后所有症状消失，病愈。随访已生育一男孩，母子俱安。

[刘华晓，张艳玲，杨克梅．胶艾汤的临床运用．河南中医，2004，24（3）：16]

**4. 习惯性流产（滑胎）** 李某，女，32岁。1999-04-03就诊。自诉婚后9年，第3胎妊娠3个月，偶因闪挫致腹痛、腰痛、小腹下坠，阴道出血，血量少而色黯，无块。以往每妊娠3个月即流产，已流产2胎。察其面色萎黄，精神忧郁、恐惧，脉浮缓。妇科检查：子宫大如鹅卵，宫口未开。西医诊断：习惯性流产，先兆流产。中医诊断：滑胎，妊娠下血。辨证为冲任脉虚，正气不固。予胶艾汤加味。处方：阿胶（烊化）10g，艾叶10g，当归10g，川芎5g，白芍药10g，熟地黄15g，甘草5g，白术10g，桑寄生15g，杜仲10g，黄芪10g，党参10g，升麻5g。每日1剂，水煎2次取汁300ml，分早晚2次服。服药4剂，阴道出血等症状消失。继用当归散加味养胎：当归、白芍药、川芎、白术、黄芩、川续断、桑寄生、菟丝子各60g，杵为散，分为30等份，每周服2~3份，至妊娠5个月后停药。治疗期间不用其他保胎药，嘱禁忌房事，适当休息。至足月分娩，母子安全。

**5. 不完全流产（胎堕不全）** 黄某，33岁。2008年2月28日初诊。患者1年前有2次堕胎史。今停经2月，10天前出现阴道少量出血，色暗，次日出血量增多，伴少腹坠痛，有胎块排出，但阴道出血淋沥不净10余日而来就诊。尿HCG阳性，B超示宫腔内可见少量妊娠残留物。舌淡红，脉沉细无力。诊为胎堕不全。治宜活血逐瘀，养血止血。胶艾汤合生化汤加减：阿胶、当归、桃仁、甘草各8g。白芍、艾叶各9g，炮姜6g，蒲黄、益母草各10g。3剂后出血止，腹痛消失，但感腰酸、头晕。上方去桃仁、蒲黄，加杜仲、桑寄生各10g。续服7剂后，诸症消失。两周后B超复查，宫内未见异常回声。[苑淑肖．胶艾汤妇科应用验案举隅．浙江中医杂志，2010，45（8）：615]

**6. 子宫复旧不全（产后恶露不绝）** 刘某，28岁。2008年10月8日初诊。患者产后20天，分娩时出血较多，至今恶露淋沥不绝，自汗出，夜寐不安，胃纳欠佳，面色㿠白，气短懒言。苔薄白，脉虚细。诊为产后恶露不绝。治宜补气摄血固冲。胶艾汤合补中益气汤加减：阿胶、当归、蒲黄、白芍、白术各10g，艾叶、甘草各6g，黄芪、升麻各12g，益母草15g。4剂后恶露即止，仍自汗出，夜寐梦多，上方去当归、白芍、白术、蒲黄、益母草，加麦冬、乌贼骨各12g，五味子6g，又进数剂，诸症均解。[苑淑肖．胶艾汤妇科应用验案举隅．浙江中医杂志，2010，45（8）：615]

**7. 痛经** 裘笑梅医案：俞某某，37岁，1965年4月初诊。经后少腹绵绵作痛，已逾6年。按之痛减，量少，色淡红，面色苍白，精神倦怠，眩晕心悸，自诉由流产大出血而起，脉细无力，舌质口唇均淡红，苔薄白。证属脾虚失运，气血不足，治宜健脾胃，补气血，养冲任。

方用：党参、阿胶各12g，炙黄芪30g，当归20g，熟地15g，白芍9g，川芎、艾叶各3g，陈皮4g。

二诊，服14剂，痛经已除，纳谷已馨，经量尚少，经色稍红，腰酸乏力，头晕心悸，目眩，脉舌如前。

处方：前方除艾叶，加丹参30g。服14剂后，获全功而妊娠。

**按** 痛经发于流产之后，乃因失血过多，气血两虚，冲任失养所致，正合胶艾汤证病机，以之加减，其痛即瘥。[陈明主编．金匮名医验案精选．北京：学苑出版社，2000：527－528]

**8. 产后关节痛** 共计12例，年龄25～30岁，病程20天～3个月。其中5例剖宫产，2例羊水早破，2例会阴裂伤，3例产后发热。上述病人产后皆静脉输液抗菌治疗7天左右，出院后出现手臂冷痛、胀麻感觉，常伴神疲乏力，面色无华，或腹痛或恶露未净，舌质淡或边红有紫气，苔薄白，脉沉细无力或细弦。胶艾汤加味：当归10g，白芍10g，熟地20g，川芎15g，阿胶10g，艾叶10g，炙甘草5g，黄芪30g，桂枝10g，生姜10g，大枣12g。每日1剂，水煎2次，饭后服用，忌风寒、冷水洗涤，忌食生冷。服药后3例于1周内治愈，5例服药巧剂治愈，4例服药1个月后治愈，配合理疗效果更好。[吴述珍．胶艾汤加味治疗产后臂痛12例．吉林中医药，2001，(6)：36]

**9. 支气管扩张（咳血）** 刘某，女，47岁，农民，1986年11月23日初诊。咯血已10年，每因劳累或情绪过激而诱发，西医诊为“支气管扩张”，经治疗后可缓解，每年均发作8～10次。此次因建房与邻居吵架而诱发，咯血不止，初为痰中带血，继则血多于痰，混有小血块，每天发作5～6次，经某医院用多种抗菌止血的西药与中药龙胆泻肝汤、十灰散治疗10日，效果欠佳，而邀余诊治。症见面色苍白，头晕乏力，稍有咳嗽，胸胁胀满疼痛，烦躁，善太息，口干微苦，舌质淡有瘀斑点、苔薄，脉弦细数。血常规：血红蛋白8g%；血红细胞$21\times10^{12}$/L，白细胞$8.9\times10^{9}$/L，中性粒细胞0.78，淋巴细胞0.22。病属血证之咯血，为久病血虚，加肝郁气结，木火刑金所致。治宜补血止血，兼疏肝解郁，方用胶艾汤加味：阿胶（烊化）、当归、柴胡各10g，熟地20g，白芍25g，艾叶炭、川芎、甘草各6g，三七粉9g，香附12g。服药1剂而血止，2剂诸症若失，后以逍遥丸合当归片调理善后，随访至今无复发。[李存敬，董景勇．胶艾汤临证新用举隅．新中医，1990，(9)：45]

**10. 紫癜（肌衄）** 钱伯文医案：陈姓，女性，42岁，已婚，安徽籍，医务工作者，于1956年7月2日入院。病史：10天前突然发现两大腿内侧有多数紫红色小点，其后渐次密增，并向腹部及上肢蔓延，未有发热现象或其他不适，但紫斑不见减退。患者近来常有头痛，因测得血压178/120mmHg，故已在休息中，而最近没有药物接触史，过去也无特殊病史，在数年前第3次生产后，因月经异常增加且经期缩短，故已施行过子宫裁除手术。

入院检查：……腹部及两大胆内侧有多量之细小青紫色斑点，上肢及胸部稀少，小腿及面部不显，斑点不隆起，直径一般约 0.1cm，压之不痛亦不褪色。血压 148/90mmHg，束臂试验强阳性。……血小板计数 $138 \times 10^9/L$，出血时间 3 分 30 秒，凝血时间 10 分 30 秒，凝血酶原时间 6 分。

入院后除充分休息外，每天内服破艾四物汤加减法复方：

当归 9g，白芍 9g，川芎 3g，生地 24g，阿胶 12g，艾叶 9g，丹皮 9g，玄参 9g，仙鹤草 24g，麦冬 9g。

因有高血压症，故去艾叶而加黄芩、磁石，日服 2 煎，共计连续 28 剂。用药第 6 天后，血小板计数即见上升，皮下溢血斑亦从两大腿内侧开始色泽减退而逐渐消退，但束臂试验仍为阳性。直至第 20 剂，束臂试验转为阴性，其后至出院一直保持阴性。共住院 28 天，出院时紫癜全部消失，血小板计数为 $290 \times 10^9/L$，出血及凝血时间均为正常。

**按** 患者为阴虚阳亢之体，故用本方去苦温之艾叶，加入丹皮、玄参、仙鹤草、麦冬，以增凉血止血、滋阴养血之功。[陈明主编．金匮名医验案精选．北京：学苑出版社，2000：527－528]

**11. 鼻衄** 李存敬医案：张某，男，25 岁，工人，1988 年 9 月 30 日初诊。思者左侧鼻孔出血已 3 年余，每次出血 3～5 日，用西药消炎止血或自服云南白药而缓解。今于 5 日前不明原因而鼻孔出血，再用前方治疗血不止。症见面色萎黄，眼睑稍淡，头晕乏力，夜寐多梦，鼻燥，口干微苦，舌质红、苔薄黄，脉数。查：两鼻孔未见异物，血常规：血红蛋白 10g%，血红细胞 $3.40 \times 10^{12}/L$，白细胞 $9.2 \times 10^9/L$，中性粒细胞 0.64，淋巴细胞 0.36，血小板计数 $12 \times 10^9/L$。病属鼻衄，乃肺内积热，血热妄行所致。治宜清泄肺热，止血补血。方用胶艾汤加味：阿胶（烊化）、霜桑叶各 10g，当归身 12g，熟地 20g，川芎 3g，艾叶炭、甘草各 6g，生地炭 30g，白芍、黄芩各 15g。日 1 剂，水煎服。外用棉花蘸青黛粉塞入鼻腔。

10 月 2 日二诊：用上方 1 剂血止，2 剂诸症减轻，继用上方加减 2 剂巩固疗效。1989 年 3 月底追访，鼻未出血，化验血常规各项正常。

**按** 鼻衄一证，往往认为是小疾，易被忽视，日久出现血虚诸症。此例患者，每次出血仅止血治其标，不及其本，出血竟达 3 年之久。而采用内外兼治，塞鼻以速止其血，防阴血丢失；内服以治其本，使肺热得清，阴血得补，多年鼻血得以速愈。[陈明主编．金匮名医验案精选．北京：学苑出版社，2000：527－528]

**12. 肛裂** 李某，男，37 岁，农民，1987 年 7 月 10 日就诊。患者有大便反复下血病史 4 年，每次均服消炎止痛、止血西药而得以缓解。此次大便下血已 3 日，再用上药不效，而求诊于余。症见面色萎黄，眼睑淡红，头晕乏力，劳累后心悸，夜寐多梦，口微苦，大便秘，有时如羊粪，排便时肛门阵发性灼痛或刀割样疼痛，数分钟即减轻，排便后剧烈疼痛持续数小时，十分痛苦，严重时咳嗽、喷嚏都可引起疼痛，大便时出血鲜红，量不多，轻时染红便纸，或附着于粪便表面，重时滴血，舌质稍红、苔薄黄，脉稍数。血常规，血红蛋白9.5g%，血红细胞$3.1\times10^{12}$/L，白细胞$11\times10^{9}$/L，中性粒细胞0.76，淋巴细胞0.24。肛门视诊：见肛门前面有一约0.2cm×0.9cm纵形裂口。病属便血（肛裂出血），由阴血亏虚，肠道热壅所致。治宜补血止血、兼清热通便之法。用胶艾汤加味：阿胶（烊化）、白芍、麦冬各15g，艾叶炭、甘草各8g，熟地20g，川芎3g，当归身12g，生地炭30g，玄参25g，大黄、黄连各10g，日1剂，水煎服。每晚用沸开水熏洗、红霉素软膏挤入肛门。7月12日二诊：大便转溏，大便时不出血，肛门疼痛减轻。仍予前方去大黄、黄连，加黄芪25g。7月15日三诊：诸症渐平，口不苦，肛门不痛，肛门视诊：肛门裂口愈合。以当归片调理善后。1985年2月追访，肛裂未发。［李存敬，董景勇．胶艾汤临证新用举隅．新中医，1990，(9)：44］

**【临证提要】**本方古时用于胞阻，即妊娠下血伴有腹痛，类似于西医学的先兆流产，所下之血色淡或黯淡，质清稀。常伴头晕目眩，神疲体倦，舌淡，脉细等。现临床多用治多种妇科出血性疾病，如：经间期出血、放置宫内节育器术后月经异常、功能性子宫出血、先兆流产、习惯性流产、胎动不安、不完全流产、子宫复旧不全等。另外如产后关节痛、支气管扩张、过敏性紫癜、原发性血小板减少性紫癜、肛裂等疾病，如有虚寒及气血不足之征象，或伴有不同部位不同程度的出血均可使用。

## 当归芍药散

**【组成】**当归三两　芍药一斤　茯苓四两　白术四两　泽泻半斤　川芎半斤

**【用法】**上六味，杵为散，取方寸匕，酒和，日三服。

**【功用】**疏肝健脾，活血化瘀，健脾利湿。

**【主治】**妇人怀娠，腹中㽲痛，当归芍药散主之。（第二十　5）

妇人腹中诸疾痛，当归芍药散主之。（第二十二　17）

**【方解】**方以芍药为君，擅养血柔肝，缓急止痛，又能通血脉，利小便，一药多用，故重用为君。川芎，辛温，善走血海而活血祛瘀；泽泻，甘淡性寒，入肾与膀胱而利水渗湿，二药助君药疏其血郁，利其水邪，以消除血与津液的滞塞，为臣药。当归，辛甘而温，养血活血，合芍药补血以治肝血不足；白术，苦温尚能燥湿，使湿从内化；茯苓，甘淡尚可渗湿。三药共为佐使。

【方论】此与胞阻痛者不同。因脾土为木邪所克，谷气不举，浊淫下流，以塞搏阴血而痛也。用芍药多他药数倍以泻肝木，利阴塞，以芎、归补血止痛，又佐茯苓渗湿以降于小便也。白术益脾燥湿，茯、泽行其所积，从小便出。盖内外之湿，皆能伤胎成痛，不但湿而已也。(《金匮玉函经二注》)

【临床应用】

（一）妇产科疾病

**1. 月经后期** 李某，女，35岁，因“月经周期40～55天，周期伴经前胸胁乳房胀痛不适”就诊，患者6月前因工作原因出现月经逐渐后错，月经周期40～55天，伴色黯有块，少腹胀痛，按之不减，情志抑郁等症状，严重影响患者的正常生活，曾在当地医院给予西医对症治疗，效果欠佳，收入我院。初诊时正适月经周期第一天，患者下腹部胀痛，按之不减，心情烦躁，舌质正常或红，苔薄白或微黄，脉弦或涩，既往患者月经规律，经前、经期、经后无明显不适。查妇科B超示：未见明显异常声像图，诊断：月经后期肝郁气结证。治疗：当归芍药散加味，处方如下：当归12g，川芎9g，白芍9g，茯苓10g，柴胡9g，泽泻10g，香附9g，陈皮6g，牛膝10g，合欢皮10g，丹参10g，甘草5g，共5剂，日1剂，分2次水煎服。再诊，患者症状明显缓解，后又服用6个月经周期，诸症消失。[陈香梅，赵海生．当归芍药散加味应用于月经后期肝郁气结证体会．河南中医，2011，31（2）：120]

**2. 闭经** 张某，女，21岁，学生，未婚。2002年1月10日初诊，现闭经3月余，因在国外学习（新加坡）曾服当归丸、乌鸡白凤丸，均不效，末次月经2001年10月3日，12月1日曾用黄体酮20mg/d，肌内注射3天，并服桃红四物汤，月经仍未来潮，在西安医科大学一院查性激素正常，盆腔B超：子宫附件未见异常，面部少许痤疮，乳胀，少腹时疼，手足心热，纳可，便秘，眠差多梦，舌质淡红，苔薄白，脉弦细，脉症合参，证属肝郁脾虚，冲任失养。方用：当归芍药散加味。白芍、柏子仁各30g，当归、川芎、白术、茯苓、五味子、巴戟天各10g，菟丝子15g，泽泻、甘草各6g，连服7剂后述：夜眠好转，大便通畅，手足心热减轻，继服上方加郁金、牛膝各10g，5剂后，月经来潮，期、量、色均正常。经后嘱内服归脾丸合归芍调经片善后，5月初，其母代述，回新加坡后月经如期来潮。[张宁海，王双乾．当归芍药散的临床应用．陕西中医，2002，23（11）：1038]

**3. 原发性痛经** 李某，女，22岁，1997年4月初诊。患者经期小腹疼痛5年余，每来月经小腹胀满，冷痛难忍，影响工作。经血色暗、夹有血块，块下痛减，伴四肢发凉，眼睑面部轻度浮肿，舌质淡、舌苔薄白、脉弦细。证属气血不足、寒湿凝滞，阻滞经血运行。治以温经活血、化瘀止痛，健脾利湿。药用当归12g，杭芍药15g，川芎9g，炒白术12g，茯苓12g，泽泻9g，香附9g，元胡12g，佛手9g。水煎服。于经前第5天开始服，连服6剂后，月经至，腹痛明显减轻，嘱患者连服6个周期，腹痛消失。[孔令钧．当归芍药散妇科应用举隅．上海中医药杂志，2003，37（9）]

**4. 功能性子宫出血（崩漏）** 陈某，女，35岁。1984年10月5日诊。阴道出血如崩3天。3天来，阴道流血不止，色淡，有瘀块，伴少气微言，精神萎靡，面色萎黄，肢体倦怠，腰膝酸软，口不干，小便少，色微黄，大便微溏，苔薄白质淡紫，脉弱。证属脾虚不摄，血病水遏，损伤冲任所致。治以益气健脾，活血利尿止血，以当归芍药散加减。处方：当归12g，白术、茯苓、侧柏叶各18g，泽泻、芍药各15g，党参24g，一日1帖，水煎4服。2帖之后，阴道出血减少，再进2帖，阴道出血遂止。复以归芍六君子汤加减善后。[聂天义．当归芍药散的临床应用举隅．云南中医杂志，1992，13（4）：26]

**5. 子宫内膜炎（带下）** 李某某，女，42岁，工程师，1982年11月10日就诊。患者已做妇检，诊断为子宫内膜增生过长，慢性宫颈内膜炎。症见：白带多而稠，秽臭，腰酸痛，少腹两侧疼痛，性交接触出血，脉弦实，舌质淡、苔白润。处方：当归10g，赤白芍各10g，土茯苓20g，白术12g，泽泻10g，川芎6g，紫花地丁10g，银花15g，萆薢10g，黄柏10g，香附10g。服15剂。每日1剂，水煎分2次服。二诊（1982年12月12日）：服前方后，白带减少，腰痛减，接触出血已极少，脉舌正常。继以参芪保元汤加味内服。并辅以银花、紫花地丁、蒲公英、十大功劳、野菊花各等份，煎水熏洗外用，每日1次。经治10天后，临床痊愈。半年后因患寻麻疹来诊，询及前症从未复发，一切正常。

**按** 子宫内膜增生、慢性宫颈炎，所表现白带多、腰痛等，均属湿热下注之症，导致气滞血不和，故用当归芍药散活血行水，渗利湿热，药证是相符的。方中用土茯苓，配银花、紫地丁、黄柏等，功专于清热解毒，实际即是消炎。尤其配合外用熏洗，局部直接给药，对白带多、阴户潮湿、瘙痒者均可收效。[陈瑞春．当归芍药散新用．江西中医药，1998，29（4）：55]

**6. 卵巢囊肿（癥瘕）** 陆某，37岁，2007年4月19日就诊。主诉：1月前经妇科检查发现右下腹包块，表面光滑，有触痛，可移动。B超检查提示：右卵巢旁可见3.9cm×3.3cm的无回声，子宫直肠窝处可见3.1cm×2.0cm的液性暗区。诊断：右卵巢囊肿伴盆腔积液。给予抗炎、对症治疗1月无效。建议手术，因患者顾虑，而转中医保守治疗。诊见：少腹部轻度胀痛，腰部酸困，经量时多时少、色暗有血块，舌紫暗、苔白腻，脉沉细滑弦。西医诊断为卵巢囊肿，盆腔积液。中医辨证属湿痰互阻。治以健脾化湿利水、活血化瘀消癥，方选当归芍药散加减。处方：当归、赤芍、白芍、川芎、白术、茯苓、泽兰、虎杖、马鞭草、川牛膝、鸡内金、土茯苓、车前草、红藤、败酱草各15g，桂枝10g。每天1剂，水煎服。治疗1月复查B超，提示：子宫直肠窝积液消失，右卵巢囊肿3.0cm×2.9cm。治疗初见成效，依法上方去土茯苓、车前草、红藤、败酱草，加枳实15g，继续治疗1疗程。复查B超：囊肿消失。随诊3月无复发。[张春花．当归芍药散加减治疗卵巢囊肿30例．新中医，2008，40（12）：81]

**7. 习惯性流产（滑胎）** 倪某某，女，32岁，农民。怀孕三胎皆于2－4月间流产。现停经70天，恶心呕吐，食欲不振，尿妊娠试脸阳性。3日前开始阴道出血，淋漓不断，伴有腹痛腰酸，少腹坠胀。因前三胎均用西药治疗未效，要求服中药保胎。视其面色萎黄，目睑轻度浮肿，舌苔薄白质淡胖，脉细弱。证由肝脾两亏，气虚失摄，血不养胎，胎元不固，治以当归芍药散化裁。

处方：当归身、炒白芍、茯苓各12g，川芎5g，炙黄芪15g，炒白术10g，升麻5g，阿胶10g（化冲），艾叶炭5g。

服药3帖，腰酸腹痛均减，面消肿，阴道出血止，少腹坠胀亦减轻。胎系于肾，续予上方加川续断、菟丝子各12g，连服7帖，诸症消失，足月分娩一女。[李兰舫．当归芍药散的临床运用．江苏中医杂志，1982，（5）：36]

**8. 输卵管不通（腹痛）** 马某，女，27岁，职员，1995年4月18日初诊。患者婚后3年未孕，每于月经前后少腹隐隐作痛，神疲纳差，头晕，腰酸，心烦易怒，胸胁痞胀，舌红，苔薄黄，脉细数。妇科检查：外阴、阴道、子宫大小、附件均正常，X线子宫造影检查，诊为双侧输卵管闭塞。经输卵管通气术及中西医治疗未效。爱人身体健康。中医辨属肝脾两虚，气滞血瘀，瘀阻胞络。治应疏肝健脾，益气养血，化瘀通络。用当归芍药散化裁：当归、白芍、川芎、丹皮各15g，桃仁、红花、白术、茯苓各10g，王不留行、路路通各30g，怀牛膝、泽兰、香附、焦三仙各10g。水煎服，日1剂。于月经过后服药，连服27剂后，月经来潮，嘱其停服观察。后足月顺产一千金，发育良好。[龙一梅，何秀英．当归芍药散加味治验举隅．国医论坛，2001，16（1）：14]

**9. 妊娠腹胀（子悬）** 陈某某，女，20岁。1990年3月15日初诊。患者停经3个月后、始发胸腹胀满，夜间加重，经某医院诊断为妊娠腹胀。服中西药无效，自疑患“肝炎”，就诊本院，要求检查。症现：胸腹满闷，纳呆腹胀，症历1个月，大便软，日一行。舌质淡胖、舌苔薄白，脉弦滑。经肝功能检查及肝胆B型超声波检查，均无异常。中医诊断为：子悬。方用当归芍药散：当归10g，川芎8g，白芍、茯苓、泽泻、炒白术各12g，每日1剂、水煎服。2剂后复诊时，上述症状消失、胃纳增进。停药随访7天，无再复

发。[吴久聪．当归芍药散治疗子悬．四川中医，1994，12（3）：38]

**10. 妊娠水肿（子肿）** 郑某，女，29岁，初诊2001年6月15日。妊娠7月余，心慌气短，下肢沉重，全身水肿，按之凹陷，步行困难，嗜睡乏力，纳食不佳，小便短少，大便稀，每日2次，舌淡苔白，脉缓而滑。查体：BP 140/95mmHg，双肺呼吸音清，HR 95次/分，律齐，血、尿常规无异常。印象：妊娠肿胀，脾肾阳虚。治以健脾化湿、温肾扶阳，方以当归芍药散加减：当归6g，白芍9g，白术12g，茯苓12g，泽泻10g，大腹皮10g，补骨脂9g，远志9g，桂枝9g。水煎服日1剂。用3日后复诊，述用药后小便量多，肿势渐消，纳食增加，体力亦强，脉舌同前，原方加陈皮9g，继服3剂，病情痊愈，随访至产后无复发。

**按** 此症妊娠肿胀，身重乏力，嗜睡气短，小便少，大便稀，乃脾虚湿盛之象，拟重用白术健脾，泽苓渗湿利水，归芍养血，桂枝调和营卫，宣散心阳。陈修园云："胎孕之育养，全赖脾胃运化水谷精微以养胎。"所以，养血运脾为治疗原则，补骨脂暖肾，远志交通心肾，大腹皮行气、利水、消肿，采用此方重点湿去脾健，胎元自安。[贾运河．当归芍药散加减在妇科的应用．中国民康医学，2007，19（3）：190]

**11. 妊娠合并急性阑尾炎（肠痈）** 患者，女，27岁，工人。妊娠6个月，右下腹痛1周，伴发热，恶心，不思饮食，口干不欲饮，大便3日未行。经外院诊为"急性阑尾炎"。曾注射庆大霉素、口服红霉素等，腹痛仍未减轻。检查：T38℃，右腹部有轻度肌紧张，于脐右侧压痛明显，宫底于脐上二指处可及，胎心（－），血常规白细胞计数$15 \times 10^9$/L，中性粒细胞0.80，舌红苔黄，脉滑数。证属热毒内蕴，血瘀内结所致，治以除瘀解毒，止痛安胎。方拟当归芍药散加减。当归10g，杭芍30g，川芎10g，茯苓12g，薏苡仁10g，红藤20g，鱼腥草20g，银花10g，蒲公英19g，丹皮10g。服药3剂，T37℃，腹痛明显减轻，大便如常，原方减去丹皮、薏苡仁，加白术10g，苎麻根20g以安胎，进服4剂，腹痛消失，体温正常，血常规白细胞计数$7.8 \times 10^9$/L，病告痊愈，于86年1月顺产一女婴，发育良好。[张莹．当归芍药散加减治疗妊娠合并急性阑尾炎．天津中医，1990，（4）：38]

**12. 妊娠合并急性病毒性肝炎（黄疸）** 刘某，女，31岁，2001年3月6日就诊。妊娠7月，症见身目俱黄，神疲乏力，食欲不振，恶心呕吐，右胁疼痛，口苦口干，脘腹胀满，小便深黄，大便干结，舌微红苔黄腻，脉细滑数。病原学检测：HBsAg阳性，肝功：黄疸指数40单位，麝浊20单位，谷丙转氨酶175单位（赖氏法）。西医诊断为"妊娠合并急性病毒性肝炎"，中医辨证为肝郁脾虚，邪毒感染型黄疸，治以调和肝脾，清热利湿解毒，退黄安胎，方用当归15g，川芎6g，生白芍20g，茯苓12g，白术12g，泽泻9g，茵陈20g，大黄6g，黄芩6g，黄芪15g，6剂，水煎服，药后诸症轻减，连服24剂，诸症皆失，复查HBsAg阴性，黄疸指数7单位，谷丙转氨酶30单位，改用当归芍药散原方调理肝脾善后，足月顺产一女婴。［李虹，李旭京．当归芍药散加味治疗妊娠合并急性病毒性肝炎66例临床观察．山西中医学院学报，2005，6（2）：22］

**13. 产后尿潴留（癃闭）** 刘某，女，23岁。1979年5月8日诊。产后3天，小便点滴不通1天。产时阴道流血过多，产后小腹刺痛，小便不爽，渐致小便点滴不通。现小腹硬满，按之石硬，烦躁、纳呆、口干不喜饮，矢气，大便溏滞，苔薄白质紫暗，脉弦细涩，证属肝血虚滞，水窍闭塞所致。治以养血疏肝，活血利尿，与当归芍药散加减。处方：当归12g，芍药24g，川芎9g，茯苓15g，泽泻20g，益母草30g，1日1帖，水煎日4服。1帖之后，小便始通，但点滴如线不爽。更进3帖，小便畅通如常。［聂天义．当归芍药散的临床应用举隅．云南中医杂志，1992，13（4）：26］

**14. 子宫肌瘤（癥瘕）** 陈某，女，32岁，1991年5月23日诊。经量增多3年。B超检查提示“多发性子宫肌瘤”。平素白带较多、色淡黄、质稀，小腹隐胀，胁肋不舒，头晕，乏力，纳差，舌暗淡，脉弦细。此乃癥瘕，证系脾虚肝郁，气血瘀结胞中。拟健脾疏肝、活血化瘀。当归芍药散（茯苓15g，川芎6g，其余药均10g）加赤芍、三棱、莪术、橘核、荔枝核各10g，黄芪30g（经期时去三棱、莪术，加蒲黄、益母草各15g，茜草炭6g），另配服没竭散（血竭100g，没药90g，共研末装入胶囊），每次2丸，1日3次。治疗6个月，B超复查提示“子宫肌瘤钙化”。［吴昌生，廖爱民．当归芍药散妇科应用举案五则．安徽中医学院学报，1993，12（3）：42］

**15. 子宫脱垂（阴脱）** 某女，40岁，1997年3月3日初诊。其形体瘦弱，素易感冒。6年前因夫病故神形俱伤，腰困痛甚，渐小腹隐痛不适，坠胀，宫颈脱出于阴道外约2～3cm，面色㿠白，神疲乏力，纳差便稀，完谷不化，白带清稀，如唾如涕，舌淡，苔薄白而腻，脉沉细而弱，尺尤细弱。治宜温阳益气，补血活血，健脾利湿。处方：当归12g，川芎10g，茯苓20g，泽泻10g，白芍30g，焦术10g，枳壳6g，白芷10g，炒升麻3g，柴胡3g，陈皮3g，肉桂2g，党参30g，麦芽15g，蜂房20g，黄芪30g。10剂。二诊：药后诸症渐除，纳食改善，精神好转，白带减少近半，脱出物亦回缩，用力或提重物时脱出。继用药略调：当归12g，川芎6g，茯苓20g，泽泻10g，白芍15g，焦术10g，枳壳10g，白芷10g，炒升麻6g，柴胡3g，陈皮3g，肉桂2g，党参30g，麦芽30g，白果10g，黄芪40g。15剂。三诊：药后诸症进一步好转，腰仍困重，阴道脱出物基本回缩，用力或劳累甚时有脱出。上方去白芷、陈皮，加鹿角霜10g、川续断30g、杜仲20g，继服12剂。半年后随访（间断服药，补中益气丸、乌鸡白凤丸等），宫颈已不脱出，腰困痛已愈，各方情况全面改善，身体已无大碍。[常建文，刘永庆．当归芍药散在妇科的临床应用．中医药临床杂志，2010，22（3）：205－206]

**16. 乳腺增生（乳癖）** 李某，21岁，未婚，1991年8月21日诊。经行腹痛5年，发现左乳房肿块3个月。月经史：13岁初期，周期正常，量少，经行不畅，色黯红，有小血块。经前1周腹痛，乳房胀疼，经至第2天最甚，后渐减轻。平素白带量多，色白质稀，无阴痒。检：左乳房内侧上方有4cm×3cm扁平坚韧肿块，月经后不消失。舌黯淡，苔薄白微腻，脉沉细略弦。此乃经行腹痛伴乳癖，证系肝郁气滞、血脉瘀阻。治宜疏肝理气、活血行滞。平时服当归芍药散（川芎6g，茯苓15g，其余药均10g）加橘叶、橘核、郁金、香附、茺蔚子各10g，经期服宣郁通经汤合失笑散。治疗3个月，左乳房肿块完全消失，经行腹痛亦愈。[吴昌生，廖爱民．当归芍药散妇科应用举案五则．安徽中医学院学报，1993，12（3）：42－43]

## （二）男科疾病

**1. 慢性前列腺炎（淋证）** 蔡某某，男性，36岁，2005年4月6日初诊。诉有前列腺炎病史4年，经服前列康片及西药抗炎治疗，症状反复发作，迁延难愈，婚后2年，女方检查无异常，未避孕不怀孕，遂求诊中医。刻诊：自觉小腹及会阴胀，隐痛不适，稍尿频尿不尽感，排尿或排便时有白色液体流出，伴腰酸，乏力，早泄。诊舌暗红苔白根稍腻，前列腺液镜检每高倍视野8～10个，卵磷脂小体（＋），B超前列腺内质欠均匀，可见强光斑，精液检查精子活力及密度均低下。诊断：慢性前列腺炎合并不育，辨证属正气内虚，邪毒留滞，肝脾肾功能失调，肝郁脾失健运致气郁血滞湿阻，久病及肾致肾精亏损。治宜养血柔肝，健脾利湿兼补肾精。方用当归芍药散加味煎服并配合服用川黄口服液，连服1个月，诸症消失，复查前列腺液正常，精液检查好转，继服1个月，精液检查恢复正常，2个月后其妻已怀孕。[禹云梅．当归芍药散加味治疗慢性前列腺炎60例临床观察．光明中医，2007，22（2）：65]

**2. 男性不育（精液不化）** 顾某某，男，30岁，工人，1986年4月24日初诊。婚后4年没有生育，女方妇检无妇科病。患者身体外表健康，性生活正常，四处求诊无效，心情苦闷，下腹偶有隐隐刺痛，苔质淡红，边有瘀斑，苔白腻，脉弦细。精液分析：2小时以上不液化，精子成活率45%，证属肝脾不调，瘀水互结，阻滞精室，治拟健脾调肝，活血利水，方用当归芍药散改汤：当归、白芍、白术、茯苓各30g，川芎、泽泻各20g。30剂后，下腹隐隐刺痛消失，精液分析见1小时左右液化，精子成活率65%。药已中的，上方续服30剂，精液分析报告25分钟液化，精子数1.2亿/ml，精子成活率

85%。1987年8月13日其妻生一女孩。[程运文．当归芍药散新用举隅．国医论坛1990，5（21）：12]

**3. 附睾炎、睾丸鞘膜积液（子痈、水疝）** 患者，男，35岁，2007年11月28日初诊。患者述右侧睾丸肿痛半月余。半月前因感冒致右侧睾丸肿胀疼痛，痛引少腹，行走时尤甚。曾在某医院诊断为急性睾丸炎，经用头孢菌素、左氧氟沙星治疗后，红肿消退，但仍下坠疼痛，痛引少腹，行走不便，今来我院就诊，要求服中药治疗。症见右侧睾丸下坠疼痛，痛引少腹，行走不便，舌质淡，苔白腻，脉弦滑。B超提示：双侧睾丸大小形态正常，双睾丸表面光滑，回声均匀，右侧附睾尾部明显增大，大小约2.8cm×1.6cm，内部回声均匀，边界欠清。CDFI（彩色多普勒超声）：内见丰富的血流信号显示，左侧附睾尾未见异常，双侧附睾头不大，于右侧可见一0.4cm×0.28cm的无回声区，后方回声增强，周界清，右侧睾丸鞘膜腔内可见1.5cm不规则的无回声区，左侧鞘膜腔内未见异常积液。考虑右侧急性附睾炎，右侧睾丸鞘膜积液，右侧附睾头囊肿。方用当归芍药散加味：当归12g，川芎12g，赤芍12g，土茯苓15g，白术15g，泽泻15g，荔枝核12g，橘核12g，川楝子12g，元胡15g，刘寄奴15g，泽兰叶12g，浙贝母12g，连翘15g，红藤15g，半枝莲15g。7剂，并嘱忌辛辣之物，卧床休息。2007年12月5日：患者述服上方7剂后，右侧睾丸仍下坠疼痛，触右附睾尾部明显增大，质地较硬，上方加三棱12g，莪术12g，海藻12g，昆布12g，天仙藤12g。再服7剂。2007年12月12日：患者述服上方7剂后，上述诸症明显减轻，药中病机，效不更方，上方加甲珠10g，再服7剂。上方前后又加减服用30余剂，诸症悉除，B超提示：睾丸鞘膜积液吸收，右侧附睾未见异常，病告痊愈。[龚长根．当归芍药散在男科中的应用．中国民间疗法，2009，17（9）：38]

**4. 精索静脉曲张（筋瘤）** 患者，男，43岁，2007年10月11日初诊。患者述近月余左侧阴囊部坠胀不适，睾丸隐痛，有时向腹股沟附近、下腹、会阴部放射，久站或步行时间过长症状加重，伴腰膝酸软，疲乏无力。B超提示：双侧睾丸大小形态正常，左侧3.7cm×1.7cm×2.6cm，右侧3.7cm×1.9cm×2.5cm，实质回声均匀，呈中等回声，未见占位病变。CDFI：其内可见血流信号。双侧附睾未见异常，左侧仅见一支精索静脉扩张，最宽外内径约0.4cm，内透声差，未见蔓状静脉扩张，睾丸鞘膜未见明显积液。提示：左侧精索静脉曲张。体检：立位见阴囊皮肤松弛，左侧睾丸低于右侧，能摸到曲张的静脉，舌质淡，苔薄白，脉细弦。方用当归芍药散加味：当归12g，川芎12g，赤芍12g，茯苓15g，白术15g，荔枝核10g，橘核10g，川楝子12g，元胡15g，青皮10g，乌药10g，黄芪18g，川续断30g。7剂，并嘱忌辛辣之物，注意休息，勿过劳。10月18日：患者述服上方7剂后，诸症减轻，药中病机，效不更方，上方继服，患者前后共加减服用上方20余剂，诸症消失，病告痊愈，至今未见复发。[龚长根．当归芍药散在男科中的应用．中国民间疗法，2009，17（9）：38－39]

**（三）泌尿系统疾病**

**1. 肾下垂** 刘某，男，44岁，干部，2001年11月29日初诊。自觉左侧腰部胀痛，左胁部亦不舒2年余，肝区亦时不适，精神好，睡眠欠佳，口干口黏，咽喉梗阻感，不怕冷，纳食可，大便质中，小便不黄，夜尿一次，舌质红，有齿印，苔薄黄偏厚，脉沉弦。某院B超提示：左肾下垂7.2cm。证属肝脾不和、湿邪内停，方用当归芍药散加味：当归10g，白芍15g，川芎5g，茯苓10g，泽泻10g，白术10g，银花10g，玄参10g。上方连服50剂，于2002年1月20日复查B超，左肾位置正常，症状亦大为减轻，遂停药观察，于2002年7月患者因血精来诊，询知上病未复发。

**按** 内脏下垂，根据“陷者举之”的原则，以补气升提为主，教科书和新近出版的各种专著一般主张用补中益气汤。我在临床中体会到，补中益气汤不能尽愈此病，有些患者服后有不舒之感。这是因为病情是千变万化的，执一方以治此证自然不会奏效。此类使用补气升提类方剂不效的患者，究其原因，往往与肝病传脾有关，当从肝论治，故可使用当归芍药散（当然也包括逍遥散之类方剂）。本例患者之肾下垂证属肝脾不调、湿邪内停，故用本方调肝补脾利湿；又患者口干口黏、舌红、苔黄偏厚，为湿郁化热伤津，故加银花、玄参以清热育阴。[伍建光．伍炳彩应用当归芍药散经验．江西中医药，2005，36（274）：6]

**2. 肾结石、肾积水（腰痛）** 患者王某，男性，53岁，商人。2007年7月13日以“腰痛伴身困乏力12年，加重半月”之主诉入院。患者1995年9月在青海某医院B超发现左肾结石，肾积水。同年10月在湖北某医院行手术取石中发现左侧输尿管先天性狭窄，行左侧输尿管扩张术。术后多次出现腰腹部绞痛，给予消炎解痉止痛等治疗疼痛缓解。近半年来反复出现腰痛，腹痛，腹胀，前来住院。入院症见：腰痛伴阵发性腹部绞痛，腹胀，无尿频尿急尿痛，无血尿，偶有头晕，纳可，大便多日1行。检查：右肾小结石，左肾结石（多发），左肾积水，左侧输尿管上段扩张。中医诊断：腰痛（湿热下注，瘀阻血络）。西医诊断：双肾结石及左输尿管结石，左肾积水。中药以清热祛湿，行气活血止痛，佐以溶石排石为主，方以当归芍药散化裁。方药如下：当归、木香、三棱、莪术各10g，白芍、茯苓、白术、金钱草、滑石各30g，川芎9g，海金沙60g，石韦、枳壳、泽泻、川牛膝各15g，玄明粉、山甲、琥珀粉各6g冲服，1天1剂，水煎服。患者服药3天后小便涩痛，排出绿豆样石子数枚，持续服药，1周后复查B超积水消退。后调理月余，未见复发。[杨晓媛，曹雯，孙金英．当归芍药散加减治疗肾积水66例．陕西中医，2008，29（8）：974]

**3. 肾病综合征（水肿）** 患者某，女，12岁。主因颜面、双下肢浮肿3个月入院。患者3个月前出现全身浮肿，在外院诊断为肾病综合征，予口服激素治疗3个月，尿十项示尿蛋白（++），红细胞（+），血胆固醇8.3mmol/L，白蛋白32g/L。现症：双下肢轻度浮肿，满月脸，神疲乏力，大便秘结，小便短赤，纳呆，舌质暗红，苔黄腻，脉滑。证属气虚血瘀、湿热蕴结。治宜健脾益气、活血化瘀、清热利湿。予当归芍药散加减：当归15g，赤芍15g，川芎15g，白术12g，茯苓15g，泽泻15g，石韦30g，白茅根30g，丹参30g，地龙10g，黄柏10g，蒲公英30g，大黄10g。每日1剂，水煎2次，共取汁200ml，分2次服。用药3个月，尿蛋白转阴。［刘兰英，刘金辉，胡满香．当归芍药散在肾病中的应用．中国民间疗法，2006，14（4）：37］

**4. 膀胱结石（腹痛）** 男，46岁，工人。于1997年1月7日因阵发性腹痛2周，加剧且呈持续绞痛1天就诊。腹痛向外阴部放射，伴腰部右侧疼痛，小便黄赤而灼痛。无发热症状，但四肢畏寒，舌质胖色淡白、苔薄白，脉细弦。急查尿常规：PRO（±），红细胞（-），白细胞少许，BLO（++），B超探查双肾、输尿管、膀胱示：膀胱壁内段可见直径0.5cm结石1枚，双肾及输尿管未见异常。证属肝脾不和，脾肾阳虚，方用当归芍药散加味：泽泻、白芍、金钱草、茯苓各30g，当归12g，川芍10g，白术、牛膝各15g，附子9g，肉桂3g，每日1剂，水煎600ml分早晚服，服后2小时即跳跃数次后排尿。上方服至10剂时排出0.8cm×1.0cm×0.3cm之管状结石2枚，质松易碎。腰痛及腹痛显减，守上方去附子，肉桂加栀子6g以清膀胱余热。再服6剂，未见结石再排，腰及腹痛完全消失，小便正常，四肢转温。复查B超及尿常规均未见异常。［佟晶洁，李艳峰．当归芍药散的临床运用．陕西中医，1999，20（2）：93］

## （四）循环系统疾病

**1. 冠心病心绞痛（真心痛）** 张振东医案：马某，男，79岁。1990年11月20日诊，患者心悸不安，胸部间痛2年，昨日由于工作劳累加重而来诊。主诉：左胸阵发性闷痛，每次持续1~2分钟，气短乏力，不欲饮食，活动时胸痛心悸气短加剧。诊见患者精神疲惫。面色无华，形胖而气短，语音低微，口中黏腻。舌淡胖，苔白厚腻，脉滑结无力。心电图示缺血型ST段改变。诊为心绞痛，证属气虚痰凝，治当补气豁痰活血，予当归芍药散加味：当归、赤芍、泽泻、胆星各10g，川芎、茯苓各12g，白术、水蛭各15g，太子参、丹参、瓜蒌各20g。水煎1剂，早晚2次分服。以上方加减服用45天，症状消失，心电图正常、痊愈出院，随访1年，未见复发。

**按** 心绞痛以胸部闷痛或刺痛、胸闷、气短、心悸、乏力等为主要临床表现，证属本虚标实。本虚为心脾气虚，气虚则鼓动血流运行乏力，运化水湿之力亦不足，血行不畅，凝滞脉道而为瘀，水湿不化，留滞心胸而为痰，故痰凝血瘀为标为实。与当归芍药证病机相似。张氏以本方加味治疗心绞痛96例，结果显效27例，有效52例，好转11例，无效6例，总有效率为93.75%。[陈明主编．金匮名医验案精选．北京：学苑出版社，2000：536]

**2. 肺心病合并心衰（喘证）** 陈某某，男，62岁，1994年8月10日诊。诉有咳嗽、喘促史，月前出现双下肢浮肿，咳嗽加重，痰多，喘息不能平卧，伴食少乏力。西医检查诊为肺心病合并心衰，经抗炎、利尿等治疗效果不显。诊见面色、口唇紫暗，喘促痰鸣，双小腿按之凹陷，舌暗红体胖大，苔白腻，脉弦。听诊可闻及双肺湿啰音。证属湿瘀互结，治以活血利湿，方用当归芍药散。处方：当归、川芎、泽泻各30g，白芍、茯苓、白术各20g。水煎服，每日1剂。服3剂后，水肿消失，他症亦明显减轻，听诊双肺啰音基本消失。原方各药量减半继服2个月，半年后随访未见复发。[林少白，赖雪红．当归芍药散应用2则．福建中医药，2000，31（1）：58]

**3. 深部静脉炎（脉痹）** 张某，女，58岁，1993年8月15日就诊。主诉：双下肢关节游走性疼痛4年，加重2周，患者本次发病前曾在市某中医院及某人民医院诊为深部静脉炎，予中西药物治疗效不显，并在2周前加重来我处就诊。查：右小腿肌肉红肿，踝关节上端局部触及热，痛感明显，腰及双下肢麻木，行动受限，舌淡红，苔薄白，脉细弦。血沉85mm/h。考虑为风湿性关节炎，血栓性脉管炎不能除外。证属肝肾不足，湿瘀痹阻。予当归芍药散治之。当归15g，白芍18g，赤芍15g，川芎10g，白术15g，茯苓15g，泽泻15g，木瓜15g，通草6g，防己15g，秦艽15g，川牛膝20g，银花藤30g。共服上方15剂后双下肢关节及小腿肌肉红肿热痛消失，自动行走，复查血沉23mm/h. 随后常用本方以巩固疗效。[刘渝生．当归芍药散加味的临床运用．实用中医药杂志，1994，（3）：33]

### （五）神经系统疾病

**1. 血管神经性头痛（头痛）** 李某，女，35岁，2005年9月12日前来就诊。自述左侧偏头痛3月余，颅脑CT检查未见异常，每遇情志刺激或月经期头痛加剧，痛时可触及血管搏动，伴有头晕，恶心呕吐，纳差，神疲乏力，舌淡苔薄，脉弦数。证属肝郁脾虚，气滞血瘀。治宜疏肝行气，健脾养血活血。方以当归芍药散加味，水煎服。药物组成：当归10g，川芎15g，白芍

10g，白术10g，茯苓15g，泽泻10g，柴胡10g，陈皮10g，炙甘草5g。1剂/天，水煎分2次服，服药7剂后，头痛明显缓减，恶心、呕吐症状消失，继以此方连服1个月，诸症消失。［高芳．当归芍药散加味的临床新用．甘肃中医，2007，20（1）：17］

**2. 脑外伤综合征（眩晕）** 林某某，女，35岁，1995年8月5日诊。患者1年前因脑外伤后致头痛头晕，时发时止，平素少食乏力，视物昏花，发作时头目昏眩，恶心呕吐。经西医检查诊为脑外伤综合征。发作时静滴甘露醇症状有所减轻，但时有发作。诊见面色、口唇紫暗，面部、眼睑浮肿，舌红暗体胖大，苔白厚腻，脉迟涩。证属湿瘀互结，方用当归芍药散方。处方：当归、泽泻、川芎各30g，白芍、茯苓、白术各20g，水煎服每日1剂。服药5剂后眩晕减轻，头痛消失，未见恶心呕吐。继服6剂，眩晕消失，面部眼睑浮肿均消失，他症亦明显减轻，原方各药量减半继服1个月，半年后随访未见复发。［林少白，赖雪红．当归芍药散应用2则．福建中医药，2000，31（1）：58］

**3. 脑血栓形成（中风）** 张某，男，58岁。1978年3月15日诊。右侧半身不遂3天。素有头晕史。症见右侧肢体伸屈、抬举均困难，手不能握，右下肢肌力1级，口眼轻度歪斜，伴面目虚浮，右下肢足踝微肿，肢体倦怠，纳呆，吐涎沫，苔薄白质紫暗，脉濡弦。证属肝血虚滞，脾弱湿困，木遏风僭所致。治以疏肝健脾除湿，活血祛风，以当归芍药散加减。处方：当归、白术、地龙各12g，芍药、茯苓各18g，川芎9g，泽泻16g，1日1帖。5帖之后，面目及右下肢浮肿好转。再进5帖，右侧偏瘫减轻，口眼歪斜好转。守方再服15帖后，手已能握，右下肢肌力4级。复以六味地黄丸善后。［聂天义．当归芍药散的临床应用举隅．云南中医杂志，1992，13（4）：26－27］

### （六）消化系统疾病

**1. 艾滋病HAART疗法肝功能损害** 有48例均为门诊病人，其中男28例，女20例，年龄30～53岁，病程3～14个月。给予当归芍药散加味，处方：当归9g，白芍12g，白术12g，茯苓15g，泽泻9g，郁金9g，白花蛇舌草30g。由新蔡县中医院制剂室煎装，每袋200 ml，每次1袋，每天2次，口服，3个月为1个疗程显效22例，有效19例，无效7例，总有效率占85.42%。治疗后B超检查门脉内径和脾脏厚度均有不同程度的缩小，说明当归芍药散加味具有软缩肝脾、改善肝脾形态学的作用。若疗程适当延长，可能会取得更好的疗效。［黄凌，周超杰，梁芳林，等．当归芍药散治疗艾滋病HAART疗法肝功能损害48例．中医研究，2007，20（8）：55］

**2. 肝硬化腹水（臌胀）** 齐某，男，47岁，工人，1991年4月12日初诊。患者于1987年9月因出现黄疸，倦怠纳少，被诊断为乙型黄疸性肝炎，经治疗后症状缓解。近半年来，下肢肿胀，渐渐腹部膨大，胁痛脘胀，食少消瘦，口干唇燥，小便短赤，大便始干后溏。查体：神清面黯，形体消瘦，肌肤干燥，巩膜无黄染，心肺正常，腹胀，轻度静脉曲张，肝脾肿大，下肢凹陷性水肿，舌红、苔薄黄少津，脉弦细数。B超示肝硬化腹水，肝功能：麝香草酚浊度11U，硫酸锌浊度17U，谷丙转氨酶1400.28nmol/L，白蛋白27g/L，球蛋白33g/L。西医诊断为肝硬化腹水，中医辨证为肝肾阴虚、瘀血阻滞，治宜养阴利水，佐以化瘀，当归芍药散加味。处方：白芍60g，鳖甲、茯苓各30g，当归、白术、泽泻、川芎各15g。水煎服，日1剂。7剂后，小便量增多，腹水见消，饮食渐增，其他症状亦有不同程度的改善。原方继服42剂，腹水和下肢水肿全消，饮食正常。以八珍汤服用1月善其后，巩固疗效，随访1年未复发。［郑功泽．当归芍药散新用．新中医，1994，(10)：55］

**3. 胃溃疡、浅表性胃炎（胃痛）** 周文川医案：王某某，男，40岁。1982年7月18日初诊。自述3年前因生气引起胃脘部隐隐作痛，间断服用香砂养胃丸等药，病情时轻时重。近月余胃脘疼痛加剧，痛及两胁，餐后为甚，反酸纳呆，大便干结，3日一行。在某医院做纤维胃镜检查：①胃溃疡（活动期）。②浅表性胃炎。察患者舌质偏暗，苔黄厚，脉象弦数。证属肝气不舒，脾胃滞浊。先与调胃承气汤加味，缓下热结。处方：大黄12g，芒硝15g，青皮10g，川楝子15g，甘草6g，1付，水煎服。翌日复诊：药后便秘得通，结粪后续柏油便盈碗，他证如前。投以当归芍药散加减。处方：当归12g，白芍20g，川芎10g，白术15g，茯苓10g，蒲黄10g，枳壳10g，6付，水煎服。7月26日三诊：胃脘疼痛减轻，饮食大增，药已中病。上方加太子参15g，砂仁10g，以健脾和胃，扶助正气。续进9付，自觉症状全部消失，大便1日1次，色黄成形，舌转淡红，苔薄白。为巩固疗效，继服上方3付。8月20日胃镜复查：胃底部黏膜轻度水肿，溃疡面进入红瘢愈合期。大便常规化验：潜血转阴，病告痊愈。

**按** 本病由于肝郁气滞，郁而化热，波及肠胃，故见大便干结，舌苔黄厚。先与调胃承气场加味，后以当归芍药散治之者，取《内经》“大小不利治其标，大小利者治其本”之意也。［陈明主编．金匮名医验案精选．北京：学苑出版社，2000：525］

**4. 慢性胆囊炎（胁痛）** 王某，男，30岁。于1999年3月12日初诊。诉：间断性右上腹隐痛3年，加重7天，常用元胡止痛片、消炎利胆片等，效果不佳。近1周右胁部胀痛加重，恶心厌油，口干苦，心烦不寐，小便黄赤，大便不爽，舌尖红、苔黄腻，脉弦滑。查：腹软，右上腹压痛，墨菲征阳性。肝胆B超示：胆囊壁增厚，毛糙。此乃肝气郁滞，疏泄不利，脾为湿困。治以疏肝理气，清利湿热。处方：当归、白芍各15g，川芎10g，泽泻

20g，白术12g，茯苓、郁金各18g，黄芩9g，日1剂水煎服，5剂后，右胁胀痛减轻，心烦平，夜寐安，黄腻苔渐祛。上方去黄芩、车前子，加川楝子、佛手，继服5剂，胁痛消，纳食好。复查B超：胆囊壁光滑。［马俊勇．当归芍药散的临床应用．陕西中医，2006，27（2）：235］

**5. 习惯性便秘** 赵某，女，69岁，1996年10月20日诊。便秘3年。3~5日一解，甚则更长，腹胀满，大便干燥，解后常感意犹未尽。伴眩晕，气短，动则尤甚，舌淡胖、有齿印、苔白略厚，脉缓。治以益气养血，润肠通便。处方：白芍、白术、当归各20g，泽泻、茯苓、枳实各15g，川芎6g。每日1剂，2次煎液混合后分3次饭前半小时服。3剂后便秘明显改善，效不更方，连进10数剂，诸症悉除，随访半年未发作。［李孔就．当归芍药散新用．新中医，1998，(12)：48］

**6. 慢性溃疡性结肠炎（痢疾）** 夏某，女，39岁。1993年4月2日诊。患者腹泻、腹痛反复发作5年余。大便每日4~6次，稀便夹白色黏液。初时，服抗生素常能收效。近2年来，每因忧怒或精神紧张而引发，中西药累治不效。X线钡剂灌肠造影检查发现降结肠下段黏膜粗糙，结肠袋形变浅。乙状结肠镜检查示：肠壁充血色淡水肿，在14cm处有三处黄豆大小的浅表溃疡，确诊为慢性溃疡性结肠炎。刻诊：身体消瘦，面色萎黄，舌质淡，苔白润。诉仍便稀，每日4~6次，时夹白色黏液，腹部疼痛时轻时重，痛甚则急欲登厕，泻后痛减，常感肛门重坠，食少，脘腹痞闷，肢困乏力。询其月经量少色淡。诊其脉弦细而弱。证属肝郁脾虚，血弱湿阻。治以调肝养血，健脾利湿。处方：当归10g，白芍20g，川芎10g，茯苓15g，泽泻10g，白术15g，木瓜10g，枳壳10g，生熟薏苡仁各30g，炙甘草4g，6剂。嘱患者心情舒畅，避免忧怒。服药后，便泻减至每日2次，无黏液，腹痛、肛门重坠，脘腹痞闷之症消除，食欲增加。效不更方，予上方继服14剂。药后，告知大便成形复常，体重增加，肢轻有力，月经色量正常，乙状结肠镜复查，溃疡灶已愈合，诸症皆除，病告痊愈。为巩固疗效，将上方去枳壳、生薏苡仁，易汤为散剂，调理2个月，随访1年余，病未复发。［李燕梅．当归芍药散加味临证治验．河南中医药学刊，1995，10（6）：16］

**7. 粘连性不完全性肠梗阻（肠痹）** 李某，男，13岁，学生，1983年2月23日就诊。患者6年前跌跤而致肠穿孔做肠修复手术，2月后因肠粘连又做第2次肠分离手术。近1月反复进食后腹胀痛，甚时呕吐，3天未进食亦未解大便，只进少许半流汁及汤水，面色不华，神疲，舌质淡苔黄少津，脉细而紧。外科医生会诊，诊断为粘连性不完全性肠梗阻，中医以腑气不通，肠道湿热，气机阻滞辨治，方选当归芍药散合小承气汤加减：当归20g，杭芍20g，茯苓15g，泽泻10g，大黄15g，厚朴15g，香附15g，火麻仁15g，枳壳

15g，莱菔子35g，生草15g。12月24日二诊：服上方后昨日下午解大量稀便1次，腹胀痛减半，夜间安然入睡，继用上方去麻仁加陈皮。12月25日三诊：继解稀便2次，腹胀痛止，知饥欲食，诉其家属控制进食有渣食物，继服上方去大枣，加太子参5剂，1年后随访一切正常。［罗增发．当归芍药散的临床运用．云南中医杂志，1994，16（6）：42］

**8. 结核性腹膜炎（腹痛）** 王某某，女，58岁，2005年3月11日初诊。脐下胀痛近2月，行走及身体俯仰、转侧时疼痛加重，所以行走很慢，并用双手扶端小腹以减轻震动引起的疼痛，伴午后低热（体温37.5℃～38℃），舌质暗红、苔少，脉沉细涩。查体：腹部膨隆，腹壁紧张，明显压痛反跳痛，移动性浊音阳性。腹部B超检查示：腹腔大量积液，有许多小分隔。经腹水常规、生化学、病原学检查和PPD试验等，诊断为结核性腹膜炎（干酪型可能）。给予抗结核药口服并穿刺抽腹水（因形成了许多小房，所以每次仅能抽数十毫升，最多不足100ml）。同时采用中医中药治疗。根据脉症，辨证为水血互结，聚留腹中。治宜活血利水止痛，以当归芍药散加减。药用：当归、川芎各9g，赤白芍、泽泻、怀山药、大腹皮各30g，白术、茯苓各12g，百部、蒲黄、五灵脂各15g，粳米25g。2剂，每日1剂，水煎服。次日查房，患者述安静不动时无腹痛之感，行走、身体俯仰转侧时仍有疼痛，但较前明显缓解，查体：腹壁紧张减轻，压痛反跳痛减轻。第5日查房，患者述疼痛如初，腹部压痛反跳痛亦如入院时。询其服药2剂后，近2天来未服中药，嘱其在上方基础上加制乳没各15g，石见穿30g，三棱、莪术各10g，继服。第6日查房，患者腹痛又大减，腹部体征亦较轻微，因此，认为疼痛复发与患者停服中药有关。以后未再抽腹水。在抗结核治疗的同时，一直以上方为基础加减出入，20天后，患者诸症消失，腹部B超示盆腔有极少量积液。继以抗痨药巩固治疗。［祁宝菊．当归芍药散新用3则．山西中医，2007，23（1）：58－59］

**9. 肠道易激综合征（腹痛）** 郁某，女，35岁，1996年10月14日初诊。左侧腹痛反复发作2年。每因劳累及情志不舒而发，腹痛时伴有腹胀，矢气则舒，腹泻与便秘交替出现，舌淡、苔薄，脉细弦。X线钡剂灌肠造影检查示：降结肠管腔痉挛，结肠袋增多加深，无充盈缺损、狭窄。诊为肠易激综合征。证属肝脾失调，气血郁滞。以当归芍药散加味。处方：白芍20g，炒白术、茯苓、泽泻各12g，木香10g，川芎、青皮、陈皮、炙甘草各6g。每日1剂，水煎服。服药1周，腹痛即缓，大便仍不实，原方加山药、炒薏苡仁各15g，调理半月，腹痛未作，大便正常，随访年余，未见复发。［陈革，金群．当归芍药散新用．新中医，1998，30（9）：49］

**10. 食道粘连（噎膈）** 汪某某，男，53岁，农民，1985年6月24日初诊。初起吞咽障碍，饮食稍快或吃硬食物则噎，以后逐渐加重，食面条、馒头及稍硬食物亦噎膈难下，甚至呕吐，胸脘满闷，时唾稀涎，大便溏，舌润滑，舌底静脉瘀张，脉弦细。X线钡餐透视及摄片诊断为“食道上、下粘连”，经中、西药治疗15天罔效。证属瘀血阻滞，水湿内停，瘀水互结，阻塞胸脘，胃失和降。治拟活血利水，方用当归芍药散改汤：当归、白芍、白术、茯苓各20g，川芎、泽泻各30g。10剂后，食物噎隔著减，呕吐止，余症缓解。又服20剂，诸症消失。最后用上方做粉，早晚各服10g，调治1月后，X线钡餐透视报告“食道上、下粘连消失”。随访2年，旧恙未发。[程运文．当归芍药散新用举隅．国医论坛，1990，21（5）：12]

**11. 胃下垂（胃痛）** 宋某，女，38岁，教师。于1986年8月10日就诊。胃脘部隐痛，两胁胀满，反复发作3年余，得食后稍缓。胃脘隐痛无规律，并有下坠感。伴有腹满嗳气，大便溏泻，身体消瘦，纳呆，少腹疼痛。在我院做胃肠钡餐检查，诊断为慢性胃炎，胃下垂。曾服补中益气丸2月余，病情不见好转。舌质淡白，脉沉细。证系肝脾不和，中气不足，予疏肝健脾益气，方用当归芍药散加味：当归25g、川芎15g、白芍40g、白术20g、茯苓15g、泽泻12g、木香10g、郁金15g、党参30g、升麻9g、生姜12g、大枣30g、炙甘草10g、黄芪30g。6剂后，胃痛减轻，胀满好转，上方去木香加葛根15g，连服40余剂，诸症消失，复查胃肠钡餐，下垂胃已复常位。[张明礼．当归芍药散的临床应用．新疆中医药，1990，（2）：59]

### （七）五官科疾病

**1. 中心性浆液性网膜病变（视瞻昏渺）** 刘某，男，42岁，干部。右眼视物变形、变小半月。1989年1月12日就诊。1978年曾患此病，本次发作与生气劳累有关。查见右眼远视力0.7，近视力0.5/30cm。黄斑部水肿、渗出、中心反光消失，色素紊乱。荧光眼底血管造影提示：右眼中浆（扩大型）。兼见性急易怒，胸胁满闷，口苦纳呆，舌质暗淡、苔薄白，脉弦细。西医诊断：右眼中心性浆液性网膜病变。中医证属：右眼视瞻昏渺（七情郁结型）。治宜舒肝健脾，活血利水。方药：当归芍药散加柴胡10g，郁金12g，夏枯草15g。服6剂，右眼视力0.9，中心反光散乱，守方再服6剂，右眼视力1.0，黄斑部水肿、渗出消退，中心反光恢复，诸症悉除，追踪观察至今，未见复发。[魏承朴．当归芍药散在眼病中的应用．陕西中医，1991，12（2）：79]

**2. 急性闭角性青光眼（绿风内障）** 李某，男，68岁，退休干部。1989年11月24日就诊。右眼胀痛头痛视物模糊2天，无恶心呕吐及虹视，平素性急，此次发病有情志不舒史。查见远视力右眼数指/20cm，左眼0.4，近视力右眼0/30cm，左眼0.2/30cm。触诊右眼压T+2，左眼Tn，眼压测定右眼3.54kPa。左眼2.74kPa。右眼球结膜睫状充血（++），角膜水肿呈云雾状，前房浅，瞳孔中等度散大，对光反应迟钝，眼底不能窥见。兼见口苦咽干，性急易怒，溲赤便干，舌质暗红、少苔，脉弦细。西医诊断：右眼急性闭角性青光眼。中医诊断：右眼绿风内障（肝气郁结型）。治宜滋阴疏肝解郁，利水明目。方药：当归芍药散，重用茯苓30g，加银柴胡10g，郁金12g，夏枯草15g，丹参、车前子各30g。1%匹罗卡品溶液点右眼，每日4次，麻仁丸，每次1丸，每日2次。3剂后右眼视力0.1，角膜水肿减轻，瞳孔仍中等度散大，眼底见视盘呈青光眼样杯状凹陷。守方继服12剂，右眼视力0.2，瞳孔缩小，眼底改变如故，眼压测量右眼19.23mmHg，诸症消失，病愈。[魏承朴．当归芍药散在眼病中的应用．陕西中医，1991，12（2）：80]

**3. 视网膜中央静脉阻塞（暴盲）** 杜某，男，50岁，干部。右眼骤盲10余天，西医治疗无效，1989年3月25日来院就诊。查见远视力右眼数指/15cm，左眼1.0。眼底检查：右眼无红光反射，眼底不能窥入，左眼动脉硬化Ⅰ级改变。Bp：19/13.3kPa，兼见头晕目眩，心烦易怒，大便燥结，失眠多梦，舌质暗淡有瘀点、苔薄白，脉弦。西医诊断：右眼视网膜中央静脉阻塞。中医诊断：右眼暴盲（气滞血瘀型）。治宜疏肝行气，通络明目。方用当归芍药散加柴胡10g，枳壳12g，胡麻仁15g，钩藤30g，三七粉3g。3剂后于眼底可见红光反射，眼底模糊，血管隐约可见，原方继服12剂，右眼视力0.6，玻璃体混浊，眼底见动脉硬化1级改变，黄斑部中心反光消失。药证默契，痊愈，追踪观察至今，未见复发。[魏承朴．当归芍药散在眼病中的应用．陕西中医，1991，12（2）：80]

### （八）皮肤科

**1. 黄褐斑** 陈某，女，37岁，教师，于1999年8月2日就诊。患者诉面部色素沉着，逐渐扩大加深近1年，每于月经前特别明显，经后稍淡。诊见：面部黄褐色色素斑，呈对称性，以颧部明显，经来腹痛，带下量多，色白质中，舌质红，苔薄白，脉弦。辨证为肝脾不和，血瘀湿滞。治拟调和肝脾，化瘀利湿法。给予当归芍药散加味：当归12g，川芎6g，赤芍12g，丹参30g，白术12g，茯苓10g，泽泻10g，菟丝子30g，白芷15g。以此方随症加减，每天1剂，连服35天，黄褐斑已不明显，痛经消失，白带已转正常。嘱每于经前服原方5剂，巩固半年。随访至今，未再复发。[陈佩明．当归芍药散在妇科的临床新用．福建中医药，2004，35（4）：41]

**2. 痤疮** 李某某，女，36岁，2006年4月12日初诊。每次月经前1周面部出现暗红色丘疹、结节，少则2枚，多则4～5枚，伴瘙痒疼痛，偶有白色脓点，周围皮肤色暗，历时近半月方能消褪。询知其经行不畅，初起二三日为褐色液体，继之排出暗红色血液，混有黑血块，舌质暗淡体胖、边尖瘀斑瘀点、苔薄黄腻，脉涩。辨证为瘀血内停，瘀郁化热，以当归芍药散加减。药用：当归、川芎各 9g，白芍 30g，赤芍、连翘、金银花各 15g，白术、茯苓、丹皮、制乳没各 12g，浙贝母 18g。每日 1 剂，水煎服。于月经来潮前 1 周开始服药，经净后停服。5 月 10 日二诊：本次经前面部仅有一枚丘疹，月经排出畅快，血块减少，舌质暗、瘀斑瘀点变淡、苔薄白。效不更方，按前法继服。6 月 8 日三诊：此次经行前面部未出现丘疹，经行正常，舌质暗、瘀斑瘀点基本消失。药用：当归、川芎各 9g，白芍 30g，白术、茯苓各 12g，益母草、泽兰叶各 15g。10 剂，杵为粗末，开水浸泡，代茶饮，1 剂/3 日，巩固疗效。［祁宝菊．当归芍药散新用 3 则．山西中医，2007，23（1）：58－59］

**3. 脂溢性脱发（发蛀脱发）**　李某，男，28 岁，于 1993 年 11 月 28 日初诊。近 2 年头顶部毛发脱落，伴瘆痒多屑。几乎需要天天洗头，否则就瘙痒难忍。诊查：头顶部毛发稀疏，有细碎糠秕状脱屑，舌质淡，苔薄白，脉弦滑。西医诊断：脂溢性脱发。中医诊断：发蛀脱发。辨证属脾虚湿盛，血虚风燥，毛发失养。法拟健脾除湿，养血生发。方选当归芍药散加味：当归、赤白芍、川芎、炒白术、泽泻各 10g，茯苓、首乌、白鲜皮各 15g，生薏苡仁、车前子（包）各 30g。水煎服，每日 1 剂。服上方 14 剂，头皮痒及脱屑减轻，头油及脱发减少。再服 14 剂，头皮痛痒基本消失，已无明显脱发。后改用养血生发胶囊以巩固疗效。［熊晓刚．当归芍药散皮肤科应用举隅．河南中医，1997，17（6）：337］

**4. 带状疱疹（蛇串疮）**　熊某，男，23 岁，1995 年 5 月 8 日初诊。患者自述 7 天前无明显诱因右腹部起红斑水疮，伴灼热刺痛，继之腰部也出现皮疹。自觉口苦纳呆，腹胀，小便黄，大便不爽。诊查：右腰腹部沿胸 11～12 神经分布区可见簇集呈带状排列的绿豆大小水疱，内容物澄清，基底有炎性水肿性红斑。舌质淡，体胖有齿痕，苔黄腻，脉弦滑。西医诊断：带状疱疹。中医诊断：缠腰火丹。辨证属肝郁脾虚，气血瘀滞，复感毒邪。法宜疏肝健脾，行气活血，除湿解毒。方选当归芍药散加味：当归、赤白芍、川芎、白术、泽泻、茯苓、枳壳、柴胡、黄芩、元胡、川楝子各 10g，龙胆草 6g，板蓝根 30g。水煎服，每日 1 剂。服上方 7 剂，部分水疱干缩结痂，疼痛稍减，食纳好转，口不苦，舌胖淡苔白，脉滑。于前方去龙胆草、黄芩，加红花 10g，制乳没各 6g。再服 14 剂，皮疹消退，症状全消。［熊晓刚．当归芍药散皮肤科应用举隅．河南中医，1997，17（6）：337］

**5. 坠积性湿疹（浸淫疮）**　张某，男，82 岁，1993 年 3 月 24 日初诊。近 5 年右小腿肿胀瘙痒，抓后起疹，迁延不愈。近日左小腿也起皮疹，痒重，自觉乏力纳差，下肢沉重不适。诊查：双小腿可见静脉曲张，右小腿为甚，胫前皮肤粗糙肥厚，色素沉着，杂以红斑丘疹、抓痕血痂及轻度糜烂渗出。

舌质淡，舌体胖嫩，苔白腻，脉沉缓。西医诊断：坠积性湿疹。中医诊断：浸淫疮。中医辨证属脾虚血燥，气血瘀滞，肌肤失养。法宜健脾除湿，益气活血，养血润肤。方选当归芍药散加味：当归、白术各10g，党参、茯苓、赤白芍、苦参、木瓜各15g，丹参、泽泻各20g，薏苡仁、鸡血藤、白鲜皮各30g。水煎服，每日1剂。服上方4周，双小腿皮肤变得润泽，渗出停止，已不痒。后改用活血消炎丸、大黄䗪虫丸巩固治疗。[熊晓刚．当归芍药散皮肤科应用举隅．河南中医，1997，17（6）：337]

## （九）其他

**1. 甲状腺腺瘤囊性变（肉瘿）** 某女，38岁，干部，2003年8月2日初诊。患者于2个月前始觉吞咽时如有异物梗阻，又发现左颈前有一包块，曾到其他医院就诊，服中药1个半月，症状无明显缓解，且发现包块渐增大。诊时见胸闷，纳呆，大便溏，舌淡有齿印，苔薄白，脉弦细。检查甲状腺功能与血清甲状腺激素均正常，甲状腺B超示甲状腺腺瘤，约1cm×1cm大小，同位素扫描提示为甲状腺冷结节，检查左侧可扪及约2cm×1.5cm大小包块，质中等，可随吞咽移动。辨证为肝郁脾虚，气滞血瘀，痰凝成瘿，治以柔肝健脾，化痰理气，活血散结，方用当归芍药散加减：当归10g，赤芍10g，川芎10g，白术20g，茯苓20g，泽泻20g，穿山甲15g，夏枯草15g，半夏15g，郁金20g，猫爪草20g，象贝母10g，莪术15g。每天1剂，分早晚2次服。10剂后自觉症状缓和，继服50剂后肿块消失。[张子才．当归芍药散新用．中医药临床杂志，2004，16（3）：220]

**2. 面神经炎** 赖某，女，27岁，农民，1997年4月26日诊。半月前用冷水洗脸，4小时后，左侧头面部约9cm×4cm范围麻木，翌日经我院门诊诊为“面神经炎”。以维生素$B_{12}$、维生素$B_1$肌内注射，口服烟酸、泼尼松5天罔效。又服中药牵正散8天少效，且麻木感范围逐渐漫延至锁骨处，头晕甚而就诊于余。症见左侧头部至锁骨处，触觉不敏，麻木不仁，额纹消失，且轻度水肿，眼裂增宽，眼睑闭合不全，鼻唇沟变浅，口角流涎且歪向健侧，鼓腮时患侧口角漏气，味觉消退，言语不利。左侧小腿外侧有约3cm×2cm慢性溃疡面，渗液不断，屡用草药外敷未好转，因饮食禁忌过严及思想忧虑致纳少，面色白，舌淡、边有齿痕，舌体震颤，苔薄腻，脉缓濡。诊为中风（中经络），证为气血不足，络脉空虚，湿邪入中。治以养血益气，健脾化湿，祛邪固表。拟当归芍药散加减，处方：当归15g，白芍、白术各20g，川芎8g，防风6g，苦杏仁、泽泻各12g，每日1剂，水煎服。3剂后口角流涎减少，口眼歪斜消失，头面部及舌体麻木范围缩小，言语恢复正常，余症减轻。二诊守上方去防风、苦杏仁、泽泻，加党参30g，黄芪20g。又服7剂，面神

经炎症状全消，恢复正常，而脚部溃疡也愈合。［董绳宗．当归芍药散新用．新中医，1998，30（9）：51］

**3. 坐骨神经痛** 王某，女，28岁，2008年7月10日初诊。妊娠30周，突发左侧腰腿疼痛，痛热剧烈，并沿大腿后外侧向下放射，灼热重着，筋脉拘挛，检查臀部可触及条索状隆起筋束，压痛明显，且沿大腿后外侧向下放射，直腿抬高试验（+），步态失常，腰部活动受限。舌淡红、苔薄白，脉滑数。诊断为坐骨神经痛。治宜补益肝肾，通络止痛。方以当归芍药散加味：当归6g，茯苓10g，泽泻10g，杜仲10g，白芍15g，白术10g，桑寄生15g，川芎3g，木瓜15g，枸杞子15g，鸡血藤10g。共服5剂。服药后临床症状、体征完全消失，直腿抬高试验阴性，血沉及白细胞总数恢复正常，继服3剂，随访1个月无复发。［方家，刁军成，李林．周士源运用当归芍药散治疗妊娠病举隅．江西中医药，2010，41（335）：12］

**4. 痛风（痹证）** 患者男，81岁，因反复足趾关节肿痛3年，再发2天，于1993年3月16日初诊。3年前患者不明原因突感左足第一跖趾关节疼痛，逐渐扩展到左踝关节，某医院诊断为痛风，给以秋水仙碱等治疗后症状缓解。上述情况反复发作。2天前饮酒后左足第一跖趾关节疼痛又作，渐及左踝及膝关节，疼痛剧烈，难以成寐，伴心烦口渴。查关节局部红肿灼热，左耳轮处可见一约0.6cm×0.6cm之痛风结节，舌质暗淡，苔薄黄腻，脉弦细。血尿酸643μmol/L，血沉88mm/h。证属肝脾两虚，湿热痹阻，痰瘀互结，治以清热通络，祛风除湿，调补肝脾，取当归芍药散合四妙散加减：忍冬藤、石膏、薏苡仁各30g，白术、茯苓、泽泻、威灵仙、牛膝各15g，独活、当归、白芍、川芎、苍术、元胡各12g，黄柏、知母各10g。水煎服，日1剂。服药3剂后，关节红肿热痛明显减轻，舌苔转为薄白腻。上方去石膏、知母、元胡，加穿山甲、白芥子各10g。5天后关节症状消失，耳轮处痛风结节破溃，尿酸盐结晶开始脱落。续服上方5剂，患者耳部痛风结节基本脱落，但局部皮肤尚未愈合。上方加黄芪45g，3剂后耳轮处皮肤愈合，症状消失，复查血尿酸243μmol/L，血沉8mm/h。随访至今，病未复发。［王燕青，刘学法．当归芍药散治疗痛风的体会．山东中医杂志，1997，16（2）：67－68］

**5. 嗜睡症（多寐）** 季某某，女，38岁，工人，1985年5月1日初诊。患嗜睡症已3年，发病时每日可睡20小时以上，呼之能醒，醒后又睡，睡眠时可见眼球不停转动，一日三餐靠喂流汁，一般连续睡眠5～7日不等。经行量少，头晕胀痛，纳谷不佳，神疲乏力，舌质淡红，边有瘀斑，苔中白腻，脉濡缓。证属肝脾不调，瘀水互结，上蒙清窍。治拟健脾调肝，活血利水，方用当归芍药散改汤：白芍、白术、茯苓各20g，当归、川芎、泽泻各30g。3剂后，嗜睡症解除，上方又服20剂，诸症消失，后用上方做丸，调治固效。

随访1年未见复发。［程运文．当归芍药散新用举隅．国医论坛1990，5（21）：12］

**6. 失眠（不寐）** 将60例失眠症患者随机分为两组：中药治疗组30例，男性12例，女性18例；平均年龄（41.6±10.5）岁；病程1~6个月。西药对照组30例，男性14例，女性16例；平均年龄（43.2±11.7）岁；病程1~8个月。两组一般资料差异无显著性（$P>0.05$），具有可比性。治疗方法：中药治疗组予中药当归芍药散加减治疗。当归9g，芍药18g，白术12g，茯苓12g，泽泻12g，川芎9g。用法：中药加水600ml，煎沸后文火煎30分钟，取汁200ml，再加水至600ml，煎后取汁200ml，两次药汁混合共400ml，每天分3次口服，1个月为1疗程。肝郁血虚证加酸枣仁18g，甘草6g。心脾两虚证加党参10g，黄芪12g。阴虚火旺证加黄连9g，肉桂3g。西药对照组予阿普唑仑0.4~0.8mg，每晚临睡前服用，服用1个月中药组与西药组在治疗前的PSQI评分结果显示，睡眠质量、入睡时间、睡眠时间、睡眠效率、睡眠障碍、睡眠药物和日间功能障碍7个因子差异都没有显著性（$P>0.05$）；治疗后的PSQI评分比较，除睡眠药物因子差异有显著性外，其余因子差异都没有显著性（$P>0.05$）。中药组与西药组治疗前与治疗后的PSQI 7个因子的评分比较差异都有显著性。中药组的不良反应明显少于西药组，其差异有显著性。中药组停药后失眠反跳现象少于西药组，睡眠维持时间长于西药组，两组比较差异有显著性（$P<0.05$）。中药治疗组与西药治疗组的疗效比较，在有效率和显效率方面中药组似乎高于西药组，但经统计学检验差异没有显著性（$P>0.05$）。［李东阳．当归芍药散治疗失眠症30例临床分析．中国现代医学杂志，2010，20（24）：3788-3789］

**7. 梅尼埃病（眩晕）** 陈某，女，61岁，农民，1955年1月4日就诊。反复头晕如坐舟车1月，加重1周，伴心慌，神疲乏力，甚时房屋欲倒，恶心干呕，闭目静卧，头不能动，面色不华，唇甲色淡，舌质淡苔薄白，脉细无力。以肝血虚损，气血不足，脾虚湿困辨治，方用当归芍药散加味：当归25g，杭芍20g，白术15g，茯苓25g，泽泻25g，川芎5g，元胡15g，藿香15g，法半夏10g，西洋参5g，钩藤15g，大枣10g，炙甘草10g。元月5日，服上方后眩晕止，食欲欠佳，继服上方去法半夏、藿香加神曲、砂仁，参量加至10克，2剂。元月10日，家属外感就诊时说其母眩晕病已愈。患者病程1月反复不愈，以脾虚不运，生化失调，脑失濡养，肝风上扰辨治，方中当归、杭芍、天麻、钩藤柔肝养血熄风，白术、茯苓、泽泻健脾除湿，法半夏降逆止呕，配藿香升清降浊，参、草补益元气而奏效。［罗增发．当归芍药散的临床运用．云南中医杂志，1994，16（6）：42］

**8. 寄生虫贫血（虚劳）** 黄某某，男，38岁，农民。有钩虫病史已3年，每年入夏以后病情增剧。面色萎黄，神疲乏力，头晕心悸，颜面及下肢浮肿，舌苔白中腻尖有白花点，脉细濡，大便找虫卵：钩虫卵（++）。症由粪毒外感，湿困脾虚，气血生化乏源，治以当归芍药散加味。处方：当归、炒白芍各10g，川芎5g，苍白术、泽泻各10g，茯苓12g，榧子肉20g，雷丸、槟榔各15g，煅皂1g（分2次桂圆肉包吞）。服上药治疗1月，面色丰肤，诸症消失，大便连续3次找虫卵（-）。[李兰舫．当归芍药散的临床运用．江苏中医杂志，1982，(5)：37]

**【临证提要】**本方两次见于《金匮要略》，一见于《妇人妊娠病篇》，一见于《妇人杂病篇》，具有调和肝脾、活血利湿之效。本方是肝脾同治，血水同调，临床应用颇为广泛。首先按照原书提示，各种妇科经带胎产疾病只要符合肝脾不调，气血不通之证皆可治疗。由于本方调和肝脾，但以调肝为主，故肝经所过之处疾病，无论男女皆可考虑用治，如女性乳腺疾病、男性生殖系统疾病等。本方能够活血化瘀，对于各类瘀血内阻的疾病均可治疗。另外血不利则为水，由于各种原因引起的全身或局部的水肿，单用利水之法往往收效不显，故常加入活血之品。本方能够活血利水，故疗效甚好。临床可以根据此方的组方特点，随证加减应用。

## 干姜人参半夏丸

**【组成】**干姜一两　人参一两　半夏二两

**【用法】**上三味，末之，以生姜汁糊为丸，如梧子大，饮服十丸，日三服。

**【功用】**温中散寒，化饮降逆。

**【主治】**妊娠呕吐不止，干姜人参半夏丸主之。(第二十　6)

**【方解】**干姜散寒止呕，半夏化饮降逆止呕，人参和胃，共奏温中散寒，化饮降逆之功。

**【方论】**此即后世所谓恶阻病也。先因脾胃虚弱，津液留置蓄为痰饮。至妊二月之后胚化成胎，浊气上冲，中焦不胜其逆，痰饮遂涌。呕吐而已，中寒乃起，故用干姜止寒，人参补虚，半夏生姜治痰散逆也。(黄竹斋《金匮要略方论集注》)

**【临床应用】**

**1. 妊娠恶阻**　林善星医案：林某某，女，26岁。停经2个月，开始胃纳不佳饮食无味，倦怠嗜卧，晨起头晕恶心，干呕吐逆，口涎增多，时或吐出痰涎宿食。根据经验自知是妊娠恶阻，认为恶阻乃妊娠常事，未加适当处理。适时将近1个月，渐至水饮不入，食入则吐，所吐皆痰涎清水，稀薄澄澈，动则头晕眩掉，时时呕吐增剧。始延本人诊治。诊其脉虽细，但滑象明显，面色苍白，形容憔悴，羸瘦衰弱，无力以动，闭眼畏光，面里蜷卧，唇舌色淡，苔白而滑，口中和，四末冷，胸脘痞塞不舒，二便如常而量少。脉症合参，一派虚寒之象毕露。

干姜4.5g，党参9g，半夏4.5g。水煎，每日1剂。

连服3剂，呕吐大减，略能近食稀粥和汤饮。再服3剂，呕吐俱停，但饮食尚少，继以五味异功散调理而安。7个月后顺产一男婴。

**按** 本案脉证所参，果为一派虚寒之象，用干姜人参半夏丸正为适宜。［陈明主编．金匮名医验案精选．北京：学苑出版社，2000：547－548］

**2. 慢性浅表性胃炎（反胃）** 张某，男，46岁，2001年5月26日就诊。患者素有胃病史，胃镜检查属慢性浅表性胃炎。1周前因感冒后饮食喝酒，当晚自觉胃痛，反胃。次日午后自觉胃饱满，膨胀不适，至暮则吐宿食酸水，吐后始觉舒畅，病情逐渐加重，饮食亦减，一日呕吐数次，经多方治疗，疗效不显。经询问所吐物皆痰涎清水，呕逆后其气直冲头顶，转动时头痛甚剧，眩晕，神疲乏力，面色少华，四肢发凉，舌淡苔白滑，脉沉迟。此乃中虚胃有寒饮，土虚木旺，厥阴寒气上逆所致。治宜温中健脾，和胃止呕。药用：干姜15g，党参12g，姜半夏15g，炒吴茱萸10g，丁香10g，炒白术12g，旋覆花12g（包煎），砂仁10g，生姜3片。水煎分2次服。服6剂后，呕吐头眩均减，继服5剂，后续用香砂六君子丸调理以巩固疗效，随访1年未复发。［周步君．干姜人参半夏汤加味的临床运用．北京中医杂志，2002，21（6）：358］

**3. 顽固性呕吐** 王某某，男，35岁。1979年4月8日诊。患胃痛已2年余。近2月来，每日午后胃脘饱胀不适，至暮吐出宿食及清水后才觉舒畅。经多方医治不效，延余诊治。舌苔白滑，脉沉弦迟。拟：党参15g、干姜15g、半夏12g、吴茱萸6g、代赭石30g，水煎服，日服1剂。连服3天，呕吐减轻，续服12天告安。［李武忠．干姜人参半夏汤证治举隅．四川中医，1985，（12）：31］

**4. 痞证** 杨某某，男，21岁。1983年8月7日诊。暑天嗜食冷饮，突然吐泻俱作，经西医治疗，吐泻止，但胃脘痞满不适，嗳气频频，时泛清水。舌质淡，苔白滑多津，脉沉细迟。拟：泡参15g、干姜12g、半夏9g、瓜壳10g、薤白15g，水煎温服，1剂后病霍然而愈。［李武忠．干姜人参半夏汤证治举隅．四川中医，1985，（12）：31］

**5. 腹痛** 李某，男，36岁，1999年10月26日就诊。自述长期腹痛绵绵，时作时止，胃脘胀满，时吐涎沫，喜热恶冷，痛时喜按，饥饿劳累后更甚，食少嗳气，矢气则痛减，大便长期溏薄，兼神疲，气短，怯寒，舌淡苔白滑，脉沉细。此乃阳气素虚，脏腑虚寒所致。治宜温中散寒，和胃止痛，祛痰止呕。药用：干姜15g，党参12g，姜半夏12g，良姜12g，白芍15g，炒白术12g，木香9g，大枣12g，生姜3片。水煎，每日1剂。连服12剂而愈，随访1年未再复发。[周步君．干姜人参半夏汤加味的临床运用．北京中医杂志，2002，21（6）：358－359]

**6. 眩晕** 吴某，女，55岁，2001年9月14日就诊。自述头眩晕半月多，并伴有眼花，睁眼四周旋转，恶心呕吐涎沫，终日想闭眼而卧，喜静恶躁，口中唾液甚多，腹中辘辘如水声，苔滑色灰，脉弦滑。此乃中焦虚寒，痰饮阻遏，致阳气不升而致眩晕。治宜温中逐饮。药用：干姜15g，党参12g，半夏12g，茯苓15g，桂枝12g，陈皮10g，吴茱萸10g，甘草6g。水煎服，每日1剂，连服15剂而愈，随访1年未再复发。[周步君．干姜人参半夏汤加味的临床运用．北京中医杂志，2002，21（6）：359]

**【临证提要】**此方古时用于妊娠呕吐不止的恶阻证，半夏虽有毒性，且后世有医家认为其为妊娠禁药，但《黄帝内经》云："有故无殒，亦无殒也。"由于半夏止呕作用强，故临床只要辨证为寒饮中阻脾胃虚寒即可使用。不仅是妊娠恶阻，一般消化系统疾病如呕吐、腹痛、腹胀或眩晕伴有呕吐，如果辨证准确，皆可使用。

## 当归贝母苦参丸

**【组成】**当归　贝母　苦参各四两，男子加滑石半两

**【用法】**上三味，末之，炼蜜丸如小豆大，饮服三丸，加至十丸。

**【功用】**养血开郁，清热除湿。

**【主治】**妊娠小便难，饮食如故，归母苦参丸主之。(第二十　7)

**【方解】**当归补女子诸不足，苦参入阴利窍除伏热，贝母能疗郁结，兼清水液之源也。

**【方论】**小便难者膀胱热郁，气结成燥。病在下焦不在中焦，所以饮食如故。用当归和血润燥，《本草》贝母治热淋，乃治肺金燥郁之剂。肺是肾水之母，水之燥郁由母气不化也。贝母非治热，郁解则热散；非淡渗利水也，其结通则水行。苦参长于治热利窍逐水，佐贝母入行膀胱以除热结也。(《金匮玉函经二注》)

**【临床应用】**

**1. 急性盆腔炎（腹痛）** 雷某，女，28岁，1999年9月初诊。4天前突发下腹疼痛伴畏寒发热。血WBC15.3×$10^9$/L，N0.83，静滴青霉素3天。今因腹部仍痛而来诊。诊见：患者仍感寒热不适，左下腹明显压痛，无反跳痛，白带多，大便干，小便黄，舌红、苔薄黄，脉弦滑数，近期曾做人流。处方：

当归12g，苦参15g，浙贝母、黄芩、柴胡各10g，大黄、通草各6g，2剂后痛止而诸症悉除。［杨崇华．当归贝母苦参丸加味治验3则．新中医，2001，33（7）：61］

**2. 急性泌尿系感染** 包某某，女，42岁，住北京市朝阳区。1994年6月22日就诊。尿急，尿频，小便时尿道灼热涩痛。尿检：白细胞10~16个，红细胞3~4个。某医院诊断为："急性泌尿系感染"，服氟哌酸等西药，效果不佳。伴腰酸，小腹胀，足踝部略有水肿，心烦少寐，口干不欲饮，微咳，大便偏干，2日一行，小便黄。舌红，苔薄腻，脉滑细。刘老辨为血虚挟有湿热下注，治当养血清热利湿。方用《金匮要略》之"当归贝母苦参丸"。当归20g，浙贝15g，苦参12g，7剂。服4剂后，症状明显减轻，小便灼痛消失，排尿通畅。然足踝处之水肿兼有腿肿、乏力未瘥。转方当归贝母苦参丸与防己黄芪汤合方，清热除湿之中并扶卫气之虚。防己15g，黄芪20g，白术10g，茯苓30g，当归20g，浙贝15g，苦参12g。又服7剂，诸症悉除，尿常规化验为阴性。［陈明，刘燕华，李方．刘渡舟验案精选．北京：学苑出版社，2007：114］

**3. 尿频症** 章某某，女，32岁。2010年3月12日初诊。患者尿频已6月余，曾在外院用八正散、石韦散及补中益气汤等治疗3周，未见明显疗效。多次小便常规检查均正常，B超（双肾、输尿管、膀胱）检查也未见异常。诊见舌质偏红、边有瘀斑、瘀点，苔黄略腻，脉细滑数。证属下焦郁热兼有瘀血，治拟清利下焦郁热，佐以活血化瘀。当归贝母苦参丸加味：当归、浙贝母、苦参、陈皮各12g，黄芪18g，茯苓、车前子、丹参各15g，桂枝6g。每日1剂，水煎服。10剂后，尿频明显减轻，继守原方7剂，尿频症状已除。

**按** 本例患者之尿频症，虽用八正散、石韦散之类及补中益气汤加减治疗无效。详辨舌脉，见其舌质偏红、边有瘀斑、瘀点，乃系下焦郁热、且有瘀血内阻，故用当归贝母苦参丸加味治疗。方中当归、丹参活血化瘀，浙贝母、陈皮理气解郁，苦参清湿热、除郁热，茯苓、车前子淡渗利湿，久病则气虚、阳虚，故加黄芪补气，桂枝温阳。诸药合用，而收桴鼓之效。［黄晓春．当归贝母苦参丸临床新用．浙江中医杂志，2011，46（1）：60］

**4. 妊娠便秘** 高尔祥医案：于某某，女，26岁。自然闭经2个月，呕吐便秘半月余，恶心呕吐，日呕吐5~10次不等，吐物黏稠。嗜酸，但不影响进食。大便秘结，五六日不行，勉强入厕偶便出几枚干粪，病者腹中满闷不适。尿少而黄，但无尿道涩痛。舌质红，苔黄略腻，脉濡数。诊断为妊娠呕吐。其证为痰热阻于中焦，胎气上逆，胃失和降而致呕吐，予加味温胆汤2剂，呕吐缓解。惟便秘仍在，腹仍不适，舌质红，黄腻苔已通，脉仍细数。此系妊娠呕吐伤及胃阴，又胎气初结，血去养胎，阴血不足而生虚热，虚热耗津，致大便秘而不解。故用当归贝母苦参丸方，养血清热散结。

重用当归40g，苦参15g，贝母10g，日1剂，分2次服。

连服4剂，大便得通，舌红转淡，腹满消失。妊娠至6个月，便秘复作，再投此方3剂，至分娩，便秘未再出现。

**按** 当归贝母苦参丸用于妊娠血虚有热，津亏肠燥之便秘，疗效颇佳。当代著名医家秦伯未先生曾说过，本条“小便难而饮食照常的，用当归贝母苦参丸来治，很难理解，古今注家，多望文生训，理论脱离实际。近得金华沈介业中医师来信，指正这条小便难，应作大便难。经他祖父50年的经验和他自己试用，效验非凡”。可资参考。[陈明主编．金匮名医验案精选．北京：学苑出版社，2000：552]

**5. 前列腺肥大（癃闭）** 韩某，男，年近花甲。3月前初因夜尿频仍，渐次小溲淋沥不爽，或尿出如线，甚则涓滴不通而入某医院治疗，指诊中央沟变浅，B超示：前列腺肥大（3.6mm×4.2mm）。诊断为前列腺肥大。经用前列康等药，效果不显，症见夜尿频数，约10次之多，排尿困难，尿细如线，余溺不尽，甚则小便点滴而出，或涓滴不通，小腹有憋胀感，按之不舒。舌苔黄薄腻，质红，脉沉滑。证由老年肾气本虚，气结热郁，下焦气化失司。拟益气散结，清热通利水道为治，用本方加味：当归15g，象贝母20g，苦参12g，滑石15g（布包），生黄芪30g，莪术、王不留行（杵）、川牛膝各15g，炮山甲8g（杵），急性子15g。服上方10剂后，夜尿已减其半，排尿亦较通畅，续以原方，进服旬日，尿解已畅，精神转佳，但仍有余溺不尽。仍以原方随证进退，调治月余，诸症皆安。B超复查，前列腺正常。[张荣春．当归贝母苦参丸加味应用经验．北京中医，1998，(6)：24]

**6. 急性管盂肾炎（淋证）** 吴一纯医案：周某，男，24岁，1967年11月13日初诊。患者5天前拔牙复加劳累后出现恶寒发热，腰痛，尿痛，西医诊为急性肾盂肾炎，经肌内注射青、链霉素治疗后，寒热消退，他症未除，特请吴老诊治。患者素有宿疾，体质较弱，刻下小便艰涩，灼痛黄赤，腰酸胀痛，纳呆食少，乏力倦怠，大便干结，舌质暗红，苔薄黄，脉弦数。尿常规检查：蛋白（+），脓球（+），红细胞4~5个/HP。辨证：素体虚弱，湿热结阻，气化不利。治法；清热利湿，散结开郁。

处方：当归15g，浙贝母9g，苦参9g。3剂，水煎服，每日1剂。

11月17日复诊：药后诸症显减，二便畅利，舌苔薄黄，脉弦略数。药已中的，原方再进3剂。

12月12日再诊。诸症消失，舌苔薄白，脉弦细。连续检查尿常规未见异常。病告痊愈。

**按** 患者体质素弱，湿热余毒方盛。吴老以恢复肾与膀胱的气化功能为着眼点，处以《金匮要略》当归贝母苦参丸原方作汤剂内服，仅用少量苦参清热利窍逐湿，少量贝母开宣肺气以助气化，散结清热，大量当归和血润燥，

亦防苦参苦燥伤阴。小方小药，恰合病机，是获捷效。［陈明主编．金匮名医验案精选．北京：学苑出版社，2000：550］

**7. 肾结石（腰痛）** 孟某，女，53岁。因血尿及肾部绞痛，经X线腹部平片及泌尿系造影确诊为双肾结石（左6mm×5mm，右4mm×3mm），伴输尿管扩张，病延年余。曾服排石冲剂等治疗5个月未效。诊时症见左右两侧腰部疼痛作胀，转侧加重，叩之益剧，尿解困难，面肢浮肿，尤以双下肢肿势为显，按之凹陷。舌苔黄薄腻、稍滑，舌质稍暗。证属湿热蕴结下焦，煎熬浊液成石，水府通调失职。拟通淋排石、滑润解痉为治，用本方加味：当归30g，象贝母、苦参各15g，飞滑石30g（布包），四川大叶金钱草60g，冬葵子、川牛膝各15g，赤白芍各12g，炙甘草6g，炙地龙10g，石见穿、威灵仙各15g。服方25剂后，腰痛、尿解困难诸症已除，面肢浮肿已消失。复查B超示：右肾声像图已正常，左肾仍可见有一枚6mm×5mm强光团伴声影。复以原方续服23剂，腰痛、尿解困难诸症未再发作。复查B超示：双肾声像图均正常，结石遂告排除。［张荣春．当归贝母苦参丸加味应用经验．北京中医，1998，（6）：24］

**8. 阴囊湿疹** 王某，男，30岁，2002年9月10日诊。于3个多月前因田间劳动后出现阴囊部起红斑丘疹，痒甚，抓后有少许渗出，用盐水外洗及皮康王软膏涂擦后效果不佳，皮损逐渐加重，糜烂并扩散至整个阴囊，痒痛不适，行走困难。查阴囊皮肤潮红肿胀，密集丘疹及片状糜烂，部分表皮剥脱，大量渗出、结痂，阴茎腹侧亦有类似皮损，包皮轻度水肿。诊断：阴囊急性湿疹。处方：当归、苦参、龙胆草、茯苓各15g，薏苡仁30g，浙贝母、生地、黄柏、徐长卿、黄芩、车前子各12g，甘草6g。日1剂，水煎分3次口服，同时外用自制湿疹溶液湿敷患处，每日3次，每次1小时。1周后皮疹明显好转，痒痛不适症状减轻，渗出基本消退，继续服上方7剂皮疹大部分消退，遂减龙胆草、黄芩、茯苓、车前子，续服5剂皮疹消退，随访1个月未见复发。［程晓春，龚一云，岳代荣．当归贝母苦参丸加味为主治疗阴囊湿疹60例．实用中医药杂志，2004，20（4）：181］

**9. 阳痿** 张某，男，32岁。3年前因夫妻不和而离异，2年后再婚，始发现阳痿。曾检查未见器质性病变，曾多方求治，多服用温补肾阳、填补肾精之品，均无满意疗效。患者情绪低落，烦躁易怒，常感胁痛口苦，小腹时胀痛不适，阴囊潮湿气臭，小便黄，舌红苔黄腻，脉沉弦。辨证属肝胆湿热下注，瘀阻肾气。治宜清肝胆湿热，活血行瘀。用当归贝母苦参丸加味主之：当归15g，川贝母15g，苦参10g，龙胆草9g，牛膝15g，赤芍、白芍各10g，合欢皮15g，蜈蚣2条，甘草3g。5剂，水煎服。药后脉症均见好转，阴茎偶能勃起，但举而不坚，仍不能同房药已中病，守方减苦参、龙胆草量至6g，

又进10剂，诸症皆平，性生活完全恢复正常。[郭跃．当归贝母苦参丸应用举隅．光明中医，2010，25（9）：1707]

**10. 慢性支气管炎（咳喘）** 朱树宽医案：张某，女，61岁。1991年11月15日就诊。素有气管炎病史20余年，近因感冒而加重，经住院输液治疗月余，收效不大。现仍咳嗽不已，夜间尤甚，喘促气短，难以平卧，时吐白色粘沫，口干咽燥，大便干结。胸透示：肺纹理增粗紊乱。察形瘦体弱，舌红苔薄，按脉细微弦。诊为阴虚肺燥，治当滋阴润肺，予加味当归贝母苦参丸：当归、贝母各15g，苦参6g，麦冬24g，沙参12g。服药3剂，大便畅通，喘咳俱减。继服5剂，诸症基本消失。嘱常服六味地黄丸以资巩固。

**按** 本方对阴虚肺燥型咳喘有较好疗效，据朱氏报道，用本方治疗慢性支气管炎21例，痊愈18例，好转3例，全部有效。[陈明主编．金匮名医验案精选．北京：学苑出版社，2000：547－548]

**11. 病毒性心肌炎（心悸）** 朱某，男，23岁。1年前，因患病毒性心肌炎而罹心悸之疾。每于感冒咽喉疼痛时加重心悸发作。曾在某医院用西药普萘洛尔等治疗未效。就诊时症见心悸、气促、胸闷、头晕、乏力、心前区疼痛，夜眠差，多梦易惊，咽痛，咯痰黄稠，面色无华，脉象细促，舌苔微黄薄腻，质红。查心电图示：频发室性早搏，伴心肌损害。详察病情，证由热毒伤营，心营气虚，兼夹痰热瘀阻，心神失宁，拟调营益气复脉，清化痰热，佐以祛瘀通络为治。以本方加味：当归30g，丹苦参各15g，川贝母4g（研冲），太子参30g，五味子6g（杵），青龙齿15g（杵、先煎），菖蒲6g。服药15剂后，心悸、胸闷诸症均有明显好转，咯痰亦利，精神较爽，脉息亦较平。后以本方随症加减，续服50余剂，心悸平，脉息调，复查心电图2次，均未见室性早搏及心肌损害。[张荣春．当归贝母苦参丸加味应用经验．北京中医，1998，（6）：25]

**12. 风心房颤（心悸）** 孙某，男，50岁。素有风心病史，3天前因心悸气促加重，于1998年12月22日入住我院。入院后胸部X线摄片：心脏增大，双肺瘀血；心电图：房率400次/分，室率110次/分，P波消失；超声心动图：左房显著增大，右室偏大，二尖瓣瓣尖粘连，瓣口开放小。诊断：风心病二尖瓣狭窄，快速型心房纤颤，Ⅲ级心功能。经强心、吸氧、抗感染等治疗后，症状一度缓解。12月15日邀余会诊。诊见：患者衰惫失神，面色紫暗，端坐气喘，烦躁不安，频频咳嗽，咯吐黏痰，舌绛紫少津、中间满布黄苔，略存腐腻，心率108次/分，脉象急促无序，或弱或强，尿时疼痛不畅，量少色黄，大便黏滞不爽。处方：当归、浙贝母、苦参各15g，黄连、阿胶（烊）、白芍、黄芩各10g，鸡子黄1枚（冲兑），煎服。次日复诊：1剂后心悸、烦躁大减，心率降至80次/分，节律较前整齐，呼吸渐平，小便增加，大便通畅，痰浊减少。效不更方，再进2剂，西药治疗同前，1周后好转出院。[杨崇华．当归贝母苦参丸加味治验3则．新中医，2001，33（7）：61]

**13. 二尖瓣分离术后水肿（水肿）** 郑某某，女，32岁，2005年3月8日初诊。有风湿性心瓣膜病史，2年前于某某医院行二尖瓣分离术，术后因小便不利下肢水肿，长期服氢氯噻嗪、螺内酯等药物，疗效不显而求治于我父。自觉心悸不宁，胸闷，动则短气难续，面色不华，失眠多梦，咳嗽咯痰胶黏，小便黄赤短小，面目及四肢浮肿，舌质暗红，苔白腻稍黄，脉数而沉细无力。心率102次/分，律整。各瓣膜区未闻杂音，双肺无啰音。尿常规定检查未见异常。辨证为气血两虚，水瘀内停。治疗当归贝母苦参丸加味。方药：西洋参5g、黄芪15g、当归10g、浙贝10g、苦参10g、桑白皮15g、车前子15g、葶苈子10g、大枣15g、枣仁15g、茯神15g、丹参15g、琥珀粉（冲服）3g。每天1剂。7天后，小便通畅，浮肿见消，心悸气促有所改善。原方续服7剂，浮肿消退，心悸气促明显好转，继以前方加减化裁服用2月余，病情稳定。[杨澄．当归贝母苦参丸新用．内蒙古中医药，2008，（3）：25]

**14. 胃炎（胃痛）** 宫某某，女，28岁，1986年7月21日初诊。上腹部疼痛3年。3年前正值午餐之时与人发生口角，当即感心口不适，有痞塞不通之感，同时嗳气，未经任何治疗。又遇生气，当即上腹痛，其痛隐隐，而且烧心，钡餐检查诊为胃炎，经治疗好转。2个月后感上腹疼痛，且多于空腹时疼，有时累及两胁胀痛，痛甚则吐酸水或清水，严重时吐饭，将饭物吐出后则感痛减。食后上腹部胀满不舒，有烧灼感，食辛辣及甜物后烧心尤甚，伴饮食减少。舌质红，苔白厚微黄，脉弦细。诊为肝胃郁热型胃痛，法当清热泻火解郁，给以：当归30g，贝母10g，苦参10g。6剂，每日1剂以水1500ml煎至500分3次服。6剂后胃脘痛止，又继服上方6剂，痛未发，烧心嗳气已除，饮食亦恢复正常。［毕明义．当归贝母苦参丸治疗胃脘痛180例．河南中医，1992，12（1）：17］

**15. 慢性溃疡性结肠炎（痢疾）** 陆某，男，34岁。患下痢脓血便3年余，经某医院做钡剂灌肠X线摄片及纤维结肠镜检查，确诊为慢性溃疡性结肠炎。曾用链霉素等西药及参苓白术丸等治疗，未见明显效果。诊时症见下痢赤白脓血，赤多白少，日达4~5次之多，腹痛，里急后重，得便后则肛坠稍减，小便短而少，舌苔微黄而腻、质淡红，脉滑数。辨证为湿热蕴结肠腑，气血失和，拟清肠燥湿，调气和血为治。用本方加味：当归、赤白芍各10g，苦参、秦皮、象贝母、乌贼骨（杵粉）各15g，木香、枳实各10g。每日2剂，每剂煎2煎，上下午口服、保留灌肠各1次。治疗月余，大便已转正常，腹痛肛坠诸症均除。后以本方为基础，合以六君加减为丸常服，调治3月，遂告康复。[张荣春．当归贝母苦参丸加味应用经验．北京中医，1998：25]

**16. 结肠癌** 龚某，男，70岁。1997年2月24日因便血半年，腹痛3天，经某医院行纤维结肠镜检查，诊断为乙状结肠癌（中期）。遂于3月12日来我院拟行手术切除。4天后，在手术准备之时，患者突然拒绝手术，要求出院。于1997年3月15日来我处就诊。诊见：患者形体初衰，情绪低落，左腹疼痛，大便黑，苔黄腻，脉沉滑。处方：当归、浙贝母、苦参各15g，土茯苓、地榆、槐花各20g，大黄、牡丹皮、赤芍、乌梅、僵蚕各12g，山慈菇、穿山甲各6g，白花蛇舌草、半枝莲各30g，水煎服。4剂后腹痛渐减，大便渐畅，便色渐黄。继以此方制成蜜丸，长期服用。另以人参养营汤略事加减，长期煎服。坚持治疗2年多，共煎中药约300余剂，蜜丸20余料。4年后随访，病情稳定。［杨崇华．当归贝母苦参丸加味治验3则．新中医，2001，33（7）：61］

**17. 带状疱疹（蛇串疮）** 李某，女，34岁。6天前右侧下胸部开始疼痛，后相继起红点水疱，一簇一簇出现，某医院诊断为“带状疱疹”，经治乏效，求治中医。诊见疱疹缠右腰肋而生，形如粟米、绿豆大小不等，水疱成簇，分布如带状，部分疱疹并见糜烂，流黄水，患部皮肤红赤，疼痛剧烈如火燎，入夜尤甚，口苦心烦，夜眠不安，尿灼热。舌质红、苔黄腻，脉弦滑数。证属肝胆湿热，热重于湿，湿热火毒炽盛，循经外侵肌肤。治以清热利湿，凉血解毒为法。用当归贝母苦参丸加味：当归10g，川、浙贝母各12g，苦参15g，牡丹皮15g，赤芍药15g，紫草10g，水牛角30g，黄芩15g，全瓜蒌15g，生甘草6g。3剂后，局部疱疹逐渐消退，疼痛减轻，又继服3剂，局部疱疹已干燥结痂，脱屑，疼痛基本消失。原方去水牛角，余药减其用量并加活血化瘀止痛的三七6g，又进3剂，疱疹全失，患部表面仅留色素沉着，病愈。［郭跃．当归贝母苦参丸应用举隅．光明中医，2010，25（9）：1706］

**18. 颈痈** 张某，男，23岁，望城县湘江印刷厂临时工，1988年4月13日诊。患者颈部右侧生一圆形高突如疖之肿块11天，大约寸许，当耳垂直下1.5寸向后0.7寸处。肌内注射青霉素1周无效，3天前，自行挑破，流鲜血较多，血止后尚有少量淡黄透明之汁水流出，疼痛甚剧，头不能转侧。查：肿块皮色微红、微热，挑破处仍有少许透明清淡之汁水流出，按之坚硬，剧痛难忍，尿短色深，大便干燥，苔薄黄腻，脉弦稍数，据此拟诊为颈痈，当属湿热痰浊瘀滞于少阳之证，处方如下：当归12g，川贝母、浙贝母各10g，苦参15g，柴胡10g，黄芩10g，法半夏12g，党参10g，甘草3g，夏枯草15g，天葵子15g，香附10g，水煎服，日1剂。外用：生鹿角、山慈菇、黄药子、天葵子、三七磨汁外搽患处，每日搽6～8次。3日疼痛即减，5日疼痛若失，肿块缩小，11日肿块全消而愈。、随访半年，疗效巩固。［胡不群．当归贝母苦参丸治验．湖南中医学院学报，1991，11（4）：50］

**【临证提要】** 本方用治产后血虚热郁之小便不利，亦有医家认为应是大便不通，无论大小便，其病因总为津液不足，郁热内扰。临床用于治疗急性盆腔炎、慢性盆腔炎、尿道炎、尿频症、慢性前列腺炎、前列腺肥大、膀胱炎、肾盂肾炎、肾结石、阴囊湿疹、阳痿等下焦病症。另外呼吸系统、心血管系统、消化系统或外科疾病，如慢性支气管炎、病毒性心肌炎、房颤、频发室早、二尖瓣分离术后水肿、胃炎、乙型肝炎、慢性溃疡性结肠炎、结肠癌、带状疱疹、麦粒肿、颈痈等，如辨证准确，亦获佳效。

## 葵子茯苓散

**【组成】** 葵子一斤　茯苓三两

**【用法】** 上二味，杵为散，饮服方寸匕，日三服，小便利则愈。

**【功用】** 利水通阳。

**【主治】** 妊娠有水气，身重，小便不利，洒淅恶寒，起即头眩，葵子茯苓散主之。（第二十　8）

**【方解】** 冬葵子滑利窍道，配以茯苓健脾利水，而且以米饮调服，既可养胃扶正，亦可防冬葵子之过于滑利。

**【方论】** 妊娠小便不利，与上条同。而身重恶寒头眩，则全是水气为病，视虚热液少者，霄壤悬殊矣。葵子、茯苓滑窍行水。水气既行，不淫肌体，身不重矣。不侵卫阳，不恶寒矣。不犯清道，不头眩矣。经曰：有者求之，无者求之，盛虚之变，不可不审也。（清·尤怡《金匮要略心典》）

**【临床应用】**

**1. 肾结石**　洪某某，男性，51岁，腰部肾区绞痛，经常性反复发作已2年。今腰部左肾区阵发性绞痛，痛时面色苍白，冷汗，四肢冰凉，脉沉弱，舌质淡白，舌体肥胖，经B超提示左肾下极1.8cm×0.8cm结石。诊为气血两虚型肾结石。采用葵子茯苓散加味：茯苓20g，冬葵子30g，金钱草20g，海金沙30g，炒鸡内金20g，鱼脑石10g，王不留行20g，赤芍20g，党参30g，甘草10g，硝石10g，虎碧10g（研未另冲）。水煎服，每日1剂，连服10剂。症状全部消失，经B超检查结石消失，随访2年未见复发。［洪长春．葵子茯苓散加味治疗泌尿系结石．中华中医药学会学术年会－创新优秀论文集，2002：240］

**2. 胎盘羁留**　蒋某，32岁。1996年3月18日上午9：20时，产房特邀会诊。患者系经产妇，今产后2时许，胞衣未能娩出，阴道出血量很少，有时甚至不见出血，腹部显觉增大，按压腹部或子宫部位，有大量血块或血液涌出，血色淡红，小腹微胀，面色皖白，头晕心悸，神疲气短，汗出肢冷。舌质淡、苔薄白，脉虚弱而涩。处方：炒冬葵子（碎）、茯苓各30g，红参片、明附子（先煎）各10g，炙黄芪60g，炙甘草6g。1剂，煎两服，上午11：40时服头煎，药后自觉头晕心悸、神疲气短、汗出肢冷好转，下午4：30时服二煎，下午6：10时胞衣自下，出血量约50ml。为善后起见，又继服2剂而康复。［周德清，王乃汉．葵子茯苓散在产后病中的活用实例．浙江中医杂志，1997，（7）：309］

**3. 产后尿潴留** 袁某某，23岁。1996年5月21日诊：产后次日早晨即发现小便点滴而下，渐至闭塞不通，小腹胀急疼痛。西医拟诊为膀胱麻痹，尿路感染，经用青霉素、庆大霉素、新斯的明等药，治疗5天未效，无奈放置导尿管以缓解小腹胀痛之苦。闻其语音低弱，少气懒言，观其面色少华，舌质淡、苔薄白，察其脉缓弱。处方：炒冬葵子（碎）、茯苓、党参各30g，黄芪60g，焦白术12g，桔梗3g。第1剂服后，小便即畅通自如，小腹亦无胀急疼痛感。3剂服完，诸症悉除，一如常人。［周德清，王乃汉．葵子茯苓散在产后病中的活用实例．浙江中医杂志，1997，（7）：309］

**4. 缺乳** 尹某某，25岁。1996年6月8日诊：分娩1周以后，乳汁仍浓稠涩少，乳房胀硬，乳头痛，胸胁胃脘胀闷不舒，情志抑郁，食欲不振。舌质稍红、苔薄黄，脉弦数。处方：炒冬葵子（碎）、茯苓、王不留行、白芍各30g，醋炒柴胡、炮山甲各10g，当归20g，青皮、陈皮各6g。药服3剂，乳下渐多，余症均减，又接服3剂，乳下如涌泉，神爽纳增。［周德清，王乃汉．葵子茯苓散在产后病中的活用实例．浙江中医杂志，1997，（7）：309］

**【临证提要】**本方原用治妊娠水肿，小便不利，眩晕等。冬葵子性滑利，恐有滑胎之嫌，被后世列为妊娠慎用药，但此处取其有病则病受之之意。临床上只要见到水肿、小便不利，眩晕等症即可使用，如肾结石、胎盘羁留、缺乳、产后尿潴留等。

## 当归散

**【组成】**当归　黄芩　芍药　川芎各一斤　白术半斤

**【用法】**上五味，杵为散，酒饮服方寸匕，日再服。妊娠常服即易产，胎无疾苦。产后百病悉主之。

**【功用】**养血健脾，清热除湿。

**【主治】**妇人妊娠，宜常服当归散主之。（第二十　9）

**【方解】**方中当归、芍药补肝养血，合川芎能舒气血之滞；白术健脾补气，黄芩坚阴清热。合而用之，可奏养血健脾，清热安胎之效。

**【方论】**赵以德曰：内经云：阴搏阳别谓之有子，尺脉搏击者，由子宫之气血相搏而形于脉也，精留血裹，阴阳纽合也，动搏则变化，而变化生于动，若静而不动则不生不化。是以妊娠之血不可以静，静则凝，凝则涩，涩则亏少而虚，皆不得与化胎之火相合。要其胎运生化必脉动搏，故调之者，先和阴阳，利其气血，常服养胎之药，非惟安胎易产，且免产后诸病，芎归芍药之安胎补血，白术之用有三：一者益胃致安气以养胎，二者胎系于肾，肾恶燥能燥湿而生津，三者皆致中焦所化之新血，去腰脊间之陈瘀。至若胎外之血，因寒湿滞者皆解之。黄芩减壮火而反于少火则可以生气。与脾土湿热来伤，及开血之瘀闭，故为常服之剂。然当以脉之迟数虚弱加减之，有病可服，否则不必也。（黄竹斋《金匮要略方论集注》）

**【临床应用】**

**1. 习惯性流产（滑胎）** 朱丹溪医案：一妇人三十余，或经住，或成形未具，其胎必堕。察其性急多怒，色黑气实，此相火太盛，不能生气化胎，反食气伤精故也。因令住经第二月，用黄芩、白术、当归、甘草，服至3月尽，止药，后生一子。

**按** 产前多热，患者又性急似火，以致相火太盛，扰于胎元，轻则胎动不安，重则胎屡堕。当清热安胎以治，用当归散加减而安。［陈明主编．金匮名医验案精选．北京：学苑出版社，2000：553－554］

**2. 先兆流产（胎漏）** 韩奕医案：朱某，25岁，护士，1975年4月26日初诊。患者孕7月，因夜班劳累，于3天前出现阴道少量流血，妇科以“先兆流产”收住院，经西药治疗罔效，特邀中医会诊。到诊：阴道出血量较前稍增多，血色鲜红，面赤唇红，口渴咽燥，心烦不安，舌红，苔薄黄燥，脉滑稍数。辨证：热扰冲任，胎漏不止。立法：清热养血安胎。

处方：全当归10g，白芍20g，川芎10g，黄芩15g，炒白术10g，水煎服。

服1剂药后，出血即止，服完2剂，诸症全消。出院休息10天后正常上班，至妊娠足月顺产一女婴。

**按** 本案“胎漏”乃缘患者孕后阴血聚以养胎，加之劳累耗及阴血，使机体阳热偏盛，热扰冲任，胞络受损而致。此时血虚不守为本，热扰漏下为标。投以当归散并重用一味黄芩苦寒坚阴专清邪热。如此不止血而出血自止，胎元得宁，故获显效。［陈明主编．金匮名医验案精选．北京：学苑出版社，2000：554］

**3. 浅层点状角膜炎（聚星障）** 王某，男，45岁。1995年5月6日初诊。自觉双眼艰涩不适，羞明流泪，视物模糊，反复发作6个月。曾用多种西药治疗无效，而要求中医药治疗。眼检：双眼视力4.8，结膜充血（＋＋），睫状充血（＋），角膜表层可见点状浸润聚合成片，荧光素钠染色阳性。舌淡红、苔薄白，脉数。辨证风热毒邪上扰，犯于眼目，袭于黑睛。治宜疏风清热解毒，退翳明目。方用：当归、生地、生栀子、蝉蜕各9g，甘菊花、白蒺藜各12g，紫草10g，甘草6g，5剂。局部用0.1%利福平和无环鸟苷眼药水交替滴双眼，每2小时1次，每次1滴。二诊：自觉症状减轻，双眼结膜、睫状充血显著减轻，角膜点状浸润尚留少数。乃于上方中去栀子，加桑白皮、怀山药，7剂。药后诸症消失，视力达5.2而获痊愈。[胡素英．当归散加减治疗浅层点状角膜炎62例．浙江中医杂志，1998：173]

**4. 黄褐斑** 黄某某，女，28岁。1987年6月13日初诊。两颧部起褐斑5年。患者5年前妊娠时脸部逐渐出现褐斑，入夏色泽变深，冬季转淡，伴有月经延期，量少色淡，劳累后自觉脘腹胀满，口苦。肝功能检查正常。察舌质红、苔薄黄，面色萎黄，脉弦细。证属脾虚血不荣肤，兼有湿热内蕴。治拟健脾养血，佐以清化湿热。方选当归散加减：当归、生白术、茯苓各15g，生熟地（各）20g，白芍、黄芩、白芷各10g，川芎6g。每日1剂，水煎两汁分服。外擦3%双氧水，每日3次。前后共调治35剂，褐斑消失，月经正常。[徐鸣鸣，俞友根．当归散治皮肤病举隅．四川中医，1995（9）：48]

**5. 过敏性紫癜（肌衄）** 童某，男，12岁。1992年4月12日初诊，双下肢皮疹反复发作半年。其母述患儿近半年来双下肢发出紫斑多处，大小不一，散在分布，时隐时退，层出不穷，每次皮疹发出时必有低热，双膝关节酸痛。经多家医院诊为“过敏性紫癜（关节型或单纯型）”，曾服用抗组胺类药物及泼尼松片，服时稍退，停服即发。刻下：患儿形瘦，面色萎黄，双下肢膝关节稍肿胀，膝关节以下指甲、绿豆、粟粒大的暗红、鲜红色斑疹，压之不褪色，微有压痛，T：37.8℃（口）。察舌质红，苔薄黄。血小板、血常规均正常。诊断：过敏性紫癜（关节型）。证属脾不统血，兼有风邪入络、血热之征。治拟健脾摄血，佐以清化湿热，祛风搜络。拟当归散加味：当归15g，黄芩、赤白芍、防风、紫珠各10g，乌梅20g。每日1剂，水煎服。药进5剂，皮疹色泽转暗，关节肿痛减轻。迭服原方5剂，皮损大减，未见新斑疹再现。药已中的，再以上方加潞党参20g续服5剂，皮损消退。恐其前症反复，嘱忌食鱼腥，每日服大枣50g善其后，告愈。[徐鸣鸣，俞友根．当归散治皮肤病举隅．四川中医，1995，（9）：48]

**6. 传染性湿疹样皮炎（湿疮）** 冬某某，男，64岁。1990年4月2日初诊。右足胫部不慎跌伤，皮肤破损感染，糜烂3月，瘙痒无度，纳差，经隔日换药包扎，口服抗生素类药物无效，皮损范围逐渐增大，始求医于俞老。检查：右足胫部手掌大的浸润红斑，局部糜烂、流黄水，斑片边缘有粟粒大小的脓丘疹，斑片中心约0.5cm×2.5cm左右溃疡。察舌质红，苔薄黄。诊断：传染性湿疹样皮炎。证属脾虚湿困，湿热下注。治拟健脾清热燥湿。方用当归散合二妙丸化裁：当归、黄芩、黄柏、白芍、苍术、白术各10g，川芎

6g。外用青黛散麻油调敷，每日3次。药投4剂，皮损渗液明显减少，瘙痒减轻，溃疡较前缩小。继进原方加生黄芪20g，5天后复诊，诸症大减，皮损基本平复。再服5剂，告愈。［徐鸣鸣，俞友根．当归散治皮肤病举隅．四川中医，1995，(9)：48－49］

**7. 带状疱疹（蛇串疮）** 蒋某某，男，72岁。1989年3月4日初诊。患者3天前自觉右侧头部阵发性疼痛，呈针刺样，自贴麝香镇痛膏，口服去痛片而痛不解。近3天来右眶上、额、顶部出现粟粒、绿豆大小的集簇斑丘疹、水疱疹6处，疱液晶莹透亮，周围绕有红晕，呈带状排列，累累如串珠，心烦纳差，口渴不欲食，右眼球结膜稍充血，眼轮稍肿胀，察舌质淡红，舌体胖边有齿痕，苔白腻，脉弦细。诊断：颜面带状疱疹。证属脾虚湿蕴，湿热蕴结。拟健脾清化湿热，佐以养血止痛。处方：当归、黄芩、赤白芍、川芎、板蓝根、银花、夏枯草各10g，生白术30g。水煎，每日1剂。外敷金黄散，每日3次。上方连服5剂，疱疹逐渐干瘪，纳食知味，然疼痛如故。再进原方加白芷5g，又服5剂，皮损结痂，疼痛大减。前后共调治15剂，诸症悉除。［徐鸣鸣，俞友根．当归散治皮肤病举隅．四川中医，1995，(9)：49］

**【临证提要】** 本方药物组成为当归芍药散去茯苓、泽泻加黄芩，具有养血健脾，清热除湿之功，但较当归芍药散其利湿作用不及而清热之力有余。临床见血虚兼湿热之像者服之无碍。可用治先兆流产、母婴血型不合之新生儿溶血病等胎产疾病，也可用于血虚湿热上攻之浅层点状角膜炎，另外由于血虚不能濡养湿热外侵体表之各种皮肤病，如：黄褐斑、过敏性紫癜、传染性湿疹样皮炎、带状疱疹等亦有良效。

## 白术散

**【组成】** 白术四分　川芎四分　蜀椒去汗，三分　牡蛎二分

**【用法】** 四味，杵为散；酒服一钱匕，日三服，夜一服。但苦痛，加芍药；心下毒痛，倍加川芎；心烦吐痛，不能食饮，加细辛一两，半夏大者二十枚，服之后，更以醋浆水服之，若呕，以醋浆水服之复不解者，小麦汁服之；已后渴者，大麦粥服之。病虽愈，服之勿置。

**【功用】** 健脾除湿，调中安胎。

**【主治】** 妊娠养胎，白术散主之。（第二十　10）

**【方解】** 本方为健脾温中安胎之剂。方中白术健脾渗湿；蜀椒温中散寒；川芎和肝舒气；牡蛎除湿利水，诸药合用共奏健脾利湿，温中散寒之功。使湿浊去，胎气不阻，郁热不生，而成妊娠养胎之剂。

**注：**本方与当归散俱为安胎之剂，功能皆在调理肝脾而安胎。当归散重在调养肝血，适宜于血虚而湿热不化之证。白术散则重在温中健脾，适宜于胎有寒湿之证。

**【方论】**白术散方，白术以燥湿，牡蛎以泄水，川芎以升陷，蜀椒以散寒，但令寒水下泄，血温上升，其治即安，况水盛血虚之人，养胎尤为不易。故仲师于当归散，后别无增益之药，独于本方之后，辨证加药并出善后方治，何其郑重分明乎，此无他，水微而血盛不过热变生燥，不似水胜血寒者，必有坠胎之变也，血瘀则腹痛，故加芍药以通络，水停心下，心藏血郁，故加升陷之川芎，水泛凌心，寒渍入胃，以至心烦吐痛，不能食饮，故加细辛、半夏以去水而蠲饮，服以醋浆者所以平胆胃而止呕也，不解以小麦汁服之者，以小麦养心除烦，兼能利水故也。若夫病已而渴常服大麦粥者，以病原起于血虚，胃为生血之源，和胃降逆，俾能食饮，正所以补虚也。（曹颖甫《金匮发微》）

**【临床应用】**

**妊娠恶阻** 汤某，女，30岁。1985年9月28日诊。患者妊娠3月余，胸闷膈阻，恶心欲吐，胃脘胀满而痛，不能进食，嗳气吞腐，以致3个月来每天只能进稀粥2两。双下肢冰冷，大便溏薄。苔薄舌质淡，脉沉细而滑。曾多次服疏肝益胃，降逆止呕之中药无效。余诊，辨为胃有寒湿，元阳亏虚。治宜温阳散寒，理气和胃。方宗《金匮》白术散加味：当归10g，白术10g，川芎10g，花椒5g，细辛3g，半夏10g，牡蛎12g，山楂10g，二曲10g。服至2剂，即能进食。连服3剂，胃脘疼痛已平，饮食如常。随访足月顺产一男婴。[何淑英．白术散治妊娠恶阻．四川中医，1987，6：37]

**【临证提要】**本方功能温中除湿安胎，可用于治疗孕妇因体虚有寒或饮食寒凉所致的寒湿内生，扰胎不安，而见脘腹疼胀，呕恶吐涎，舌苔白腻者。

# 妇人妊娠病脉证并治第二十一

## 枳实芍药散

【组成】枳实烧令黑，勿太过　芍药等份

【用法】上二味，杵为散，服方寸匕，日三服，并主痈脓，以麦粥下之。

【功用】破气散结，和血止痛。

【主治】产后腹痛，烦满不得卧，枳实芍药散主之。（第二十一　5）

【方解】本方用芍药以和血，枳实炒黑，使入血分，以行血中之气，又使大麦粥送服，以和其胃气也。

【方论】又有产妇血流不快，积于腹中作痛，心烦胁满不得卧，此又为实邪，非虚寒在血而绞痛矣。盖不得卧一证，逆气上冲之甚，既无上冒下厥，但头汗出，则非正虚而为邪实可验矣。法应开散而行其瘀滞，则诸病可已。枳实烧黑者，入血中行积也；加以芍药走血分而血癥可开散矣；以麦粥下之者，即大麦粥，取其华润益血，且有益胃气也。并主痈脓，亦血之酝酿而成者耳。俗谓产后忌用芍药，以其酸寒能止血也，不知血积而寒者固忌用，所以有当归生姜羊肉方之法；若夫血积而热者，芍药凉而兼行，于血分最宜，岂漫言忌用乎！故以排脓消痈，而恣用不疑也。（清·魏荔彤《金匮要略方本义》）

【临床应用】

**1. 产后腹痛**　杨某某，女，27岁。1981年4月15日诊。产后7天，恶露已尽，小腹隐痛，经大队医生治疗无效。现小腹疼痛剧烈，面色苍白带青，痛苦面容，烦躁满闷，不能睡卧，拒按，舌质淡紫，苔薄白，脉沉弦，此乃气血壅结。治以破气散结，和血止痛。投枳实芍药散：枳实（烧黑）、芍药各12g。水煎服。当晚即安，1剂而愈。［尹尤侯．枳实芍药散治疗产后腹痛．四川中医，1986，（11）：38］

**2. 失眠（不寐）**　杜某，女，36岁，因情志变化而致不寐，入睡困难，甚则彻夜难眠已3年余，时轻时重，1998年5月11日初诊。刻下情绪低落，胸闷不舒，时有呕恶，善太息，不喜多言，不思饮食，舌淡红，苔薄白，脉弦。治以疏肝解郁，调气宁神。方用枳实15g，白芍30g，郁金12g，佛手10g，黄芩10g，每日1剂，水煎服。5剂后，每晚可睡3~4小时，纳食增加，胸闷减轻，后随症稍有加减，续服月余，病愈。1年后追访未见复发。［吴沛田．枳实芍药散治疗不寐症举隅．中国中医药报，2004年12月30日］

**3. 肠易激综合征（腹痛）** 杨某，女，40岁，教师，2009年9月4日初诊。因反复发作腹胀痛1年为主诉求诊。现主症：腹部胀痛，食后加重，大便偏干，排便不畅，矢气频，纳差，舌暗红，苔白，脉弦细。诊断：肠易激综合征。中医辨证：气血凝滞肠道。治以调理气血，通腑止痛。处方：白芍30g，枳实30g，三棱10g，莪术10g，乌药10g，麻子仁10g，川楝子10g，丹参15g，槟榔10g，三七4g（冲），炙甘草4g。14剂，水煎服，日1剂，分2次温服。

2009年9月18日二诊：腹痛症状明显减轻，仍大便偏干，排便不畅，纳差，口干欲饮，舌淡红，苔薄少，脉沉细。中医证属气阴不足，气机郁滞于肠。治法：滋阴益气，行气活血。处方：太子参20g，麦冬10g，生地15g，枳实30g，白芍30g，三棱10g，莪术10g，麻子仁10g，桃仁10g，芒硝（兑化）9g，槟榔10g。10剂，水煎服，日1剂，分2次温服。2009年9月29日三诊：患者腹痛消失，纳食、排便正常。［王捷虹，惠建萍．沈舒文运用经方治疗消化系统疾病验案．河南中医，2012，32（6）：675－677］

**4. 带状疱疹（蛇串疮）** 某男，67岁，农民，于1994年4月12日初诊。左眼睑、太阳穴及额部向左上后方延伸群簇高出皮肤，触之如绿豆大小的黄白水疱，疱液清澈，易于破损，疼痛剧烈，发热38.5℃，食欲不振，腹胀满，大便先干后溏，苔微黄腻，脉弦滑数。治以行气止痛，利湿化浊。处方：枳实、芍药、麦芽、滑石各20g，竹叶、薏苡仁各15g。二诊于4月14日，症以疼痛明显减轻，疱液缩小，有部分结痂，体温37.5℃。原方继服。三诊于4月17日，疱疹已全部结痂，并有部分脱落，疼痛消失，体温36.5℃，嘱其继续服2剂，以资巩固。［刘永祥．枳实芍药散治疗带状疱疹的临床运用．河北中西医结合杂志，1996，5（2）：71］

**【临证提要】** 本方主治气血瘀滞的产后腹痛，症见腹痛拒按，恶露色暗不畅，心烦腹满不得安卧，或见胁肋胀痛，烦躁易怒等。现代可用治产后腹痛、失眠、肠易激综合征、带状疱疹等，证属气滞血瘀者均可应用。

## 下瘀血汤

**【组成】** 大黄二两　桃仁二十枚　䗪虫二十枚，熬，去足

**【用法】** 上三味，末之，炼蜜和为四丸，以酒一升，煎一丸，取八合，顿服之，新血下如豚肝。

【功用】破血逐瘀。

【主治】师曰：产妇腹痛，法当以枳实芍药散；假令不愈者，此为腹中有干血着脐下，宜下瘀血汤主之；亦主经水不利。（第二十一 6）

【方解】血之干燥凝着者，非润燥荡涤不能去也，芍药枳实不能治，需用大黄荡逐之。桃仁润燥缓中破经，䗪虫下血，用蜜补不足止痛，和药缓大黄之急，尤为润也。与抵当同类，但少缓尔。

【方论】产妇腹痛法当以枳实芍药散，假令不愈者此为腹中有干血着脐下，又非止新产血流不快之故，平日之瘀血为患也，即前篇所言可以为害于妊娠者也，宜下瘀血汤主之，类于抵当汤丸之用，亦主经水不利，无非通幽开积之治也。和酒为丸者，缓从下治也。服之新血下者，产后之血也，内有如猪肝者非新血也，干血之邪瘀也。此必先服前方不效，而后可用也。（清·魏荔彤《金匮要略方本义》）

【临床应用】

**1. 乳糜血尿（尿血）** 万某，女，53岁，1989年5月7日初诊。患者尿混浊呈红色，有时挟有血块，2个多月，每次尿都不容易解净，遇有小血块时排解更加费力，有时要半小时膀胱才能排空。饮食不振，食后腹胀，气短乏力，稍活动后即觉气喘、气急，夜间睡眠不佳，大便溏薄，经中西药多方治疗效果都不明显。尿检：蛋白（+++），红细胞（+++），白细胞（++），乳糜试验阳性，证属脉道不利，复因气虚失摄，血不循径，治以标本兼顾，益气活血法：䗪虫10g，桃仁10g（打），制大黄3g，潞党参15g，萆薢30g，白术10g，茯苓15g，淮山药30g，甘草5g，芡实30g。服方5剂后，尿转清，凝块消失。15天后尿检正常，乳糜试验转阴。[陈果然．仲景下瘀血汤在持续性乳糜血尿中的应用．实用中医内科杂志，1994，8（1）：25]

**2. 慢性肝炎（胁痛）** 患者，男，52岁，患慢性肝炎6天，先后3次住院，经西药治疗，病情好转出院。2006年8月病情复发，右胁肋疼痛加重，遂来诊。主诉：右胁疼痛，性情急躁易怒，头晕，腹胀，纳呆，寐差，小便黄，大便干，舌质红、苔薄黄，脉弦涩。体格检查：肝大肋下3cm，质硬，叩触痛，脾肋下2cm。实验室检查：谷丙转氨酶320U，白蛋白、球蛋白比值为0.88∶1。西医诊断：慢性肝炎，早期肝硬化。中医诊断：胁痛。方用下瘀血汤加减。拟方：大黄9g，桃仁6g，䗪虫3g，当归12g，赤芍、白芍各10g，元胡12g，川楝子12g，郁金12g，香附15g，牡丹皮12g，柴胡12g，黄芩9g，栀子9g，甘草6g。水煎服，日1剂。以上方加减，服药4个月，自觉症状消失，精神食欲正常，复查白蛋白、球蛋白比值1.24∶1，谷丙转氨酶60U，肝肋下0.5cm，质软，嘱其继续服药月余，巩固疗效。[杜卫华，朱红．下瘀血汤治疗早期肝硬化．吉林中医药，2010，30（4）：336]

**3. 肝硬化（失代偿期）（臌胀）** 刘某，男，52 岁，工人。1990 年 3 月 12 日初诊。慢性乙肝 6 年余，加重伴腹水 3 月。化验肝功：总胆红素 27.0μmol/L，结合胆红素 11.0μmol/L，麝浊 14.7U，GPT68U（卡门氏）。A/G：25/35，HBsAg1：64。WBC2.6 × $10^9$/L，PC52 × $10^9$/L。B 超提示：肝内回声增强，门脉增宽，脾大，腹水。西医诊断为肝硬化（失代偿期）。曾住院给予保肝、利尿西药及血浆、白蛋白等治疗 2 月乏效，因其经济条件所限，遂出院求治于中医。刻诊：形瘦神疲，面色晦暗，肌肤甲错，有肝掌及蜘蛛痣，腹胀膨隆，乏力纳差，牙龈出血，口干咽燥，手足心热，尿少便干，脾大肋下 4cm，舌质紫暗有瘀点，脉弦细数。辨证：肝病日久，血瘀水停，阴虚内热。治宜活血化瘀，软坚散结，育阴利水。投加味下瘀血汤：大黄、桃仁、丹参、生地、丹皮、茜草各 15g，白茅根、鳖甲、龟板、茵陈各 30g，西洋参、白术各 10g。䗪虫、三七各 6g。每日 1 剂，水煎服。4 剂后牙龈出血明显减少。连服 70 余剂，腹水消失，食纳增加。精神转佳。原方配成散剂再服半年，查肝功能各项基本正常，白蛋白上升，WBC 及 PC 正常，B 超脾脏有所回缩。随访 1 年病情稳定。[万廷信，盛延文．加味下瘀血汤治疗失代偿肝硬化验案二则．甘肃中医学院学报．1995，12（1）：32]

**4. 终止早孕并慢性湿疹** 徐某某，26 岁，1991 年 6 月 19 日诊。平素月经周期正常，经水 41 天未行，尿妊娠试验（+），诊断为早孕。要求服中药终止妊娠。刻诊发现患者右侧面颊皮肤潮红，布满丘疹。自述右面部湿疹 2 年余，时轻时重，近半月症状较重，瘙痒抓破后流出黏液。曾多次用中西药治疗，未能治愈。舌淡红苔腻，脉滑数。治以破血下瘀调经，下瘀血汤加味。三棱、莪术、大黄、香附各 10g，赤芍、桃仁各 12g，䗪虫 6g，当归 15g，丹参 30g，甘草 5g。连服 6 剂。出现小腹坠痛腰酸，第 7 剂后经水来潮，量多色紫夹有血块，1 周经净，且面部湿疹明显好转，破溃处已结痂不痒。月余后来院致谢，未用其他药物治疗，面部湿疹痊愈，仅遗有色素沉着。[浦平．下瘀血汤终止早孕并慢性湿疹治验．四川中医，1992，（12）：43]

**5. 卵巢囊肿（崩漏）** 阎某，女，35 岁，1993 年 11 月 1 日诊。症见阴道不规则流血 3 个月，伴腰痛，少腹坠胀，大便不畅，经来量多，色黯，有血块，月经周期 20～25 天，经期 7～10 天，B 超提示：左侧卵巢囊肿 3.9cm ×3.6cm，舌黯、苔薄黄，脉沉，此属瘀血阻滞所致。治以理气活血化瘀。方用下瘀血汤加味。处方：丹参 20g，桂枝、茯苓、桃仁各 9g，皂角刺、䗪虫、制大黄各 6g，夏枯草、香附各 12g，王不留行 30g，炮山甲 5g，牡蛎 15g。用上药加减治疗 1 个月，诸症愈，B 超提示卵巢囊肿消失。[尹奉儒，李秀峰．下瘀血汤新用．新中医，1993，（11）：50]

**6. 宫外孕（腹痛）** 胡某，女，29 岁，经商，1996 年 5 月 2 日就诊。患者停经40余天，间歇性下腹部剧痛1天入院。检查：Bp16.3/10.7kPa（122/80mmHg），HR76次/分，T37℃；发育中等，营养尚可，神清合作；心肺听诊未见异常，肝脾未及，左下腹有明显压痛，质较软；超声波探及前后径3～5cm大小包块；妊娠试验2次均为阳性，即诊断为“宫外孕”，属不稳定型。患者畏惧手术，要求中医会诊治疗。诊其脉弦涩，舌紫苔黄，辨证为少腹血瘀。拟活血化瘀，软坚散结，行气止痛。用下瘀血汤合活络效灵丹加减：酒制川大黄12g，桃仁10g，䗪虫10g，制三棱6g，制莪术6g，川蜈蚣2条（去头足），丹参10g，川牛膝12g，制乳没各10g。连服5剂，腹痛消失，妊娠试验转为阴性，超声波未探及包块，再以原方去蜈蚣、三棱、莪术、川牛膝。将酒大黄减为8g，䗪虫减为2g，加炙黄芪15g，党参15g，当归12g。2剂。继之以八珍汤善后痊愈。［胡先发．下瘀血汤治疗血瘀急症举隅．中国中医急症，2000，9（6）：295］

**7. 胎盘残留** 魏某，女，22岁，务农，1998年4月23日出诊。患者因人工流产后漏下已达半月，妇产科检查为胎盘残留，劝其再行清宫术，患者因惧手术痛苦，要求中医门诊治疗。患者面色无华，头晕目眩，心悸气短，食纳减少，四肢倦怠，腰膝酸软，脉沉。先投胶艾汤合归脾汤加地榆炭、槐花炭、血余炭等不应。细审脉症，其脉沉而涩，漏下之物为黑色血块，遂断为瘀阻胞中，血不归经。急投下瘀血汤加味：酒制大黄10g，桃仁10g，䗪虫6g，川牛膝10g，红参10g，生甘草6g。连进2剂，患者阴道流出黑色血块及白色膜状物，漏下即止。继之仍服胶艾汤、归脾汤等加减以竟全功。［胡先发．下瘀血汤治疗血瘀急症举隅．中国中医急症，2000，9（6）：295－296］

**8. 子宫肌瘤（癥瘕）** 刘某，女，32岁，农民，1994年6月5日初诊。自诉阴道不规则出血伴月经量少、色暗、少腹疼痛2年。曾服中西药1个月收效甚微。刻诊：本次月经已尽，提前5天，量少色暗有块，少腹痛拒按，白带多，形寒，舌淡紫，脉沉迟细涩。妇检：子宫增大，子宫前侧可触及4cm×5cm左右包块1个，推之不移，与子宫粘连；B超示：子宫肌瘤。证系寒阻胞宫，气滞血瘀。治宜活血化瘀，佐以温经散寒。下瘀血汤加味：桃仁、酒大黄、䗪虫各10g，丹皮、赤芍、川牛膝、川芎各15g，当归、生地、枳壳各18g，吴茱萸、桂枝各12g，甲珠8g，甘草6g，连服10周，阴道内排出数个如胡豆大的肉块。此后行经时间、量、色正常，小腹无痛。B超复查：子宫肌瘤消失。妇检：子宫大小正常，未发现包块。［周俊文．下瘀血汤临床运用举隅．国医论坛，1995，（3）：33］

**9. 产后发热** 王某，女，28岁，教师，1994年12月6日初诊。产后发热20天不退，化验：WBC $8.3\times10^{9}$/L，RBC $3.4\times10^{12}$/L。用青霉素静滴1周，热势不减，又服清热解毒中药数剂，热势如前，遂邀余诊治。症见高热不退，谵语，面赤气粗，5日未解大便，扪少腹有硬结，阴道时流出夹有血块的污物，舌苔黄，脉滑数。此为瘀热互结胞中。治以化瘀泄热，下瘀血汤加味：桃仁、䗪虫、大黄各10g，黄芩、栀子各15g，当归、火麻仁各10g，甘草6g。服2剂，阴道内排出约50ml紫黑色血块，大便得通，热势渐减，精神转佳。继服2剂，诸症消失。[周俊文．下瘀血汤临床运用举隅．国医论坛，1995，(3)：33]

**10. 附件炎（腹痛）** 陈某，女，36岁。诉右下腹刺痛3年，妇科检查诊断为附件炎，但经抗炎西药久治无效，伴月经周期延长，经前右下腹疼痛加剧，胸胁窜痛，乳房及腰部胀痛，月经色暗有血块。无异常白带。平素性情抑郁，心情稍有不舒则引发腹痛加重。纳食欠佳，大便不畅。切其右下腹，疼痛拒按。舌质暗，有瘀点，苔薄白，脉沉弦。脉症合参，证属瘀血内结少腹，肝经气血阻滞；治宜活血破瘀，疏肝理气；方用下瘀血汤合柴胡疏肝散加减：制大黄10g，桃仁10g，䗪虫10g，柴胡10g，白芍15g，枳实15g，甘草6g，香附15g，郁金15g，川芎10g，蒲黄15g，五灵脂15g，莪术10g。水煎服，每日1剂。服药7剂，腹痛减轻，大便通畅。继服14剂，前阴排出大量暗黑色血块，随后诸症悉除，月经亦转正常，腹痛未再复发。[戴天木．下瘀血汤临床新用．中国中医药报，2008年/5月/15日/第004版]

**11. 子宫内膜异位（痛经）** 王某，28岁，工人，已婚，1997年10月10日初诊。经行腹痛呈进行性加剧年余。2年前曾行人流术，术后半年出现经行小腹疼痛，逐月加剧，经量增多，经期延长，经色淡并有瘀块，经后头晕乏力，腰酸腿软。2年来未再怀孕。诊见面色少华，纳谷欠馨，舌淡有瘀斑，脉沉细。妇检：外阴已婚式，阴道通畅，宫颈光，后穹窿处触及黄豆大样结节2粒，有触痛，子宫后位，正常大，两附件（-）。西医诊断为子宫内膜异位症。中医诊断为痛经，癥瘕。此乃素体脾肾气虚，人流后冲任受损，离经之血滞留胞脉，日久成癥，不通则痛。现值经前，予方桃仁、䗪虫、三棱、莪术、元胡、乌药、赤芍各10g，水蛭3g（研粉吞），党参、当归各15g，生黄芪30g，加桂枝、炮姜、制乳没、炒小茴香，7剂。药后经行腹痛明显好转，血块减少，5天经净。继用基本方随症加减，3个月后腹痛消失，月经量色正常，妇检后穹窿结节一粒消失，一粒明显缩小。继以前法治疗，1998年4月8日因停经45天来院尿检HCG阳性，嘱注意摄生养胎。[朱振华，孙融融．加味下瘀血汤治子宫内膜异位症42例．四川中医，2001，19（5）：49]

**12. 慢性前列腺炎（淋证）** 徐某，男，57岁。尿频、尿急、下腹及会阴部位刺痛3月余，经B超检查和前列腺液化验诊断为慢性前列腺炎，给予西药治疗2月余，未见明显好转。现仍尿频、尿急、尿短黄，尿道及肛门灼热，会阴及小腹刺痛，牵引阴茎、睾丸胀痛，坐立不安，伴失眠，心烦，口苦，大便不畅。舌质暗红，苔黄腻，脉弦数。脉症合参，证属湿热下注精室，脉络瘀阻不通，膀胱气化失常；治宜清利湿热，活血通络。方用下瘀血汤合三妙丸加味：制大黄10g，桃仁10g，䗪虫10g，苍术10g，黄柏10g，川牛膝15g，土茯苓30g，车前子15g，瞿麦20g，炮穿山甲10g，柴胡10g，橘核20g，刘寄奴15g。热甚加蒲公英、白花蛇舌草；失眠、心烦加栀子、酸枣仁；痛剧加元胡、川楝。水煎服，每日1剂。服药半月，病情近愈。继服半月，诸症悉除。前列腺液化验复查，仅见白细胞少许。［戴天木．下瘀血汤临床新用．中国中医药报，2008年/5月/15日/第004版］

**13. 感染性精神病** 邓某，女，32岁，家庭妇女。因产后3天恶露未行，高热神昏谵语，躁动不安，在本地医院治疗，西医诊断为“感染性精神病”，经多方治疗，虽体温由39.5℃下降至38℃，但仍神志不清，胡言乱语，病者家属邀其诊治。视其面红目赤，口唇干燥，似睡非睡，呼之不应，大便1周未行，按其少腹坚满，蹙眉皱额，疼痛拒按，舌质紫暗，舌苔黄，脉涩有力。辨为败血停蓄，瘀浊攻心。予活血逐瘀，佐以醒神开窍。拟下瘀血汤加味：生大黄12g（后下），桃仁10g，䗪虫10g，红花10g，川黄连5g，酸枣仁15g，石菖蒲6g，生甘草3g。1剂，鼻饲。药后泻下黑便2次，神志渐清。原方生大黄改酒制大黄10g，加生地15g，当归10g，水酒为引。再服2剂，神志已清。续用桃红四物汤加减续服2剂，后以丹栀逍遥散、天王补心丸等调治半月而愈。［胡先发．下瘀血汤治疗血瘀急症举隅．中国中医急症，2000，9（6）：295－296］

**14. 狂犬病** 患者，张某，男，38岁，工人。于1994年10月5日，因恐水由家属陪同到省防疫站做免疫荧光检查，2次均呈阳性。随后，出现低热，食欲不振，头痛，恐惧不安，不敢独处，需有人陪伴，怕声，听到大声心率即超过120次/分，怕风，见风后周身奇痒，用手抓破皮肤止痒，有蚁行感，手颤动，不寐，舌苔黄燥，脉数。到哈尔滨医科大学附属第一医院就诊，诊断为狂犬病。其家人请段富津教授诊治。段老师一诊予以下瘀血汤加味治之。处方：大黄15g，生桃仁7个，䗪虫7个，炙斑蝥5个，共为面，黄酒250g，蜂蜜50g，空心顿服。用药后于6小时开始大便，共大便3次。第1次便下恶浊发黄之物，后2次为鲜血之物，略有血丝，小便数次，便下浑浊。翌日，症状缓解或消失。热退，痒止，已不怕水。怕声同前，少寐，舌苔黄，脉略数。二诊处方改用紫雪丹。因没能买到此药，改服牛黄安宫丸连服1周。三诊，除失眠同前，其余诸症全部消失。改服朱砂安神丸以善其后。患者经治疗和调养3个月后正常上班，随访至今未再复发。［张青森．段富津教授运用下瘀血汤治愈狂犬病1例．中医药信息，2002，19（3）：14］

**15. 下肢深部静脉栓塞（股肿）** 贾某某，男，42岁。1986年5月13日诊。患者半月前于本市某军医院做阴茎癌术后，出现右下肢水肿，先自足跗渐上至股踝，数日肿如瓦罐，不能屈伸。该院诊为下肢深部静脉栓塞，给以青霉素肌内注射，静滴低分子、丹参注射液。用药旬日，肿势有增无减，病情笃重，建议配合中医治疗。诊见：形体肥胖，面红神躁，右下肢肿甚，表皮坚满色暗，伴心烦不安，大便燥结，小便黄赤，脉弦有力，舌边尖红燥，苔黑而干。证属血瘀阻络，肝火亢盛。治以活血破瘀，佐以清肝泻火。方用下瘀血汤合龙胆泻肝汤化裁：䗪虫 20g（研冲），生大黄、桃仁、龙胆草、栀子、黄芩各 15g，当归 30g，赤芍、柴胡、甘草各 10g。服 3 剂后，大便下，烦躁大减，水肿渐退，舌苔由黑转黄。遂于上方大黄改为酒炒、当归改为 15g，连服 6 剂，下肢水肿去，活动如常。［张衍德．下瘀血汤治疗下肢深部静脉栓塞．四川中医，1991，(5)：45］

**16. 肠腹瘀血（腹痛）** 胡希恕医案：杨某，女性，30 岁，北京新中国成立前夕诊治。因久病卧床不起，家中一贫如洗，邻人怜之，请义诊之。望其骨瘦如柴，面色灰黑，少腹硬满而痛，大便 1 周未行，舌紫暗，苔黄褐，脉沉弦。

证属干血停聚少腹，治当急下其瘀血，与下瘀血汤加味：大黄 15g，桃仁 10g，䗪虫 6g，麝香少许。

结果：因其家境贫寒，麝香只找来一点，令其用纱布包裹，汤药煎成，把布包在汤中一蘸，仍留下次用。服 1 剂，泻下黑紫粪便及黑水一大盆，继服下瘀血汤加减、桂枝茯苓丸加减，1 个月后面色变白变胖，如换一人。［冯世纶．经方传真（修订版）．北京：中国中医药出版社，2008：169－170］

**17. 腰椎间盘突出症** 张某，男，37 岁。1 个月前因搬抬重物，腰部闪挫而致剧烈疼痛，不可屈伸，行走艰难，某医院诊为腰椎间盘突出症，经门诊牵引、理疗、推拿按摩、口服止痛药等方法治疗，病情无明显改善。伴双下肢酸、麻、胀、痛，以右下肢为甚，寝食不安。诊见患者呻吟不止，由他人搀扶弯腰跛行。腰两侧肌肉紧张，右侧压痛明显。舌质暗红，苔白薄，脉弦缓。脉症合参，证属外伤闪挫，腰部筋骨受伤，致瘀血阻于经脉，气血不通。治宜活血破瘀，通经止痛。方用下瘀血汤加味：大黄 10g，桃仁 10g，䗪虫 10g，炮穿山甲 10g，徐长卿 20g，制乳没各 6g，骨碎补 10g，川牛膝 15g，续断 15g，元胡 30g，三七 10g。水煎服，每日 1 剂。服药 5 剂，腰痛锐减。续服 10 剂，疼痛已除，腰腿活动自如，诸症皆愈。上方随证调整，再服 7 剂以巩固疗效。［戴天木．下瘀血汤临床新用．中国中医药报，2008 年/5 月/15 日/第 004 版］

**18. 顽固性呃逆** 杨某某，男，28 岁，工人。因驾驶拖拉机翻车，头身受伤，右耳道流血，烦躁不安。于 1987 年 7 月 11 日入院。诊断为脑挫伤及颅底骨折，入院经治 1 周，右耳道出血停止，烦躁好转，但住院治疗第八天起，出现持续性呃逆，经用麻黄素、氯丙嗪、鲁米纳、压眼及压颈动脉窦等治疗 3

天无效。经外科会诊为中枢性呃逆，经西医处理无效。中医会诊：7 月 25 日初诊，病员因乙醚麻醉未醒，神不清不能言语，但呃逆声频频有力。面色萎黄无华，撬开口齿，口臭异常，浊气冲鼻，舌质淡，舌边尖有多个瘀血点，舌苔薄白微干，脉沉细涩，腹部软，无明显包块、硬结。询问家属，患者已 1 周未解大便。曾服旋覆代赭石汤等中药 3 剂无效。法当破血逐瘀、通腑泻热、降逆和胃为主，佐以缓急止痉。用金匮下瘀血汤合枳实芍药散加减：桃仁 15g，大黄 10g（后下），䗪虫 6g，枳实 15g，白芍 30g，旋覆花 10g（布包），甘草 10g，人参 5g（另炖）。服药 3 次，呃逆渐解。服药 4 次时，解暗黑色秽浊黏稀便 1 次，呃逆于 7 月 26 日下午顿解。7 月 28 日服旋覆代赭石汤加红花、桃仁、枳实调理收功。［傅传国．《金匮》下瘀血汤合枳实芍药散治愈顽固性呃逆一例．云南中医学院学报，1989，12（2）：24］

**【临证提要】**原文中本方主要用治经血不利或经水一月再发，症见瘀血之实证，生殖器畸形之不全流产、子宫内膜异位、附件炎、子宫肌瘤、胎盘残留、宫外孕、卵巢囊肿、盆腔炎、产后发热、慢性前列腺炎、慢性肝炎、肝癌术后复发、肝硬化、顽固性呃逆、肠腹瘀血、腰椎间盘突出症、下肢深部静脉栓塞、狂犬病、感染性精神病、终止早孕并慢性湿疹、乳糜血尿，临床各科辨有瘀血实证均可应用，但此为破血之剂，难免有伤正气，且久虚则瘀，故临床可配合补气养血之品同用。

## 竹叶汤

**【组成】**竹叶一把　葛根三两　防风　桔梗　桂枝　人参　甘草各一两　附子一枚，炮　大枣十五枚　生姜五两

**【用法】**上十味，以水一斗，煮取二升半，分温三服，温覆使汗出。颈项强，用大附子一枚，破之如豆大，煎药汤去沫。呕者，加半夏半升洗。

**【功用】**扶正祛邪，表里同治。

**【主治】**产后中风，发热，面正赤，喘而头痛，竹叶汤主之。（第二十一　9）

**【方解】**方以防风、桂枝、生姜为君，解太阳经之风寒，以附子温经散寒湿舒经，协桂枝通阳，人参补产后之不足，竹叶、葛根解标热，桔梗利肺定喘，共为臣药。生姜、大枣、甘草和中气调营卫，共为佐使。

**【方论】**程云来曰：产后血虚，多汗出喜中风故令病痉，今证中未至背反张而发热面赤头痛，亦风痉之渐，故用竹叶主风痉，防风治内痉，葛根治刚痉，桂枝治柔痉，生姜散风邪，桔梗除风痹，辛以散之之剂也。邪之所凑其气必虚，佐人参以固卫，附子以温经，甘草以和诸药，大枣以助十二经，同

诸风剂则发中有补，为产后中风之大剂也。颈项强急痉病也，加附子以散寒，呕者风拥气逆也，加半夏以散逆。（黄竹斋《金匮要略方论集注》）

**【临床应用】**

**1. 产后缺乳** 王某，女，26岁，护士，1989年12月6日初诊。患者分娩时失血较多，产后第14日，感冒风寒。自用地霉素、抗伤风胶囊等口服，2日后觉乳汁明显减少。自服“下乳涌泉散”3剂未效，遂邀余往诊。诊见：两乳微胀，泌乳甚少。发热，时有恶寒，汗少而不畅，头痛，咳嗽，舌淡、苔白，脉两寸浮紧，关尺无力。此系新产血虚，外感风寒，壅遏营卫所致，拟扶正解表法，方选《金匮》竹叶汤原方：竹叶、防风、桔梗、桂枝、生姜各10g，葛根30g，党参15g，黑附子、炙甘草各6g，大枣8枚。每日1剂水煎，2次分服。嘱药热饮，服后温覆。服药1剂，全身荣染汗出，乳房时有“虫行感”。仍以上方再进2剂后，觉全身轻松，乳汁充足。［全宗景．《金匮》竹叶汤新用．湖南中医杂志，1991，(11)：41］

**2. 妊娠发热** 方某，女，26岁，1989年3月8日诊。患者妊娠2个月，发热恶寒3天，体温38℃，伴头痛咳嗽，咽痛口苦，汗出口渴，肢体倦怠，纳少瘦黄，舌尖红，苔薄黄，脉浮弦而数。证乃正气不足，风邪外袭。治宜疏风解表、益气安胎，宗竹叶汤化裁：竹叶10g，葛根15g，防风6g，桔梗6g，桂枝6g，黄芩10g，苏梗10g，桑叶10g，生白芍10g，淡附子6g，太子参15g，生甘草6g，红枣5枚，生姜6g。2剂后热平，头痛恶寒，口苦消失，咳嗽咽痛减轻，纳增，原方迭进3剂，诸症俱除。［金真．竹叶汤妇科临床应用举隅．浙江中医学院学报，1991，15(4)：19］

**3. 产后发热** 高某，女，27岁，1988年9月10日诊。分娩5天，发热恶寒头痛2天，体温38.5℃，伴咳嗽咽痛，面赤汗出，体倦懒言，大便正常，小便黄赤，纳谷欠馨，恶露量少，色红，小腹胀痛。舌淡红，苔薄白微黄，脉浮虚而数。化验：血常规正常。证属阳气不固，风邪外淫。治宜温阳益气以固里之脱，祛风散邪以解外之风热，活血祛瘀以通经脉：竹叶10g，粉葛根15g，桂枝6g，防风6g，桔梗6g，太子参15g，淡附子6g，生甘草6g，生姜6g，大枣5枚，荷叶10g，益母草10g。3剂后，热退，头痛恶寒减，咳嗽咽痛，面赤汗出俱减，纳增，精神好转，腹胀痛亦消失，原方去益母草，再进3剂后告愈。［金真．竹叶汤妇科临床应用举隅．浙江中医学院学报，1991，15(4)：19-20］

**4. 急性盆腔炎（带下）** 支某，女，25岁，1990年5月6日诊。“人流”后10天，脓性带下5天。妊娠50天行“人流”术，术后4日行房事。嗣后带下量多，色黄绿黏稠，秽臭，小腹胀痛，腰酸肢软，发热怕冷，体温38.5℃，咽干口燥，纳谷不馨，尿黄便秘，小腹压痛，拒按，腹肌紧张，有反跳痛。妇检：外阴（-）、阴道畅，有较多的脓性分泌物，宫颈肥大，充血，两附件压痛。化验：血红蛋白100g/L，白细胞15×$10^9$/L，中性粒细胞0.80，单核细胞0.01，淋巴细胞0.19，血压147/10.4kPa（110/78mmHg），脉搏110次/分。西医诊为急性盆腔炎，用过先锋霉素、青霉素、链霉素，症状改善不明显，患者治病心急，邀中医会诊：舌红，苔黄腻，脉滑数。证属热毒蕴结，湿邪阻遏。治宜清热解毒、化湿排脓：竹叶15g，粉葛根15g，桂枝6g，防风6g，桔梗10g，生甘草10g，太子参15g，红藤15g，败酱草15g，生姜6g，红枣5枚，附子6g。药进3剂，热退，腹痛减轻，脓性带下显减，效不更方，守原方再进6剂而瘳。［金真．竹叶汤妇科临床应用举隅．浙江中医学院学报，1991，15（4）：20］

**5. 肺结核（肺痨）**　刘某某，男，55岁，1987年21月24日诊治。患肺结核已10余年，以抗结核病药物对症治疗，病情时好时坏，服中药小柴胡汤、百合固金等方亦无明显效果，近日发热加重邀唐师治疗。症见：身体羸弱，面容虚浮，苍白无华，身困乏力，潮热盗汗，严重时衣被俱湿，发热恶寒，入夜尤甚，大便溏薄，小便清长，晨起微咳，舌质淡苔薄黄，边有齿印，脉浮大无力，查体温38.2℃，胸透示双肺肺结核。此属久病正虚，卫表不固，风寒内侵，治宜：温阳益气，解表散寒。药用：竹叶、炮附子、生姜各10g，葛根、柴胡各15g，桂枝、桔梗、防风各12g，甘草6g，潞党参15g，黄芪30g，川贝母20g，大枣7枚。服药3剂，汗出大减，体温降至37.4℃，继服上方15剂、临床症状基本消失。体温降至正常范围。［许保华，唐丽．唐祖宣老师运用竹叶汤的经验．中原医刊，1989，(3)：36］

**6. 风湿性关节炎（痹证）**　王某某，男，27岁，1981年12月23日诊治。身体素弱，3年前因偶受风寒，医用发表之品而致汗出不止，此后经常感冒，1月前因气候骤变感寒，遂感身痛项强，肢体关节疼痛尤甚，双手屈伸不利，得热痛减，遇寒如重，在本地卫生院诊为风湿性关节炎，服消炎止痛及激素类药物无效，用解表散寒之中药效亦不显，求治于唐师。症见：形体消瘦，身体羸弱，面色萎黄，表情痛苦，常自汗出，身痛项强，肢体关节疼痛尤甚，得热痛减，遇寒加重，查体温37.3℃，舌质淡苔薄白，脉沉细数。实验室检查：血白细胞总数6.7×$10^9$/L，中性粒细胞0.70，淋巴细胞0.29，酸性粒细胞0.01，红细胞总数4.5×$10^{12}$/L，血沉37mm/h，血小板220×$10^9$/L。此为风寒内侵，血脉凝滞，治宜：祛风解表，温经散寒。方用：炮附子、防风、桂枝、潞参各15g，细辛、竹叶各6g，葛根45g，甘草12g，生姜、麻黄各10g，大枣7枚，黄芪30g。服药1剂，疼痛大减，身体内有蚁行感，此为风寒欲去，血脉流畅之象，继用同上，共服10剂，疼痛消失，余症均减，复查全血、血沉、血小板均在正常范围内，临床治愈。［许保华，唐丽．唐祖宣老师运用竹叶汤的经验．中原医刊，1989，(3)：36］

【临证提要】本证虽有附子，但实则并无阳虚之证，否则不应先解其表。此当为产后中风，感受寒湿，太阳经腧不利之证。症见发热头痛，面红气喘，恶寒无汗，身疼乏力，四肢欠温，舌淡红苔薄白。现代用治产后缺乳、妊娠发热、产后发热、急性盆腔炎、肺结核、风湿性关节炎等。

## 竹皮大丸

【组成】生竹茹二分　石膏二分　桂枝一分　甘草七分　白薇一分

【用法】上五味，末之，枣肉和丸弹子大，以饮服一丸，日三夜二服。有热者，倍白薇，烦喘者加柏实一分。

【功用】清热除烦，降逆安中。

【主治】妇人乳中虚，烦乱呕逆，安中益气，竹皮大丸主之。（第二十一10）

【方解】妇人乳中虚，烦乱呕逆者，乳子之时，气虚火胜，内乱而上逆也。竹茹、石膏，甘寒清胃。桂枝、甘草，辛甘化气。白薇性寒入阳明，治狂惑邪气。故曰安中益气。（清·尤怡《金匮要略心典》）

【方论】唐容川曰：妇人乳作一读，谓乳子也，中虚作一句，谓中焦受气取汁上入心以变血，下安胃以和气，则胃气上逆而为呕逆。其方君甘草枣肉以填补中宫化生津液，而又用桂枝、竹茹达心通脉络以助生心血。则神得凭依而烦乱止，用石膏、白薇以清胃降逆，则气得安养而呕逆除，然此四药相符而行，不可分论，必合致其用。乃能调阴和阳，成其为大补中虚之妙剂也。（黄竹斋《金匮要略方论集注》）

【临床应用】

**1. 产褥热**　熊某某，28岁，时值夏暑，小产后，感于风寒，症见恶寒发热，神昏自汗，头痛身疼，口渴，便结溲热，恶露不尽，已持续旬余，经妇检诊断为“产褥热”，时高热，达40.2℃，体若燔炭，腹部尤感灼热，小腹胀痛拒按，不思饮食，舌苔薄白，脉洪大而数。参之脉证，系产后冒风挟暑，败血留滞为病，理宜清解暑热为先，次则养血祛瘀。方用桂枝9g，石膏24g，竹叶9g，黄芩9g，麦冬24g，沙参15g，甘草3g。2剂热减而恶寒罢。［胡立敏，刘晓庄．竹皮大丸功效证治析议．国医论坛，1988，(3)：7］

**2. 产后呕逆**　何任医案：华某，女，31岁。1979年7月10日就诊。产后3个月，哺乳，身热（38.5℃）7～8天，偶有寒栗状，头晕乏力，心烦喜躁，呕逆不已，但吐不出。脉虚数，舌质红苔薄，以益气安胃为主。淡竹叶9g，生石膏9g，桂枝5g，白薇6g，生甘草12g，制半夏9g。大枣5枚。2剂。药后热除，寒栗解，烦乱平，呕逆止，惟略头晕，复于调治痊愈。

**按** 产后气血亏虚，见烦躁、呕逆、脉虚数，虚热内生也，正合竹皮大丸证机。因呕逆较甚，方中加半夏以增降逆止呕之功。［陈明主编．金匮名医验案精选．北京：学苑出版社，2000：567－568］

**3. 更年期综合征（经断前后诸症）** 王某某，女，50岁。1994年8月29日初诊。近半年来感觉周身不适，心中烦乱，遇事情绪易激动，常常多愁善感，悲恸欲哭。胸闷心悸气短，呕恶不食，头面烘热而燥，口干喜饮，失眠多梦，颜面潮红，但头汗出。月经周期不定，时有时无。某医院诊断为“更年期综合征”，服“更年康”及“维生素”等药物，未见效果。舌苔薄白，脉来滑大，按之则软。刘老辨为妇女50岁乳中虚，阳明之气阴不足，虚热内扰之证，治宜养阴益气，清热除烦，为疏《金匮要略》“竹皮大丸”加减。白薇10g，生石膏30g，玉竹20g，丹皮10g，竹茹10g，炙甘草10g，桂枝6g，大枣5枚。服药5剂，自觉周身轻松，烦乱呕逆之症减轻，又续服7剂。其病已去大半，情绪安宁，睡眠转佳，病有向愈之势。守方化裁，共服20余剂而病瘥。

**按** 本案脉证发于经断前后，经欲断未断，每易伤阴耗气，气阴不足，则因虚而生内热，热扰于中焦，胃气不得下降，故见呕恶不食；上扰于胸位，使心神无主，又加中焦亏乏，不能“受气取汁，变化而赤为血”、则心血不充，神明失养，故可见心中烦乱，失眠多梦以及情绪异常等症。治疗当师仲景“安中益气”为大法。清热降逆，养阴和胃，用竹皮大丸。竹茹、石膏清热、降逆、止呕；桂枝、甘草辛甘化气，温中益气；白薇清在上之虚热；大枣、玉竹滋中州之阴液，丹皮助白薇养阴以凉气血清虚热。本方寒温并用，化气通阴，服之能使气阴两立，虚热内除、于是诸症自愈。［陈明，刘燕华，李方．刘渡舟验案精选．北京：学苑出版社，2007：157－158］

**4. 经前烦乱** 孙某，女，34岁。初诊1989年10月3日。患者自1987年以来，每于经前5～6天，即感心烦意乱，心下空虚，胸中发闷，痛苦万分，反复发作已逾2年，久治罔效。月经按期而行，量少色黑无块，经后干咳，无呕逆，饮食二便均正常，舌苔微黄而干脉弦数。曾生一女已4岁。此为虚热内忧，冲脉气盛，法宜清热安中。处方：竹茹15g，石膏15g，白薇15g，桂枝6g，甘草9g。3剂，水煎早晚2次分服，嘱每于经前6日始服，连用2个月经周期而愈。［张显正．宋健民应用竹皮大丸的经验．山东中医杂志，1993，12（1）：4］

**5. 产后失眠（不寐）** 李某，女，27岁，1996年7月2日初诊。主诉：失眠月余。患者素来无恙，去年9月结婚，今年5月底顺产一男婴，产后恶露半月而净，1月乳汁尚丰有余，时自流出。月满过后渐觉善饥心烦，食减难寐，大便反少，时若弹丸艰解，曾投医数家，皆谓产后亡血过多，气血不足，予以补剂，家人亦买回各种补品以滋之，益觉其烦，饥不欲食，不能入睡，甚至闻食则呕，但欲饮淡汤，乳汁渐少，不够儿食，儿复哭闹不休，益增其烦。家人更买猪手煲通草，以为可以多乳、通乳，殊不知汤入胃反呕。百般无奈，经人介绍而来就诊。诊得患者六脉洪大略数，双关浮，舌尖红、苔白略干，断为阳明客热，运化失司，生化不足所致，拟竹皮大丸加味投治：竹茹15g，石膏30g，桂枝5g，甘草9g，白薇9g，栀子9g，麦冬12g，川黄连6g，大枣5g。日1剂，水煎，饭前半小时服，日3次。服药5剂后，不复善饥，心烦稍定，食无反胃，未大便，六脉稍缓，舌苔转薄。效不更方，守上剂加鸡蛋花9g，石斛15g，进3剂，诸症好转，饮食大增，腹中安，能寐，乳量增多，儿饱亦安，大便日一解成形，脉缓，舌苔薄白，守上方去石膏加太子参12g，予3剂，调理告愈。[陈鉴清．竹皮大丸治不寐．湖南中医杂志，1997，13（1）：39]

**6. 阳痿**　张某，38岁，2003年6月20日初诊。患阳痿数年，多方求治，屡服补肾壮阳之品不应。诊见：头晕，梦多，身热，心烦易怒，小便黄赤，大便燥结，舌质红、苔黄，脉弦数有力。证属郁热内蕴，宗筋弛缓。治宜疏肝解郁，清心除烦，通络振痿。方用竹皮大丸治之。处方：竹茹20g，石膏30g，白薇15g，桂枝10g，甘草5g，大枣2枚。每天1剂，水煎分2次服。药进10剂，病情大有好转，阴茎稍能勃起。效不更方，再进25剂，阴茎勃起如故。[王鸿根，郭运翠，宋金明．竹皮大丸新用．新中医，2004，36（12）：35]

**7. 精液不化证**　邵某，31岁，2003年7月13日初诊。结婚4年同居未育。自述性生活正常，手淫史9年。配偶检查无异常。某医院诊断为：精液不液化症，用中西药治疗无效。平素自觉发热头晕，舌淡红、苔黄，脉滑数。此为过服温燥峻补之品，致精室蕴热，阻滞精道，湿热下注所致。治以益气开阳泄浊，化瘀通络，清利湿热。方用竹皮大丸加味。处方：竹茹、丹参各20g，石膏30g，白薇15g，桂枝、鸡内金各10g，甘草5g，地龙12g。每天1剂，水煎分2次服。1月后查精液示：精液量4ml，灰白色，pH7.8，30分钟内液化，精液密度$80\times10^9$/L，精子活动率0.80，畸形精子0.15，精子活力0.80，白细胞计数、精液密度及精浆果糖脂皆为正常范围。自身循环抗精子抗体和精浆抗精子抗体及其妻循环抗精子抗体皆为阴性。自述无不适，舌淡红、苔白，脉平和。嘱以饮食调理，2月后其妻B超示已妊娠。[王鸿根，郭运翠，宋金明．竹皮大丸新用．新中医，2004，36（12）：35]

**8. 男性不育**　郭某某，男，26岁，1977年8月10日诊。婚后2年无子，经某医院检查精子成活率为30%～40%。症见身体健壮，性生活正常，惟自觉有时发热、头晕，舌淡红，苔略黄，脉滑数。此为过服温燥峻补之品，造成精室蕴热，精子被灼，致使精子成活率大降。治用竹皮大丸，连服9剂而

获效。[邢素梅，董克伟．孙匡时运用竹皮大丸的经验．中医杂志，1986，27（6）：13]

**9. 小儿夏季热** 陈传钗医案：陈男，4岁。1981年8月12日诊。发热已20余天，持续在38.5℃左右，午后升高，口渴多饮，烦躁便结，面色潮红，舌质红苔薄。实验室检查均正常。证属暑伤气阴。治拟清热养阴，安中益气。竹茹、荷叶各5g，白薇、炙甘草各3g，桂枝15g，石膏10g。2剂热退，1剂痊愈。嘱用白扁豆煮服，益气健脾以善后。

**按** 陈氏认为，本方用于阴虚有热诸证，尤以面色潮红、烘热者有良效。[陈明主编．金匮名医验案精选．北京：学苑出版社，2000：567－568]

**【临证提要】**本方用治产后中虚内热，胃失和降之证，可见心中烦乱，呕逆不安，食欲不振，神疲乏力，低热留恋，舌红苔少，脉滑数无力。现代临床用治产褥热、哺乳期发热、更年期综合征、经前烦乱、产后失眠、经后失眠、阳痿、精液不化证、男性不育等。

## 白头翁加甘草阿胶汤

**【组成】**白头翁　甘草　阿胶各二两　秦皮　黄连　黄柏各三两

**【用法】**上六味，以水七升，煮取二升半，纳胶令消尽，分温三服。

**【功用】**清热解毒止痢，养血滋阴润燥。

**【主治】**产后下利虚极，白头翁汤加甘草阿胶主之。（第二十一　11）

**【方解】**本方为白头翁汤加甘草阿胶而成，方中白头翁汤，寒以胜热，苦以燥湿，功能清热燥湿止痢；而妇人产后虚极，又见热利下重者，则加阿胶救阴，甘草补中生阳，且以缓连、柏之苦也。

**【方论】**产后下利虚极者，自当大补其气血，不知其人虽极虚而下利者，仍挟热之利，补之则热邪无出，其利必不能止也。主之以白头翁加甘草阿胶汤，清热燥湿，补中理气，使热去而利自止。亦治虚热下利之妙方，不只为产后论治矣。（清·尤怡《金匮要略心典》）

**【临床应用】**

**1. 放射性直肠炎** 罗某，女，57岁。1999年8月诊。1997年12月被确诊为宫颈鳞癌Ⅱb期，即行全盆腔放疗4000cGy/20次，后装腔内放疗A点剂量2400cGy/6次。放疗结束后无不适症状，1年后出现腹痛，便脓血，日10余次，口服痢特灵、黄连素片、环丙沙星等治疗2个月，症状呈进行性加重。且里急后重，肛门灼热，伴神疲，面白无华，口干咽燥。舌光红、苔少，脉细数无力。诊断为放射性直肠炎，热毒下痢，阴血亏虚型。用基本方白头翁、败酱草、薏苡仁各20g，黄柏15g，秦皮12g，黄连、阿胶（烊）、槐花、生地榆各10g，知母9g，炙甘草6g。加白芍10g，罂粟壳3g，保留灌肠，每日1次，5天后腹痛消失，大便日2～3次，纳食增加，精神好转，又隔日1次用药，治疗5次后诸症消失，继用滋阴补气养血之药口服调理，随访1年无复发。［蔡永，古红莉，陈姣红．白头翁加甘草阿胶汤灌肠治疗放射性直肠炎59例．浙江中医杂志，2001，(11)：490］

**2. 痢疾**　一女华侨，30岁，海岛农场工作，1974年患利下赤白，每天20多次，诸治痢西药遍用无效，疑为恶性病，先后去广州、北京治疗7个多月，仍然每天脓血便10多次，所喜胃纳始终未败。1974年底由亲戚介绍，其住沪之阿婆持病史前来商治，要求处方试投。余据其下利便脓血，但已历7个多月，故予白头翁加甘草阿胶汤。方用：白头翁12g，川连5g，川柏9g，秦皮12g，炙甘草6g，阿胶12g，7剂。另以苦参子肉五粒，用龙眼肉裹吞，连服3天。药后大便次数渐稀，尽7剂后，每天大便仅三四次，脓血已极少，续服原方7剂，虽每天仍然大便二三次，但已无脓血。之后以归芍六君加味，调理月余恢复正常。［郑敬贤．白头翁加甘草阿胶汤的验证．北京中医杂志，1985，(4)：18］

**【临证提要】**本方原为产后下利虚极所设，产后阴血亏虚，虚热内扰，挟热下利，故用本方清热滋阴而止下利。然临床并不拘泥于产后，凡是热邪下利，同时见阴虚明显者皆可使用，如放射性直肠炎及溃疡性结肠炎等。

# 妇人妊娠病脉证并治第二十二

## 半夏厚朴汤

【组成】半夏一升　厚朴三两　茯苓四两　生姜五两　干苏叶二两

【用法】上五味，以水七升，煮取四升，分温四服，日三夜一服。

【功用】行气散结，降逆化痰。

【主治】妇人咽中如有炙脔，半夏厚朴汤主之。(第二十二)

【方解】方以半夏为君，辛温化痰散结，和胃降逆。以厚朴为臣，辛苦温，宣郁散结，燥湿除满。茯苓甘淡，健脾渗湿，助半夏化痰散结；生姜辛温，和胃止呕散结；苏叶辛温，芳香疏散，行气解郁，共为佐使。

【方论】咽中如有炙脔，谓咽中有痰涎，如同炙肉，咯之不出，咽之不下者，即今之梅核气病也。此病得于七情郁气，凝涎而生。故用半夏、厚朴、生姜，辛以散结，苦以降逆，茯苓佐半夏，以利饮行涎，紫苏芳香，以宣通郁气，俾气舒涎去，病自愈矣。此证男子亦有，不独妇人也。(《医宗金鉴》)

赵以德曰：上焦阳也，卫气所治，贵通利而恶闭郁，郁则津液不行而积为痰涎。胆以咽为使，胆主决断，气属相火，遇七情至而不决，则火郁而不发，不发则焰不达，不达则气如烟，与痰涎结聚胸中，故若炙脔。千金之证虽异，然亦以此而致也，用半夏等药，散郁化痰而已。(黄竹斋《金匮要略方论集注》)

【临床应用】

(一) 消化道疾病

**1. 胃食管反流性咽异感症（吞酸，梅核气）**　田某，女，35 岁。1999 年 7 月初诊。咽部不适 1 年，加重 1 周。患者与人争执后感咽部不适，有阻滞感，伴腹胀胸闷嗳气，在数家医院就诊，诊为“咽炎”、“慢性胃炎”，服药后症状有所缓解，但仍时有发作。1 周前因丢失贵重物品着急后，上症加重。咽部如物阻塞，吞之不入，吐之不出，腹胀，胸腹部有烧灼感，反酸，嗳气。纳食差，大便不爽。检查：咽充血，咽后壁淋巴滤泡增生，上腹部压痛（+），墨菲征（－），脉弦略滑，舌红苔灰腻。胃镜检查：胃及食道下端黏膜充血水肿，可见少许斑点状出血及糜烂。西医诊断：①胃食管反流病；②咽炎。中医诊断：①胃脘痛；②反酸；③梅核气。证属气机郁结、胃失和降，治宜开郁散结、和胃降逆。方用半夏厚朴汤加味。方药：半夏12g，厚朴12g，茯苓9g，苏叶12g，生姜6g，黄连9g，吴茱萸3g，白及60g，瓦楞子45g，槟榔12g。嘱戒恼怒、节食饮。上方3剂后反酸基本消失，咽部阻滞感减轻。连用上方15剂，咽部、腹部症状均消失。[胡立敏，刘晓庄.《金匮》半夏厚朴汤证探源.天津中医，2002，19（2）：30]

**2. 食道癌术后食道糜烂（噎膈）** 李某，男，30岁，工人。主诉进行性吞咽困难10天，于1995年2月6日就诊。患者于半年前在当地医院做中下段食道癌根治术，术后情况良好，于10天前因生气后出现进食困难，继则水饮难下，食之呕吐，伴胸膈疼痛，痛连两胁，口干咽燥，舌红少津，脉弦细涩。胃镜检查提示：吻合处见黏膜充血水肿，糜烂，累及食道全段，蠕动较差，诊为"噎膈"。乃为情志所伤，气血瘀滞，胃津亏耗，痰、气、瘀阻经络所致。治宜理气行瘀，化痰润燥，投以半夏厚朴汤加味，处方：半夏15g，茯苓15g，厚朴15g，紫苏10g，沙参15g，麦冬15g，生地黄12g，桃仁12g，红花10g，丹参20g，昆布10g，贝母10g，生姜2片，甘草4g。4剂，每日1剂，每剂煎至约200ml，分3次少量频服。二诊：自觉胸膈疼痛减轻，已能进少量流质，原方加香附12g，10剂。三诊：上述症状均已明显减轻，已能进软质食物，守上方加黄芪30g，白术15g。1个月后诸症皆消，复查胃镜提示：食道黏膜轻度水肿，吻合口及周围水肿消退，糜烂修复，蠕动良好，给予香砂养胃丸以巩固疗效，半年后经随访未复发。[张磊昌.半夏厚朴汤临证运用举隅.上海中医药杂志，2003，37（2）：19－20]

**3. 慢性萎缩性胃炎（胃痛）** 患者，男，62岁，教师，1995年11月7日初诊。宿恙胃病10年余。近年来，脘部胀痛频作，遇劳更甚。曾服用温补脾胃之剂而未效。胃镜检查提示：胃窦部慢性萎缩性胃炎伴中度肠腺化生。此次发作加重持续10日不已，每餐饭后上腹痞满，时胀时痛，偶有泛恶，纳食不振，神疲乏力，舌质淡紫，苔薄白，脉弦细而涩。是属脾胃失和，中焦气阻之证。治以半夏厚朴汤疏理气机为主，合丹参饮调气活血以止痛，佐党参益气健脾以补中。处方：姜半夏12g，制厚朴10g，紫苏梗9g，党参15g，丹参15g，檀香3g，砂仁（后入）5g，炒元胡12g，制香附10g，炙甘草6g。以上方略为加减变化，连续服药4周，诸症著减，纳食渐振。经2个月治疗，行胃镜复查示：胃窦部黏膜光滑，部分红白相间，呈胃黏膜浅表性炎症。临床诸症悉除。[周锦，周亮.半夏厚朴汤治疗脾胃病的体会.浙江中医学院学报.1997，21（2）：48]

**4. 胃肠神经官能症（腹痛）** 患者，女，40岁，干部，1994年3月9日初诊。近2月来，腹部隐痛时作，大便溏薄。因各种检查未发现阳性指标，故诊断为胃肠神经官能症。3日前该疾又作，观其形瘦神倦，大便日行2~3次，便时腹痛绕脐，腹中鸣响，便后仍有滞痛感，舌质淡，苔薄腻，脉缓。此乃中气不足，升降失宜，气机受阻所致。即《内经》所谓“清气在下，则生飧泄”。治当和胃调脾、补中益气。以半夏厚朴汤合香砂六君子汤化裁。处方：半夏12g，制厚朴10g，紫苏梗9g，党参25g，炒白术15g，炒白芍25g，防风6g，青皮6g，制香附10g，砂仁（后入）3g，茯苓15g，炙甘草6g。服上药5剂后，症状减轻，惟觉腹中稍有隐痛，大便虽未实，但已转日行1次，便后滞痛感亦除，精神较振，乃步原意出入，前方去防风、青皮，加佛手9g，炙鸡内金9g。续服7剂后，纳便如常，诸症消失，改予参苓白术散调理善后。［周锦，周亮．半夏厚朴汤治疗脾胃病的体会．浙江中医学院学报，1997，21（2）：48］

**5. 急性肠胃炎（泄泻）** 骆某，男，35岁，1985年10月2日初诊。泻下，腹痛肠鸣，胸脘满闷，恶心呕吐，头痛咳嗽，肢冷神疲，苔白润，脉濡缓。证属寒湿内侵，使胃之浊气失降，而脾之清阳不升。虽西医诊为“急性肠胃炎”，然中医当宣肺和胃，快利温中，切不可浪投苦寒。方予茯苓、薏苡仁各20g，苏子叶、姜夏、厚朴、藿香、陈皮各10g，吴茱萸6g，2剂。药后泻止咳宁，他症亦平。［承选生，承荷清．承忠委老中医运用半夏厚朴汤的经验．陕西中医，1989，（2）：52］

**6. 便秘** 承某，男，52岁，1985年11月2日初诊。近4日未更衣，自觉腹中冷气攻冲，胸脘痞胀，胁肋隐痛，嗳气恶心，苔白腻，脉沉弦。显系气机不畅，升降失常之阴结证。当急予调燮气机，温中助运，但得浊降清升，大便自可畅通无阻。方用干姜、厚朴、半夏、苏叶、茯苓、柴胡、枳壳、槟榔各10g，吴茱萸6g，2剂。1剂后矢气频转，2剂便通。［承选生，承荷清．承忠委老中医运用半夏厚朴汤的经验．陕西中医，1989，（2）：52］

**7. 新生儿幽门痉挛证** 王某之女，生后25天。1991年4月20日诊。母述：患儿生后3日出现呕乳，间歇发作，时轻时重，有时呕出陈旧性奶块，至今不愈。某院诊为新生儿幽门痉挛证。用解痉、镇静药疗效不佳，求服中药。诊见：患儿形体消瘦，发育不良，精神萎靡，口唇淡白，小便清，大便5日未行，腹胀未能触及肿块。舌质淡苔白滑，指纹淡红，脉细弱。证属脾虚胃寒，运化失健，阴寒上逆。治宜健脾温胃，理中降逆。半夏厚朴汤加味。处方：半夏（姜制）6g、厚朴6g、苏叶5g、茯苓6g、干姜2g、党参6g、白术6g、砂仁3g，炒甘草3g，2剂，水煎服，每日1剂，每剂煎取药汁60~80ml，每次服15~20ml，日服3~4次。23日复诊：上药服后大便行，腹胀减，呕乳已愈过半。守方续服2剂而愈。［任亚轩．半夏厚朴汤运用举隅．北京中医，1995，（5）：44］

**8. 顽固性腹痛** 丁某，女，30岁，1998年1月3日初诊。患腹痛年余，自述有胃炎、胃下垂、慢性盆腔炎、膀胱炎。西医确诊为缺铁性贫血，曾服红桃K等药物未效。刻诊：腹痛，夜寐不安，多梦，醒后有汗，口干而黏，尿频急色赤，面青黄不泽，消瘦，唇白，舌苔厚微黄，脉细数。处方：姜制半夏10g，茯苓15g，川厚朴10g，苏梗10g，山栀6g，滑石15g，生甘草3g，黄芩3g，连翘15g。5剂。药后腹痛即止。1个月后因情志不遂致腹痛又来诊，予原方7剂。随访至今腹痛未作。[刘岳，顾炜．黄煌教授运用半夏厚朴汤的经验．国医论坛，1998，13（4）：24]

### （二）五官科疾病

**1. 声带麻痹案（喉痹）** 陈某，男，49岁，干部，1997年11月15日初诊。患者声带麻痹半年余，每遇精神负担过重时症情加重，经多方治疗仍发音困难。有胆结石、萎缩性胃炎等病史。刻下：声音嘶哑，心烦，寐差，咽喉暗红，舌稍暗，苔薄白，脉滑。用半夏厚朴汤加味：姜制半夏10g，川厚朴6g，苏梗10g，茯苓15g，枳壳6g，山栀10g，连翘12g，黄芩6g，生甘草5g，水煎服，每日1剂，分2次服。并嘱其多参加室外活动。服3剂后，喜来告之，上午发音已正常，下午稍有嘶哑。继用原方20余剂而安。[刘岳，顾炜．黄煌教授运用半夏厚朴汤的经验．国医论坛，1998，13（4）：24]

**2. 声带白斑（喉痹）** 某男，53岁，声音嘶哑5年，加剧2月余，咽痛伴咽梗不舒，经某省级医院耳鼻喉科确诊为声带白斑。诊时声音嘶哑，咽中异物感，胸中窒闷，咳嗽，痰黏，咯痰不爽，心情急躁易怒，大便干结，苔薄白，脉弦滑。平时过度吸烟、饮酒。证属痰气郁结咽喉，郁而化热，肺气郁闭，金实不鸣。治宜清热化痰，解郁开音。方用半夏厚朴汤加味，药用：煮半夏10g，厚朴10g，苏叶10g，茯苓15g，生甘草5g，桔梗10g，诃子10g，浙贝10g，僵蚕10g，射干10g，百部10g，前胡10g，杏仁10g，瓜蒌10g。1剂/天，配合戒烟限酒，连服30剂后声嘶明显好转，咽中异物感消失，大便通畅，守上方再服20剂，发音正常。[林悦鸿．半夏厚朴汤临床运用举隅．现代中医药，2010，30（4）：36]

**3. 急性化脓性扁桃体炎（乳蛾）** 女，20岁，1995年3月5日初诊。患者自小便苦于扁桃体炎，咽喉疼痛。初中二年级后，每月重病1次，高热38.5℃～39.5℃，咽喉肿痛异常。需多种抗生素点滴10日左右，方逐渐平复。初诊见咽喉部明显充血，双侧扁桃体红肿，Ⅲ度肿大，表面不平，有中等量脓血分泌物。体温39.5℃，颌下淋巴结肿大，有压痛。口苦咽燥，常感咽喉梗阻，吞咽不利，溺赤。舌红苔黄腻，脉略滑数。本症虽一派火热之象，但病程长，正虚必然。细辨之，此为痰气郁结咽喉，郁而化热，少阳枢机不利。治宜清热化痰，行气散结，兼和少阳。处以半夏厚朴汤合小柴胡汤：法半夏8g，苏叶7g，苏梗7g，茯苓10g，厚朴7g，柴胡7g，黄芩7g，僵蚕8g，射干8g，丹皮8g，郁金10g，桔梗6g，玄参30g，贝母10g，夏枯草15g，板蓝根15g，太子参7g，香附10g，甘草3g，3剂。二诊：药后咽喉疼痛减轻，右侧扁桃体肿消，左侧缩小，仅见少许脓点，热势已退。夜晚口干，大便不畅，舌苔薄腻微黄，脉略滑。上方加败酱草15g、葛根15g、莱菔子6g、生大黄8g，3剂。三诊：服完上药后，诸症悉平，仅咽喉稍许不舒。2个月后，因外感发作1次，肿痛如前，但体温未超过38℃。仍以上方增减，服药4剂而愈。此后，或三四个月小发一次，或五六个月小发1次，均无发热，症状轻微。治疗过程中，始终未用抗生素。［周楚雄，谈宇文．半夏厚朴汤临床应用6例．咸宁学院学报（医学版），2008，22（1）：53］

**4. 甲状腺腺瘤（瘿瘤）** 徐某，女45岁，干部。1992年12月2日初诊。患右甲状腺腺瘤3年余。初2cm×2cm大小，服西药多时未效，逐年增大，隐痛。1992年10月14日B超检查：右甲状腺腺瘤，4.8cm×4.2cm大小。建议手术而不从，要求中医治疗。诊时，右颈肿大明显，按之活动，质中。自谓腺瘤每随情绪波动而增大、缩小，纳食、二便正常，苔薄、脉涩。此情志不畅，气滞痰凝，积而成疾。治法：行气开郁，化痰散结。半夏厚朴汤加味：姜半夏9g，厚朴9g，茯苓15g，生姜6g，苏梗9g，黄药子9g，夏枯草15g，昆布15g，桃仁12g，上方连服28剂，隐痛除，腺瘤已缩小。续予原方服用3月余，腺瘤消失。B超复查：右甲状腺腺体大小基本正常。［金国梁，何若苹．何任运用半夏厚朴汤的经验．北京中医杂志，1994，（1）：3］

**5. 颈淋巴结（核）肿（瘰疬）** 陈某，女，24岁，1993年2月4日初诊。颈部两侧淋巴结肿2年，时大时小，以左侧为甚，经西医用消炎、抗菌药等治疗多时，未见显效。近2个月来淋巴结肿明显，按之活动，质硬。咽喉不利，面足浮肿，月经3个月未行，心情忧郁，少言语，苔白腻，脉沉。症属瘰疬。由情志抑郁，气滞痰凝所致。治法：疏郁化痰，软坚散结。半夏厚朴汤加味：姜半夏9g，厚朴9g，茯苓15g，生姜6g，苏梗9g，苦丁茶15g，夏枯草15g，冬瓜皮30g，瓜蒌15g，服14剂后，两侧淋巴结肿缩小，面足浮肿消退，咽喉舒如。上方去冬瓜皮、地瓜蒌，加制香附9g，益母草20g，先后调治3月余，颈淋巴结肿消失，月事按期而行，以两症同愈而收功。［金国梁，何若苹．何任运用半夏厚朴汤的经验．北京中医杂志，1994，（1）：4］

**（三）呼吸系统疾病**

**1. 慢性支气管炎（喘证）** 庞某某，女，50岁，职工家属。患者素有喘咳（慢性支气管炎肺气肿）宿疾，近日因情志怫郁，气机痹阻，致旧病复发，咳嗽气喘，痰多而稀，胸膈郁闷，不能平卧，口干不欲饮，脉弦滑，舌淡苔白。证属脾虚失运，肺欲宣降失司，痰浊中阻，拟投加味半夏厚朴汤以健胃和中，宣肺化痰，舒展气机。方用：半夏7g，厚朴6g，苏子、苏梗各7g，茯苓10g，橘红6g，杏仁6g，冬花10g，紫菀10g，葶苈子（布包）8g，黄芩9g，生姜3片，甘草5g，水煎服，日1剂。服药2剂后，自觉胸脘宽畅，咳喘大减，痰量减少，已能平卧，继服上方2剂，诸症悉平。［翟振忠．加味半夏厚朴汤新用．河北中医，1987，9（6）：7］

**2. 过敏性哮喘（哮证）** 张某某，男，54岁，工人。1984年10月6日诊。患者素有咳嗽病史。近10余天来加重，伴有喘息。曾在某医院治疗，诊断："过敏性支气管哮喘"。服氨茶碱、非那根及抗炎药，症状稍有缓解，但停药又发。现症：喘咳痰鸣，呼吸气紧，不能平卧，尿少，面浮肢肿，苔白稍厚，舌质淡红，脉缓稍滑。辨证：饮邪上逆，肺气不降，外兼表寒。治宜发表温里，泻肺逐饮。初用小青龙汤加减，服药3剂，症状如故。因思此症乃因外邪引发膈间胶固之痰，肺不能通调水道，脾不能输津液，阳气衰微、痰饮上迫胸肺，影响肺气宣发肃降，以致喘息，短气痰鸣。根据未发治脾，已发治肺。遂改用半夏厚朴汤加减以化痰散结降逆。处方：法半夏、茯苓各10g，紫苏叶、制厚朴各6g，生姜3片。服上药3剂后，喘息痰鸣渐平，面浮肢肿渐消，小便稍增，再进3剂，诸症悉减，喘息亦平，能生活自理。继用六君子汤，调理脾胃而愈。［刘水德．半夏厚朴汤治疗过敏性哮喘．四川中医，1986，（7）：45］

**3. 顽固性鼻炎（鼻渊）** 祁某，男，70岁。2009年9月21日初诊。自诉从记事起（约5、6岁时）即患有"鼻炎"，鼻塞，至今已数十年，近10多年来常年应用"消炎药"及其他治疗"鼻炎"的中西药物治疗，一直未有好转。详问其除鼻塞，偶鼻流浊涕外，咽部也有堵塞不适，腹胀，二便尚调，查舌暗苔灰黑腻，脉右尺弦。诊断：鼻渊属痰气郁阻、阴寒内盛证。拟半夏厚朴汤合麻黄附子细辛汤。药用半夏15g，厚朴15g，茯苓10g，苏梗、苏叶各10g，附子10g，细辛5g，麻黄3g，生姜10，炙甘草6g。3剂水煎服。2009年9月24日复诊，诉用药效果不明显，鼻塞仍同前，晨起尤甚，舌脉无变化，诊断同前，遂加大化痰温阳之力，以干姜易生姜，佐以黄芩、大黄，药用半夏30g，厚朴15g，茯苓10g，苏梗、苏叶各10g，附子30g，细辛5g，麻黄5g，炙甘草30g，干姜30g，黄芩10g，大黄6g。4剂水煎服。三诊2009年9月28日，自诉服药第1剂后已有效果，鼻部时通时阻，现鼻塞减轻已有近七成。继上方5剂而告愈。［王瑞丽．半夏厚朴汤临证举隅．实用中医内科杂志，2011，25（4）：105］

**4. 咳嗽** 胡希恕医案：黄某，女性，38岁，1966年2月12日初诊。1周来咳嗽，服汤药数剂而不效，吐白痰，咽痒胸闷，口干不欲饮，两胁胀，苔白厚腻，脉滑细。证属里寒痰饮上犯，治以化饮降逆，与半夏厚朴汤：半夏12g，厚朴10g，茯苓12g，苏子10g，橘皮15g，杏仁10g，桔梗10g，生姜15g。结果：上药服2剂，咳即止。［冯世纶．经方传真（修订版）．北京：中国中医药出版社，2008：234］

**（四）冠心病（胸痹）**

关莱某，男，46岁。干部。1988年4月12日初诊。左侧胸痛半月，经西医检查诊断为冠心病。症见左侧胸部悠闷疼痛，痛引肩背，气短喘促，咳痰白而黏稠，咯吐不利，舌苔白腻，脉沉滑。证属痰气凝结，阻滞心脉。治宜行气化痰，温通心脉。方以半夏厚朴汤加味：制半夏12g，厚朴12g，茯苓30g，生姜12g，苏叶5g，桂枝10g，丹参20g，路路通12g，水煎服，日1剂。进服3剂，前症大减。继服此方加减治疗半月，诸症消失。［唐茂清．半夏厚朴汤治验．湖南中医杂志，1990，（6）：33］

**（五）膈肌痉挛（呃逆）**

何某某，女，57岁。患慢性支气管炎达10年，出现呃逆2天，于1989年3月18日就诊。症见呃有痰阻声，呼吸不利，胸脘胀闷不行，纳差，头目昏眩，舌苔薄腻，脉弦略滑，证属痰气互结，气机上逆。治当行气化痰，降逆止呃。方选半夏厚朴汤加味：制半夏10g，厚朴10g，茯苓30g，苏叶5g，生姜12g，柿蒂12g，日服1剂。2剂恙除。［唐茂清．半夏厚朴汤治验．湖南中医杂志，1990，（6）：33］

**（六）神经性呕吐**

陈某，男，22岁，农民。进食即吐1年。患者性格内向，因婚姻问题与家人不和，初起心烦不寐，胸胁闷痛，吐痰涎，继则进食即吐，平时只能吃少量零食。曾求医多家，经中西药治疗，均无明显效果，于1998年10月6日前来就诊。症见进食即吐，平时嗳气频繁，胸胁闷痛，头晕心烦，时有呃逆，吐痰涎，舌边红，苔腻，脉弦滑。诊为“神经性呕吐”。本病由情志不舒，肝失条达，气机不畅，脾失健运，聚湿生痰，痰浊中阻，胃失和降所致，治以舒肝健脾，降逆止吐。予以半夏厚朴汤加味，处方：半夏15g，厚朴15g，茯苓15g，紫苏10g，生姜3片，柴胡10g，郁金12g，旋覆花10g，砂仁10g。服4剂后，稍能进食不吐，惟觉头晕乏力。守上方加党参15g，白术15g。继服6剂，诸症瘥，病告愈。［张磊昌．半夏厚朴汤临证运用举隅．上海中医药杂志，2003，37（2）：19］

**（七）精神分裂症（癫证）**

吉某某，女性，农民，22岁，未婚。1995年5月9日入院。患者为某餐馆帮工，1周前因受刺激后开始精神失常。症见：神情痴呆，表情淡漠，不言不语，状如木僵，口流清涎，任其外溢，舌质淡红、苔白厚腻而水滑，脉弦滑。证属痰气郁结，内扰神明，蒙蔽清窍，治宜行气解郁，化痰散结，佐以健脾养心，方拟半夏厚朴汤化裁：制水半夏12g，厚朴10g，茯苓12g，苏叶9g，郁金9g，石菖蒲9g，陈皮6g，制南星9g。3剂后病情好转，神志转清醒，痴呆、木僵状态消失，口无流涎。但语言迟钝，吐词欠清晰，语声低微，睡眠差，不欲饮食，舌淡红、苔白厚腻，脉弦滑。守上方加远志9g、酸枣仁10g，麦芽12g，再进3剂。住院第7天，患者病情明显好转，双目有神，说话流利，言词清晰。目前仍纳差，胸闷，有时善叹息，舌淡红、苔薄白，脉弦细。续前方加白术10g、柴胡6g。并给予耐心开导，解除忧虑。5剂后诸症消失，痊愈出院。[谢纪源．半夏厚朴汤治疗精神失常2例．江西中医药，1997，28（1）：34]

### （八）脑震荡后遗症（癫证）

刘某某，男性，29岁，农民，1996年10月3日入院。患者于5年前因骑自行车不慎跌伤头部，昏迷2天苏醒，虽经救治而免于一死，但却留下后遗症不少：经常头晕头痛，尤以受凉或情绪波动时加重。轻时尚能忍受，重则如疯如癫。近期因家庭纷致旧疾复发。入院时见精神恍惚，坐立不安，闷闷不乐，时而喃喃自语，时而垂头拍胸，说头痛甚苦，时而说身体无病，舌质淡红，舌苔薄白，脉弦细涩。证属痰郁气滞，浊邪上泛，脑脉瘀阻。治当理气化痰，活血通络。方选半夏厚朴汤加减：水制半夏12g，厚朴10g，茯苓12g，苏叶9g，丹参15g，川芎8g，赤芍9g，石菖蒲9g，郁金9g，地龙12g，远志9g。连服6剂，患者以上症状消失，临床治愈。[谢纪源．半夏厚朴汤治疗精神失常2例．江西中医药，1997，28（1）：34]

### （九）妇科疾病

**1. 急性乳腺炎（乳痈）**　王某，女，30岁，1983年8月2日初诊。新产甫3月，左侧乳房肿痛，色微红，伴寒热呕恶，胸闷太息，咽如物堵，纳谷不馨，溲少便溏，苔白厚，脉弦滑。证属气郁痰阻，痰热互结于足厥阴、阳明之络，而发为乳痈是也。治以行气解郁，化痰通络，参以清解。方予姜半夏、制厚朴各6g，苏叶、炮穿山甲、通草各10g，银花、蒲公英各15g，土苓、茯苓各20g，生姜3片，2剂。药后肿痛顿减，他症亦轻，守原方继服6剂，乳痈消散。[承选生，承荷清．承忠委老中医运用半夏厚朴汤的经验．陕西中医，1989，（2）：52－53]

**2. 乳腺纤维腺瘤（乳癖）**　患者，女，29岁，无意间发现右侧乳房外上方肿块3月余，不红，不肿，不痛，曾就诊于县人民医院、地区人民医院，均诊为乳房纤维腺瘤，建议手术治疗。因该患者惧怕手术，于1998年2月18日来诊，查见患者表情忧郁，时叹息，自觉胁胀不欲食，右侧乳房外上象限有一大小3cm×2.5cm肿块，质硬，表面光滑，与周围组织无粘连，随乳房移动而自由移动，无触压痛，诊为乳房纤维腺瘤，证属气滞痰凝成结成核所致，治以理气行滞，化痰散结，半夏厚朴汤加减：半夏12g、厚朴9g、茯苓20g、苏梗9g、生姜9g、柴胡12g、夏枯草12g、生牡蛎15g、瓜蒌15g、穿山甲12g、香附9g、郁金12g、佛手12g、赤芍12g，上方加减共服35剂，肿块消失。［李志亮，宋聚栋．半夏厚朴汤临床新用．现代中西医结合杂志，2000，9（14）：1373］

**3. 闭经**　李某，女，25岁。1982年3月8日初诊。据析与爱人争吵后，月讯半年未潮，症见胸闷胁痛，乳房作胀，恶心纳差，烦躁寝难，且喉中不适，舌黯、苔白滑，脉弦滑。证系气滞血瘀，痰浊凝遏。予制厚朴、苏叶、姜半夏、益母草、川牛膝、王不留行子、赤白芍、生姜各10g，茯苓神各15g。3剂药后诸恙好转，但经仍未通，嘱原方续服5剂，经即复潮。［承选生，承荷清．承忠委老中医运用半夏厚朴汤的经验．陕西中医，1989，（2）：52－53］

**4. 不孕**　赵某，女，25岁。1981年12月30日初诊。婚后5年未孕，迭治乏效。刻诊：正值经期腹痛颇甚，量少色黯，乳胁胀痛，脘闷纳少，眩晕呕恶，精神不舒，咽如物梗，溲清便溏，苔白腻，脉弦滑。证系肝郁气滞，脾虚痰凝之痛经。治宜疏肝理气，健脾化痰。方予茯苓20g，姜半夏、制厚朴、苏叶梗、制香附、炒白芍、川郁金各10g，川芎、生姜各6g。3剂后痛势好转，诸症亦减。后每届经临则连服上方3剂，4个月后，痛经告愈，候2月受孕。［承选生，承荷清．承忠委老中医运用半夏厚朴汤的经验．陕西中医，1989，（2）：52－53］

### （十）抑郁症（郁证）

男，43岁，干部，近5年来无原因的食欲不振，腹胀，有时恶心，自觉心里难受，全身无力，双手发抖，有时并双下肢发抖，多汗，胸闷，夜不能寐，时常睡眠2～3小时/天，善太息而四处求医，均无明显疗效，同时因患“慢性乙肝”而忧心忡忡，曾幻觉有人追杀而从三楼跳下幸免伤亡，因此而病休2年。查其面色淡黄，语言低弱，形体消瘦，舌质淡苔白腻脉细弦。证属情志不畅，气机郁滞，脾运不健，生湿聚痰。诊断：郁证。治以化痰利气，疏肝健脾。方以半夏厚朴汤加减：半夏10g，厚朴15g，茯苓20g，紫苏10g，生姜5片，酌加枳壳10g，佛手10g，旋覆花10g，远志10g，枣仁20g，以增强理气开郁，化痰降逆，安神定志之效。治疗3个月诸症悉平，精神状态豁然开朗，恢复正常工作，随访1年未发。［吕晓玲，黎希予．半夏厚朴汤治愈抑郁症

临床运用体会．时珍国医国药，2005，16（12）：1234］

## （十一）耳痒

患者1980年12月因耳内瘙痒，检见外耳道及咽部轻度充血。经他处给服滋肾养血，祛风止痒等药20余剂无效。1981年6月3日因病症加重而来余处诊，见其耳内奇痒难忍，伴胸闷不舒，咽喉稍不适，头重，咽干唇燥，但不欲饮，纳差，欲呕，舌淡红，苔白稍腻，脉弦滑。诊为气郁痰凝，拟半夏厚朴汤加味：法半夏10g，川厚朴12g，苏叶9g，柴胡10g，石菖蒲10g，桔梗8g，生姜5片。服5剂耳痒大减，原方加淮山药15g，继服4剂，诸症悉去，随访1年未发。［曹民爱．半夏厚朴汤治愈耳痒一例．江西中医药，1985，(1)：28］

## （十二）梅尼埃病（眩晕）

关某，女，47岁，工人，1993年10月3日诊。主诉：眩晕、呕吐，两耳鸣胀2年，加重1天。病史：2年前，因愤怒起病，每半年左右发作1次，天旋地转，水米难进，需卧床休息1～2天方逐渐好转。昨天因生气前症又作，某医院诊为：梅尼埃病。治疗不效，求为诊治。诊见：闭目卧床、不敢翻身、天旋地转，两耳嗡鸣听不清声音，脘闷胃满，恶心呕吐，大便2日未行，小便少。舌质淡苔白，脉弦滑。血压：18/10kPa（135/75mmHg）。诊断：眩晕。辨证：痰气郁结浊阴上逆。治宜：行气散结，降逆化痰，和胃畅中。予半夏厚朴汤加味。处方：半夏15g、茯苓18g、陈皮15g、白术15g、白蔻9g、厚朴20g、木香10g、生牡蛎40g、苏叶12g、生姜3g，水煎服。连续6剂，诸症好转，随访1年多未来见复发。［任亚轩．半夏厚朴汤运用举隅．北京中医，1995，(5)］

## （十三）睡眠呼吸暂停综合征

患者为32岁男性，21岁出现睡眠呼吸暂停，27岁行悬雍垂腭咽成形术但无改善，以后白天工作时也明显嗜睡。检查：呼吸暂停及呼吸不足指数（AHI）为19.2次/小时。多次出现呼吸暂停，伴脑波觉醒反应，睡眠中断，未出现非快动眼相睡眠的3～4期慢波睡眠，快动眼相睡眠间隔时间为147.00分钟。动脉血氧饱和度觉醒时为0.98，入睡后伴随呼吸停止时的血氧饱和度降至0.86%～0.94%，从入睡至次日起床时动脉血氧饱和度大致持续呈同等频度和程度的降低。根据症状和PSG等检查结果，确诊为阻塞型睡眠呼吸暂停综合征。汉方医学诊察：咽喉部有异物感，二便无异常，体格中等，双眼少神，乏力，表情淡漠，面色较好，脉稍弦兼实。舌质红、湿度适中、苔微白，腹稍实，脐上动悸。从脉象和腹证看呈阳证、偏实证。特别是咽部有不适感，考虑属于气郁之“咽中炙脔”，给予半夏厚朴汤提取剂7.5g/d，分别在晚饭后服2.5g、睡前服5.0g。2周后咽部不适感消失，1个月后打鼾、白天嗜睡自觉改善，5个月后PSG检查，呼吸暂停减少，呼吸暂停及呼吸不足从阻塞型转为中枢型为主。而且发作时虽伴有觉醒反应而睡眠中断，却可见相当于睡眠3期的慢波睡眠（1.33分钟）。快动眼相睡眠间隔时间为104.33分钟，较治疗前缩短。动脉血氧饱和度觉醒时为0.98，和前一次检查同样，入睡时伴呼吸暂停发作时血氧饱和度降至0.82%～0.96%，入睡150分钟后呼吸暂停及呼吸不足的次数减少，AHI减至12.8次/小时，动脉血氧饱和度也较睡眠的前半部分稳定。5个月间体重无明显变化，服药未见副作用。

**按** 汉方治疗睡眠呼吸障碍的报道仅有3例，即补中益气汤治疗1例，血氧饱和度改善，大柴胡汤治疗1例，打鼾及白天嗜睡消失，三黄泻心汤随证治疗改善1例，PSG所见改善。本例经半夏厚朴汤治疗，SAS从主、客观方面均见改善。从治疗经过推测，半夏厚朴汤可能改善了睡眠时上呼吸道下部的气道阻塞。认为本病若有明显"咽中炙脔"的咽部不适症状时，则为半夏厚朴汤的适应证。[久永明人，张苗海摘译，高荣慧校．半夏厚朴汤治疗睡眠呼吸暂停综合征．国外医学·中医中药分册，2002，24（4）：220－221]

### （十四）尿失禁

某男，67岁，因不能控制排尿，排尿后仍有尿滴漏就诊。患者身体稍胖，心下痞满，轻度胸胁苦满，小腹不仁，脉沉紧。无脑血管病，经超声波检查显示有轻度前列腺肥大。服用八味地黄丸未见改善。因输尿管结石在排石期曾一直服用猪苓汤、芍药甘草汤等，但尿失禁未治愈。考虑为刺激性膀胱。给予半夏厚朴汤，服用1剂后症状消失。约2个月后复发，再服用1剂治愈。[冈利幸，任非摘译．半夏厚朴汤治疗尿闭、尿失禁．国外医学·中医中药分册，1996，18（2）：27]

### （十五）茎中异物感

徐某某，男，25岁。1980年3月5日诊。婚后2年未得其嗣。半年来性格暴躁易怒，夫妻关系紧张。常感尿道前段有异物梗阻感，触之无异常，溺时通畅无阻，偶有遗精，但无白浊现象。来诊时精神萎靡，舌质淡红，苔薄白，脉弦。小便镜检未见异常。拟以：法半夏24g，厚朴、生姜各15g，茯苓20g，苏叶10g，甘草梢3g。服上方4剂，其症有减。继以原方出入又服8剂，茎中异物感消失。随访四年前得子。[李天杰．半夏厚朴汤治茎中异物感．四川中医，1987，（10）：20－21]

### （十六）头痛

汤某，男，43岁，1957年5月5日初诊。近1年来，反复头痛，剧时如锥如劈，并伴恶心呕吐，因住农村，痛发时均服止痛片。刻诊见头痛欲裂，颜面潮红，呕恶胸闷，胁胀神疲，舌红、苔黄腻，脉弦滑。血压140/90mmHg。证系肝郁化火，挟痰浊上窜清窍所致，治当清肝解郁，理气化痰。

予姜半夏、苏叶、天麻、柴胡、制厚朴各10g，石决明、代赭石、茯苓、竹茹各15g，生姜3片，3贴。1剂痛减，3剂痛消。原按方略增损，续投3帖，遂告病愈。［承选生，承荷清．承忠委老中医运用半夏厚朴汤的经验．陕西中医，1989，(2)：51］

**【临证提要】**半夏厚朴汤本为治疗妇人咽中如有炙脔而设，具有辛开苦降，理气降逆除痰之功，临床见到有咽喉不利，恶心呕吐，胸闷腹胀，眩晕心悸等症状时，即可使用。广泛用于因气滞痰结，寒湿中阻病机引起之各种复杂疾病。

## 甘麦大枣汤

**【组成】**甘草三两　小麦一斤　大枣十枚

**【用法】**上三味，以水六升，煮取三升，温分三服。亦补脾气。

**【功用】**补益心脾，宁心安神。

**【主治】**妇人藏躁，喜悲伤欲哭，象如神灵所作，数欠伸，甘麦大枣汤主之。(第二十二　6)

**【方解】**小麦为肝之谷，而善养心气。甘草、大枣，甘润生阴。所以滋脏气而止其燥也。

**【方论】**脏躁，沈氏所谓子宫血虚，受风化热者是也。血虚脏躁，则内火扰而神不宁，悲伤欲哭，有如神灵，而实为虚病。前五脏风寒积聚篇，所谓邪哭使魂魄不安者，血气少而属于心也。数欠伸者，经云：肾为欠、为嚏。又肾病者，善伸、数欠、颜黑。盖五志生火，动必关心。脏阴既伤，穷必及肾也。(清·尤怡《金匮要略心典》)

**【临床应用】**

**1. 脏躁**　岳美中医案：1936年于山东荷泽县医院诊一男子，年约30余，中等身材，黄白面色，因患精神病，曾2次去济南精神病院治疗无效而来求诊。查其具有典型的悲伤欲哭，喜笑无常，不时欠伸，状似“巫婆拟神灵”的脏躁证，遂投以甘麦大枣汤。甘草9g，淮小麦9g，大枣6枚。药尽7剂而愈，追踪3年未发。

**按**　可见脏躁不惟妇人独有，男子亦间患之，其治相同。［陈明主编．金匮名医验案精选．北京：学苑出版社，2000：582］

**2. 习惯性便秘**　覃某，男，62岁，1982年7月15日初诊。习惯性便秘2年余，10日来大便时燥时结，近3日病情加剧，便意频而不能解，渴饮少，舌质淡苔薄白、脉沉细无力。此由年高体弱、中气不足、“脾不散津”所致，投甘麦大枣汤加何首乌。药物：甘草8g、小麦100g、大枣60g、生何首乌30g。服上方1剂大便各症均减。续上方将生首乌改为制何首乌30g，连服5剂，诸症悉平。又嘱常服八味地黄丸加制首乌粉末1月余，1年后随访未再复发。［陈昌文．甘麦大枣汤的运用心得．成都中医学院学报，1988，(1)：28］

**3. 癔症** 李某，女，45岁，小学文化程度，平时性情急躁，性格刚强。1年前丈夫因婚外恋提出离婚，李某坚决不肯，夫妻俩开始吵闹，家庭生活出现危机。半年前李某开始出现症状，先是胸闷嗳气，头痛健忘，后来突发性的哭笑失常，胡言乱语，有时出现昏睡，意识朦胧，喉部梗阻感。曾服利眠宁1个月，效果不显。就诊时口唇干燥，皮肤灼热，舌红少苔，脉细数。予以甘草6g，小麦30g，大枣30g，柏子仁9g，五味子10g，生地15g，麦冬15g，菊花15g，竹茹15g。连服2个疗程后，症状全部消失。［全世建．甘麦大枣汤治疗癔症20例．福建中医药，1999，30（2)：26］

**4. 夜啼症** 1980年1月21日，一名7岁男孩因数日连续夜间哭闹而来院就诊。患者晚上睡后约2小时突然坐起，“妈呀、妈呀”地哭喊，半睡半醒，身体痛苦地扭动着，让其小便后，安抚一会儿就入睡了，翌日晨起，一切如常。平素脾气不暴躁，也不沉着，记忆力差，在学校丢忘东西是班上最多的一个，衣服穿着不整齐，和朋友们不和谐，常被他人弄哭。学校成绩一般，身体、性格、智力与同年龄儿童相比，总的来说较幼稚。查体身体瘦小。因为患儿平素食欲较差，腹部有些凹陷，腹肌紧张，所以曾在外院断续服用小建中汤治疗，但未见效果。投用甘麦大枣汤浓缩液，几天就不见发作了，性格也较前沉着，当年间断服药108剂，夜间哭闹一次也未曾发生，但在增强记忆力方面未见显著效果，丢忘东西的现象仍较多。［中村谦介，孙远岭译，董平，马献图校．甘麦大枣汤治疗兄妹夜啼症和夜惊症．陕西中医学院学报，1985，8（4)：61］

**5. 小儿情绪性惊厥** 对于小儿情绪性惊厥，给予抗惊厥及精神安定剂，不仅无效而且有不良影响，因而西医尚无有效方法，只能对家长解释本症顶后良好，待其自然消失。笔者用对癔症、夜惊症等有效的甘麦大枣汤治疗。0～5岁的小儿情绪性惊厥9例，每日用甘麦大枣汤颗粒冲剂1.2～2.5g，分2次服，服药3～4周以内均有抑制发作的效果。9例中显效（发作消失或发作次数减少至1/5以下）5例，有效（发作次数减少至半数以下，症状显著改善）4例。其中有2例在服药的期间，夜啼、过敏等症消失，长期服用未见肝功能障碍、电解质紊乱、困倦及药疹等副作用，且甘麦大枣汤是由甘草、小麦、大枣组成，都是可食而有甜味，儿童喜欢服用，是对小儿情绪性惊厥速效且非常有用的方剂。［金正义，王三虎摘译．甘麦大枣汤治疗小儿情绪性惊厥．南京中医学院学报，1989，(2)：14］

**6. 癫痫** 患者7岁，男。4岁时出现全身性抽搐，诊断为癫痫。经抗癫痫药治疗，1个月仍出现3～5次的全身性抽搐，好动。6岁时，因每日白天醒来时上肢出现肌阵挛发作和夜晚大发作而来院就诊。初诊检查脑电图基础波混入较多的慢波，并以3Hz广泛性棘慢波频繁出现。用丙戊酸钠、扑痛酮等治疗，疗效甚微而并用甘麦大枣汤。结果表明，在用药的3个月当中，没有再发现象而获得稳定的改善。经远期观察，发作次数显著减少，但脑电图无明显改变。[吴国明摘译．喻佑兰校．甘麦大枣汤治疗小儿强直性抽搐与癫痫的疗效观察．日本医学介绍，1985，6（1）：44]

**7. 小儿多动综合征** 刘某某，男，9岁。4～5岁时即有多动表现，近几年来有增无减，常因多动而跌破头皮或损伤手足，上课时思想不集中，好做小动作，甚至在室内外走动。患儿形体瘦弱，但神情甚旺。询其饮食起居：寐则易醒，纳少，便燥。脉弦数，舌红、舌中心见微薄白苔。小儿心肝之阳有余，心阳浮越，则神不守舍，风阳鸱张，乃动摇不止。予甘草10g，淮小麦50g，大枣10枚，以柔肝宁神。服法：先将淮小麦淘洗干净，冷水浸泡数小时，文火煎熬至麦熟为止，然后加入甘草、大枣再煎，须煎至枣烂易于去皮始可。令儿饮汤食枣，上下午各1次，连服3个月，多动逐渐收敛，能安坐课堂听讲，学习成绩明显上升。[孙浩．甘麦大枣汤治疗小儿多动综合征．中医杂志，1994，35（11）：696]

**8. 病毒性心肌炎（心悸）** 于某某，女，18岁，中学生，于1997年6月10日初诊。患者心悸、胸闷1月余，曾在当地某医院诊断为病毒性心肌炎。心电图提示：窦性心律不齐伴频发房早。经静脉滴注极化液和营养心肌等药治疗半月，早搏转为偶发，但心悸、胸闷改善不显。诊见：心悸频作，稍动则剧，伴心烦急躁，乏力气短，眠差梦多，口干且苦，时欲悲哭，面色苍白，舌质淡红少苔，脉弦细无力。证因肝郁脾虚，血不养心所致。治宜缓肝补脾益气，养血宁心安神。处方：浮小麦20g，炙甘草15g，大枣5枚，苦参9g，丹参10g。3剂，水煎服。3天后复诊，诉病减大半，嘱再进上方7剂，药尽病愈。[杨英．甘麦大枣汤治疗心血管疾病举隅．福建中医药，2000，31（2）：29]

**9. 心绞痛（胸痹）** 李某，女，49岁，退休工人，于1995年10月28日初诊。患者2个月来心前区常闷痛，自服硝酸甘油片可缓解，心电图提示：心肌缺血。1周前因与家人生气致病情加重。刻诊：心前区呈压榨性疼痛，伴心悸，心烦急躁，胸胁胀满，口干且苦，眠差梦多，舌质红苔薄白，舌边有紫斑，脉弦细涩。诊为心脉瘀阻之胸痹，投以丹参饮加减。处方：丹参30g，檀香10g，砂仁9g，郁金12g，黄连9g，百合30g。5剂，水煎服。药尽复诊，诉心绞痛发生稍有减少，余症减轻不明显，心悸发作较频，心神不宁，难于入眠，考虑为气郁化火，脏阴不足兼气血郁滞，故易甘麦大枣汤为主治之。处方：浮小麦30g，炙甘草20g，大枣7枚，焦栀子10g，丹参15g，郁金10g。

连服5剂，自诉病愈大半，心绞痛亦明显减轻，精神转佳，纳食增加，眠可，又再进7剂，药尽病愈。1个月后复查心电图，心肌缺血亦明显改善。[杨英．甘麦大枣汤治疗心血管疾病举隅．福建中医药，2000，31（2）：29－30]

**10. 佝偻病** 患儿，男，5个月，1998年4月就诊。出生时体重2.2kg，为8个月早产儿，一直人工喂养，缺乏户外活动，易感冒，大便常稀薄、量多。现体重6kg，初期症状显著，不分寤寐汗多，面黄，夜间惊啼，枕秃显见，颅骨软化，肢软无力，舌淡，苔白，指纹色淡达气关。血生化检查血钙、血磷浓度偏低。曾服用葡萄糖酸钙口服液及鱼肝油滴剂等多种药物，疗效均不显著。西医诊断为：佝偻病活动期。中医诊断：汗证。辨证为脾虚气弱、心肝失养，治宜健脾益气，养心柔肝。方用甘麦大枣汤加味。处方：甘草、菟丝子各5g，小麦10g，大枣5枚。水煎取汁40ml，分次温服。日1剂。坚持服用20剂，患儿精神食欲极佳，生长发育各项指标正常，继用甘麦大枣汤15剂，随访至2岁，在此期间未患过肺炎、腹泻等病证，提高了抗病能力。[张淑红，侯丽娟．甘麦大枣汤治疗佝偻病50例．河南中医，2002，22（1）：33]

**11. 神经衰弱** 患者，男，32岁。1998年6月12日初诊。于半年前即经常失眠，多梦易醒，醒后不易入睡，伴全身倦怠乏力，心悸，烦躁、健忘、食欲不振，曾服用归脾丸及安定片效果不佳来诊。查见面色萎黄，身体瘦弱，舌质淡红，苔薄白，脉细弱。证属心脾两虚，气血不足所致，治宜补养气血，养心安神，方用甘麦大枣汤加味。药物：炙甘草15g、浮小麦60g、大枣20g、炒枣仁30g、炙远志6g、茯苓15g、党参15g、丹参15g、当归15g、夜交藤15g、莲子心12g，水煎300ml，早晚分服，每日1剂。服上方10剂后，入眠好转，身倦减轻，饮食渐香，但仍多梦，病情好转，上方加枸杞12g继服。患者共服用24剂后诸症消失，后继用归脾丸善后，随访1年未再复发。[魏茂祥，高兴爱．甘麦大枣汤临床应用举隅．工企医刊，2002，15（1）：59]

**12. 多囊卵巢综合征（月经后期）** 何某某，女，25岁。因月经延后，月经量少4年，于1998年6月30日住院治疗。刻诊：形体适中，月经37～90天一行，量少，色黯红，有少量瘀血块，3天干净，腹不痛，伴寐少梦多，心悸怔忡，烦躁易怒，乳晕周围多毛，经前乳房胀痛，大便干，小便频数，尿痛，腰酸痛，有性生活史1年，未避孕，性冷淡，恐惧不能孕，舌质红，苔薄黄，脉弦细。查：发育良好，双乳胀大，挤压无溢乳。内分泌测定：促黄体生成激素（H）26.53mIU/ml，促卵泡生成激素（FSH）7.86mIU/ml，泌乳素（PRL）69.94ng/ml，雌二醇（$E_2$）170.37pg/ml，睾酮（T）128.71ng/ml，孕酮（P）1.31ng/ml。MRI（核磁共振）：无垂体腺瘤。诊断：多囊卵巢综合征。证属肝郁心肾不交。治宜滋阴舒肝，交通心肾，养心安神。方用甘麦大枣汤加味。处方：生甘草、大枣、百合、柴胡、当归、杭芍各15g，小麦

50g，枸杞、鸡血藤膏、珍珠母、酸枣仁各20g。1日1剂，共服9剂，症状消除。1998年7月9日出院，出院后仍坚持服药，经期加益母草20g，路路通20g。月经量较原来增多，月经21～37天左右一行，经行4～5干净，不久就妊娠，尿HCG阳性，无妊娠反应。[郭芸，赵兰青．甘麦大枣汤治疗卵巢功能障碍的体会．光明中医第，2002，17（99）：61]

**13. 闭经** 杨某，女，35岁，1998年3月10日初诊。婚后于25岁生育，因分娩时出血过多，自此月经一直未潮近10年，伴有头晕目眩，胃中嘈杂，神疲肢倦，腰膝酸软，两颧发赤，心悸，夜卧多梦，善太息，舌质淡红，苔薄黄，脉弦细。此为产后失血过多，血虚无以灌注冲任，心火亢盛，脾阴不足。拟甘润滋补以益心脾之法。处方：甘草10g，小麦30g，红枣15枚。每日1剂。服10剂后月经来潮，腰腹略有胀感，经色正常，4天月经干净。诸症向愈，前方续服1个月，随访2年月经按期来潮。[田蕾．甘麦大枣汤治疗经闭2例．实用中医药杂志．2003，19（5）：258]

**14. 瘾球（梅核气）** 刘某，女，32岁，未婚。2005年1月7日初诊：患者性格内向，说话嘶哑，不好言语。经常忧思恼怒，1年前感咽喉部有棉团样物，欲咯不出，欲咽不下，恐为癌证，多次求医。经数次上消化道钡餐透视，内窥镜检查，均未发现异常。伴胸脘满闷，纳呆眠差，月经不调，舌苔簿白，脉沉弦。证属忧思气结，恼怒气逆，致使气机冲逆不宣，郁滞咽喉，形成梅核气病。治宜疏肝理气、平冲降逆，方用甘麦大枣汤治之。处方：炙甘草、柴胡、川芎、旋覆花、沉香各10g，香附、合欢花各15g，代赭石、夜交藤、浮小麦各30g，大枣6枚。服药3剂，胸胁顿觉宽舒，惟喉中梗梗之状仍有。又服6剂，诸症已消，病告痊愈。[郭运翠，王鸿根，纪恒胜，等．甘麦大枣汤在妇科病中的应用．陕西中医，2006，27（7）：871]

**15. 产后缺乳** 杨某，女，27岁。2004年7月3日。10天前，足月顺产一女婴，产后2天，乳下如泉。6天前中午因听婆婆与她人闲谈家中添千金后，伤心流泪，次日乳汁减少，胸胁乳房胀痛，母女啼哭病家邀余诊疗。查：精神忧郁，热泪盈眶，乳房膨胀，皮色如常，质软，挤压乳房尚有乳汁滴沥。察其舌质红、苔薄白，脉沉弦。证属肝郁气滞，乳脉不畅，治宜疏肝理气，通脉催乳。方选甘麦大枣汤治之。处方：炙甘草、川芎、炮山甲、漏芦、通草、柴胡、当归各10g，香附、天花粉各15g，浮小麦、黄芪各30g，甘草5g，大枣6枚，取药2剂。翌晨乳房胀痛消失，乳汁渐多，守方再进2剂，乳下如初。[郭运翠，王鸿根，纪恒胜，等．甘麦大枣汤在妇科病中的应用．陕西中医，2006，27（7）：871－872]

**16. 脑血栓形成（中风）** 男，61岁，某小学校长。3天前，突然觉得左侧肢体活动障碍。于1983年7月3日来诊。察其舌尖红，苔黄少津，脉弦细数。脑电图：中度异常的脑电图，慢波以右侧顶区明显。细询之，发病前曾与同事争执，旋即觉头眩头胀痛。渐成本病。思虑伤脾，暴怒伤肝。五志化火，耗伤脏阴，因而出现一系列精神、神经的症状。“肝欲急、食甘以缓之。”乃遵师训投甘麦大枣汤，佐以活血通络宣痹。处方：浮小麦、大枣、丹参、川郁金各30g，地龙、甘草各15g，三七末3g（冲服），6剂。二诊：病人自觉症状良好，根据病情，按原方加减再进2剂，烦躁诸症悉减。惟半身不遂，尚待调理康复。［杨群玉．甘麦大枣汤的临床应用．广州医药，1996，27（2）：66－67］

**17. 药物性皮炎（药疹）** 某女，34岁，1995年7月17日初诊。主诉：全身发疹4天，面肿1天。半月前因发热用氨苄青霉素静脉输液3天，口服药不详，热退药停。1周后身现红疹而瘙痒，当即就医，经服扑尔敏，针注钙剂，不见缓解。昨改投某中医，连夜煎服汤剂，晨起斑疹猛增，脸目肿大。检查：面目肿赤，身布深红丘疹，不少已融合成片。舌红少苔、脉数、溲黄、便秘。查体时，患者频频诉说皮肤瘙痒、灼热、刺痛及心中不适。处方：甘草10g，小麦30g，大枣30枚，生地黄30g，赤芍15g，牡丹皮10g，石膏30g，麻黄6g，3剂。日1剂，三煎频饮，每次冲兑适量蜂蜜。同月20日复诊：皮疹大退，面目肿消，灼痒、不适已除，大便调匀，舌脉如前。原方继进3剂告愈。［万夫．甘麦大枣汤在皮肤科的应用．河南中医，1999，19（3）：13］

**18. 结节性痒疹** 某男，59岁，1995年1月9日初诊。主诉：全身起硬结，奇痒2年。开始左臂仅有一二红疹，但甚痒，抓不知痛，破滋渗血，渐成硬结，继向他处蔓延。旧的未消，新的又起，数目逐增，范围日广，每用西药罔效。剧痒难忍，寝不安眠。饮食尚可，二便自调，苔薄，脉弦。查皮损：四肢伸侧及胸背、腰围可见绿豆大、孤立而散在的圆锥形或半球形硬结，约百十个，呈棕红或暗褐色，表面粗糙，大部分被抓破，伴血痂，部分硬结上覆盖灰白鳞屑，有二三处融合成斑块。处方：甘草10g，小麦30g，大枣20枚，生熟地黄30g，赤芍15g，牡丹皮15g，生龙牡30g。7剂。日1剂，三煎三饮。嘱：忌烟、酒、辛辣。1月16日复诊：瘙痒显著减轻，部分结节变软缩小，抓痕不甚明显。原方再进7剂。3月6日三诊：原硬结绝大部分已平伏，近有2个新结节出现，偶痒，但可忍受。原方继进7剂。8月某日路遇，告愈未发。［万夫．甘麦大枣汤在皮肤科的应用．河南中医，1999，19（3）：13］

**19. 黄褐斑** 李某，女，43岁，工人。2003年4月18日初诊。末次月经时间为4月1日。患者2年前因下岗，心情忧郁，1年后两颧部、额头及唇周出现多处形态不规则的斑片状黄褐斑，色较深，近3个月来褐斑颜色增浓，范围渐波及整个面部，面色黄而无泽，夜寐易醒且多乱梦，神疲乏力，心情忧郁易烦，纳少乏味，喜叹息，月经先后不定，经前乳胀，经量偏少，经色暗，大便不实，舌质正常，苔薄白，脉虚弦无力。证属肝郁脾虚，心血不足。治拟疏肝健脾养心。炙甘草10g，淮小麦30g，大枣10枚，生黄芪18g，太子参18g，生白术10g，柴胡10g，丹参10g，当归10g，生白芍10g，茯苓15g，陈皮6g，淮山药15g。7剂。二诊：4月25日。诉夜寐梦已减少，精神明显好转，纳已知味，舌脉如前。拟疏肝健脾，活血调经。柴胡10g，当归10g，丹参10g，桃仁8g，制香附10g，炙甘草10g，淮小麦30g，大枣10枚，夜交藤10g，川芎8g，红花5g，生白术10g，茯苓15g，陈皮6g，炙甘草5g。7剂。三诊：5月3日。4天前来月经，经前乳胀未见，经色较前红，经量亦较前稍增多，今经基本净，自诉精神转爽，纳食已香，面部褐斑色稍转淡，舌质正常，苔薄白，脉弦略细。拟健脾益气养血。生黄芪20g，太子参30g，生白术12g，淮小麦30g，大枣10枚，熟地10g，当归10g，枸杞子10g，川续断15g，茯苓15g，陈皮6g，淮山药15g，山茱萸肉10g，阿胶10g（烊）、炙甘草5g。7剂。四诊：面部褐斑色明显变浅，寐安，体力已恢复，大便转常，舌质正常，苔薄白，脉较前有力。守前方再进15剂。患者继服上方20余剂，经期停服，3个月后陪他人看病，自诉面部褐斑全褪，有如重新做人，心情舒畅。[陈文华．甘麦大枣汤不同配伍治疗妇科病验案4则．中医药临床杂志，200，16（4）：370]

**【临证提要】**据《金匮要略》原文记载，此方主要用于治疗以情志不宁、常无故悲伤欲哭、频作欠伸、神疲乏力为主要症状的脏躁症。此方置于妇人篇，故较多在妇科中应用，然而脏躁虽多见于女子，但男子亦然，故不可拘泥。只要辨证为心阴已伤，心脾两虚皆可用治，且临床多与其他滋阴养液，疏肝理气之方合用，再根据临床表现随症加减可获良效。

## 温经汤

**【组成】**吴茱萸三两　当归二两　川芎二两　芍药二两　人参二两　桂枝二两　阿胶二两　生姜二两　牡丹皮二两去心　甘草二两　半夏半斤　麦门冬一升，去心

**【用法】**上十二味，以水一斗，煮取三升，分温三服。亦主妇人少腹寒，久不受胎，兼取崩中去血，或月水来过多，及至期不来。

**【功用】**温经散寒，祛瘀养血。

**【主治】**问曰：妇人年五十所，病下利，数十日不止，暮即发热，少腹里急，腹满，手掌烦热，唇口干燥，何也？师曰：此病属带下，何以故？曾经半产，瘀血在少腹不去。何以知之？其证唇口干燥，故知之。当以温经汤主之。（第二十二　9）

【方解】方用吴茱萸、桂枝为君，用以温经散寒，通利血脉；当归、川芎活血祛瘀以生新，牡丹皮祛瘀通经并退热，共为臣药；阿胶、麦门冬、芍药滋阴养血，并能止血，人参、甘草补气健脾，又能统血，半夏，冲任二脉均与足阳明胃经相通，半夏通降胃气而散结，有助于祛瘀通经，生姜，温胃降逆而散寒，又能助生化，共为佐药；甘草调和诸药，兼为使药。

【方论】李珥臣曰：妇人年五十则已过七七之期，任脉虚太冲脉衰，天癸竭地道不通时也。所病下利，据本文带下观之，当是崩淋下血之病。盖血属阴，阴虚故发热，暮亦属阴也。任主胞胎，冲为血海，二脉皆起于胞宫而出于会阴，正当少腹部分，冲脉挟脐上行，故冲任脉虚则少腹里急，有干血亦令腹满。内经云：任脉为病，女子带下瘕聚是也，手背为阳，掌心为阴，乃手三阴过脉之处。阴虚，故掌中烦热也。阳明脉挟口环唇，与卫脉会于气街，皆属于带脉。难经云：血主濡之，以卫脉血阻不行，则阳明津液衰少不能濡润。故唇口干燥，断以病属带下，以曾经半产少腹瘀血不去，则津液不布，新血不生，此则唇口干燥之所由生也。（黄竹斋《金匮要略方论集注》）

【临床应用】

（一）妇科疾病

**1. 乳腺增生（乳癖）** 白某，女，33岁，干部，2001年3月8日就诊。自诉双乳疼痛伴肿块3年余，经前加重。外院诊断为乳腺囊性增生，服乳核散结片、乳癖消等症状好转，1月前因生气双乳疼痛加重，左乳为甚，伴月经后期、量少、色黯有块。查体：左乳外侧触及一约2.0cm×2.5cm肿块，质软，压痛（+），活动可，右乳外侧触及一约1.0cm×1.5cm肿块，质中等，压痛（+），活动可，双腋下淋巴结未触及肿大。舌质暗、苔薄，脉沉弦。电脑红外乳腺诊断仪检查提示：双乳乳腺增生症。中医诊断：乳癖（冲任不调，痰湿郁结）。治当温养气血，消癖散结。温经汤加味：当归20g，川芎15g，赤芍15g，桂枝6g，川牛膝20g，吴茱萸10g，党参15g，半夏10g，牡丹皮10g，穿山甲10g，山慈菇15g，鹿角霜15g，醋元胡10g，陈皮15g，生姜2片，大枣3枚为引。水煎服，日1剂。7剂后双乳疼痛减轻，续服7剂，肿块缩小大半，月经来潮，量较前多，后于月经来潮前1周，以温经汤为主方略事加减，连服5~7剂，经来停药，调治2个月经周期，双乳肿块渐消，他症随愈。电脑红外乳腺诊断仪复查：双乳未见异常。至今经调乳健。[崔永华. 温经汤治疗妇科病举隅. 河南中医，2006，26（5）：15]

**2. 闭经** 王某，女性，28岁，已婚。1998年4月10日初诊。主诉“闭经1年”。该患者16岁月经初潮，期、量、色、质均不正常，婚后如前。月经周期后延40天左右1次，经量少，色暗黑，经行腹痛，1年前正值经期，因故又急又累，随即闭经，曾多次口服中药，肌内注射黄体酮均无效。曾行西医妇科检查未见器质性改变。刻诊：素感腰酸痛腹冷，经期益甚，白带多质稀，气味腥，舌苔白腻，舌中有裂纹，脉沉、细、弦无力。证属气血素亏，阳虚寒凝，阻滞胞脉。以温经汤加味，处方：桂枝 10g，吴茱萸 6g，川芎 10g，当归 20g，白芍 10g，丹皮 10g，炮姜 10g，半夏 10g，麦冬 10g，党参 10g，阿胶 6g，炙甘草 6g，鸡血藤 20g，仙灵脾 10g，杜仲 10g。服药 2 剂，月经来潮，色暗黑，质稠，量少，历时 3 天。继服 20 剂月经恢复正常。[王彩清. 温经汤在妇科病中的临床应用体会. 四川中医，2008，26（6）：83]

**3. 功能性子宫出血（崩漏）** 岳美中医案：周某某，女，51 岁，河北省滦县人，1960 年 5 月 7 日初诊。患者已停经 3 年，于半年前偶见漏下，未予治疗，1 个月后，病情加重，经水淋漓不断，经色浅，夹有血块，时见少腹疼痛。经唐山市某某医院诊为“功能性子宫出血”，经注射止血针，服用止血药，虽止血数日，但少腹胀满时痛，且停药后复漏下不止。又服中药数十剂，亦罔效，身体日渐消瘦，遂来京诊治。诊见面色㿠白，五心烦热，午后潮热，口干咽燥，大便秘结。7 年前曾小产 1 次，舌质淡红，苔薄白，脉细涩。证属冲任虚损，瘀血内停，治以温补冲任，养血祛瘀，投以温经汤：吴茱萸 9g，当归 9g，川芎 6g，白芍 12g，党参 9g，桂枝 6g，阿胶 9g（烊化），丹皮 6g，半夏 6g，生姜 6g，炙甘草 6g，麦冬 9g。服药 7 剂，漏下及午后潮热减轻，继服上方，随证稍有加减。服药 20 剂后，漏下忽见加重，挟有黑紫血块，血色深浅不一，腹满时轻时重。病家甚感忧虑。岳老诊其脉象转为沉缓，五心烦热、口干咽燥等症大为减轻，即告病家，脉症均有好转，下血忽见增多，乃为佳兆，系服药之后，体质增强，正气渐充而带血行之故。此瘀血不去则新血不生，病亦难愈，并嘱继服原方 6 剂，隔日 1 剂。药后连续下血块 5 日，之后下血渐少，血块已无。腹胀痛基本消失。又服原方 5 剂，隔日服。药后下血停止，惟尚有便秘、但亦较前好转，以麻仁润肠丸调理 2 周而愈。追访 10 年，未见复发。

**按** 妇人年届五十左右，冲任虚损，天癸将竭。该患者经断 3 年复漏血不止，是因曾经小产，内有瘀血，冲任虚损所致。长期下血不止则耗伤津液，津失濡养，故见口干咽燥，大便秘结等症。阴血耗损，不能藏阳，故见午后潮热等症。此气血虚弱，内有瘀血，非破瘀消癥药物所宜；若用固涩止血之药，则使瘀血内停，亦为不可。而当缓消其癥，以温药治之，是以血得温则行也。服温经汤数剂之后，下血加剧，但是岳老洞察全貌，明辨病情，指出此乃正气驱邪外出之佳兆，消除病家疑惧心理，守方继服，经治 2 月余，终获痊愈。[陈明主编. 金匮名医验案精选. 北京：学苑出版社，2000：592－593]

**4. 月经后期** 患者张某，女，20 岁，未婚，1998 年 9 月 13 日初诊。患者述近半年来无明显诱因出现月经周期错后，每40～60天行经一次。既往月经规律，14岁初潮，周期30～35天，经期3～4天，量中等，色暗红。末次月经1998年2月5日，经量少，色暗有块，经期小腹冷痛、喜温喜按、畏寒肢冷，伴腰骶酸痛、小腹下坠、夜尿频多，舌质淡，苔薄白，脉沉细。诊见：外阴发育正常。肛诊：子宫后位，宫体偏小，活动无压痛，两附件（－）。B超示：子宫偏小。西医诊断：月经稀发。中医辨证：寒凝胞宫，冲任虚损。治疗原则：温宫散寒、填补冲任。药用温经汤加减：盐炒吴茱萸9g，当归12g，杭白芍15g，川芎10g，牡丹皮12g，阿胶15g，党参15g，生姜6g，甘草3g，巴戟天9g，肉桂6g，熟地15g。水煎服，日1剂。连服10剂，月经来潮，腰腹痛减轻。嘱患者在经后服乌鸡白凤丸2盒，在经后第22天再服初诊时药方6～9剂。如此连续调理3个月，月经按期而至，尿频腰酸等症亦愈。［徐秋惠，王秀荣．温经汤治疗月经病三则．中国民间疗法，2005，13（3）：53－54］

**5. 痛经** 李某某，女，45岁，1993年5月5日初诊。10年前因做人工流产而患痛经。每值经汛，小腹剧痛，发凉，虽服止痛药片而不效。经期后延，量少色黯，夹有瘀块。本次月经昨日来潮，伴见口干唇燥，头晕，腰疼腿软，抬举无力。舌质暗，脉沉。证属冲任虚寒，瘀血停滞。治宜温经散寒，祛瘀养血。疏温经汤：吴茱萸8g，桂枝10g，生姜10g，当归12g，白芍12g，川芎12g，党参10g，炙甘草10g，丹皮10g，阿胶10g，半夏15g，麦冬30g。服5剂，小腹冷痛大减。原方续服5剂，至下次月经，未发小腹疼痛，从此月经按期而至，俱无不适。

**按** 本案流产之后，冲任空虚，寒邪乘势而入，凝滞气血，使胞络不通，则每于经行之时，胞络欲开不能，而致小腹疼痛。《妇人大全良方》指出："夫妇人月经来腹痛者，由劳伤气血，致令体虚，风冷之气客于胞络，损于冲任之脉。"总为冲任虚寒，瘀血内留，故经投温经汤而取效。［陈明，刘燕华，李方．刘渡舟验案精选．北京：学苑出版社，2007：158－159］

**6. 子宫肌瘤（癥瘕）** 周某，女，49岁，市民，2002年3月10日初诊。患者1月前因情志不畅复加劳累出现月经淋漓，色黯有块，时多时少至今，在外院西药治疗好转，药停如故。眩晕乏力，腰酸身困，小腹隐痛，舌质暗，苔薄白，脉弦细。B超检查提示：子宫体略大，子宫肌瘤（约1.5cm×2.0cm）。诊断：崩漏（瘀血阻滞，肾虚不固）。治宜调冲固肾，祛瘀止崩。温经汤化裁：当归20g，川芎6g，白芍20g，吴茱萸15g，阿胶15g（烊化），黑丹皮10g，山药15g，仙鹤草15g，焦山楂15g，桂枝3g，地榆炭10g，生姜2片，大枣3枚为引。连服6剂，血块增多，他症渐轻。身困乏力，久漏耗伤阴血，肝肾亏虚之故。足阳明胃经与冲任相通，养阴逐瘀，温肾固冲使然。上方去桂枝、川芎，加半夏10g，麦冬15g，三七10g，肉桂3g，杜仲10g，菟丝子10g，服6剂后崩停血止，诸症消失。B超复查：子宫及附件未见异常。临床治愈。[崔永华．温经汤治疗妇科病举隅．河南中医，2006，26（5）：15]

**7. 宫寒不孕症** 金某，女，28岁，2005年3月15日初诊。自诉：22岁结婚，至今未孕，配偶生殖系统检查无异常。本人妇科检查无异常，输卵管通畅，曾以B超监测排卵，有卵泡发育。初诊时月经或前或后，经期少腹冷痛拒按，得热痛减，经水量少，色如洗肉水，行经前5天左右，乳房胀痛难忍，体质肥胖，平素畏寒，四肢不温，情志不畅，时有呕吐酸水，舌质胖苔白腻。证属冲任虚寒，瘀血阻滞，方用温经汤加减。药物组成：当归15g，川芎12g，赤芍15g，熟地18g，党参12g，吴茱萸6g，桂枝6g，丹皮10g，法半夏12g，阿胶15g，麦冬9g，益母草12g，桃仁9g，菟丝子12g，甘草6g，生姜3片，大枣6枚。于每次行经后服药5剂，连服6个月经周期。复诊时自诉：月经复常，兼症有所减轻，嘱其继服10个疗程后随访，月经周期规律，兼症消失。近期生一男婴。[孙国敏．温经汤治疗妇科疾病举隅．山西中医学院学报，2007，8（2）：38－39]

**8. 习惯性流产（滑胎）** 患者崔某，年龄26岁，2006年2月12日就诊。自述婚后5年曾流产7次，已经习惯，深以为忧，流产时间为70天左右，今又妊娠50余天，要求安胎，希望足月而产。察其形体丰腴，但面泛淖泽，症见小腹坠痛，腰酸、腿软乏力，恶心呕吐频发，食纳不香，舌质淡嫩，苔薄白，脉象沉迟细弱，兼有结代，证属冲任虚寒，命门火衰，治宜温肾助阳，益气固冲，以温经汤加减。处方：党参12g，当归10g，白芍12g，阿胶9g，半夏9g，吴茱萸5g，桂枝6g，杜仲12g，鹿角胶9g，补骨脂6g，川续断12g，炙甘草5g，上方服3剂恶心呕吐止，腰酸、小腹痛减轻，仍守原方去半夏、桂枝，加菟丝子15g，嘱每3天服1剂，服到妊娠月为止，前后服药23剂，胎安，当年10月生一男孩，母、子健康。[孙国敏．温经汤在临床上的运用．赤峰学院学报（自然科学版），2007，23（5）：111]

**9. 幼稚子宫** 李某某，农家妇女，26岁。婚后3年未孕，妇幼保健院诊为幼稚子宫。病家19岁月经初潮，一直后错，久者半年行经一次，量少，色淡红。身材矮小，精神尚好，脉沉细尺弱，舌苔薄白。《内经》云："二七而天癸至，任脉通，太冲脉盛，月事以时下，故有子。"该女十九岁月事方兴，且量少色淡，显属肾气不足，不能化生精血。血少，则胞宫失养，故胞宫小。精血虚，故月事迟迟不来。治以补先天，暖冲任，润养胞宫。随以温经汤加减治之。处方：当归30g，川芎6g，炒白芍5g，阿胶15g，肉桂6g，巴戟天12g，党参30g，丹皮5g，干姜6g，甘草12g，紫河车2g（冲服）。方中加巴戟天温肾助阳，俾先天健旺，紫河车益气养血，本品原为胞宫所养，今以其还养于胞宫，实寓同气相生之理（据药理研究证实，紫河车含有多种激素，

用之甚为合拍）。调治半年，生一女婴。［张庆云．温经汤在临床上的运用．河南中医，1985（6）：21］

**10. 更年期综合征** 患者60例，随机分为两组。治疗组30例，对照组30例。两组均经B超检查排除妇科器质性病变及心血管、神经精神疾病、内分泌腺器质性疾病等。治疗方法：治疗组采用金匮温经汤。药物组成：吴茱萸6g、当归10g、芍药30g、川芎10g、人参10g、桂枝10g、阿胶10g、牡丹皮10g、生姜10g、甘草10g、半夏12g、麦冬20g。气虚甚者加黄芪、白术、重用人参，血虚甚者重用当归、白芍，阳虚畏寒甚者重用生姜、吴茱萸，阴虚甚者加熟地、重用麦冬。每个月经周期经后连服两周，1剂/天，水煎服。对照组口服尼尔雌醇1mg、安宫黄体酮片2mg，在经期后第2、3周每周各服1次。两组病例治疗观察3个月经周期。两组率的比较采用$\chi^2$检验，均数比较采用t检验。$P \leqslant 0.05$为差异有统计学意义。结果：观察3个月经周期，治疗组治愈［症状消失，雌二醇（$E_2$）水平回升，促卵泡刺激素（FSH）、促黄体生成素（LH）水平明显下降］6例，好转（症状改善或部分症状消失，检查血清$E_2$水平有所回升，FSH、LH水平有所下降）18例，无效（症状无变化或加重，$E_2$水平仍低，FSH、LH水平升高）6例，总有效率为80%。对照组治愈3例，好转15例，无效12例，总有效率为60%。两组总有效率比较，差异有统计学意义（$P<0.05$）。［马晓梅，穆齐金．金匮温经汤治疗更年期综合征30例临床观察．山东医药．2008，48（31）：102］

**11. 席汉综合征（虚劳）** 叶某，女，28岁，1992年11月29日初诊。自诉1991年3月14日分娩时，因胎盘滞留大出血而致休克，经抢救脱险，产后15天出现头发脱落，并渐及阴毛、腋毛，同时缺乳。至今已20余月，月经未潮，性欲减退，乳房萎瘪，病人面色萎黄无华，头发稀疏枯槁，神疲乏力，少气懒言，语音低怯，自汗，纳呆腹胀，小腹冷痛，形寒肢冷，下肢尤甚，午后低热（37.6℃上下），入夜即退。舌淡胖苔薄白而润，脉沉细无力。妇检：阴毛脱落，阴道黏膜干燥萎缩，宫体为2cm×2cm×1cm，前倾，质软，活动，轻度压痛，附件（－）。西医诊断：席汉综合征。中医辨证：气虚血亏、冲任虚寒。拟益气补血，温补冲任。方用温经汤加减：吴茱萸、桂枝、当归、炒白芍、阿胶、丹皮、麦冬各10g，炙黄芪30g，党参、淡苁蓉、制首乌各15g，胡芦巴、淫羊藿各12g，法半夏6g，甘草4g，干姜6g。每日1剂。1993年1月10日来诊：上方服用34剂后，食量增加，精力充沛，自汗已止，潮热亦停，余症尚在，舌转淡红，苔薄白，脉沉细，守上方去麦冬、法半夏、丹皮、苁蓉加补骨脂、枸杞子、紫石英各15g，桂枝易肉桂10g。服用40剂后，于2月18日复诊：月经已于2月6日来潮，量少色淡行经2天即净，毛发始生，偶萌性事。小腹冷痛较前减轻。守上方再服30剂。3月20日来诊，月经按期而至，色红量中等，无特殊不适。面色红润，头发、腋毛已再生。性生活恢复正常。妇检：阴道内有白色透明状分泌物，宫颈光滑，体积为4cm×6cm×4cm。为巩固疗效，守2月18日处方，取药30剂浓煎，以蜜收膏，每日早晚空腹温服15ml。随访1年未复发。[夏善玲．温经汤的临床运用举隅．河南中医，1996，16（6）：378－379]

**12. 经期口腔溃疡（口疮）** 谭某某，女，25岁，已婚。1992年11月15日初诊。1年多来，每逢经期来临，咽喉灼痛，口舌生疮，曾多处求医，医者或清热泻火，或滋阴降火，迁延半年余未效。近3个月更甚，症状常持续20多天方好转，下次经期症又加重。诊见面色白，精神不振，口唇干燥，少津而不欲饮，唇内及舌下见多处较大溃疡面，周围黏膜微红微肿，咽部黏膜色淡红，自觉干燥灼痛，舌淡红、有瘀点，苔薄白，脉沉细涩。月经周期正常，经行量少，色紫暗夹血块，经前及经期小腹疼痛剧烈，喜温喜轻按，重按痛甚。平素白带清稀量多，无腥臭味。证属下焦虚寒，瘀阻冲任，虚火上扰。治宜温经化瘀，养血润燥，拟温经汤加减。处方：吴茱萸、桂枝、川芎、半夏各9g，当归、赤芍、丹皮、阿胶（烊）各12g，麦冬18g，生姜、甘草各6g。服药5剂，咽喉灼痛、口舌生疮减轻。续进5剂，月经来潮，排出紫黑血块甚多，小腹疼痛明显减轻，唇舌溃疡面基本愈合，咽痛不显。效不更方，又服5剂，诸症消失。随访1年，经水调畅，症未复发。[翟瑞庆，周平．温经汤验案1则．新中医，1996，（11）：12]

**（二）男科疾病**

**1. 睾丸炎（阴狐疝）** 蔺某，男，51岁，农民，1992年3月6日初诊。3月前不慎跌入河水中受凉，翌日即病高热，伴头身疼痛。经用中西药治疗，高热头身痛等症缓解，又继发右侧睾丸坠胀肿痛。经某医院检查诊为“睾丸炎”。治以中西药月余，效不显来诊。症见右侧睾丸略肿，疼痛坠胀牵及小腹，伴见面色少华，四肢欠温，舌淡白，脉沉细涩。证系血虚寒凝，瘀滞厥阴之疝病。治宜温经散寒，补气养血，化瘀行滞。拟温经汤加减。处方：当归、桂枝、川芎、生姜、白芍、牡丹皮各12g，吴茱萸、肉桂、炙甘草各6g，乌药、橘核、党参各18g。水煎服，每日1剂。服6剂后，诸症大减，继服10余剂痊愈。[梁开发．温经汤新用．新中医．1997，29（9）：56]

**2. 精少不育** 张某某，27岁。婚后年余不育，经某医院检查，精子3千万，活动率30%。平日腰部痠困疼痛，阴囊常出冷汗，饮食、二便正常，脉沉缓苔薄白。此乃下元虚寒，冲任不足，精少不育。治以温暖下元，补益肝肾，以增生殖之精。处方：当归12g，川芎6g，白芍15g，吴茱萸10g，菟丝子30g，仙灵脾30g，巴戟天12g，党参30g，肉桂9g，阿胶20g，丹皮3g，干姜8g，半夏12g，麦冬12g，甘草6g，紫河车2g（冲服）。紫河车乃血肉有情之品，益气养血，促进生殖之精的生长、分泌，菟丝子、仙灵脾、巴戟天壮肾兴阳，以增强精虫之活力。以上方为基础略事加减，调治2个月。据称其爱人已怀孕。［张庆云．温经汤在临床上的运用．河南中医，1985（6）：21］

**（三）血液循环系统疾病**

**1. 冠心病（心悸）** 莫某某，女，75岁，退休工人，1989年3月5日初诊。患冠心病5年，血压偏高，长期以西药维持治疗。近数月来自觉心跳加剧，惴动不宁，时感胸闷，动则气促。患者形体虚胖，面白唇淡，足背略见浮肿，肢端瘀暗。背寒腰冷，四肢乏力，不寐烦渴，纳呆便难，舌淡胖有齿痕、尖边见瘀斑，脉弦细数，时见结代。前医用归脾汤10余剂未效。细析脉证，此为血虚寒凝，脉络瘀阻，心失所养。宜温经化瘀，补血养心，改换温经汤加减。处方：党参、当归、阿胶（烊）、酸枣仁各15g，丹参、桂枝、川芎、麦冬、法半夏各12g，五味子、干姜、吴茱萸、炙甘草各6g。服药2剂后，浮肿消减，四肢觉暖。6剂后心悸减，睡眠安，胃纳增。进药2周，脉结代消失，诸症渐愈。3年来，偶有心悸不适，均以此方加减调治数剂而愈，未见有较大反复。［谢沛荣．温经汤新用．四川中医，1994，（6）：57］

**2. 心肌梗死（胸痹）** 郭某，男，60岁，1984年12月8日初诊。患者述心前区闷痛，稍活动加重，遇寒尤甚。曾于1983年10月28日在北京某医院诊为“心肌梗死”，住院34天，出院时心电图示$V_1-V_3$呈宽大而深的Q波，ST段$V_2$抬高。常服消心痛、肠溶阿司匹林、瓜蒌薤白半夏汤和八珍汤等中西药物无明显改善。刻诊：症如前述，舌淡有瘀斑、苔白稍腻，脉沉缓。检查：血压170/90mmHg，心率78次/分，律齐，心界向左稍扩大，心尖可闻及SM杂音，心电图仍同出院时报告。中医辨证为胸痹。证属气血两虚、寒凝络滞，治宜温补气血，祛瘀通络。方用温经汤去丹皮加丹参。处方：吴茱萸、党参、桂枝各15g，当归、白芍、川芎、阿胶、炮姜、麦冬、半夏各10g，丹参30g，炙甘草5g。6剂后，心前区闷痛明显改善，效不更方，继服6剂，心痛减轻，劳累后时有心悸，晨起咽干口燥，去炮姜易玄参10g，再服35剂，可参加轻微体力劳动，嘱其改为口服复方丹参片，冬季仍加服温经汤，1987年8月28日心电图报告单为窦性心律，各波段均正常，［魏小萌．温经汤治验一则．新中医，1990，22（9）：45］

**3. 肺心病（水肿）** 黎某某，女，73岁，1990年4月6日初诊。患者近年因肺源性心脏病2次住院，月前因感冒经西医治疗，咳嗽气促稍好转，但浮肿日渐加重。症见面白神疲，颜面浮肿，肢端肿胀瘀暗，按之凹陷，动则心悸气喘，胸闷痰多，腰膝痠软，不寐烦渴，午后潮热，纳呆便难。舌淡欠润、边尖瘀斑隐现、苔厚白，脉细数，两尺尤弱。初诊为肾虚水泛，治以真武汤加味，但服药1周无效。再析，患者年高久病，血虚阴亏瘀阻之证俱见，不独阳虚阴盛。治宜补血养阴，祛寒化瘀。改用温经汤加减。处方：党参、黄芪、阿胶、丹参、当归各15g，麦冬、法半夏、白芍、桂枝、炙甘草各10g，干姜、吴茱萸各3g。日1剂，分2次服。1周后浮肿逐渐减退。依方调治半月，浮肿消失，余症好转。追访1年未见复发。[谢沛荣. 温经汤新用. 四川中医, 1994, (6): 57]

**4. 原发性血小板减少性紫癜（肌衄）** 应某，女，15岁，2006年4月10日初诊。1年来因皮肤出现大小不等的瘀点、瘀斑，时有鼻出血，查血小板减少，诊断为原发性血小板减少性紫癜，一直服激素治疗。此次经血量多，夹有瘀块，畏寒喜暖，少腹胀痛，喜按，面色苍白无华，神疲气短，舌质暗，脉细涩，血小板计数$32\times10^9/L$。证属冲任虚寒，寒凝胞宫，瘀血不去，新血不生，血不循经而溢于肌肤之间。治以温经散寒，益气养血，祛瘀，方选温经汤加减。处方：吴茱萸、当归、川芎、白芍、茜草、丹皮、紫草、麦冬各10g，炙甘草6g，阿胶6g（另烊），人参10g（另煎）。服5剂后，病情好转，守方再进5剂，经净，诸症明显好转，遂激素减量，服上方20剂后，皮肤出血点、鼻出血等症状消失，停激素后，上方随证加减服2月余而愈。随访1年未再复发。[章淑红. 温经汤临床应用举隅. 中国乡村医药, 2010, 17 (12): 47]

**5. 雷诺病（脉痹）** 王某，女，38岁，农民，1993年11月5日初诊。患者2年前出现两手指对称间歇发白、青紫与潮红。发作常与气候寒冷和情绪激动有关。经市某医院诊为“雷诺病”。屡服中西药效不著，近2月加重。诊见手指及掌部皮肤苍白，继而青紫，局部冷麻，刺痛，面色少华，舌淡、苔白，脉沉细涩。月经量少色淡。此乃气血两虚，寒凝血瘀，脉络阻塞。治当补气养血，温经散寒，化瘀通脉。拟温经汤加减。处方：当归、桂枝、生姜、牡丹皮、阿胶（烊化）各12g，川芎、党参各24g，黄芪30g，赤芍、丹参各15g，吴茱萸、炙甘草各6g。水煎服，日1剂。进10剂后，诸症明显减轻，继以原方略事加减调治20余日，病症悉除。将双手浸入冷水中亦无异常，追踪1年未见复发。[梁开发. 温经汤新用. 新中医. 1997, 29 (9): 56]

**6. 糖尿病周围神经病变** 季某，女，56岁，农民，2007年4月16日初诊。主诉：糖尿病6年，伴双下肢麻木疼痛3月。6年前在县某医院确诊为2型糖尿病，间断服用二甲双胍、消渴丸等，空腹血糖波动在5.6～9.4mmol/L之间。3月前感双下肢麻木，当地乡医院诊治，坚持口服二甲双胍片、格列齐特片、复方丹参片，血糖控制尚可，足部症状无改善。来诊见：双下肢麻木、疼痛，遇冷、入夜为甚，痛如针刺，倦怠乏力，足趾色黑欠温，舌质淡暗，苔薄白，脉沉细涩。治以温经通络，活血化瘀。药用：吴茱萸10g，桂枝12g，当归15g，川芎10g，赤芍15g，牡丹皮9g，西洋参6g，黄芪15g，阿胶10g，麦门冬10g，牛膝12g，地龙10g，全蝎6g，甘草6g。水煎服，每日1剂。10天后复诊，诉下肢冷痛已明显好转，足趾颜色亦有改善，舌脉如前，上方加减服用50天，痊愈收功。嘱其积极治疗糖尿病，稳定血糖，随访2年未再出现下肢不适。［孙桂玲．温经汤内科运用举隅．河南中医．2011，31（4）：331］

**（四）骨科疾病**

**1. 肋软骨炎** 李某，女，52岁，干部，1991年4月7日初诊。患者左肋间疼痛1周，经X线透视无异常，前医诊为肋软骨炎。症见面白神疲，形体较瘦，右第7肋前缘明显触痛，深呼吸或咳嗽疼痛加剧。兼心悸头晕，失眠多梦，口干舌燥，时有咳嗽，痰多稠白。月经多延期，量少色淡。舌淡少津、苔白中稍黄，脉弦细数。诊为胁痛，证属血虚寒凝，脉络瘀阻。用温经汤加味。处方：党参、阿胶、当归、白芍各15g，法半夏、麦冬、桂枝、柴胡、丹皮各10g，干姜、吴茱萸、甘草各6g。6剂后疼痛消失，余症明显好转。改服归脾丸巩固。［谢沛荣．温经汤新用．四川中医，1994，(6)：57］

**2. 尾椎疼痛** 王某某，女，34岁，2000年8月20日诊。患者半年前因过劳而觉腰腿酸楚疼痛，经休息和服中药调理后缓解。后渐觉尾椎部疼痛，行走不便，坐之更甚，时轻时重，已服十余剂中药未效，特来就诊。刻诊：患者坐凳疼痛，由坐卧到站立或由站立到坐卧则觉尾部刺痛犹甚。望其面青白无华，观其舌，略泛青紫而带瘀点，诊其脉沉紧无力。辨证为寒凝冲任，气滞血虚而兼血瘀。治当温养气血，通络止痛。拟温经汤化裁投之。药用：吴茱萸10g，党参15g，阿胶（烊化冲服）25g，当归15g，白芍20g，川芎15g，威灵仙15g，桂枝20g，木通15g，附子15g，元胡15g，甘草10g。每日1剂，水煎服，服5剂后症减，再以原方酌投，药用：吴茱萸10g，党参15g，阿胶（烊化冲服）25g，当归15g，白芍20g，川芎15g，牡丹皮15g，桂枝20g，木通15g，附子15g，玄胡15g，甘草10g。每日1剂，水煎服，又服5剂后，症状消失。经随访已愈。［唐兵役，唐光荣．温经汤新用．贵阳中医学院学报，2003，25（4）：38］

**3. 风湿性关节炎（痹证）** 安某，女，43岁。有多年风湿性关节炎病史，近因疼痛加重而前来诊治。刻诊：两膝关节疼痛，固定不移，按压及受凉疼痛加重，下肢麻木，舌淡边略黯，苔薄白，脉沉弱。辨为筋脉寒瘀证，给予温经汤加减，药用：吴茱萸9g，当归6g，川芎6g，白芍6g，党参12g，桂枝6g，阿胶6g，生姜6g，牡丹皮6g，炙甘草6g，生川乌6g，生草乌6g，麦门冬24g。6剂，每天1剂，水煎2次合并分3服。二诊：膝关节疼痛减轻，又以前方治疗30余剂，诸症悉除。随访1年，疼痛未再复发。［王付．温经汤临

床应用札记．辽宁中医杂志，2009，36（11）：1980]

## （五）皮肤科疾病

**1. 进行性手掌角化症**　仲某某，25岁，护士。1976年12月15日初诊。身高1.58m，体重50kg，中等身材，面色正常，无任何特殊证候。主诉：常做洗刷工作，故两手掌干燥皲裂非常严重，指纹不清，诊断为进行性手掌角化症。经各种治疗，均无效。因职业关系，希望早一日治愈，因是医院护士，不相信中医，故态度很不谦虚，原想拒绝给她治疗，但考虑这是使她认识中医能治愈西医不能治愈的病的好机会。患者想试用1周，然而不可能有效，故劝服温经汤加薏苡仁，先服30日。1977年1月18日复诊，诉说服20日后渐有转机，以后又给患者服3个月，完全治愈。[大塚敬节，汪毅摘译，吴文清校．温经汤与手皮肤病．辽宁中医杂志．1981，（5）：48]

**2. 荨麻疹（瘾疹）**　本文观察的80例急慢性荨麻疹病例均符合临床诊断特征，但无明显过敏因素所致。年龄19～48岁，平均32.6岁。其中发病时间最短者2天，最长者13年。均为女性，符合荨麻疹特点，并多以夜间、水浴后、出汗后加重，伴有不同程度的月经提前或错后、量或多或少、血块或有或无。用脱敏药效不显。方药组成：桂枝6g、吴茱萸6g、川芎9g、当归9g、白芍9g、丹皮9g、生姜9g、半夏9g、党参9g、麦冬9g、阿胶9g、僵蚕9g、防风9g、炙甘草6g。痒甚难以入睡者加远志9g，大便干燥者加熟大黄9g，大便黏滞不畅者加薏苡仁18g、黄芩9g，瘙痒与情绪有关者加柴胡9g、白蒺藜9g。上方水煎服，每日1剂，3天1个疗程，治疗期间停服其他药品。服药时间最短的2天（2剂），最长的20天（20剂）。80例女性患者中，痊愈者56例，好转者20例，无效者4例，总有效率为98%。其中服药3～6剂痊愈或好转者36例，7～12剂痊愈或好转者24例，13～20剂痊愈或好转者16例。[王彩清，魏晓林．温经汤治疗女性荨麻疹80例临床观察．包头医学院学报，1998，14（2）：57]

**3. 色素沉着案**　李某某，女，42岁，2001年3月16日诊。患者于2年前开始出现面部色素沉着，逐渐加重，呈黧黑色，曾涂擦多种膏剂并服中药，时淡时浓，终未得满意效果。刻诊：患者面部呈现片状黧黑，左侧颧部及颈部犹为突出。月事偏少而紫暗，经行疼痛。舌质紫暗，苔白腻，脉沉涩，略显无力。辨证为血虚兼瘀。冲任不调，当补益气血，调经散瘀。拟温经汤化裁投之。药用：吴茱萸10g，党参15g，阿胶（烊化冲服）25g，当归15g，白芍20g，川芎15g，红花15g（后下），桂枝20g，木通15g，甘草10g。每日1剂，水煎服，服5剂后复诊，其症已减。药已对症，再以原方酌用，药物：吴茱萸10g，党参15g，阿胶（烊化冲服）25g，当归15g，白芍20g，川芎

15g，佩兰15g，桂枝20g，木通10g，红花（后下）20g，甘草10g。每日1剂，水煎服。又服8剂后，未再诊。经随访已愈。［唐兵役，唐光荣．温经汤新用．贵阳中医学院学报，2003，25（4）：38］

**4. 带状疱疹后遗神经痛（蛇串疮）** 王某，男，54岁，1987年4月26日初诊。2月前右胸肋部灼热疼痛，次日出现大如黄豆小如粟粒状水疱簇集成片，呈带状分布，疼痛逐渐增剧，衣被不能触碰，经西药治疗10天，水疱干涸结痂，局部触痛及灼热感消失，但遗留胸肋部肌肤疼痛，夜间及遇冷痛著，复经西药治疗1周无效，遂转中医诊治。诊见：局部皮损基本恢复，皮色稍暗，腰酸膝软，肢末不温，神倦乏力，舌质淡苔薄白，脉细涩。治宜温阳散寒，化瘀通滞。方拟温经汤加减。处方：当归、炒白芍各15g，党参、桂枝、香附、川芎、半夏、阿胶（烊化）、制乳香、制没药各10g，吴茱萸、丹皮各6g，全蝎、地鳖虫、炙甘草各5g，生姜3g。水煎服，每日1剂。服药8剂，疼痛减半。守方又服10剂，诸症悉平。［李龙骧．温经汤临床新用．长春中医学院学报，1999，15（3）：39］

**5. 新生儿硬肿证** 夏某，男，7天。1988年1月14日诊。患儿于出生3天后即见大腿、臀部之皮肤变硬，体温不升，诊为“新生儿硬肿症”，经放入温箱3天以及输液、抗感染等措施治疗，硬肿反延及面颊、胸背部。刻诊：面无表情，身冷肢厥，周身皮肤呈青紫色，僵硬而光滑，欲哭无声，呼吸细弱，唇口干燥，吮乳无力，微吐，小便少，指纹淡紫沉隐，舌黯红苔薄白。体温35℃。询知患儿系孪生之弟，早产1月，体重不足2kg。证属胎禀不足，肾气虚弱，寒凝肌肤，瘀血阻滞。治宜温经益肾，散寒活血。拟温经汤加减：桂枝、当归、白芍、麦冬、生姜各6g，党参、补骨脂各10g，吴茱萸、半夏、川芎、甘草各3g。浓煎频服，药渣再熬水外洗，嘱其注意保暖。1剂服尽，周身皮肤逐渐变暖变软，肤色也转为淡红，四肢欠温，哭声无力。原方加丹参10g续服1剂，肌肤转软，肤色红润，诸症悉除，体温36.6℃。守方迭进2剂，以资巩固。［彭暾．温经汤治疗新生儿硬肿证．四川中医，1990，（1）：25］

### （五）消化系统疾病

**1. 胃炎（胃痛）** 王某，女，38岁，初诊日期：1997年5月29日。患者3年前始出现胃脘胀闷不适，进食后尤甚，当时诊断为浅表性胃炎，屡治不效。近期脘部痞闷尤甚，呃逆频频，反酸，纳差，大便不畅，心烦，唇口干燥不欲饮水。月经先期，量少，小腹冷痛，白带多，色淡。查其舌淡有齿痕，苔白，脉右滑而无力，左弦细。西医诊断：萎缩性胃炎。中医辨证：冲任虚寒，气血凝滞，治以温经散寒，和胃降逆，拟温经汤加减。处方：吴茱萸10g，肉桂6g，丹皮10g，川芎10g，半夏10g，当归10g，红花10g，炮姜

10g，桃仁10g，丁香10g，柿蒂10g。10剂后患者脘痞消，呃逆减，大便畅，惟小腹仍胀，遇冷加重。宗前法，去丁香、柿蒂，加乌药、小茴香以增强温经散寒、暖小腹之功。连服1月余，症平稳。［邹志东，李翔．高忠英运用温经汤治疗内科杂病举隅．北京中医，1999，(2)：10］

**2. 肠易激综合征便秘型**　李某，女，32岁，农民，2006年10月21日初诊。主诉：大便排出困难2年。素喜食生冷。2年前感大便排出困难，每因进食生冷或劳累加重，腹痛拘急，手足欠温，面色暗淡，神疲乏力。县某医院纤维结肠镜检查示：结肠较敏感，易痉挛，余无异常发现。近月余上述症状加重，且纳呆食少，口唇干燥，舌质暗淡，苔薄白，脉沉涩。诊断为肠易激综合征。证属阳虚寒凝，瘀血内停之便秘。处方：吴茱萸10g，桂枝6g，当归12g，白芍30g，生晒参10g，阿胶10g，麦门冬10g，牡丹皮6g，半夏9g，生甘草10g，生姜6g，木香6g。每日1剂，水煎服，5剂后复诊，大便排出较前顺利，伴随症状亦好转，守原方继服1月。6月后随访，未见复发，患者精神佳，饮食增，面色红润。［孙桂玲．温经汤内科运用举隅．河南中医．2011，31（4）：331－332］

**3. 十二指肠溃疡（胃痛）**　刘某，男，31岁。1996年11月2日初诊：3年前患者经本院胃镜检查诊为十二指肠溃疡，病情始终反复，且以每年入秋后发作尤为频繁，呈典型节律性疼痛，即饥饿时痛剧，进食后缓解。刻下患者发病已月余，胃痛隐隐，喜温喜按，口渴喜少量热饮，空腹时痛剧，得食缓解，嗳气反酸，食少神疲，四肢不温，大便微溏色黑，舌淡嫩苔薄白，脉虚弱。大便隐血阳性，此为中气不足，肝胃虚寒，寒自内生，胃失温养之故。拟暖肝温胃健脾散寒，予温经汤加减：党参、白芍、瓦楞子、丹参各30g，桂枝、当归、半夏、阿胶、丹皮、炮姜各12g，吴茱萸、儿茶、甘草各6g。服药2剂，胃痛明显减轻，食纳、精神好转，大便隐血（＋），仍述胃脘部饥饿样不适。宗前方加减化裁，连服2月，诸症若失。嘱其服香砂养胃丸善后，1年后随访，未见复发。［彭曦．温经汤临床新用．四川中医，1997，15（6）：53］

**4. 慢性阑尾炎（肠痛）**　张某，男，36岁，1987年3月17日初诊，1984年秋因急性阑尾炎在某县医院住院1周余，因缺乏手术指征，采取保守治疗。出院半月后右下腹仍绵绵作痛，喜暖喜按，纳呆伴胸脘胀满，尔后，每3～4个月间歇发作1次。经用抗生素、激素等药物治疗时有缓解，就诊前曾用西药治疗1周，症状无好转，故来门诊接受中医治疗。查：精神疲惫，上腹部按压不实，无反跳痛及腹肌紧张，右下腹喜暖喜手按抚，深按无包块，苔薄白，脉沉缓，足三里和阑尾两穴压痛明显。化验：白细胞：$4.5\times10^9/L$。中性粒细胞：0.74。辨证属下元虚寒，气血瘀滞经脉。予温经汤加减：吴茱萸、川芎、半夏、乌药、牡丹皮、党参、白芍各10g，当归、川楝子各15g，桂枝、生姜、甘草各6g，水煎服，每日1剂，治疗1疗程，患者胸脘胀满、下腹疼痛减半，精神好转，食欲大增，共治3个疗程，症状体征全无。随访2年无复发。[王乐湖，王建新．温经汤加减治疗慢性阑尾炎19例．广西中医药，1994，17(3)：9]

## （六）其他

**1. 慢性肾小球肾炎（水肿）** 李某，男，45岁，农民，于2003年11月2日初诊，眼睑及双下肢浮肿反复发作1年，因淋雨受凉后，面浮肿，继而全身肿胀，伴少量腹水，患者腰酸膝软乏力，呼吸喘促，面色苍白，舌体肥大有齿痕，舌边有瘀斑，唇暗，脉沉细涩。患者平常用过糖皮质激素、潘生丁、雷公藤片和肾炎四味片等，效果不甚理想。就诊时，全血图示：血红蛋白85g/L、尿蛋白（++）、红细胞颗粒管型（+）、血压165/100mmHg、尿素氮12.8mm/L、肌酐180μmol/L。中医辨证为：脾肾阳虚、寒瘀交阻、水湿内停。治疗：祛寒温阳、化瘀利水。方用温经汤加减治疗。患者服药后，尿量逐渐增多，30天后，水肿基本消退，2个月后，血红蛋白105g/L，尿蛋白（+）、腹水消退、肾功基本正常，病情缓解，随访5年病情基本稳定。方药组成：吴茱萸5g，桂枝10g，制附子15g，川芎18g，当归20g，地龙15g，牛膝15g，桃仁15g，黄芪40g，益母草15g，茯苓20g，泽泻10g，甘草5g。水煎服，1日1剂。[姚云林．温经汤加减的临床运用．中国医药导刊．2008，10(8)：1208]

**2. 嗜异症** 蒋某，女，35岁，初诊日期：1997年5月19日。患者产后起渐喜食肥皂、生菜，逐年加重，见肥皂即不能自制，每取一小块含口中，一日3~5次。平素恶寒，纳食佳，但不喜冷食，食后则小腹冷，大便时干时稀，月经准，色紫黑，有血块，汛时腹冷甚。察其舌青暗苔少，脉沉细弦。中医辨证为冲任虚寒，血瘀络滞，治以温经散寒，化瘀通络，拟温经汤加减。处方：吴茱萸10g，肉桂6g，当归10g，川芎10g，桃仁10g，三棱10g，莪术10g，香附10g，小茴香10g，巴戟天10g，益母草15g，槟榔10g。患者加减服用约20剂后，嗜异欲大减，看见肥皂可以自制，偶尔吃一次。月经色紫红，量仍少，小腹冷，舌暗但已显现红色，仍宗前法加减再服，并以安坤赞育丸、女金丹于经后交替服用，巩固疗效。1月余后，病人来诉已不再吃肥皂。[邹志东，李翔．高忠英．运用温经汤治疗内科杂病举隅．北京中医，1999，(2)：10]

**3. 甲状腺功能亢进** 女，2004年6月20日初诊。诉流产1月后，出现手颤，心慌，烦热，自汗出，乏力，手心热，颈略粗，经医院检查诊断为甲状腺功能亢进症。经西药治疗1月，病情有所控制，但血常规白细胞计数3.0×$10^9$/L，因此改服中药治疗。当时主症乏力，心悸，手颤，易怒，腹胀泛恶，月经量少，甲状腺微肿，眼球轻度突出，舌淡暗苔白，脉弦。血甲状腺功能检查 $T_3$4. 15ng/ml（正常值 0. 9 ~ 2. 2ng/ml），$T_4$267. 06ng/ml（正常值 45 ~ 135ng/ml），TSH0. 1μIU/ml（正常值 0. 4 ~ 4. 0μIU/ml）。属冲任不调，气血不足，脾虚生痰，瘀阻内热之证，治以温补冲任、养血化瘀、健脾化痰、益阴退热之法。《金匮要略》温经汤加减：吴茱萸 3g，桂枝 6g，牡丹皮 10g，人参 10g，白术 10g，当归 10g，川芎 6g，半夏 10g，麦冬 10g，阿胶 10g，生姜 3 片，甘草 6g，茯苓 30g，白芍 10g，龟板 20g（先煎），生地黄 20g，熟地黄 20g，黄药子 10g，柏子仁 10g，生龙骨 20g（先煎），生牡蛎 20g（先煎）。以上方为基础，随证加减，服药 2 月，症状相继消失，实验室检查：$T_3$0. 92ng/ml，$T_4$66. 0ng/ml，TSH1. 62μIU/ml，再以六味地黄丸合乌鸡白凤丸善后。[马玉红．《金匮要略》温经汤治疗甲亢体会．山东中医杂志，2007，26（3）：169 – 170]

**4. 遗尿** 翁某某，女，20 岁，工人。自 1984 年 2 月始患夜间遗尿病，曾求医于武汉，做血糖尿糖等检查，均属阴性。1985 年 3 月 8 日求治于余。口干多梦，手掌心热，月事不调，入睡则尿床，面色淡白，少腹不适，精神疲倦，脉细弦，舌暗红苔黄，巩膜有瘀斑数点，药用温肾固摄之品不应。余思是厥阴经脉绕阴器，瘀热交搏于膀胱，州都失司，血为阴，以阴从阴，故寐即遗尿。法宜温经散寒、养血祛瘀，仿温经汤处方：当归 15g，川芎 10g，白芍 15g，西党参 15g，粉甘草 3g，桂枝 6g，丹皮 10g，生姜 3g，阿胶 15g，吴茱萸 10g，法半夏 10g，麦冬 10g，3 剂。次诊：服上方 8 天来未见遗尿，巩膜瘀斑减少，精神尚佳，食饮渐增，仍以上方 5 剂，诸症悉除。[萧铁姗．温经汤治疗遗尿．河南中医，1988，(3)：7]

**5. 慢性咽炎** 李某，女，37 岁，职员，初诊日期：1997 年 5 月 5 日。主诉：咽部痛痒 4 年余。4 年来咽部痒痛时作，近期发作频繁，自觉咽中热痛，痒引咳嗽阵作，口干思冷饮，但饮冷则胃脘不适，且饮水不解，纳可，眠差梦多，二便调。平素烦急，小腹冷，手足冷，手心热。月经量少，色暗。舌暗淡，苔白，有染苔（因口含华素片），脉细弦稍数。西医诊断为慢性咽炎，中医辨证属寒凝血瘀，冲任失调。治以温经散寒，引火归元。拟温经汤加减：吴茱萸 10g，肉桂 6g，川芎 10g，半夏 10g，当归 10g，太子参 20g，益母草 20g，桃仁 10g，炮姜 10g，紫菀 10g，丹皮 10g，生诃子 10g。水煎服，每日 1 剂，分 2 次早晚服。服 7 剂，咽中热感即清，咽痒止，咳嗽未作。月经来潮，血量较前增多，色暗，有小血块，带经 7 日即净。原方加减服两月，诸症即消，改用安坤赞育丸、妇科得生丹以善其后。[邹志东，李翔．温经汤临床应用举隅．北京中医，1998，(3)：48]

**【临证提要】**本方在原书中记载，用治虚寒挟瘀的崩漏，症见有崩漏下血，腹满里急，或伴刺痛、拒按，入暮发热等。现代临床常应用于各种疾病治疗。只需临床辨证准确，抓主证即可获良效。

## 大黄甘遂汤

【组成】大黄四两　甘遂二两　阿胶二两

【用法】上三味，以水三升，煮取一升，顿服之，其血当下。

【功用】扶正祛邪，通瘀利水。

【主治】妇人少腹满如敦状，小便微难而不渴，生后者，此为水与血俱结在血室也，大黄甘遂汤主之。（第二十二　13）

【方解】妇人少腹满，小便微难而不渴，发于产后，则为水血俱结于血室证。治当破瘀与逐水并施。大黄甘遂汤用大黄攻瘀，甘遂逐水。又因发于产后，故任阿胶以养血扶正，以利去邪。

【方论】水邪与瘀血俱结在血室，同为有形之物，斯可以为实邪而驱逐攻下也。主以大黄甘遂汤。大黄下血，甘遂逐水，二邪同治矣。入阿胶者，就阴分下水血二邪，而不至于伤阴也。顿服之血当下，血下而水自必随下。此瘀血积于产后，虽在血室，又不同于抵当汤丸之下，下之于大便，此即产后篇中所言热在里，结在膀胱者也。彼单为血，故用大承气汤。此兼水邪，故用大黄甘遂汤。邪有颛兼，治亦分颛兼矣。是此二条之意。在由膀胱之清道宣泄居多也，不同于抵当汤丸之治自浊道泄邪也，学者识之。（清·魏荔彤《金匮要略方论本义》）

【临床应用】

**1. 癫证**　刘某，男，32岁。1980年5月1日就诊。家长代言：患者平素多愁善思，沉默寡言，因偶受惊恐而致精神失常，多疑难寐，常于梦中惊吓而醒，见家人皆憎之。诊见：神呆忧郁，悲观恐惧，舌边尖赤烂，苔黄腻，脉弦滑有力。此乃情志久郁，气滞生痰，化燥化火，猝有所惊，痰浊上蒙，以致清窍不利，发为癫疾。遂投本方减阿胶增郁金治之。方用大黄30g，煨甘遂面6g，郁金3g，同煎服。服后即泻下数次，均系黏冻恶物。2天后自觉精神状态较前大有好转，夜寐得安，忧恐悉除。继以清心安神涤痰之品善后调理。半年后追访未复发。[陆光武．已故陈芳珊老中医运用大黄甘遂汤治验二则．河南中医，1985，(1)：16]

**2. 狂证**　成某，女，40岁，1984年9月14日初诊。因颅底骨裂昏迷不醒而入院，入院第5天出现喧扰不宁，躁妄打骂，动而多怒，虽用大剂量镇静剂亦罔效。观患者面色晦滞，狂乱无知，大便数天未解，小便短涩黄赤，少腹硬满，舌红苔黄，舌下脉络瘀阻，脉弦数。此系血瘀凝滞，下焦通路受阻，火邪上逼心神所致，急需逐瘀泄热。投大黄甘遂汤加栀子：酒大黄15g，制甘遂3g，阿胶（兑服）10g，山栀10g。服药1剂，泻下黑色秽臭大便1次，狂燥大减，原方减量继用。酒大黄10g，阿胶（兑服）10g，山栀子10g，制甘遂3g，服药2剂，二便通畅，少腹硬满消除，神志恢复正常。［黄道富，肖美珍．大黄甘遂汤的临床应用．吉林中医药，1991，(1)：35］

**3. 前列腺增生并发尿潴留（癃闭）** 李某，男，73岁，1998年3月12日初诊，患者出现尿急、尿频（夜尿5~6次）、尿不净、尿线细、尿无力已4年余，曾经中西医治疗疗效不佳。因春节饮酒及多食肥甘，于2月6日突然发生尿点滴不下，小腹胀满疼痛，当天到某医院插管导尿，住院期间给予抗生素滴注，前列腺内注射药物（药不详），治疗月余，期间曾两度去掉尿管，但均不能自行排尿，患者因经济原因且惧怕手术而主动出院，改请中医治疗。刻诊：小腹胀，拔掉尿管约3小时，尿仍点滴不出，小腹稍膨隆，有轻压痛，B超查前列腺59mm×51mm×42mm，形态失常，内部回声不均，面暗黑，大便干，睾丸坠痛，舌质暗、苔白厚腻，脉沉涩，证属湿热下蕴，气滞血瘀，水血互结于下，给予大黄甘遂散，每服1g，另加服本院自制前列消Ⅰ（丹参、山茱萸、赤芍、泽泻、泽兰、王不留行、水蛭、琥珀、杜仲等），每服8g，日服3次。

3月15日二诊，服药后2小时即能排尿，大小便利，小腹胀满疼痛消除，大便日泻4~5次，小便通利，停用大黄甘遂散，继服前列消Ⅰ。经连续服用3个月，尿急、尿频、尿不净等诸症均消，夜尿1次，复查B超，前列腺44mm×33mm×25mm。随访1年未复发。［赵健樵．大黄甘遂汤的临床新用．陕西中医，2000，29（1）：34］

**4. 淋病** 王某，男，34岁，1998年10月6日初诊，患者3天前出尿急、尿频、尿痛、尿道口有脓性分泌物，自以为是饮酒过多而致，过2天即会自行消退，而症状却逐日加重，尿道烧灼刺痛，排尿不畅，有黄稠脓性分泌物，大便干，舌质红，苔黄厚腻，有不洁性生活史，经检验淋球菌（+），给予大黄甘遂散，每服1.5g，日服3次，另加服本院自制的前列消1（龙胆草、土茯苓、栀子、黄芩、蜈蚣、泽泻、生地、车前子、木通等），每服6g，日服3次。10月9日二诊，服药后大小便通利，日泻8~9次，第二天尿道口分泌物几乎消失，尿急、尿频、尿痛缓解，现已无分泌物，大黄甘遂散改予每服1g，日服2次，前列消1服同前，继服4天，症状消失，查淋菌（－）。随访1月，未复发。［赵健樵．大黄甘遂汤的临床新用．陕西中医，2000，29（1）：34］

**5. 跌打胸痛** 李某，女，71岁，1999年3月8日初诊，患者半月前被摩托车撞倒，致左前臂、左足外踝青紫肿痛，左胸疼痛，呼吸咳嗽痛加剧，左胸部触压痛明显，X光摄片未见骨折，接诊医院给予骨伤片、三七片、开胸顺气丸内服，骨伤膏局部外敷，后又服用活血化瘀、疗伤止痛中药十余剂，上臂及足踝青紫肿痛基本消除，惟胸痛不减，不能左侧卧，胸透未发现异常，左乳中线至腋中线3～7肋间触压痛，听诊左胸背部闻及湿啰音，纳差，大便稍干，小便量较少，舌质暗、苔白、脉弦涩，给予大黄甘遂散，每服1g，日服3次。

3月7日二诊，服药当天胸痛即明显减轻、大小便利，日泻5～6次，现胸痛已除，病已告愈。［赵健樵．大黄甘遂汤的临床新用．陕西中医，2000，29（1）：34］

**6. 附睾淤积症**　魏某，男，34岁，农民，1989年4月6日就诊。患者半年前行输精管结扎术，伤口一期愈合。术后半月，性交时自觉阴囊隐痛，不大注意，未经处理。嗣后，病与日增，每届房事或拉车挑担后阴囊抽痛，并向腹股沟和腰部放散。某医诊为男结扎后遗症，用抗生素治疗月余未效，后经人介绍，来我科求治，查既往无特殊病史，完婚12载，生育2女1男，性生活正常，夫妻和睦。体温、胸透及血象、小便化验均未见异常。患者自觉焦躁，失眠易怒，舌红、苔黄，脉弦数。指检附睾肿硬，压痛明显，表面不光滑，与周围皮肤无粘连，精索略粗，前列腺质中无压痛。诊为附睾淤积症，中医辨证属气滞血瘀型。治宜活血化瘀，散结导浊。投仲景大黄一甘遂汤，处方：大黄（酒洗）12g，甘遂（冲服）、阿胶（烊化）各6g。日1剂，水煎服，早晚2次。治疗1周，疼痛大减，阴部松软。继治半月，疼痛全息，房事如常，附睾肿消变软，压痛消失，神清气和，起居有时，舌脉趋平。告愈停药，随访3年未复发。［王广见．大黄甘遂汤治愈附睾淤积症．四川中医，1993，（3）：33］

**【临证提要】**本证为产后所设，产后多虚，但不可拘泥，若血水互结则当攻下，但应兼顾产后阴血虚的情况，故用本方攻补兼施，使用时应注意用药比例为2∶1∶1。临床上本方可用治产后栓塞性静脉炎、门脉性肝硬化腹水、癫证、狂证、前列腺增生并发尿潴留、淋病、跌打胸痛、附睾淤积症等，凡水瘀互结者均获良效。

## 矾石丸

**【组成】**矾石三分烧　杏仁一分

**【用法】**上二味，末之，炼蜜和丸枣核大，纳脏中，剧者再纳之。

**【功用】**除湿热，止带下。

**【主治】**妇人经水闭不利，脏坚癖不止，中有干血，下白物，矾石丸主之。（第二十二　15）

**【方解】**矾石性寒燥湿，清热去腐，解毒杀虫，酸涩收敛以止带；杏仁破滞利湿泄瘀，并配白蜜滋润以制矾石燥涩之性，此为外治而治标之剂。

**【方论】**脏坚癖不止者，子藏干血，坚凝成癖而不去也，干血不去，新血不荣，而经闭不利矣。由是蓄泄不时，胞宫生湿，湿复生热，所积之血，转为湿热所腐，而成白物，时时自下，是宜先去其脏之湿热。矾石却水除热，合杏仁破结润干血也。（清·尤怡《金匮要略心典》）

**【临床应用】**

**宫颈糜烂** 张某，女，30岁，1991年2月24日初诊。阴道分泌物增多3年，呈白色。有时兼有黄色，每日需换内裤2~3次，曾诊为宫颈糜烂，多次服用中西药物均未好转。半年前曾于市立医院诊为子宫后壁实性肿块（肌瘤钙化），宫颈糜烂。近1个月阴道分泌物较前明显增多，色白，有时黄白相兼，质稠而臭，小腹部疼痛胀满，胃脘部隐隐作痛，烧心，纳少，身重乏力。舌质正常，苔白微黄，脉沉弦，右关脉濡数。妇科检查：宫颈有红色糜烂区，局部充血肥大，有接触性出血。B超：子宫后壁左侧有一2.3cm×1.9cm实性肿块。诊为宫颈I度糜烂。中医诊为带下病，属肝热脾虚型，给以矾石丸放入阴道内，连放3日。二次来诊述，放药后的第二天带下即明显减少，3次后带下已如正常人，小腹疼痛亦明显减轻。嘱继放7天，带下未见增多。嘱停放3天后，继放7天。妇科检查糜烂区消失。又用药7天以巩固疗效。追访半年病未复发。［毕明义，赵迎春，陈洪荣．矾石丸治疗带下病208例．山东中医杂志，1994，13（2）：69］

**【临证提要】**本方临床应用不甚广泛，为外用治标之剂，古用治湿热带下。现代常用治宫颈糜烂，宫颈炎，霉菌性、滴虫性阴道炎，属于瘀积兼湿热内蕴者皆可使用。

## 红蓝花酒

**【组成】**红蓝花一两

**【用法】**上一味，以酒一大升，煎减半，顿服一半，未止，再服。

**【功用】**活血行瘀，利气止痛。

**【主治】**妇人六十二种风，及腹中血气刺痛，红蓝花酒主之。

**【方解】**红花辛甘而温，为血中之气药，有活血理气、逐寒散湿之功，为通经活血之要药，如《本草汇言》说“气血不和之证，非红花不能调”。方中之酒为黄酒，黄酒可“通血脉，厚肠胃，润皮肤，散湿气”，扶正祛邪。二者配合，相得益彰。

**【方论】** 妇人经尽产后，风邪最易袭入腹中，与血气相搏而作刺痛。刺痛，痛如刺也。六十二种未详。红蓝花苦辛温，活血止痛，得酒尤良，不更用风药者，血行而风自去耳。（清·尤怡《金匮要略心典》）

**【临床应用】**

**1. 痛经** 本组患者共190例，治疗组（红蓝花酒口服液）110例，年龄14～40岁以上，原发痛经68例，继发痛经42例。对照组（三七痛经胶囊）80例，年龄14～45岁，原发痛经51例，继发痛经29例。两组各项情况均无显著性差异。各组均连续治疗3个疗程（经前1周服药，连服7天为1个疗程，每月只服1个疗程）停药，停药后随访3个月统计疗效。结果：痊愈（腹痛及其他症状消失，停药后3个月无复发，疼痛程度恢复到0分者）治疗组56例，对照组15例，显效（腹痛明显减轻，余症消失或减轻，疼痛积分降至治前的1/2以下）治疗组43例，对照组23例，有效（腹痛减轻，症状好转，疼痛积分降至治前的1/3以下）治疗组8例，对照组20例，无效（腹痛及其他症状无变化）治疗组3例，对照组22例。两组总有效率分别为97%和72.5%，治疗组疗效优于对照组（$P<0.005$）。[李玉香，赵云芳，刘茂林，等．红蓝花酒口服液治疗痛经110例．北京中医药大学学报，1995，18（4）：37－38]

**2. 产后恶露不尽** 汤某某，女，26岁。1982年1月10诊。初产恶露未尽之时过食生冷而发生腹痛已3月。某医处以加味四物汤后，恶露止，腹痛亦减。尔后腹痛时作，缠绵不休。昨晚突然腹中刺痛，时而增剧而昏厥，随后经至排出少量瘀血块，腹痛减轻，手足欠温。刻诊：腹痛连及腰胯部，月经时来忽止，患者形体肥胖，面部色青，舌质紫黯，脉弦涩有力。此为恶血瘀阻。治以活血通经。处方：红花50g，入酒60g煎，分3次服。1剂后，排出大量暗黑色血块之月经，腹痛减轻。改用红花15g，益母草30g，入酒60g煎。连服3剂而愈。随访1年，未见异常。[王明宇．红蓝花酒治疗产后恶露不尽．四川中医，1986，（1）：35]

**3. 荨麻疹（瘾疹）** 胡某，男，38岁，干部。1985年3月7日诊。自1979年春开始起风团，皮肤瘙痒，昼轻晚重，甚或影响睡眠。夏秋两季则少发作。症状发作时常口服扑尔敏、苯海拉明，静脉注射葡萄糖酸钙，外搽肤轻松膏或内服中草药，虽能获效，但停药即发。刻下：颈、躯干及四肢见大小不等之淡红色丘疹，有抓痕和血痂，皮肤划痕试验（＋），诊断为荨麻疹。用红蓝花酒汤加味：红花30g，紫草30g，黄芪30g，当归20g，白酒250g加水适量煎服。每日1剂，连进5剂。复诊时痒止疹消，睡眠复常。为了巩固疗效，继用四物汤加味以和血疏风：生地15g，当归10g，川芎6g，白芍5g，黄芪30g，红花10g，防风10g，蝉蜕10g，甘草4g，连服4剂，病获痊愈，随访2年未见复发。[章亮厚，刘益新．红蓝花酒加味治疗荨麻疹．湖南中医学院学报，

1987，（1）：20]

**【临证提要】**本方按照原文论述主要用治妇人瘀血腹痛，现代多痛经、产后恶露不尽等妇产科内由于瘀血内阻引起的疾患，心血管系统疾病多由气滞血瘀引起，故可用此方加减应用。皮肤病如荨麻疹等瘙痒性皮肤，治疗时应遵循“治风先治血，血行风自灭”的原则，故临床多用本方配合养血润燥药物共同治疗。

## 狼牙汤

**【组成】**狼牙三两

**【用法】**上一味，以水四升，煮取半升，以绵缠筷如茧，浸汤沥阴中，日四遍。

**【功用】**清热燥湿，杀虫止痒。

**【主治】**少阴脉滑而数者，阴中即生疮，阴中蚀疮烂者，狼牙汤洗之。（第二十二　21）

**【方解】**《金匮》狼牙汤之狼牙，始见于《神农本草经》，一名牙子，主治邪气、热气、疥疮、恶疮、疮痔，去白虫。陶弘景谓其芽如兽之齿牙，故有诸名。吴普谓（狼牙）叶青，根黄赤，六七月华，八月实黑：正月、八月采根。其原植物为蔷薇科龙牙草，即后世称鹤草，狼牙是仙鹤草根芽。

**【方论】**李珥臣曰：少阴属肾，阴中肾之窍也。内经曰：滑着阴气有余。又云：数则为热，故阴中生疮。阴中蚀烂者，湿热所致。狼牙味苦性寒，寒能胜热，苦能杀虫，故主洗之。（黄竹斋《金匮要略方论集注》）

**【临床应用】**

**滴虫性阴道炎**　选排郑州市中医院与河南省襄县中医院妇科门诊病例，采用抽签法，随机分为两组：狼牙汤治疗组和灭滴灵对照组各 100 例，均为已婚妇女。白带量多秽臭者 188 例，占 94%，宫颈糜烂及阴道壁红肿者 148 例，占 74%，外阴瘙痒者 149 例，占 75%，化验有滴虫者 200 例。占 100%。用单盲法。治疗组用狼牙，先用消毒干棉球将白带擦干净，然后把狼牙汤 1 支（5ml）灌入阴道，再用特制带线消毒大干棉球塞入阴道，保留 8 小时，每日 1 次。对照组用灭滴灵，每次 2 片（0.4g），每晚睡前塞入阴道，每日 1 次。两组均连续用药 7 天开始观察。狼牙汤治疗组临床治愈 74 例，显效 10 例，好转 9 例，无效 7 例，总有效率为 93%，灭滴灵对照组治愈 43 例，显效 18 例，好转 13 例，无效 26 例，总有效率为 74%。狼牙汤组与灭滴灵组临床治愈率比较：狼牙汤组 100 例中临床治愈 74 例，灭滴灵组 100 例中临床治愈

43例，经$X^2$检验，结果显示治疗组明显优于对照组，二者存在着显著性差异（$X^2=19.794$，$P<0.01$）。狼牙汤组与灭滴灵组的灭滴虫作用比较：狼牙汤组100例中用药后转阴87例，灭滴灵组100例中用药后转阴66例，经$X^2$检验，结果显示狼牙汤杀灭滴虫作用明显优于灭滴灵（$X^2=12.26$，$P<0.01$）。[刘茂林，赵云芳，李玉香．狼牙汤治疗滴虫性阴道炎100例疗效观察．国医论坛，1993，(5)：13]

**【临证提要】**本方临床用治湿热流注下焦而至阴部痒痛，糜烂生疮。临床注意与矾石丸及蛇床子散区别使用。矾石丸与本方皆为清热燥湿剂，而蛇床子散苦温燥湿，治疗下焦寒湿证。而在用法上蛇床子散与矾石丸，由于无疮痛故皆可纳阴中，而狼牙汤为泡洗方。

# 下篇

# 被忽略的名方

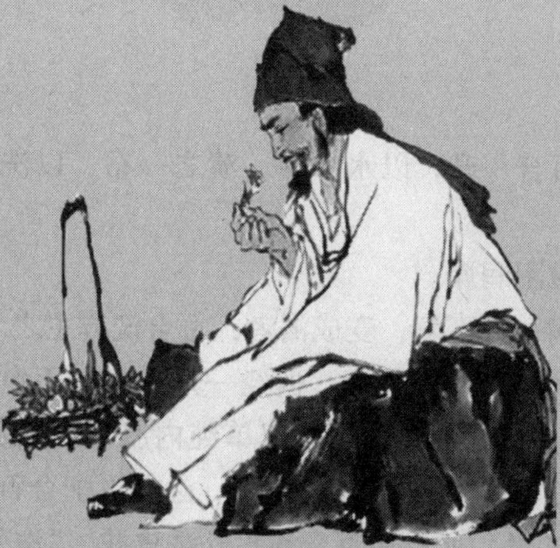

## 一物瓜蒂汤

【组成】瓜蒂二七个

【用法】上剉，以水一升，煮取五合，去滓，顿服。

【功用】散水祛暑。

【主治】太阳中暍，身热疼重而脉微弱，此以夏月伤冷水，水行皮中所致也，一物瓜蒂汤主之。（第二　27）

【方解】瓜蒂，《本经》主大水，身面四肢浮肿。本条以身体疼重为主症，疼重由于湿胜，用瓜蒂以散皮肤水气，水气去则暑无所依，而病自解。

【方论】夏令地中水气随阳上蒸，是为暑。暑者，湿热相抟之动气也。此气不著于人体则已，著于人体，无有不身热疼重者，以有热复又湿也。但此证脉常浮大。所以然者，以血受阳热蒸化，脉道中热度必高，高者脉大。有表热而病气在肌肉，属太阳部分之第二层，与中风同。其脉当浮，而反见微弱之脉者。是非在浚寒泉恣其盥，或者中宵露处，卧看星河，皮中汗液未出者，乃一时悉化凉水，此即心下有水气之水，不由外入。水渍皮中，因病疼重；暴感阳热，转被郁陷，因病身热。瓜蒂苦泄，能发表汗，汗出热泄，其病当愈。（曹颖甫《金匮发微》）

## 百合洗方

【组成】百合

【用法】上以百合一升，以水一斗，渍之一宿，以洗身。洗已，食煮饼，勿以盐豉也。

【功用】清热滋阴润燥。

【主治】百合病一月不解，变成渴者，百合洗方主之。（第三　6）

【方解】百合病本无口渴之症，但经一月之久而不愈，出现口渴的变症，说明阴虚内热较甚，在这种情况下，仅单纯内服百合地黄汤则药力不够，难以收到满意的效果，应当内服、外洗并用。必须再配合百合洗方，渍水洗身。因肺合皮毛，其气相通，所以用百合渍水外洗皮肤，“洗其外，亦可通其内”，可以收到清热养阴润燥的效果。煮饼是小麦粉制成，能益气养阴，说明调其饮食，亦可帮助除热止渴。勿以“盐豉”，因咸味能耗津增渴，故当禁用。

**【方论】**病至一月不解，则肺阴伤于里而皮毛不泽，脾阳停于里而津液不生，内外俱燥，遂病渴饮。此非水气停蓄，阻隔阴液而不能上承，不当用猪苓之方治之。仲师主以百合洗方，洗已，食以不用咸豉之蒸饼，其意与服桂枝汤后之啜热粥略同。盖食入于胃，营气方能外达，与在表之卫气相接，然后在表之药力，乃得由皮毛吸入肺脏，而燥热以除，所谓营卫和则愈也。其不用咸豉，以百脉俱病，不当走血故也。(曹颖甫《金匮发微》)

## 雄黄熏方

**【组成】**雄黄

**【用法】**上一味为末，筒瓦二枚合之，烧，向肛熏之。

**【功用】**杀虫解毒燥湿。

**【主治】**蚀于肛者，雄黄熏之。(第三　12)

**【方解】**狐蜮病，于肛门发生溃烂者，宜雄黄熏之。雄黄辛温有毒，有强烈杀虫及解疮毒作用。外用多以散剂敷于患处，但忌见火。

**【方论】**蚀于肛则不独随经而上侵咽，湿热盛而糜烂于下关。故以雄黄熏之。雄黄之杀虫去风解毒，更力也。(清·徐彬《金匮要略论注》)

## 蜀漆散

**【组成】**蜀漆洗去腥　云母烧，二日夜　龙骨等份

**【用法】**上三味，杵为散，未发前，以浆水服半钱，温疟加蜀漆半分。临发时，服一钱匕。

**【功用】**祛痰止疟。

**【主治】**疟多寒者，属牝疟，蜀漆散主之。(第四　5)

**【方解】**本证为疟病的一种。因素体痰盛，阳气被痰浊阴邪所阻，留于阴分，不能达于肌表，故表现为寒多热少。治以蜀漆散祛痰、截疟、助阳、镇惊、安神。方中蜀漆，祛痰截疟为主药；云母、龙骨扶正助阳，镇惊安神。

**【方论】**疟之所以多寒者，皮毛为水气所遏，阳气不得宣也。水气留于上膈，则浸成痰涎，故世俗有无痰不成疟之说。蜀漆为常山苗，能去湿痰，故用之以为君。云母石《本经》主治中风寒热，如在舟车，是为止眩晕镇风阳之品。龙骨当为牡蛎之误，《本经》牡蛎主治咳逆，并言治痰如神，水归其

宅。可见蜀漆散方治，专为风痰眩晕而设，盖上膈之湿痰去，然后阳气得以外达。益可信无痰不成疟之说，为信而有证矣。（曹颖甫《金匮发微》

## 九痛丸

**【组成】** 附子炮，三两　生狼牙炙香，一两　巴豆去皮心，熬，研如脂，一两　人参　干姜　吴茱萸各一两

**【用法】** 上六味，末之，炼蜜丸如桐子大，酒下。强人初服三丸，日三服；弱者二丸。兼治卒中恶，腹胀痛，口不能言；又治连年积冷，流注心胸痛，并冷冲上气，落马坠车血疾等，皆主之。忌口如常法。

**【功用】** 祛寒散结，杀虫温通。

**【主治】** 治九种心痛。兼治卒中恶，腹胀痛，口不能言；又治连年积冷，流注心胸痛，并冷冲上气，落马坠车血疾等，皆主之。

**【方解】** 本方为温中散寒，破结通阳之剂。方中附子、干姜、吴茱萸温中开郁，通阳止痛；生狼牙之辛热，破寒结通滞；人参补脾胃、扶正气，寓祛邪而不伤正之意。全方重用大辛大热之品，共成攻逐寒湿凝滞之用。

**【方论】** 九痛者……虽分九种，不外积聚、痰饮、结血虫蛀、寒冷而成。附子、巴豆，散寒冷而破坚积；狼牙、茱萸杀蛀虫，而除痰饮；干姜、人参理中气而和胃脘；相将治九种心痛，巴豆除邪杀鬼，故治中恶腹胀痛，口不能言，连年积冷，流注心胸背，皆宜于辛热，辛热能行血破血，落马堕车、血凝血积者，故并宜之。（清·程琳《金匮要略直解》）

## 滑石白鱼散

**【组成】** 滑石二分　乱发二分，烧　白鱼二分

**【用法】** 上三味，杵为散，饮服方寸匕，日三服。

**【功用】** 利水通淋，消瘀止血。

**【主治】** 小便不利，蒲灰散主之，滑石白鱼散、茯苓戎盐汤并主之。（第十三　11）

**【方解】** 是方滑石甘寒滑润，为清热利尿之良药；白鱼、乱发活血化瘀，利水通淋，故可用治血淋小便不利者。

**【方论】**《别录》云："白鱼开胃下气，去水气，血余疗转胞，小便不通。

合滑石为滋阴益气，以利其小便者也。”(《金匮要略心典》)

**【临证提要】**白鱼，又名衣鱼，蠹龟，即书虫，伏于破书之中，喜蚀书籍。今多不用，药源不足之故。

## 猪膏发煎

**【组成】**猪膏半斤　乱发如鸡子大，三枚

**【用法】**上二味，和膏中煎之，发消药成，分再服。病从小便出。

**【功用】**润肠化瘀通便。

**【主治】**诸黄，猪膏发煎主之。(第十五　17)

胃气下泄，阴吹而正喧，此谷气之实也，膏发煎导之。(第二十二　22)

**【方解】**本方功能清润肠道，化瘀通便。方中猪膏利血脉，解风热，润燥结，并配以消瘀利水的乱发，使余邪得以泄利，共成润燥化瘀之功。本方所治的黄疸实为燥结而兼瘀血所致的发黄，而非所有的发黄。

**【方论】**此治黄疸不湿而燥之法。按《伤寒类要》云：男子、女人黄疸，饮食不消，胃胀热生黄衣，在胃中有燥屎然，猪膏煎服则愈。盖湿热经久，变为坚燥，譬如盦曲，热久则湿去而干也。《本草》：猪脂利血脉，解风热；乱发消瘀，开关格，利水道，故曰病从小便出。(清·尤怡《金匮要略心典》)

## 紫参汤

**【组成】**紫参半斤　甘草三两

**【用法】**上二味，以水五升，先煮紫参，取二升，纳甘草，煮取一升半，分温三服。(疑非仲景方)

**【功用】**清热缓急止痛。

**【主治】**下利肺（腹）痛者，紫参汤主之。(第十七　46)

**【方解】**方中紫参苦寒清热，降肺气，而通大肠，以甘草和中，补中益气，防止紫参苦降太过。

**注：**关于本方中的“紫参”当为何药，历代医家看法不同，有紫菀、丹参、桔梗、拳参等多种不同说法。据著名中医学家叶橘泉考证，紫参当为拳参。

【方论】下利，肠胃病也，乃云肺病何哉？此大肠于肺合故也，大抵肠中积聚，则肺气不行，肺有所积，大肠亦不固，二害互为病。大肠病而气寒于肺者痛，肺有积者亦痛，痛必通用。紫参《本草》谓主心腹积聚，疗肠胃中热积，九窍可通，大小肠可利，逐其陈，开其道，佐以甘草，和其中外，气通则愈，积去则利止。注云非仲景方，以紫参非仲景常用也。（《金匮玉函经二注》）

## 土瓜根散

【组成】土瓜根　芍药　桂枝　䗪虫各三两

【用法】上四味，杵为散，酒服方寸匕，日三服。

【功用】活血通瘀。

【主治】带下，经水不利，少腹满痛，经一月再见者，土瓜根散主之。（第二十二　10）

【方解】君药土瓜根，通经、消瘀、生津液；芍药，治腹痛，除血痹，开阴寒；䗪虫，破积血，共为臣药；桂枝，通血脉，引阳气，为佐药；酒行药势，助药力，为使药。

【方论】妇人经脉流畅，应期而至，血满则下，血尽复生，如月盈则亏，月晦复也。惟其不利，则蓄泄失常，似通非通，欲止不止，经一月而再见矣。少腹满痛，不利之验也。土瓜根主内痹瘀血月闭，虫蠕动逐血，桂枝、芍药，行营气而正经脉也。（清·尤怡《金匮要略心典》）

## 蛇床子散

【组成】蛇床子仁

【用法】上一味，末之，以白粉少许，和令相得，如枣大，绵裹内之，自然温。

【功用】暖宫燥湿，杀虫止痒。

【主治】蛇床子散方：温阴中坐药。（第二十二　20）

【方解】蛇床子外用可温经散寒，燥湿，杀虫止痒；白粉，有米粉及铅粉两说。米粉可用作赋形剂，铅粉则可燥湿杀虫。

【方论】阴寒，阴中寒也，寒则生湿。蛇床子温以去寒，合白粉燥以除湿也。此病在阴中而不关脏腑，故但纳药阴中自愈。（清·尤怡《金匮要

略心典》)

**【临证提要】** 本方应用中注意有带下清稀、腰酸困重、少腹寒冷、外阴瘙痒等症状。临床可用治宫颈糜烂，滴虫性、霉菌性阴道炎，湿疹，外阴瘙痒症，包皮、龟头念珠菌病等属于下焦寒湿之证。